"最期まで住み慣れた地域での生活"を支援する

在宅医療

多職種連携ハンドブック

編集 医療法人社団悠翔会　監修 佐々木 淳

法研

はじめに

医療法人社団悠翔会　理事長・診療部長
佐々木 淳

私が在宅医療に本格的に取り組むようになってから、今年でちょうど10年になります。

治らない病気や障害を持った人たちと、近い将来死が訪れるという運命から逃れられない人たちと、医師としてどう向き合っていけばいいのか。毎日が悩みの連続でした。そして到達した1つの結論は、「在宅医が一人で解決できる問題は少ない」ということです。医師でなければできないことはもちろんあります。しかし「生活を支える医療」を支えるのは、医師ではなく多職種なのです。このことは、私にとって、この10年で最大の学びだったかもしれません。

しかし「多職種連携」や「地域」などの言葉を聞いて、むず痒いような気持ち悪さを感じるのは私だけでしょうか。

実体の伴わない、具体的にイメージできない言葉が、在宅医療の世界には溢れています。そして先行する言葉を後付けするように制度が変わっていきます。もちろん、その重要性は誰もが理解しています。しかし多職種の間ですら、それぞれの言葉に対する解釈が異なる状況において、制度を変えただけでは現場が変わることは難しいと感じてきました。

多職種連携の礎は目的共有です。

そして、その先に課題意識（課題が存在しているという認識）の共有、課題解決に向けてのプロセスの共有があります。

本書では、現場で多く遭遇するテーマについて、多職種間でこの「3つの共有」ができることを目指しました。そのために各テーマの全体像が俯瞰できるよう、専門性の枠を超えた編集を意識しました。全体像が共有できれば、より効果的な役割分担が実現するかもしれません。また、その中で、それぞれの専門職の役割が再定義されるかもしれません。

第一章では、在宅医療のコンセプトの言語化を試みました。

在宅医療に従事する医療介護の多職種と、そして在宅医療を受ける患者さんやご家族の双方が共有しておくべき「目標」を明確にしておきたいと考えたからです。内容が提供者目線にならなかったのは、在宅介護・看取りを経験された3人のご家族のご協力によるものだと思います。ものがたり診療所の佐藤伸彦先生からは、在宅医療を考えるうえで避けて通れないいくつかの問いに大きなヒントをいただきました。

第二章では、在宅医療の対象となる高齢者がどのような課題を抱え、その解決をどう支援していけばいいのかをまとめました。

栄養・摂食嚥下・リハビリテーションの広範な領域を横断する予防医学的知識は、在宅医療者にとって必要不可欠なものです。職種別に分割されていた知識やノウハウを目的別に再分類し、すべての多職種が支援のプロセスを共有できることを目指しました。

認知症ケアについては、その領域で大きな成果を上げているメンバーと認知症当事者が協力してくれました。2つの異なる立場の意見を合わせてお読みいただければ、私たちが目指すべきこれからの認知症ケアの形を具体的にイメージできると思います。

センスや経験がなければ難しいとされてきた「人生の最終段階のケア」については、それぞれのスキルをフレームワークで理解・実践できることを目指しました。緩和医療はもちろん、臨床倫理から意思決定支援、スピリチュアルケアまで、必要な領域を網羅しました。

他にも、「シーティング」などその重要性にも関わらず認知度の低い項目を個別に取り上げました。在宅における感染症対策や排泄ケアの支援など、それぞれの現場で試行錯誤されている領域の体系化にも取り組んでいます。

第三章では、在宅医療（訪問診療）の実際の運営方法をまとめました。

もともと悠翔会の訪問診療マニュアルとして執筆していたものです。これから在宅医療（訪問診療）を始めてみようと思っているドクターには手軽な入門書になるかもしれません。もちろん、在宅医療を利用する患者さん、協働する多職種にとっても、具体的な在宅医療のしくみや流れを知ることは重要です。地域包括ケアシステムの中で在宅医療をどう位置づけていくべきか、みんなで考えるための材料にもなると思います。

超高齢社会日本の未来を暗くするのも明るくするのも、医療介護の専門家である私たち次第。

1つひとつの人生が最期まで輝き続けることができたら、この国全体がきっと輝きを増すはずです。

シームレスな多職種連携はそのための絶対条件。まずは職種の壁を越えて「共有」するところから始めましょう。

本書がそのための1つのきっかけになれたらとてもうれしく思います。

最後に、快く執筆にご協力くださいました皆様（誰よりもご多忙な方々ばかりです）、期日もボリュームも当初の予定を大幅にオーバーしてしまったにもかかわらず素晴らしい本に仕上げてくださいました株式会社法研と関係者の皆様、そして数ある類書の中からこの本を手に取ってくださった皆様に、この場をお借りして心より感謝申し上げます。

在宅医療
多職種連携ハンドブック

第3章 在宅医療を活用する …… 243

第1章

在宅医療のコンセプト

1-1

いまなぜ在宅医療なのか？

●2006年に「在宅療養支援診療所」を定義。以後、国は在宅医療の充実に力を入れてきた。
●高齢者や在宅看取りの増加に対し、在宅医療の量的対応力を高めていく必要がある。
●健康観の変化、価値観の個別性に対し、今後、在宅医療の質的対応力も求められていく。

在宅医療を理解する3つのキーワード

ここ数年、在宅医療が大きくクローズアップされるようになってきました。日本では医療と介護に連携が徐々に進み、在宅療養支援、在宅看取りに対する意識や要望が高まってきています。また、社会福祉財源が厳しいにも関わらず、在宅医療には手厚い診療報酬の評価も行われています。

ここで在宅医療をクローズアップする3つのキーワードについて整理し、そこから在宅医療の使命とコンセプトをさらに深く考えてみたいと思います。

①人口の高齢化／疾病構造の変化と医療に対するニーズの変化

加齢に伴う医療ニーズの変化

		若年層	高齢層
疾患	原因	外因性	内因性（老化）
	病気	単発	多発／複雑
	発症パターン	急性発症	慢性発症・再発
医療	原因治療の目的	治癒・救命	改善・予防
	治療の内容	急性期治療	ケアと支援
	提供場所	病院	地域・コミュニティ
	特徴	施設医療	ケアサイクル

・高齢化に伴い、疾病構造が変化する。また、疾患の多くは慢性化、再発をくり返し、治癒が難しくなっていく。
・医療の目的は「病気の治癒を目指すこと」から「病気や障害の再発・増悪を防ぎ、それらとともに生活できるよう支援すること」に変わっていく。
・そして、それらの医療は病院ではなく、地域やコミュニティで提供されることになる。

人口の高齢化が進む

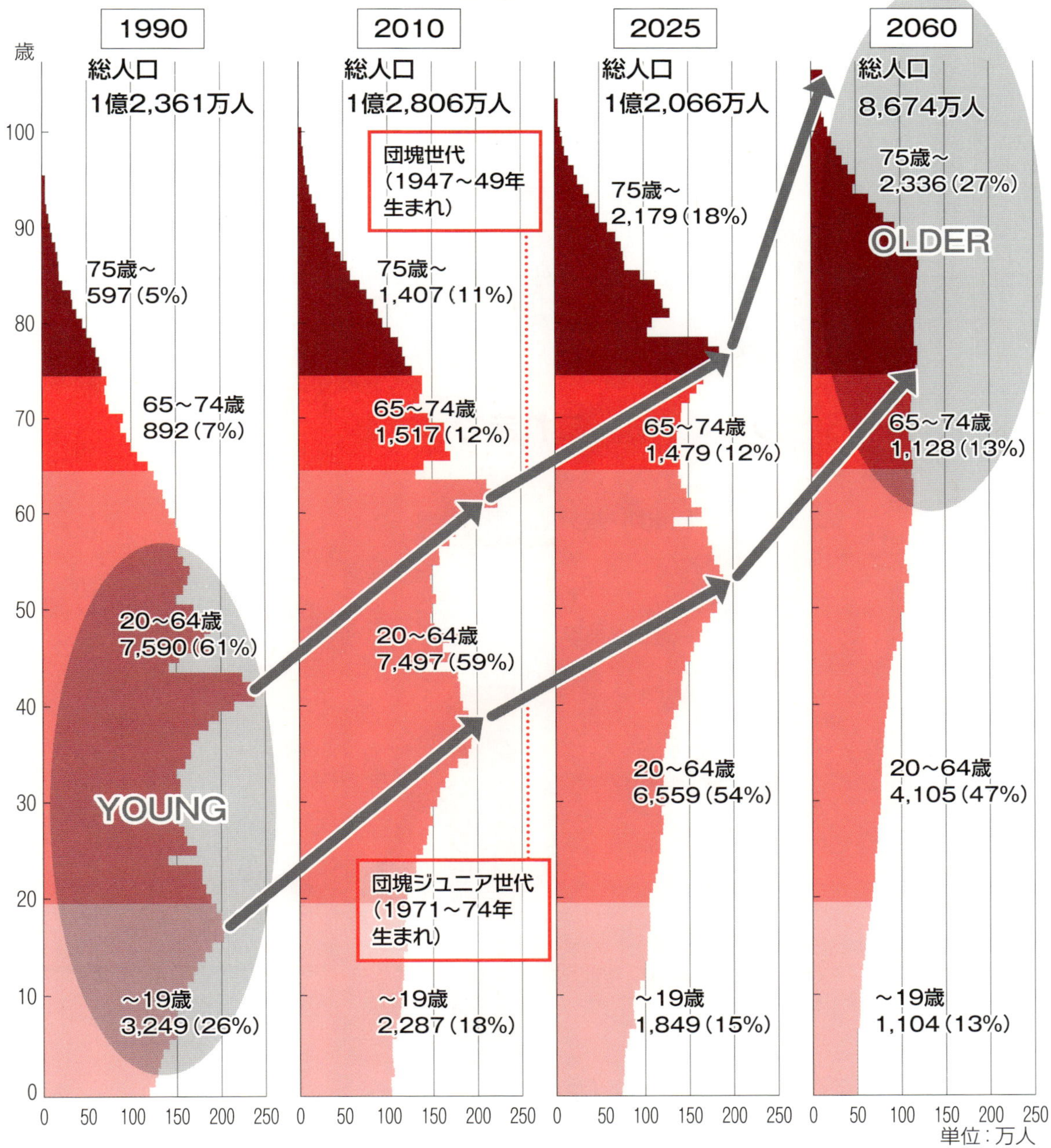

・日本では少子高齢化が急速に進行している。
・1990年代は生産年齢の真ん中にあった人口のボリュームゾーンは、急速に高齢層にシフトしていく。
・1990年には、生産人口5.1人で1人の高齢者を支えることができたが、2025年には1.8人、2060年には1.2人で1人の高齢者を支えなければならない。

在宅医療がいま求められる最大の理由は「高齢化」でしょう。加齢に伴い通院が困難な高齢者が増えてきた、というだけではなく、高齢者に対して急性期医療だけでは対応できないということが明らかになってきた、ということがあると思います。

高齢者の多くは、多系統にわたる複数の疾患に罹患しています。継続的に通院し投薬などの治療を受けている方が多いですが、これまでは通院が困難になると、ご家族が薬だけをもらいにいく、などの対応をしていました。

心身の機能低下は、1人で外出ができなくなるあたりから加速度的に進んでいきます。診察をせずに処方される薬が病状や体調に合わなくなったり、あるいはきちんと服用できなくなったり、悪条件が重なると病態が急変します。

この場合、多くのケースでは、1人で病院に行くことができないので、救急車を呼ぶことになります。

急性期病院で治療を受ければ、救急搬送の原因となった「病気」はよくなるかもしれません。

これまで

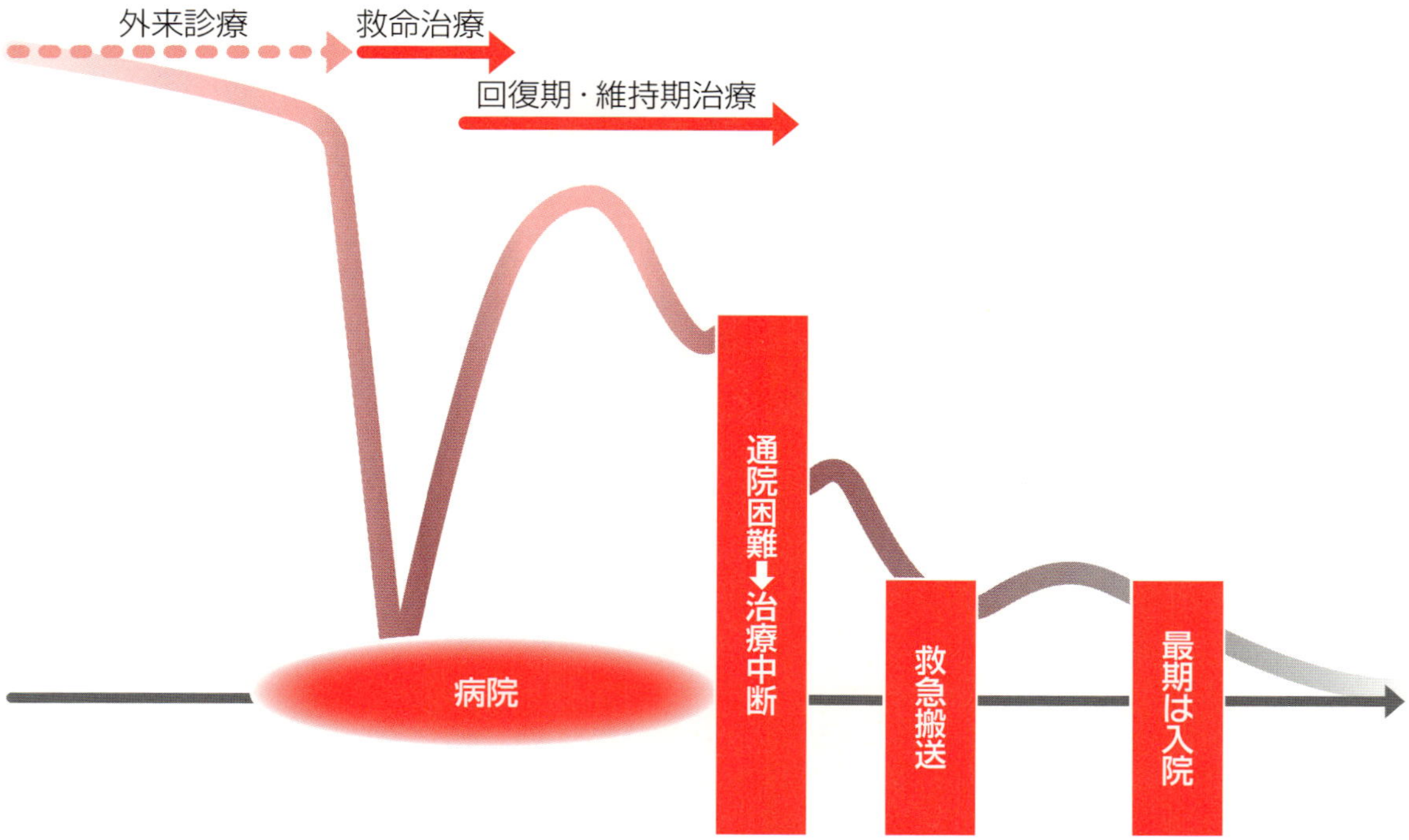

・通院が困難になると多くは治療（健康管理）が中断される。また、家族が薬だけ取りに行くというような通院形態もみられるが、状態の変化に応じた処方調整ができず、治療内容は徐々に病状と乖離していく。

・そして、あるとき病状の悪化を防ぐことができず急変し、救急搬送。病院で治療可能な部分の処置を受けて帰宅するが、療養状況を改善することができなければ、同様の急変をくり返し、あるとき、病院で治療を受けながら亡くなる。

・日本人の人生の最終段階の多くは、このような形で進行している。

制作協力:一般社団法人ダイアローグ・メソッド・アソシエーション

しかし、それらの病気の多くは老化や病気の進行に伴う機能低下が原因です。根本的な治癒は難しく、同様の急変をくり返し、そしてあるとき、病院で治療を受けながら亡くなります。これが日本の多くの高齢者の人生の最終段階の実像です。

救急外来に並ぶ救急車、3台に2台は高齢者を搬送しています。本当に救急治療が必要な方は実は少数です。一方、救急治療が必要な方の中には、適切な健康管理が行われていれば急変を避けられた方が少なくありません。

適切な健康管理とは、単に持病の治療をすることではありません。その人の生きる力を最大限に引き出すものであるべきです。

その人の生活機能を強化・補完すること。同時に予測される急変のリスクを最小化し、できるだけ入院せずに自然な形で最期まで住み慣れた場所で過ごせること。

在宅医療が機能すれば、通院困難になっても、その人にとって一番の療養生活が支援できるはずです。

これから

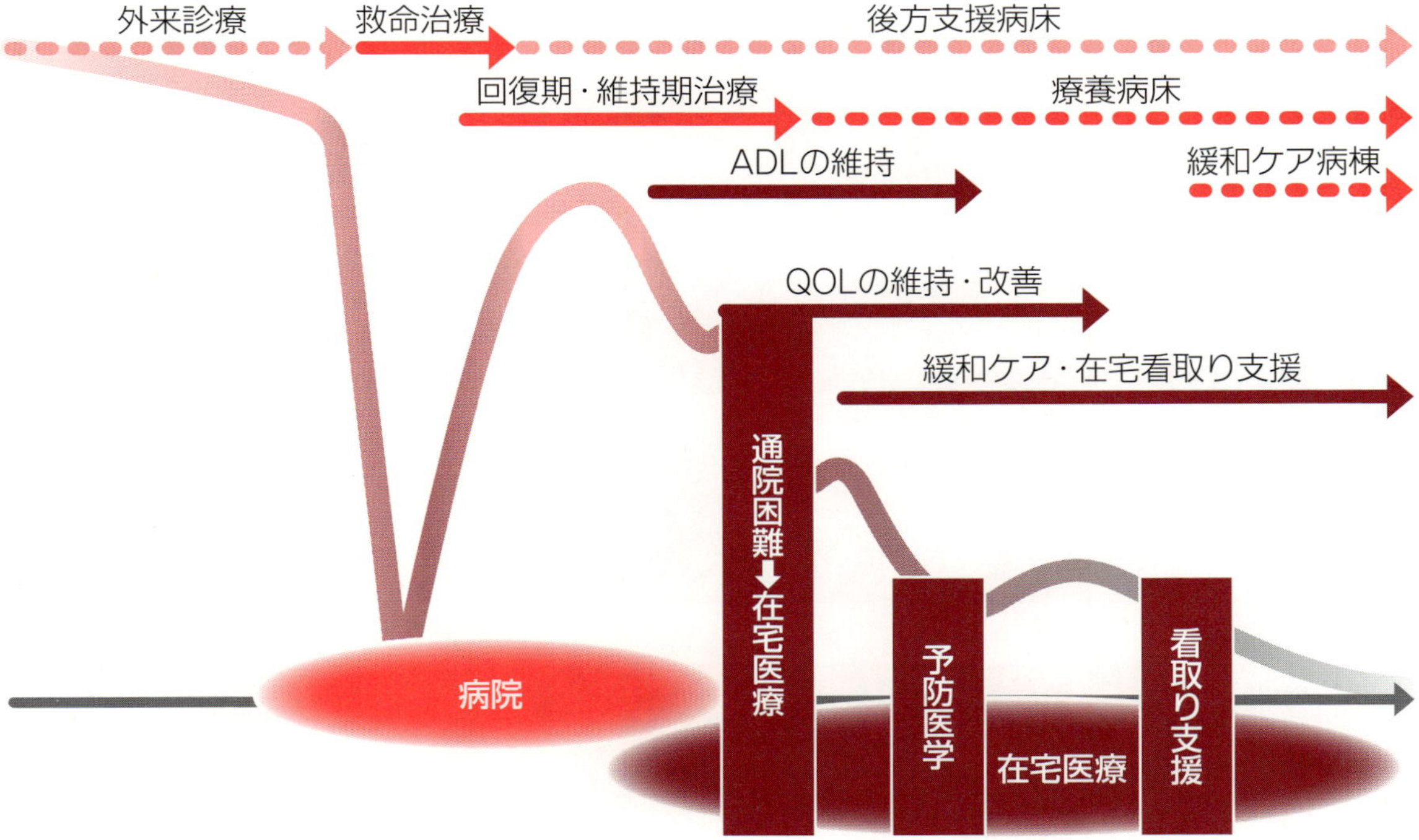

- 通院が困難になったら在宅医療を導入し、自宅で治療（健康管理）を継続する。
- 残存機能を最大限に生かすとともに、救急搬送や入院が必要になるような急変リスクを最小化するためのサポートを行う。
- 後方支援病院や緩和ケア病床とは必要に応じて連携する。
- 在宅での生活を支援し、ライフコースを見守り、できるだけ自然な形で最期まで過ごせるよう支援する。
- 病状や介護力によって在宅での看取り支援が困難な場合も、できるだけ地域で療養場所を確保できるよう支援する。

制作協力:一般社団法人ダイアローグ・メソッド・アソシエーション

②「在宅看取り」の支援の必要性

日本では、6～7割の方が自宅で最期まで過ごしたい、自宅で看取られたいと希望していますが、実際には約80%の方が病院で亡くなっています。在宅で最期を迎える方は14%程度しかいないのです。

ちなみに、これは自宅できちんと看取られた人の割合ではありません。異状死で警察が介入するようなケース(きちんとした治療を受けず、死亡した状態で発見されるなど)も含まれます。「在宅看取り」は10%未満と考えてもよいのかもしれません。

一方、高齢者の増加に伴い、死亡者数はどんどん増加していきます。2040年には今よりも年間死亡者が40万人程度増加すると推測されています。病院死が大部分の現状ですが、病院のベッド数はこれ以上増やせません。この増加する死亡者の受け皿は在宅か施設しかありません。いずれにしても病院外での看取りを増やさざるを得ないのです。

在宅看取りを増やすということについては、多くの日本人が望んでいるか

国民の大部分が病院で死んでいる国、日本

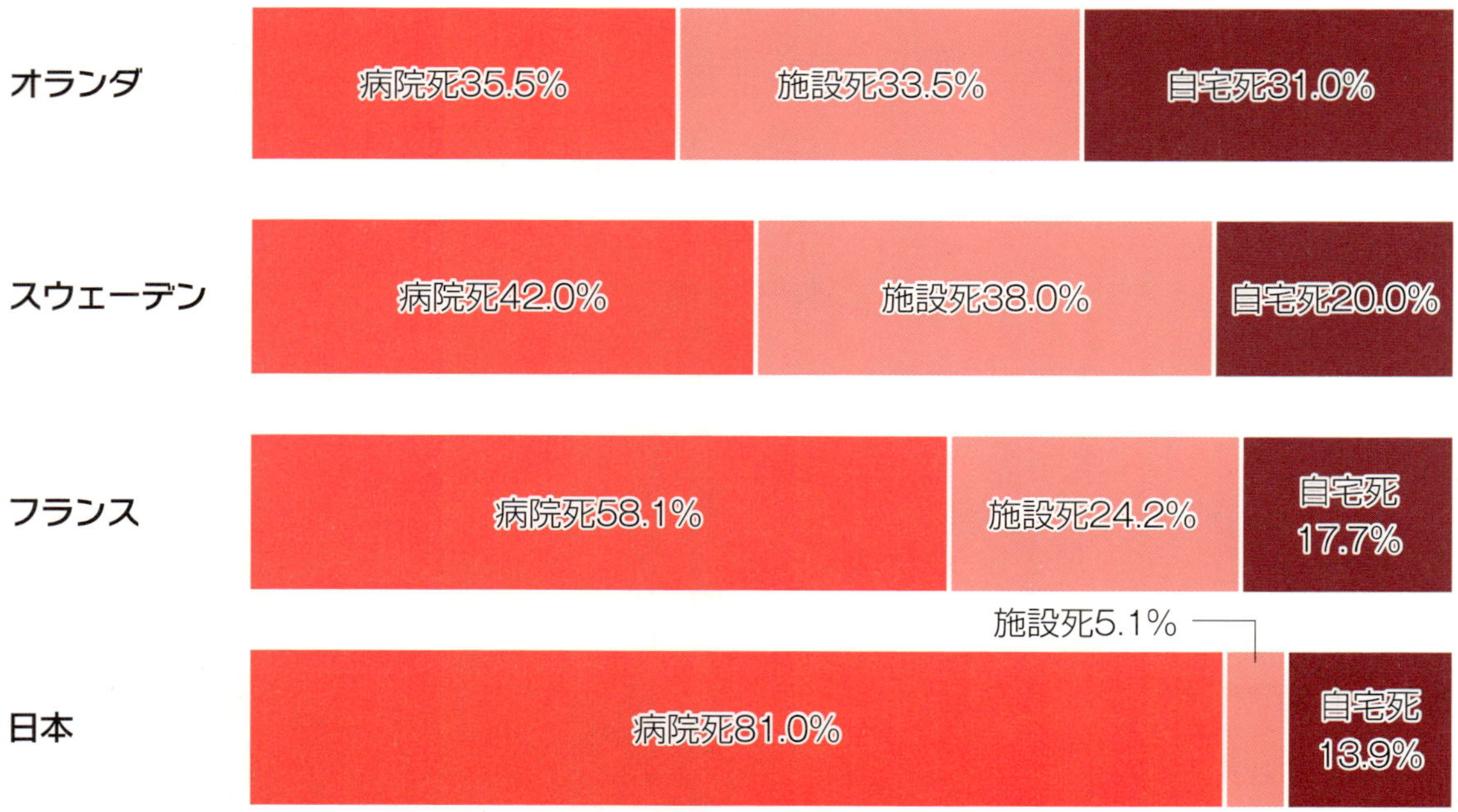

終末期の理想と現実のギャップ

- 日本では国民の大部分が病院で亡くなっている。
- かつて、日本では人生の最期は自宅で過ごすことが一般的であった(在宅死80%／病院死20%)が、高度成長期を経て、死生観や家族構造の変化などから、その割合は現在逆転している。
- 諸外国においては病院死の割合は3～6割と日本よりもかなり少ない。

今後、看取り場所の確保が必要

1976年に在宅死の割合と医療機関等での死亡の割合が逆転。2007年時点での医療機関死亡者数、介護施設死亡者数、自宅死亡者割合、その他の死亡者数のまま推移すると、2040年には約49万人分の看取りの場所が不足する見込み。

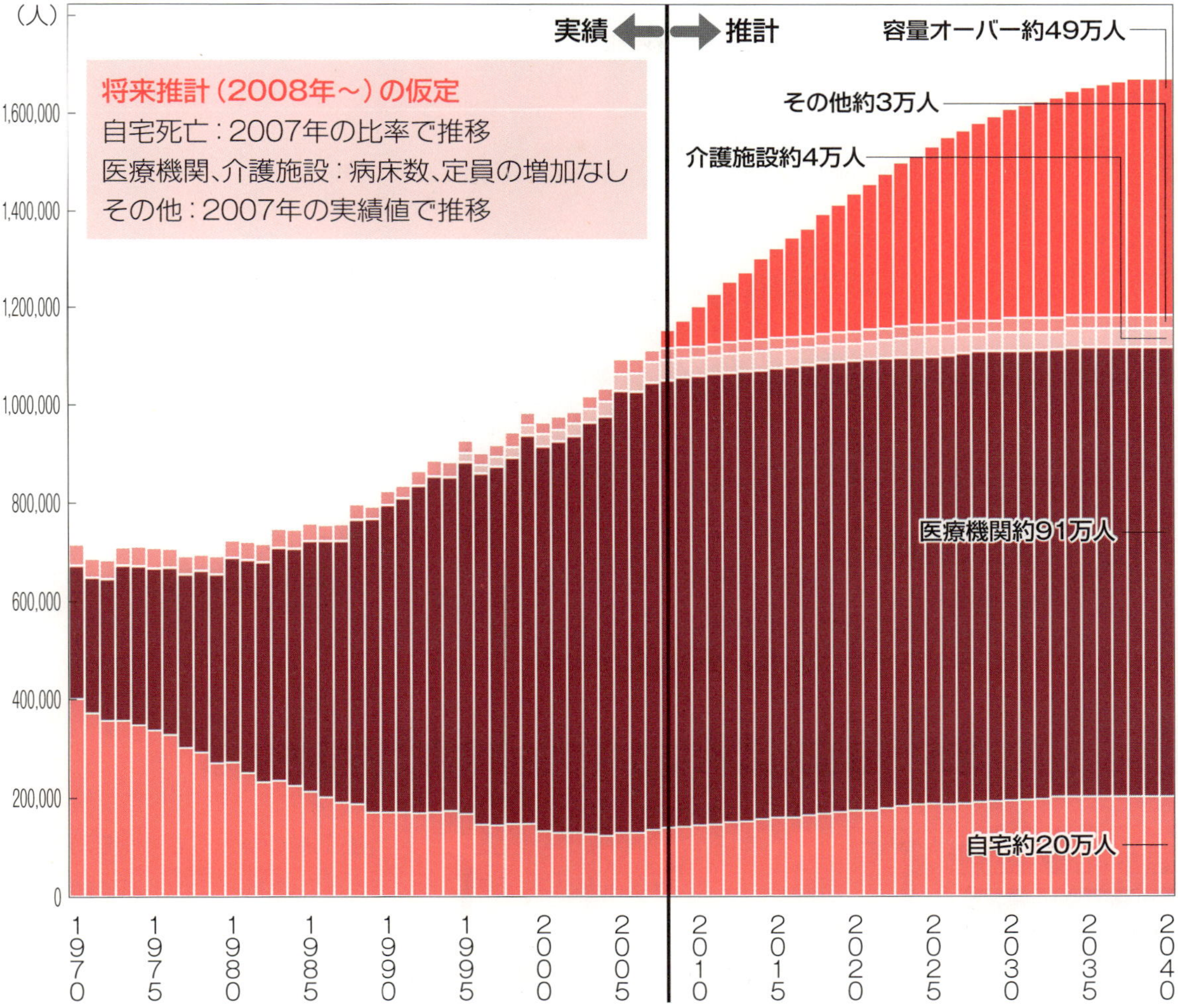

49万人の「看取り難民」が出現？

・高齢化に伴い、死亡者数も今後大幅に増えていく。
・ベッド数がこれ以上増えないこと、入院治療を要する患者数が増加していくであろうことから、病院死をこれ以上増やすことも難しい。在宅（施設を含む）での看取りを増やしていかなければ。2040年には49万人分の看取りの場所が不足するという試算もある。

出典　2007年までは「人口動態統計」、2008年以降は「将来人口推計」に基づき推定ら、という悠長なことを言っている余裕はない、という側面もあるのです。

③「健康観」の変化

これまで健康といえば「病気や障害がない状態」を意味しました。これは、ＩＣＩＤＨ（国際障害分類）、ＩＤＨ（国際疾病分類）に基づく概念です。現在も急性期病院で働くドクターたちは、この健康観を基軸に仕事をしていると思います。病気の治癒を目指すのは急性期医療の使命でもあるからです。

しかし、高齢化に伴い、病気や障害があることが当たり前になってきました。また、医療技術の進歩により、従来は「致命的」であった障害も含め、医療機器や福祉用具によるサポートで「補完」できるようになってきました。ここでいう「補完」とは、障害の治癒ではありません。しかし、サポートがあれば「健康な生活」を送ることができるという状態です。

病気や障害はその人の一部でしかありません。病気や障害があっても、生活を楽しみ、社会に参加できれば、その人は健康な人生を送っていると言え

ICIDH（国際障害分類）を基準に患者を診る

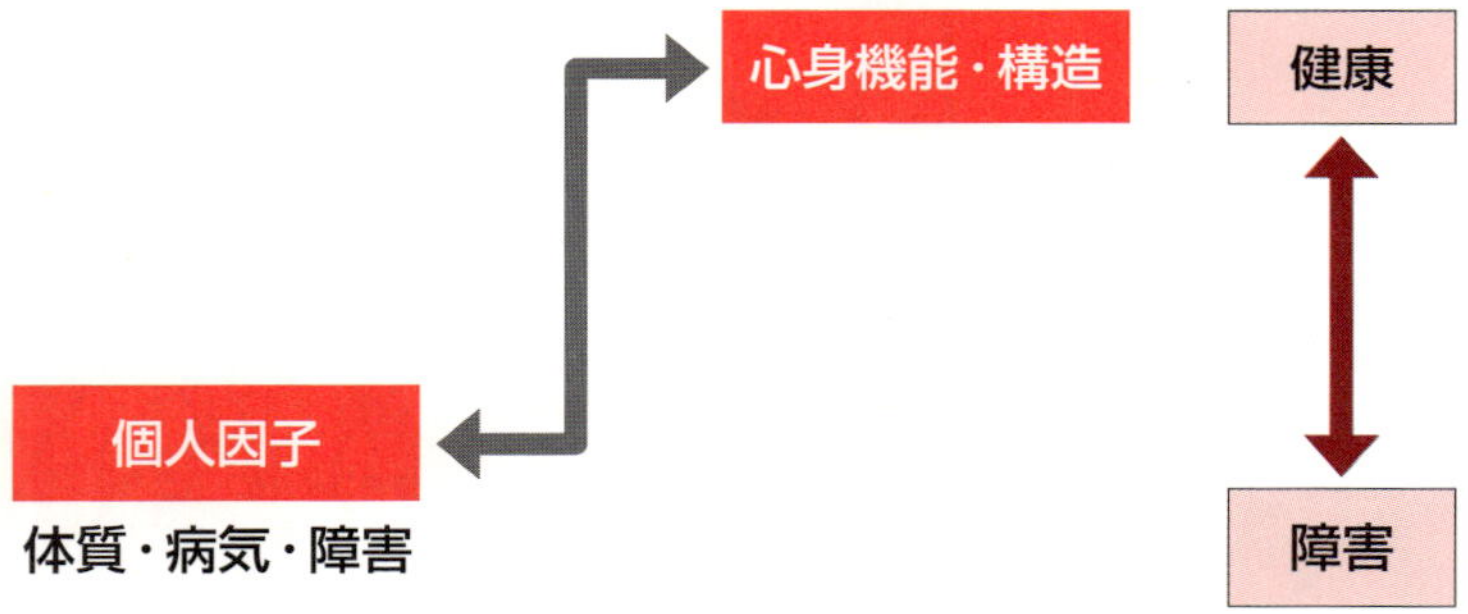

病院医療が目指す「健康」

・健康とは病気や障害がない状態。
・個人因子（体質・病気・障害）を評価し、その人の「身体機能」や「身体構造」を異常がない状態に近づけるべく、医療による介入を行う。
・「病気」や「障害」にフォーカスした概念。

究極の健康状態を100％とし、疾病や障害で引き算していく

ICF（国際生活機能分類）を基準に患者を診る

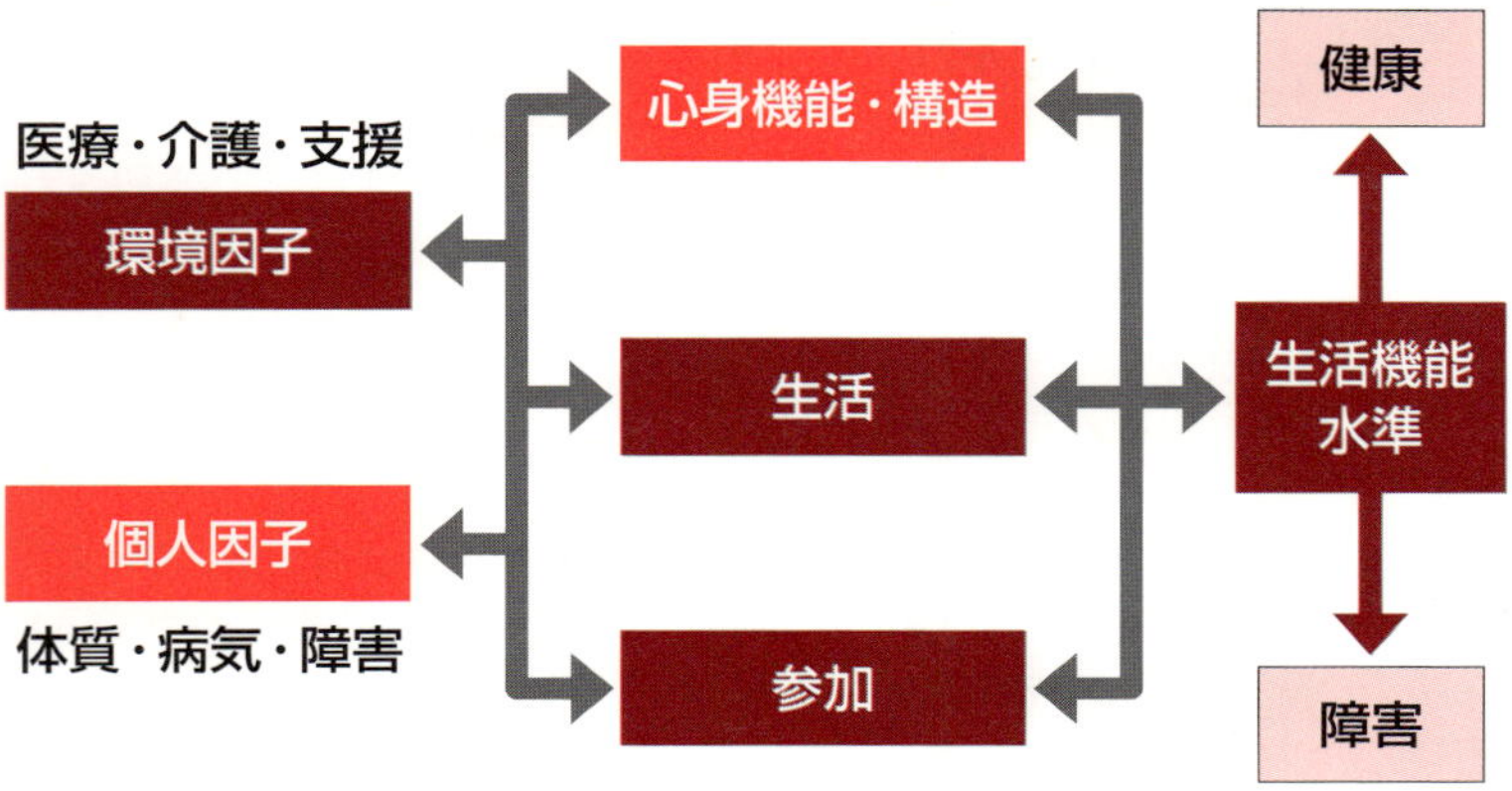

在宅医療が目指す「健康」

・健康とは生活や楽しめ、社会に参加できる状態。
・個人因子（体質・病気・障害）からその人の残存機能を評価する。そこから、その人が望む生活や参加を実現するために必要な環境調整（医療・介護・支援）を行う。
・「人が生きることの全体」にフォーカスした概念。

「人が生きることの全体」にフォーカスする

るのではないか。つまり、**健康とは「病気や障害があっても生活を楽しみ、社会に参加できる状態」**であるということ。このICF（国際生活機能分類）に基づく新しい健康観は2001年5月にWHO総会で採択されました。それから15年経た現在、「健康」の定義として国際的に一般的な考え方になっています。

> できないことに注目するのではなく、できること（残存機能）を評価する。
> 病気や障害の治癒をゴールとするのではなく、病気や障害があっても生活や参加が成立するように支援する。

これは**日本の介護保険法の第一条に明記されている『尊厳の保持』と『自立の支援』、2つの介護の精神にもぴったりと合致する考え方**です。

在宅医療は、急性期病院のように強力な治療を提供することはできませんが、自宅という「生活の場」において、あるいはその人が生活する地域というコミュニティにおいて、生活の充実や参加の実現のために最適化された医療を提供することができます。

在宅医療から始まる新しい医療の価値の提唱

治す医療から支える医療へのパラダイムシフトが指摘されるようになって久しいですが、これは高齢者や障害者だけの話ではありません。医療の位置づけそのものが世代を超えて変化してきているということかもしれません。

治療はあくまで手段の1つにすぎません。治癒が可能な疾病であれば治癒を妨げる理由はまったくありませんが、治癒を目指す治療によってその人の生活や参加が犠牲になるのであれば、その治療を行うべきかどうか慎重に判断すべきです。病気が治癒できなかったとしてもその人の人生の価値が失われるわけではありません。

これは本来、在宅医療のみならず、すべての医療において適応されるべき考え方だと思います。

1-2

在宅医療とは何か？

- 在宅医療は地域とつながる大きな概念。医師だけでは成り立たない。
- チーム医療が成立するためには、それぞれが専門性をしっかり発揮できることが重要。
- その人を「生かす」のではなく、その人が「生きる」ことを支えるのが在宅医療の使命。

在宅医療は医師だけの仕事ではない

在宅医療という言葉には解釈の幅があります。

医師法のとおり「医療は医師が提供するもの」と解釈すれば、医師による在宅医療＝訪問診療を指すことになります。

第3章に詳述しますが、訪問診療とは「医師が定期的に通院困難な患者さんのお宅を訪問し、計画的な健康管理をすること」。

患者さんが在宅で療養を継続するためのキーとなるサービスです。

しかし、医師が「直接」提供できる支援は限られています。

在宅での診察・検査・処置・処方は疾病治療の上で必要不可欠なものですが、これだけでは患者さんは自宅での療養生活を継続することはできません。訪問診療を実効的なものにしようと思えば、看護師や理学療法士、薬剤師、管理栄養士など医師以外の医療専門職の力を活用する必要があるかもしれません。

また、通院困難な患者さんは、介護保険によるサービスを受けていることが一般的です。ケアプランを立て、サービスを調整するケアマネジャーとの連携、そして介護士との連携も必須です。何より本人の力、家族の力を引き出すことも重要です。

本人と家族の力、医療保険・介護保険による給付が可能なサービス、それ以外に活用可能な地域のリソースを組み合わせて、病気や障害があっても在宅でその人が望む生活が続けられ、社会とつながりを維持できるように支援する。在宅医療とはそれを実現するための医療であり、医師のみならず、医療専門職のみならず、介護や地域とつながる大きな概念の医療なのだと考えます。

在宅医療を機能させるための条件

在宅医療が機能するためには、医師の役割は極めて重要です。しかし医師だけでは在宅医療を機能させることはできません。

利用可能な給付を活用しながら、地域の多職種の専門性と解決力をコーディネートし、持続可能な本人・家族の在宅療養生活を支援すること。在宅医療とは、目的や目標を共有するチーム医療であると同時に、予算や計画を伴うプロジェクト医療でもあります。

チームはそれぞれの専門職が対等に意見し合えるフラットな組織であるべきです。

しかし、実力のないメンバーには安心して仕事を任せることができません。チームが機能していくためには、それぞれの専門職が、自らの職責をしっかりと果たせることが重要です。

その前提があって初めて、対等な意見交換が成立し、それが意味を持つことになります。

プロジェクトを動かすためには、適切な現状把握と将来に向けての見通しが必要です。

その人の療養経過を、過去―現在―未来という時間軸でアセスメントし、共有すること。その人や家族の課題（ニーズ）に気づき、問題解決のためのイメージを共有すること。

チームの役割はプロジェクトの進行に伴い変化していきますし、それに必要な多職種の構成も変わっていくはずです。

在宅医療のスタンス

患者さんとご家族の療養生活を「支援」するとはどういうことでしょうか？　本人・家族の病苦や介護負担を多職種がしっかりと肩代わりするということでしょうか？

苦痛の緩和や介護負担の軽減は非常に重要な要素です。しかし、支援とは、これらの課題を当人から取り上げるということではなく、それらの課題に本人・家族が向き合えるように支援することが重要なのではないかと感じています。

この苦痛はどのように起こっているのか、それとどのようにつき合っていけばいいのか。介護負担の要因は何か？　現在の、そして将来のそれを軽減するために何をすべきか。本人・家族が主体的に関わることで、初めて本当の問題解決の筋道が見えてくるのだと思います。

在宅医療の目的は、その人を「生かす」ことではありません。その人が「生きること」を支えること。本人の力を引き出しながら、家族を支援しながら、持続可能な療養環境を創り出す。そのために重要なのは、単なる「肩代わり」ではありません。

在宅療養を支援するためには、課題やニーズを引き出す包括的なアセスメント能力と、それを気づきと学びにつなぐためのコミュニケーション能力が求められます。そして単なる支援の「提供者」ではなく、本人・家族の人生の「伴走者」として、専門職である以前に1人の人間として関われる感性も大切なのではないかと思います。

1-3 在宅医療のコンセプトと使命

- 在宅医療の究極の使命は、人々が幸福な療養生活の実現を経験し「尊厳ある生」が探求される社会を創造すること。
- そのためには家族を傍観者から主体者に変えるというアプローチが重要。
- ＱＯＬ満足を実現するための治療選択設計を行うことで「幸福」の提供が可能になる。

当事者の目線で在宅医療を考える

在宅医療とは、単に自宅で医療行為を提供すること、と理解してよいでしょうか。

自宅で提供できる医療の範囲、医療が提供される患者さんのコンディション、そして患者さんとともに生活するご家族、ともに患者さんとご家族に関わる多職種……。病院のように病気や障害だけを切り離して単純化することができません。

ここから先は、在宅医療の「提供者」ではなく、実際にご家族の介護や看取りを経験してきた「当事者」の目線から考えてみたいと思います。

家族の立場から療養支援の専門家へ

私は介護生活コンサルタントとして介護相談や専門職向けの研修、企業向けの商品開発アドバイスなどを行っていますが、すべての始まりは、私が20歳を過ぎた頃にさかのぼります。

一緒に暮らし、我が家の主婦として大活躍していた祖母がある出来事をきっかけに認知症状を持つようになりました。

今にして思えば老人性のうつ状態というほうが正しかったように思います。いずれにせよ受診したり服薬したりという時代ではなく、両親と妹と私は変化する祖母に困惑しながらも歩調を合わせ、暮らすことになりました。

ときに怒り、そして笑い、希望と絶望が入り混じった11年余りの認知症介護と、90歳での脳出血後遺障害による3年半の本格的な療養支援、最後に在宅での「医療の卒業」と老衰の看取りを経験しました。

この15年間の後半では尿路感染と脳出血による2回の入院だけでなく、家庭内での転倒によるケガや肺炎治療、低栄養、心理的ストレスによる認知状態の急激な悪化、咬合の崩壊という口腔トラブルの苦い経験をしました。

一方で、胃ろうを活用した摂食嚥下リハビリの成功、認知力の改善、筋力の回復も経験しました。そうしたさまざまなＡＤＬの変化に伴い、在宅医療の体制が構築されていきました。さらには家族のグリーフケアと社会復帰までの計19年間、療養支援と向き合ってきました。

注目すべきはこれらすべてが、私の日常生活の出来事だという点です。

療養支援経験の真価

私は昔も今もこれからも、医療のライセンスホルダーではありません。しかし、医師や歯科医師、看護師、薬剤師、理学療法士、歯科衛生士、管理栄養士等々の方々と在宅医療のあるべき姿について対話をし、業務の困りごとを解決するアイデアを提案し、ケアマネジャーや介護ヘルパー、福祉用具専門員等の方々と在宅介護の魅力について語り合い、行政担当者や研究者の方々とは医療制度の未来像について議論し、介護経験家族とは泣き笑いの赤裸々な感情に共感し合います。

療養生活を主体的、肯定的に支援することで養われた20年間の人間的成長によって現在の私があります。

在宅医療という仕事には医療と社会を立体的につなげる役割があり、探求心をもって挑むならば、新たな専門性という高みに到達できるのではないかと感じています。

HAPPINESS（幸福感）とは

さて、私が考える〝在宅医療のコンセプトと使命〟とは、「**人々が幸福な療養生活の実現を経験し〝尊厳ある生〟が探**

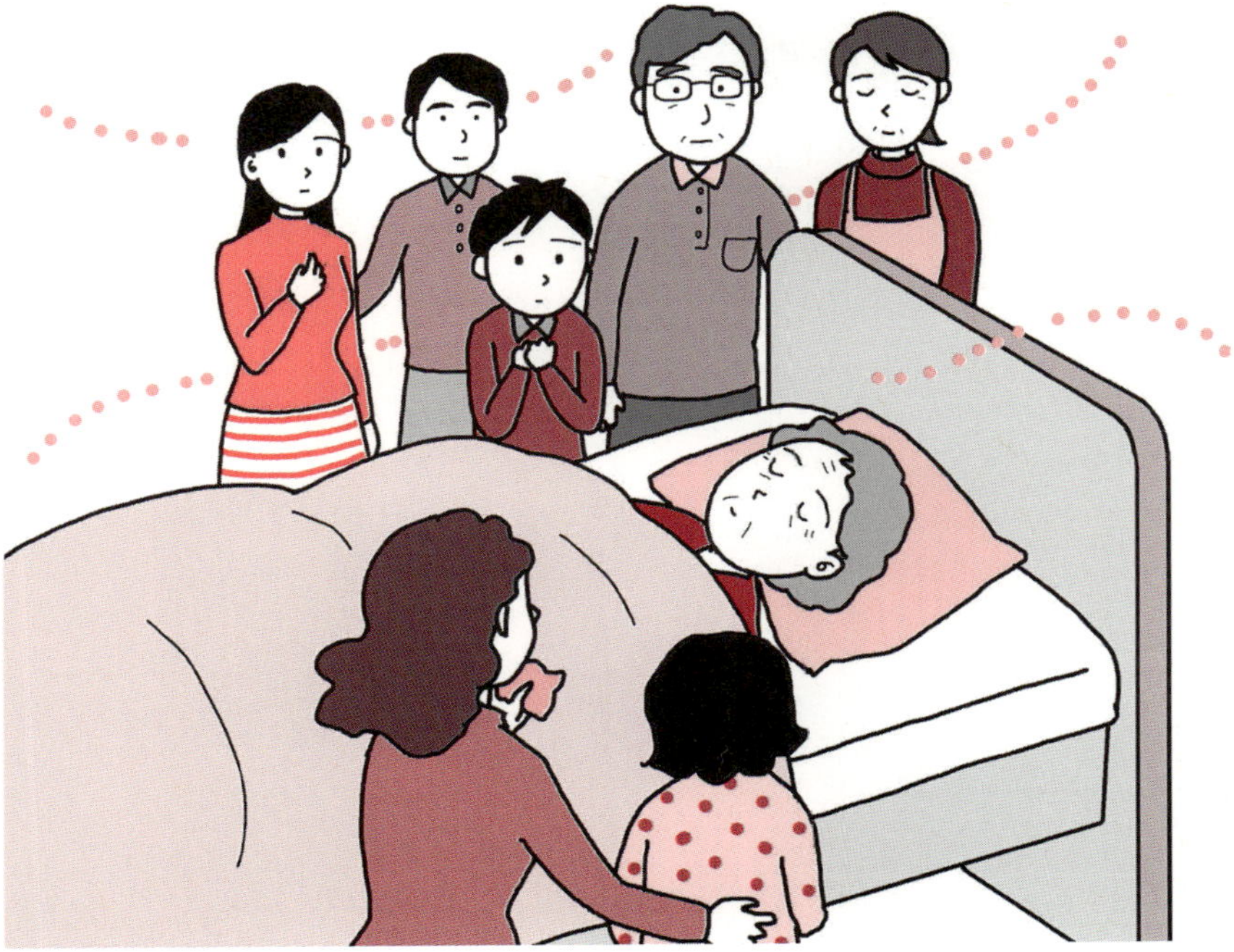

求される社会を創造すること」です。

英語ならHappinessと表現される「幸福感」や「幸福な」という言葉が表すものは一体どのようなことを指すのでしょうか。

世の中には幸福論をテーマにした書物がいくつも刊行されていますので、ここでは療養生活者が感じる幸福、在宅医療関係者が提供できる幸福、もしくは体験できる幸福について触れてみます。

まずは入院中の病院内で想定される「幸福」について考えてみます。

例えば、治療によって機能が回復し入院前の生活に戻ることができれば、「医療が『幸福』を提供できた」と言って良いでしょう。仮に、薬の副作用で一時的に辛い経験をしたとしても、です。

一方、在宅医療ではどうでしょうか。

在宅医療は家庭生活の中の一部として存在しています。そのため「幸福」という概念を定義する主体は「医療」ではなく「家庭生活（life,living）」と言うことになります。

また、外来診療を受けることが困難な場合に行われる診療形式でもあるため、治療によって機能が回復したとしても、外来診療を受けることが可能な状態までADLが回復するケースは稀です。しかも加齢による老化の影響で中期的には外来診療は現実的な選択から除外されていきます。

つまり、前述のような「医療が『幸福』を提供できた」という形は当てはまらないことになるのです。

こうしたことからADL回復とは別の切り口で医療の価値をとらえる必要性が見えてきます。

現時点では、明確な指標はありませんが、**QOL（Quality of life）という視点を応用することが1つのヒント**になるのではと考えています。

「生活の質」という意味で広く認知されていますが、さらに**「人生の質」「生命の質」といった形で、より多面的、重層的で個別性の高いQOLという捉え方をし、それにもとづいてQOL満足を実現するための治療選択設計を行うことで「幸福」の提供をする**という考え方です。

1-4

〝幸福な〟療養生活を実現するために

- 療養者の生きる「希望」を見つけ、言語化し、療養計画に落とし込む。
- 療養生活とは自分の人生の行く末を他者にゆだねることでもある。
- 複数の事業所、複数のスタッフが関わる中で「尊厳ある生」を支えるためにお互いの役割と使命の違いを知る。

あなた自身が療養者の状況を疑似体験してみる

療養生活を構成する要素には療養者(患者)と療養支援者(家族)が存在しています。両者は共に主役です。しかし、まずは療養者自身がどのような「Happiness(幸福感)」を必要としているのかが明確でなければ物事は前に進みません。

ところが療養者に「どうしたいですか」と質問すればOKというわけにはいかないのが難しいところです。療養者自身が初体験のケースが大半であるために「幸福な療養生活」の具体像を前もって描くことができずに戸惑っている方も多いのです。

そのような場合でも、直感的にはその答えは持っています。また、「自分としてはこれにしたいと思ってやってみたら予想と違っていたので変更したい」ということも療養生活の初期では頻繁に起こります。

食べたいと思っていたものを食べてみたら美味しいと感じなかったとか、さっそうと歩くつもりで散歩に出ようとしたのに数歩歩くのが精いっぱいだったとか……。

療養者の考え方はさまざまです。自分のことは細かいことまですべて自分で決めたいという方もいますし、専門家に決めてもらいたいという方もいます。また、支援者(家族)の意見を重視したいという方もいます。それぞれ、その方の生き方として尊重します。

さらに言葉で表現できなくても、態度や反応によって表現したり、本人を良く知る家族や友人たちが利害を超えて親身に考えたりということも起こります。いずれにしても考えというのは変化をしますし、本音と建て前の違いもあります。柔軟な気持ちで対応することが大事です。

一番効率も良く効果的な対処方法はあなた自身が療養者(患者)の状況を疑似体験することです。感じていることを追体験しながら考えることで論点の食い違いに気づいたり表現の食い違いに気づいたりということはよくあります。

死なせてほしいと言われたら?

一方で、本人や家族が「このような状態で生きていても仕方がない、死なせて欲しい」と訴えるような状況にある方もいます。そうした場合に私たちはどのような態度をとるべきなのでしょうか。「安楽死は法律で禁止されています」とか「自殺ほう助はできません」と説明すべきでしょうか?

　私は「生きる希望」の存在を確信してもらうことから始めます。

　人間もさまざまな動物も生きる希望があるから困難に立ち向かうことができます。本当に絶望した時には死を選ぶのではないでしょうか。

　つまり、どんな過酷な状況であれ、その方が生きているという事実は、「生きる希望」もまた存在している証だと捉えるのです。しかし、それがどのような姿でどこにあるのかがわからない状況であり、もはや当事者が見つけ出すのは困難である、助けて欲しいという切実なSOSの発信だと受け止めています。

「死なせてほしい」を「生きる希望を見つけて欲しい」に翻訳するのです。

　もしも、療養者や家族、友人たちが「このような状態であっても本当に幸福だ、生きていてよかった」と感じられる生活を実現させることができたとすれば、それは絶望という死の淵に追い詰められた命を救うことに他ならないと思うのです。

　だとすれば、**それを見つけ出し、提供することが在宅医療関係者の使命**といえるのではないでしょうか。

　「生きる」というキーワードが図のマトリクスの「絶望」にある状態を「希望」に変化させていくための条件を揃えていく作業と言えます。

　とは言え、生きる希望を提供できるとは限りません。むしろ、できない無力感が大きいかもしれません。当然ながら、安易に「大丈夫です。希望はきっと見つかります」と言うべきではありません。それは信頼関係を壊すことになります。心の中で、私が必ず希望を見つけます、と誓い、なすべき日常業務をしっかりと行っていくことが大切です。

4つの支援

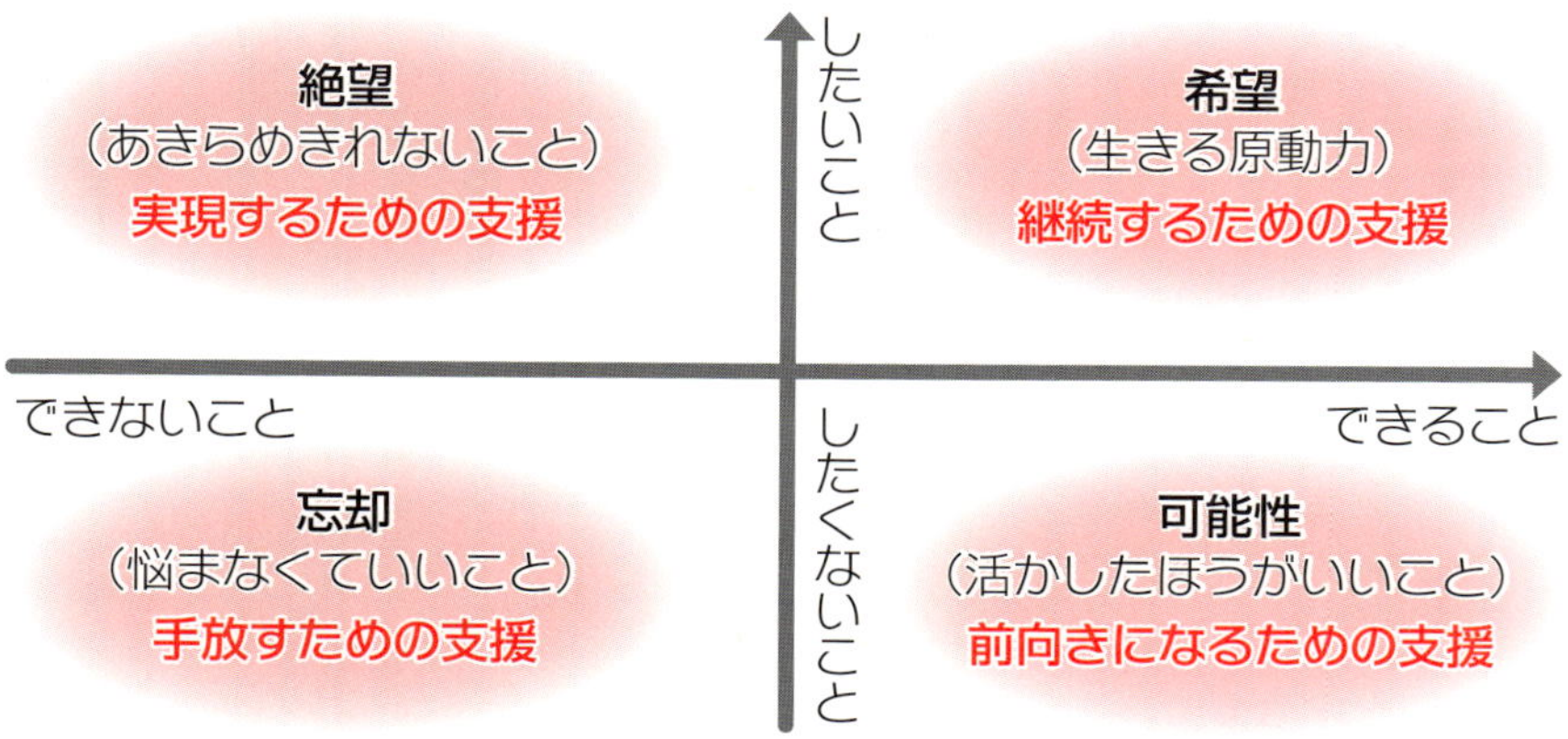

　ポイントとしては、自分が行っている業務が相手にとって4つのうちのどの支援に当てはまるのかを確かめながら行うことです。

　その方には無力だったとしても何十人、何百人と関わっていく中で「生きる希望」を見つけ出し提案できる日が必ず来ます。信念ある生き方を続けることが在宅医療のプロの在り方であり、療養者に対する敬意でもあります。

療養生活とは自分の人生の行く末を他者にゆだねることでもあります。療養者にとっての大きな課題は、いかにして優れた意思決定の代理機能を構築できるかです。

これが療養生活の幸不幸を左右する一端でもあるからです。だからこそ、支援を行う立場にある私たちには**「Happiness」や「どうしたいか」の具体像を言語化し、実行できる計画に落とし込む**という業務を忠実に遂行していくことが求められます。

もう1つ、心にとどめていただきたいことがあります。療養者やご家族、友人達がすでに明確な具体像を持っている場合であっても、**あなたが「友人」として信頼されない限り、療養者はその内容を決して打ち明けることはありません。**

例えば、療養者自身が重要視している「命の取り扱われ方」に関してどのような基準があるのだろうか？　という興味や関心を持つことは療養者の尊厳を考えるうえでの出発点になります。そして、その基準を現在の生活の中でどの程度満たすことを望んでいるのか？　といった具体的な情報を得ることによってその方の価値観の全体像を理解する準備が整います。

そのうえで療養生活の見通しとの整合性を検討することで、治療計画の「素案」が出来上がります。その「素案」を判断の基準として過不足なく必要な医療を提供する姿勢が大切です。

こうしたキュア（治療）プランともいうべきものが、現在の在宅医療には欠けていると感じています。

在宅医療はプロジェクト医療

在宅医療は同一法人ですべてのメンバーが揃うケースもありますが、大抵は複数の法人のメンバーで構成されています。チーム医療というよりはプロジェクト医療という表現の方がしっくりきます。

関係者の種類や数が多いにもかかわらず、一堂に会することはなく、名前だけは知っているという関係で業務を進めることも少なくありません。メール、FAXや電話、郵便物のやり取りだけはたくさんしているけれども……という状況です。主治医の指示の元に、すべての治療、看護、介護が展開する在宅医療ですが、訪問する時は療養者と1対1もしくはご家族を含めた2対1で向き合うことも多くなります。

こうした在宅医療の現場では、**居合わせていない関係者を心から信頼できるかどうかが一番大切**です。

そうした信頼の根拠になるものが、療養者の尊厳を最優先した情報提供と共有が行われているという事実、なのです。この絶対的な信頼が基盤にない状態だと次第に不信感が広がっていき、ついには療養者不在の議論が起こったり、医療事故につながるインシデントレポートが発生したりすることもあります。もしも、そのような負のスパイラルに陥ってしまった時は、本書を再び熟読し、冷静に、解決の糸口を見出してもらえたらと思います。

1-5

〝尊厳ある生〟が実現する社会へ

- 医師に求められる療養生活の管理設計と運用という新しい役割は「尊厳ある生」を支える根幹である。
- 医師は多職種の専門性を十分に把握しておく必要がある。
- 居宅療養管理料等の算定は、療養生活の管理設計を継続的に行うことに対して設定されている。

医師は多職種の活躍を促す工夫を

在宅医療の社会的使命は、療養生活支援をとおし、成熟した医療人材が輩出され、そうした人々が織り成す日々の業務が積み重なっていくことによって成熟した社会が実現していくことではないでしょうか。「成熟した社会」の姿の1つに持続性の担保された好循環モデルがあります。医療分野においては全国民が利用できる国民皆保険制度を事業基盤とする保険診療を柱に考えていくべきでしょう。しかし、この制度は破たんの岐路にあり、国際的には破綻する予測もされています。でも、継続の道に進めたとしたら、日本が世界に誇る成功事例として大きな賞賛と評価を得るに違いありません。その鍵を握るのが在宅医療分野だと思います。

具体的には、現在の療養者と未来の療養者に機会均等の治療提供ができるかどうかが問われていると言えます。在宅医療を必要とする人は今後増えていきます。日々新しい患者さんと出会うようになるでしょう。1つひとつの作業が迅速に行われなければ到底対処しきれません。ところが、在宅療養の現場に流れているのは、ゆったりとした時間です。会話の展開も移動も時間がかかります。このギャップにイライラする日が来るかもしれません。

では早く決断するためにどうすればよいのでしょうか。余分に処方や検査をしておこう、外来診療に行ってもらおうと考えればよいのでしょうか?そうではありません。的確な診断に基づいた必要かつ十分な治療、最適化された治療を提供することで、治療機会の持続を実現していくことが求められているのです。ただし、これは「不十分な治療を推進する」という意味では決してありません。この点は倫理的にも注意深く理解をする必要があります。不十分な治療は、後々、大きなコスト発生のリスク要因にもなります。早期に対処することが大切で、場合によっては予防的視点から検査をする、感染リスクが高い場合には入院治療に切り替える必要も生じるかもしれません。

逆に、医療としてではなく暮らしと

して対応できる段階になったら、積極的に手放して、新たな治療機会の発生まで関わりを減らす工夫も大事です。その際には医師以外の職種が中心的な役割を果たすような療養生活支援計画を立案することになります。つまり、どの職種がどのように活躍するとADLが安定、維持するのかを考えます。

医師はあらかじめ各職種の得意不得意を心得ていることが求められます。

アドヒアランスの限界と向き合う

また、療養者は日々の加齢によって緩やかにADLが下降していきます。療養支援者の同居家族も疲労が重なりADLが低下する恐れがあります。

療養者本人が残存機能を効果的に発揮しながら安全に暮らすことを目的にした発想が必要です。

例えば、服薬の仕方を1日3回錠剤で行うという設計にした場合、認知症状があると1日5回飲んでしまったり0回だったり、もしくは不明ということも起ります。

服薬アドヒアランス（服薬遵守）が非常に低下したケースです。この時、3回の服薬のためにヘルパーさんを配置すれば解決するかも知れません。しかし、予算的に難しい場合はどうすればいいでしょうか？　せっかく予算をかけてもヘルパーさんがいない時に余分に飲んでしまうということもあります。本人は健康になりたくて一生懸命言われたことを守ろうとして、かえって健康を害する状況になってしまっています。努力を重ねるほどダメな人間の烙印を押されていく……。

これが健全な療養生活の姿と言えるでしょうか。

専門家にできることはないのでしょうか。例えば1日1回で確実に服薬できる方法や、錠剤以外の剤形に変更する方法、思い切って薬そのものを休止してみるといった選択も含めて検討することは大胆すぎるでしょうか。薬を3回飲むことによって得られる健康と、薬を飲まないことによって得られる健康に有意差があるのかについて検討する。そして、そのことをご家族にも伝え、一緒に状況の理解を深めてもらうというアプローチはリスクの塊に見えるかもしれませんが、本質的な解決には、このような今までの医療現場では想定されていなかった視点が求められています。療養生活の管理設計を継続的に行うことに対して居宅療養管理料等の算定が設定されていると言えるのではないでしょうか。

生活の中に息づく治療を設計できた時、それまで多くの関係者を悩ませていた課題が消え去り、療養者の安らかで輝く笑顔に出会うといった体験をすることになるでしょう。さらには病院の予後予測を覆すような改善をもたらすこともあります。

こうした成功体験こそ「**尊厳ある生**」を構成する具体的な要素だと思います。療養者は時に科学的根拠のないものに対しても価値を見出します。しかしそれは科学を嫌ったり否定したりしたいわけではなく、むしろ、療養生活の悩みを解決することに、もっときめ細かく科学的根拠を見出したいのに専門家が興味を持ってくれていない、という切実さの表れに思えてならないのです。

1-6

「療養の山」を理解する

- 人生のライフコースを「山」のイメージで、療養生活を登山のイメージで捉えると理解しやすい。
- 大まかなシミュレーションモデルを提示することは在宅医療チームの役割。
- その人の療養の山の全体像を理解することと、そのための情報収集が重要になる。

「療養の時期」の登場

わずか30～40年前まで、脳卒中、心筋梗塞、がんなどの病気は、死に直結する病気の代名詞でした。

しかし現在は「高齢者でも治療ができる病気」へと変化しました。それに伴い、昔の医療では想定されていなかった高齢者の救命後の人生が登場したと言えます。救命によりV字回復の軌道になるため臨終までの曲線は山を描くことになります。

この時期の特徴は生活の基本に介護や看護の存在がある点です。「自分の住まい」が療養の場になります。その中で加齢による持病の悪化や発病、栄養状態の低下、衛生管理力の低下、生活中のケガなどが発生し、新たな治療が必要となるなど、療養の内容は変化をしながら続いていきます。

「自分の住まい」とは長年住み続けた自宅だけでなく、療養のために住み替えた自宅、高齢者向けの施設などが挙げられます。

療養期間中に治療のために入院したり、住まいが変わったり、病状によっては病院で看取りを迎えることを希望されたりする場合もあります。また、療養支援者であるご家族がご遺族となった際には心身の疲労が速やかに回復し、健康を維持できることも重要になります。

救命後の状態が安定する背景には、高齢者にも適用可能な救命技術が飛躍的に向上し、かつ、公的保険の対象となっていることが挙げられます。さらに日本の公衆衛生のレベルが高く、高齢者の栄養状態が安定している点も大きな要素です。これらは日本独自の手厚い公的保険診療や公共政策の成果であり、療養の時期の登場はその恩恵と言えます。個人の状況に応じた自己負担による設計を前提に、公的介護保険を上手に活用していく必要があります。

安全な山と危険な山

療養生活の様子を登山に例えて考えてみると理解がしやすいです。

登りは多少キツかったとしても、頂

臨終までのシミュレーション

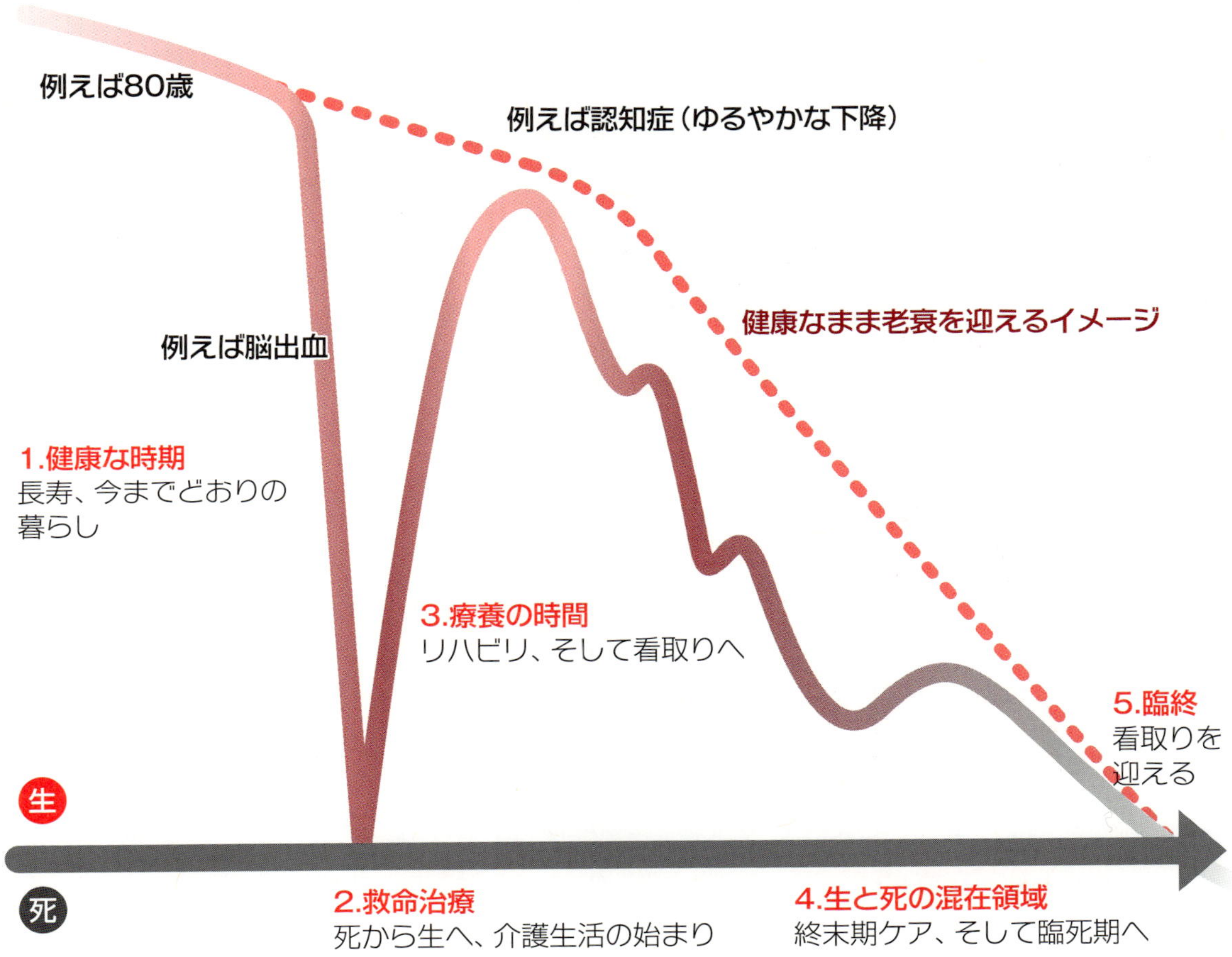

上で十分な休息が取れ、登頂の喜びを満喫でき、安全に下山ができることが基本です。下山した後にご家族が「完璧とは言えないけれども自分たちにできる最善を尽くせたのだな」と実感できることが大切です。

そのためには患者さんご本人とご家族が、自分たちは正しいキュア（治療）選択ができたと思えることが必要になります。回復期リハビリの成果を共有し、回復期の終了を明確に位置づけることによって振り返り評価が可能になります。

頂上の直後に断崖絶壁になってしまう山は安全な下山ができません。登山禁止の危険な山です。破産、介護者の健康被害、殺人が起きてしまう療養破綻モデルと言えるでしょう。

安全な山はいくつか存在します。頂上に該当する維持期の長さを重視するのか回復の質（高さ）を重視するのかによっても変わってきます。

大まかなシミュレーションモデルを提示することは在宅医療チームの重要な役割です。

だれもが十分な予算とトレーニングが必要な富士山に登りたいわけではありませんが、中には挑戦したいという方もいます。

どの山を登りたいかは患者さんとご家族が選べばよいのです。

特に、維持期の実現には支える側の状況が影響します。住環境、支援者の技量、人数、多様性、接遇力、医療資材・機材、薬剤の形状、経済力など多岐に及びます。

自分の生と死と向き合うのが患者さんであり、家族の生と死と向き合うのが「家族」です。療養生活とは、家庭生活であり暮らしそのものなのです。

医療・介護の関係者は患者さんとご家族が危険な山に登らないための下調べや、危険なルートに迷い込まないためにガイドする立場です。

療養の山の全体像を理解することが業務の基本になると同時に、把握に必要な情報の収集は円滑な業務を推進するために必須となります。患者さんが最期まで自分らしい療養生活を続けるための設計や支援方法を具体化する取り組みは、医療に携わる仕事を通して正しい風潮を創るための社会的使命と言えると思います。

安全な山と危険な山

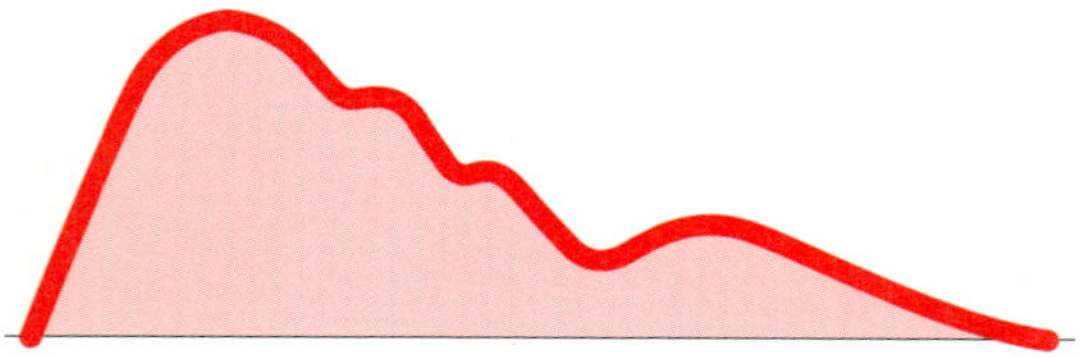

Good!!

・登りは多少キツくてもゆっくり下山できる山は安全。

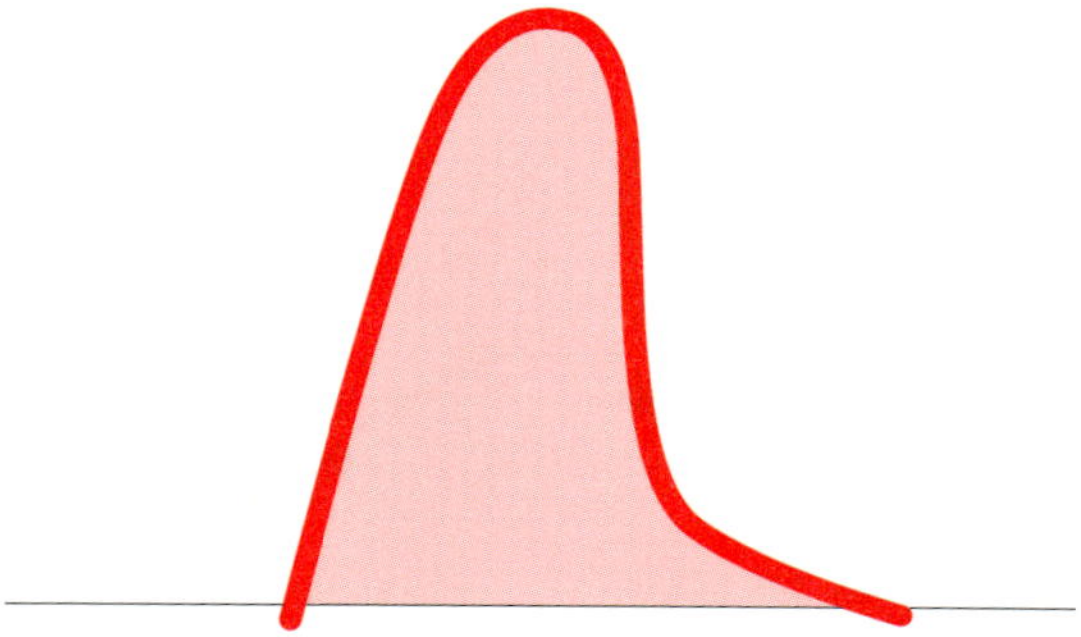

No Good!!

・頂上の直後に断崖絶壁になっている山は安全な下山ができない。

療養の山の登り方

療養の山を登るとき、療養者やその家族は必死です。無我夢中で頂上を目指します。

現実の山登りと違い、最も難しいのは、どこが頂上なのかを見極めることです。頂上を目指して進む中でこれ以上登ったら遭難してしまう危険がある時にはその時点でルートを変更し下山することになります。

このとき、「まだ何も楽しめていない、だからもう少し頑張りたい」という気持ちが邪魔をして危険を冒してしまうことがあります。

そうならないためには療養者と家族双方に「もうこれ以上は頑張れない」という気持ちと「これだけ達成できたのだから満足」という気持ちの両方が揃っていること、そしてそのことを周囲の医療介護のスタッフたち全員が一致して温かく承認することが必要です。

具体的な方法としては大小様々な目標

設定を掲げることと立ち止まるための休憩ポイントを決めておくことです。

目標設定の考え方はまず期間と難易度で分類します。これはさまざまな身体機能に関する情報があれば整理できることです。

次に、実現したい気持ちの強さで満足度合の予測をします。この情報が最も重要です。個別性の高い事柄なので「きっとこれを実現したいはずだ」と決めつけると大抵失敗しますので本人に確認をします。

ただし、信頼関係ができていないときに次々と効率よく確認したら嫌われるので注意してください。これはドクターの役割だと決まっているわけではありません。むしろ気心が知れているヘルパーさんが適任ということもありますし、内容によっては看護師さんが適任の場合もあります。

どちらかというと相性次第なところがあります。多職種連携が必要な理由にはこうした情報を的確に収集できる点があると思います。

大切なことは、すぐに達成できる目標が何か、その中で何を優先して行くべきかを知ることです。そして難易度は高く時間はかかるけれども、ぜひとも達成したい目標が何かを見つけ出すことです。これがひとまずの頂上ということになります。

こうした情報を手に入れて理解することが療養者目線になるということではないでしょうか。

休憩ポイントは特に家族に対して必要です。療養支援から離れる時間を設けることによって目標の達成率を振り返ったり満足感を実感したりすることが出来ます。目標の変更をするかもしれません。この時、チームに対して不安を感じていると、家族は休憩しようとしません。その時までに信頼に足る療養支援チームが安定稼働していることが条件と言うことになります。

休憩ポイントや山頂に到着できた時には、称えることはもちろんですが、一緒に喜び合うことも必要です。そして、好きなだけ満喫できるようサポートします。遠慮せず自慢してもらえるよう声かけをするなど、思い出に残るように工夫をします。

安全なルートの設計と選択

下山に向けた新たな目標設定は、衰えていくことに寄り添う生き方を無理なく受け入れて行くことが主眼になります。ゆるやかな下り坂をゆっくり下山できるルートを見つけだし、ナビゲートします。

時間の感じ方、斜面の感じ方は相対的なものです。短期間の急斜面であってもゆっくり過ごせたと感じてもらえるような工夫、段取りが価値を持ちます。支える側は時間との勝負ということになりますが、慌てたり、落ち込んだり、緊張したりすることなく接することが大前提です。若いがんのターミナルの方が在宅で過ごすような時には特にこうした部分の意識、配慮が大切です。「多職種連携」と言うよりは「連結」が求められるため、情報のやり取りを仲介する事務局スタッフも含めて意識を高めることで安全な下山をサポートします。

登りたい山を登ろうとしていますか?

□なぜその山を選んだのですか?

□山頂からの美しい風景が見たいからですか?

□雄大な樹木の下を歩きたいからですか?

□美しい鳥や花に出合いたいからですか?

トレーニングのための登山ではないのだから、登りたい山であることが大前提です。

療養の山は登ることが目的ではなく、安全に下山できることが目的

□自分たちは今どの位置にいるのだろうか?

□山はどれくらいの大きさなのだろうか?

□登山ルートの変更は必要だろうか?

□十分なトレーニングを積んだだろうか?

□内容に合ったチーム編成だろうか?

□十分な装備が揃っているだろうか?

もしも、不安要素があるならば、すぐに登る山を選びなおしましょう。

下山後の振り返りと未来

療養の山を下りた後も療養支援者たちの人生は続きます。

看取りを経験することによって家族もケアスタッフも心身の健康被害を受けずに社会生活を維持継続することができることは最低限達成するべき目標ではないでしょうか。

とはいうものの現実は成功事例ばかりではありません。健康を害してしまった場合に備えて、どのように回復の道筋を作っていくかをあらかじめ考えて用意しておくことが大切です。

私自身の経験から言えることは、下山後1年間は登山が続いている気持ちでした。2年目になって下山したんだなぁという気持ちになりました。そして3年目になってそろそろ新しい山を登ってみようかなという気持ちになり、4年目になってようやく、よし登ろうと思えました。10年かかる人や20年かかる人もいます。できるだけ短い期間で新しい山に向かっていけるよう満足の療養を提供したいものです。

1-7 療養生活全体をプロジェクト化する

- プロジェクトマネジメントの手法で療養生活の全体像を把握する。
- 「現在地」の推定精度を高め、共通認識を持つことがもっとも重要。
- プロジェクトを始め、終了させるために「意思決定の代理機能」を作る。

自分の専門領域を意識

高品質な在宅医療を稼働させるために、療養生活支援をプロジェクト化します。プロジェクトとは始まりと終わりがある概念です。療養全体を大小さまざまなプロジェクトに分割し、作業内容を具体化していきます。

①何のためにする作業なのか（目的）
②何故それをするのか（根拠）
③何をもって終了するのか（評価基準）

これらを言葉で表現するのです。おのずと注意点も明確になります。そうすることで各プロジェクトにおける自分の役割がはっきりします。また、自分以外の職種の役割を知ることができます。特に医師の重責と家族の重責について理解を深めてください。

プロジェクト化の利点は、お互いがお互いを思いやるために必要な知識を習得できることでもあります。

「現在地」の推定精度を高める

取り組んでいるプロジェクトの進捗がどの程度であるかの共通認識を持つことは、共同で仕事を進めるうえでの基本ですが、これは現在の在宅療養の現場にもっとも欠けている部分と言えます。

後から振り返って、あの時はこの段階だったと位置づけることは簡単ですが、現在進行形の療養生活について判断することは簡単ではないことが一因です。最初から一貫して関わっている療養支援者がいれば良いのですが、家族も含め、途中から関わり、途中で抜けていく場合がほとんどだからです。

例えば看取りの時期であるかどうかについて判断材料が不足しているといった理由から関係者の認識が一致しない場合には意見が対立します。日頃から「情報」を収集し、分析し、「現在地」の推定精度を高めることが全ての出発点になります。

意思決定の代理機能をつくる

プロジェクトの始まりと終わりを管

理する役割はプロジェクトマネジャーと呼ばれます。

　振り返りの評価をしたり、新たなメンバーを選定したり、予算配分を決めたり、運営全体を行う人材です。図のAAランクの家族が第一候補ですが、適任ではない場合には家族以外が担うことになります。

　療養プロジェクトにおいてはプロジェクトマネジャーが「意思決定の代理機能」を支えることになるため親密度のランクが高い人が担うことになるでしょう。職種で限定することはできません。今後ICT（情報通信技術）システムが充実するにしたがってプロジェクトマネジャーの活動拠点と療養場所との距離は遠距離でも対応できるようになります。総合的な管理能力が必要になるため、家族の中でも男性に適任者がいる可能性があります。

　当初は医療・介護スタッフが担うとしても家族内で引き受けていただけるよう引継ぎの準備をしておくことが大切です。

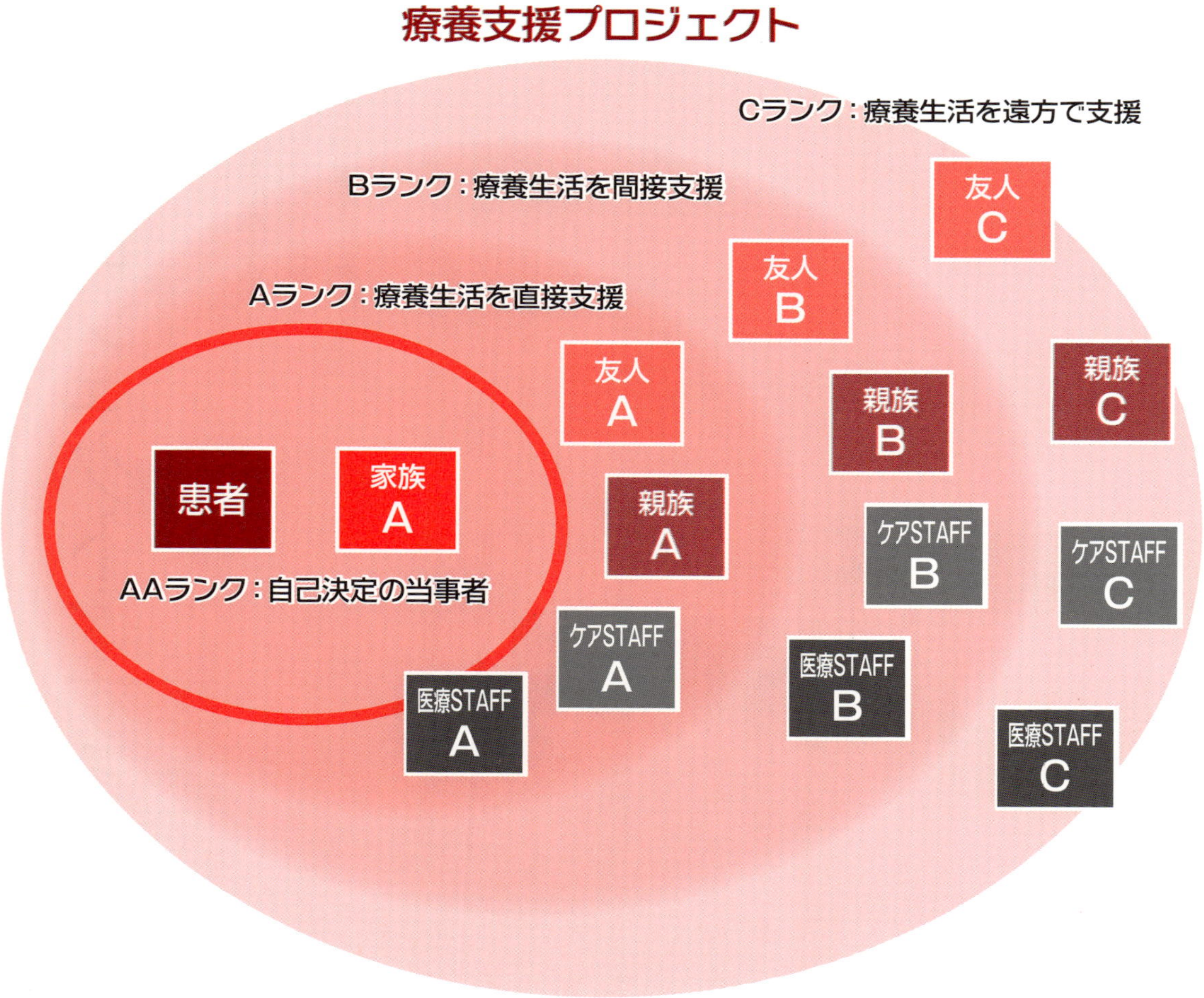

1-8 家族の介護力をアセスメントする

- 家族の介護力は予後に影響するため、その評価はとても重要。
- 〝伝達〟を〝対話〟に変えることで家族の意識は変わり始める。
- 医師は人を巻き込む魅力を持った立場。ライセンスの持つ付加価値を活かして良い影響を与える存在であって欲しい。

家族の「支える力」はどれくらいあるのか?

人的、物的資源の正確な把握を行い、評価します。支える力は療養者の予後に影響する要因だからです。

例えば入院中に高度な治療と管理によって回復し予後予測が良いとされるケースでも、家族の支援力が不足していれば治療の効果は十分に発揮されませんし、充足していれば優れた予防も可能です。同居家族なら日常生活の中で療養者の日々のわずかな変化を感じ取ることができる環境にいます。医師の管理が的確であればあるほど、全身状態は安定します。その結果、医師が診察に行く必要性は減ります。これは医師による直接のモニタリング機会が減少することを意味しています。

もしもこのとき、同居家族のモニタリング力が高ければ、何かしらの病態の変化が起き始めた段階で、医師に報告が入るようになりますし、予防的な取り組みも的確にできます。

線はどのように増減するのか

支援に協力する人の数を増やすことができればより一層安定したチームが形成できます。最初から積極的なご家族もいる一方で、無関心な場合も多いのが実情です。さらに、次の課題は適性がなければ支援力としては期待できない現実がある点です。

療養環境の良し悪しは線の増減に直結します。貴重な協力者を適所に配置し、その能力を最大限に引き出していくことは血縁や優しさ頼みでは実現できません。資金力の安定と住まいの介護適性を高める努力が問われるのです。しかし、こうしたことに医療介護の専門家は無力です。その方と養子縁組でもしない限り家庭内のマネジメントに影響を及ぼすことはできません。下手な口出しはすべきではないでしょう。でも、本当に無力なのでしょうか?

「伝達」を「対話」に変える

ご家族との会話を〝伝達・報告〟から〝対話〟に変えることで良い影響を与え

家族の「支える力」（例）

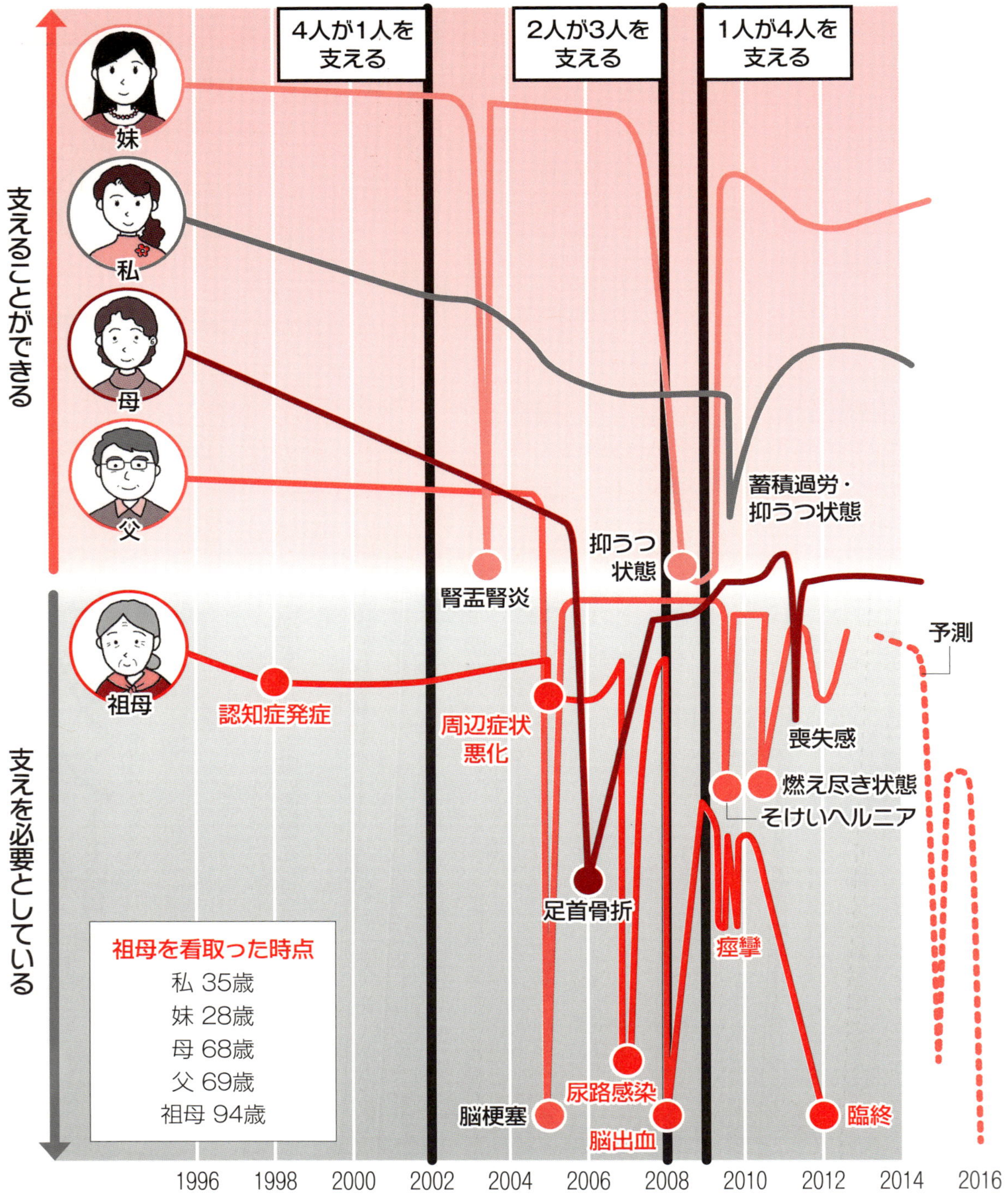

4人が1人を支える
2人が3人を支える
1人が4人を支える
支えることができる
支えを必要としている
妹
私
母
父
祖母
腎盂腎炎
抑うつ状態
蓄積過労・抑うつ状態
認知症発症
周辺症状悪化
足首骨折
喪失感
燃え尽き状態
そけいヘルニア
予測
痙攣
尿路感染
脳梗塞
脳出血
臨終
祖母を看取った時点
私 35歳
妹 28歳
母 68歳
父 69歳
祖母 94歳
1996
1998
2000
2002
2004
2006
2008
2010
2012
2014
2016

る可能性があります。

〝伝達・報告〟を受けた家族は、「専門家に任せていれば大丈夫」と感じ、療養者の状態や自分の感じていることについて関心を払わなくなるかもしれませんが〝対話〟を持ちかけられたことで何かしら考え始めることになります。なぜなら、対話には「あなたはこのことについてどう思われましたか?」という問いかけが発生するからです。

専門家の立場からすると、素人がどう思ったかを知ったところで診断が変わるわけではないし、下手に知識を付けられても困るし、時間も取られる。それよりは処置の時間を多くしたほうが良いだろう、と思うかもしれません。

確かにそうしたリスクの側面はあります。さらに、知識や理解において対等ではない同士が対話をするということは簡単ではありません。

知識量が異なるだけでなく、前提としている常識も違います。ですから面倒だなと思うのも無理はないことだと思います。これは家族の方としても同じで素人が専門家に意見を言うのですから気持ちの上でも勇気が必要になり戸惑うと思います。しかし、それでも〝対話 Dialogue〟には価値があります。

質問を受けると、人は答えるために考え始めます。

今まで他人任せだった人も「自分はどうしたいのだろう?」とか「本人はどう思っているのだろう?」とか、「ドクターの本音は何だろう?」というように。つまり、療養生活と主体的に向き合うきっかけになるのです。療養者の命を支えているひとりだという自覚を芽生えさせることになります。

一方で、「専門家に任せるために来てもらっているのだから質問などしないで先生が決めてください」という声もあります。

確かに一理ありますが、この対話の真の目的は診断内容についてのディスカッションではなく、療養者がどのように療養生活を送り、どのように生きていこうとしているかを確かめ合い、療養支援者としての覚悟や戸惑いなどを知るための療養支援者同士のさりげないディスカッションです。

言葉の定義をし、状況の解説をして、専門家としての見立てを一言添えたうえで、「あなたはこのことについてどう思われましたか? 私と意見が違っても良いのですよ。そういうご家族もたくさんいらっしゃいますよ」と、たずねることで、相手は安心して、自分の意見を表明することができます。

そうして本音を語り合う関係を少しずつ積み立てながら、「この先生と一緒に療養の山を登っていこう」と決心してもらうことが最初の取り組みになります。さらに対話を継続することによって〝医療者の共感〟を十分に感じられるようになると、心に余裕が生まれ、無関心だった家族さえも関心を寄せることができるようになります。

人を巻き込む魅力を持った立場が医療者なのです。使い方を間違えれば強権と非難されてしまいますが、**ライセンスの持つ付加価値を活かして良い影響を与える存在であって欲しい**と思います。

1-9 幸福の処方箋を書くという使命

●治せないことの先にも「希望」はある。
●ADLの回復は目的ではなく、QOLを満足させるための手段である。
●療養支援者全員が、その人の療養目標について共有認識を持つことに意味がある。

治せないという運命に対し、医療者はどう向き合うか?

医療は不可能を可能にする力を持っています。したいけれどできないと諦めていた患者さんの機能を回復させ、再び「できる」に変える魔法使いのような存在です。

絶望の底にいる人に幸福を与えることができます。しかし、実際には魔法使いではないし、ましてや神ではありません。患者さんがどんなに「治して欲しい」と熱望している場合でも、「治せない」「治しようがない」という事態は起こります。

特に、在宅医療の現場は病院医療の限界を退院の理由とする患者さんの受け皿という側面もあります。

難病、がんのターミナル、高齢で複数疾患を持っているなどです。こうした人々は病院のスタッフからみれば退院とともに自分たちの手を離れる存在です。「これ以上は私たちの手ではどうすることもできません」という無言のメッセージとともに関係が終了することも多いのではないでしょうか。療養者や家族は口にこそ出さないだけでその放り出されるような感覚を感じていることが多いのです。

ところが、在宅医療のスタッフにとってはそこからが関係の始まりです。期待を寄せる方、不信を募らせている方、さまざまです。治すことで幸福を提供するという単純明快な価値の提供が通用しないとき、私たちは何を持って価値の提供をすればよいのでしょうか。それとも、医療はもはや無力なのでキュアによる価値提供を諦め、ケアだけをしておけばよいのでしょうか。

在宅医療の〝役割〟という意味であれば確かにそれでも十分なのかも知れません。しかし、〝使命〟ということであれば、困っている人をキュアの要素で救うことへのこだわりはやはり必要ではないでしょうか。治療の処方箋を書くことが幸福に直結しないのであれば、直接、幸福の処方箋を書くしかありません。さて、どうすれば幸福の処方箋などという抽象的なものを具体化できるのでしょうか。

これは今後の在宅医療全体が模索しながら探求していく本質的な課題なのだと思います。そして、医療者と療養者、その家族が共に向き合う中にしか答えは見つからないのではないでしょうか。

ADLの回復は目的ではなく、QOLを満足させるための手段

参考の1つとして、一般社団法人ダイアローグ・メソッド・アソシエーション(http://www.d-mfp.org/)で提案している「**幸福の処方箋**」を紹介したいと思います。残存機能を維持強化することによって幸福感のある暮らしを実現する方法を描くというものです。これは2枚の処方箋で構成されています。

1枚は「**いいカラダになるための処方箋**」です。療養者自身が「このカラダでも十分にやっていけそうだ」という納得感を持てるために必要な薬やリハビリ、生活の工夫、医療資材の選定、栄養の在り方、排泄の在り方などの療養目標を具体化します。

「**痛みが無い状態**」「**痒みが無い状態**」「**緊張が無い状態**」「**恥ずかしさが無い状態**」を目指すという発想です。

いわゆる「**居宅療養管理計画**(次のページに詳しい解説があります)」や「**訪問看護計画**」、「**お薬の処方箋**」などを取りまとめたものともいえますが、総合的なストーリーとして受け止められるように書きます。特に医療保険だけの場合、ケアマネジャーが付かずケアプランもありません。こうしたものがあることで、療養の目的を共有し合えるようになるのではないでしょうか。

2枚目は「**ちょい悪シニアの処方箋**」です。命の危険は遠ざけつつ、カッコつけながら、ちょっとだけ羽目を外すにはどうしたらいいのかをまとめた「**環境設計プラン**」です。

部屋作り、食事、外出、趣味、嗜好品等の「したいこと」を「しても大丈夫」なようにサポートするために必要な条件を具体化し、こだわりの優先度合を整理し、それを実現し楽しむための道具や治療を言語化します。

どちらもADL(日常生活動作)の回復を目的としたものではなく、QOL(生活の質)の満足を目的としてどのようなADL回復が成されればよいかを書くという点がポイントです。ICF(生活機能)や対話によって得られた情報から、この方の療養の時期のHappinessはこういったところにあるのだなという共通認識を療養支援者全員が持つことに意味があります。

私が祖母の療養支援者になった最初の頃、医療者に不信感を持ちました。それは、「なぜこの人たちは私がどんな未来を描きたいと思っているかを尋ねてこないのだろう。そしてそのためにどれほどの覚悟を持って準備を進めているかを知ろうとしないのだろう」という気持ちだったからです。

自分の選択が、大半の人が選択する生き方と同じ場合もあれば、違う場合もあります。後者の場合、前例が少ないか全くないため、選択には勇気が要ります。失敗も想定した上で覚悟を決めます。私も例外ではありませんでした。せめて信頼できる仲間が欲しいと思いましたが、当初、家族にすら打ち明けずにいました。

なぜなら期待外れの結果になるかも知れませんし、気休めなど言うなと怒らせるかも知れないからです。おそらく多くの医療者は同様の配慮からあえて深く関わろうとはしないのだろうと思います。

成功事例を携えた今は、同じ志の医療者たちと知り合うことができています。でも、本当は当時、出会っていたかったなと思います。

今この瞬間もかつての私のように独りで幸せの処方箋を描こうとしている人がいるはずなのです。在宅医療の普及とともにそうした人がいなくなることを願っています。

[すれちがいパンフレット&幸せの処方箋ダウンロードd-mfp.org]

COLUMN

医療者と家族の信頼関係をつなぐ「療養計画書」

介護生活コンサルタント／一般社団法人ダイアローグ・メソッド・アソシエーション
代表理事 **宮崎詩子**

未来に気持ちを向けてもらうための「療養計画書」

残存機能と向き合うということは取捨選択をするということでもあります。人生は「できること」と「できないこと」でできていると思いませんか？「したいこと」と「したくないこと」でできていると思いませんか？

私は家族が高齢になり、療養者となったとき、本人に残されている体力、気力、意欲といったものを何に使うことがよいことなのだろう？ という疑問に直面しました。家族は何をサポートすればよいのだろうか？ 医療は何をサポートしてくれるのだろうか？ その答えを見つけられない状況が続くと徐々に「あきらめ」が心を支配します。

そんなとき、未来に気持ちを向けさせてくれるものが医療者から届けられる療養計画です。

専門用語だけでは伝わらない療養者へのコメント

多くの医療者にとって療養者に向けたコメント文章の書き方は悩むことの1つではないでしょうか。

専門用語は短い単語に具体的な状態を割り当てているため、知っている同士であれば一言で多くの情報を伝えることができます。例えば所見を書くときなども専門用語1つでそれが起こる前提や今後の予測も含めて示唆することができます。

ところが、一般には通じません。専門用語を書いただけでは〝伝わるように伝えている〟とは言えないのです。つまり専門家同士の意思疎通では考える必要のない〝言葉の壁〟が存在していると言えます。

その壁を越えるには、専門用語を分解し再編集します。まずは**【現状】**を一般用語で表現しなおします。そして、**【予測・可能性】**について触れ、**【改善策の目的】**と**【改善策の手法】**を書きます。これが療養者や家族に向けたコメント文章の基本形です。

今どんな状態で、このまま何もしないとどういう状態になり、その結果どういうリスクが生じるか。それを防ぐためにまずは何について治すことが大事で何をすれば良いか、誰の（どの専門職の）サポートを受ければよいか、何の薬を飲めばよいか、ただし、どれくらいの期間で見直しをしていく予定であるかを表現するということです。また、「上手くなじまないなと感じたときは違う方法を考えますので相談してください」というような表現を添えると関係性に対する不安な気持ちが解消されます。

書類は信頼関係を築くための「手紙」

書類は信頼関係を作る「手紙」なのだと捉えれば、美しい字で読みやすく書くことは当然だと気づきます。普段仕事で不在にしている家族は文字の美しさからスタッフの人間性を読み取ろうとさえします。それだけ医療者に対して関心をもっているということでもあります。字が汚くて読めない、内容が意味不明といったクレームが事務局に寄せられることはよくあり、コメントの質が低いから信用できないという理由で診療の依頼を取り消すことも起ります。

また、読み手は高齢者だったり認知症の方だったりします。書いたところで読めないだろうと考えるのではなく、どうすれば読まれるのかを工夫し「伝える」ことにこだわるべきです。例えば大きな字で書く、イラストで伝える、色で伝える、写真で伝える、活字を変えるといった工夫や1回の情報量をあえて少なくして継続的な関わりの中で戦略的に理解と定着を促すことも大事です。

簡潔にわかりやすく伝えることの大切さ

なぜそこまでするかと言えば、本人が読めない状態のとき、必ず支える誰かが存在しています。そしてその人の目に触れています。療養者に対して熱心に向き合っているかどうかを文面から感じ取ります。この人はこんなにも真剣に向き合っているのか、と思えばそれにふさわしい質の高い仕事をしようと奮起します。

知らず知らずのうちに影響を与え合うのが「書類」です。これは電子入力でも同じことが言えます。長文だから素晴らしいということでもありません。継続的に診療することを前提としているということは、簡潔なコメントのほうが多いのではないでしょうか。

言葉は人の心を傷つけることもあれば、癒す力も持っています。自分のことを大事に思ってくれている人がいるのだな、という実感が心を開くきっかけになることもあります。

1-10

「どう生きたいのか」を支える

- 残存機能のアセスメントは在宅医療の重要な使命の1つ。
- 療養者になるということは、心身を他人の管理下に委ねるということ。
- 命を管理することと、命を支配することは違う。

残存機能のアセスメントとその価値の再評価

祖母の介護を通して学んだことの中に、「待つ」というケアの重要性があります。

認知症の祖母は集中力が低下していました。こちらがして欲しいことを伝えて理解するまでに30秒以上の沈黙の待ち時間が必要なこともありました。その間にこちらがかぶせるように選択肢を次々投げかけると混乱させてしまいました。

逆に、きっかけやヒントを提示してじっくり待つことができるようになってからは、祖母が持つ多くの残存機能と出合うことになりました。

脳梗塞の後遺障害で片麻痺になり意思表現もできなくなったとき、全面的に介助が必要になりました。服を着替えるときも「ここに手を通してね」という声掛けをしても反応はありません。麻痺がないほうの腕も同じでした。

ところが、身体を起こし、袖の途中まで腕を通してしばらく待っていると、スッと腕が伸びて自分で袖を通すことができました。失語状態で表情も変わらない祖母は「やったー」と歓声を上げることはありませんでしたが、回数を重ねるごとに速度が速くなったことを考えると、無言の中にやりがいと挑戦と達成感が詰まっていたに違いないと感じるのです。

そうした出来事は家族を始めとする

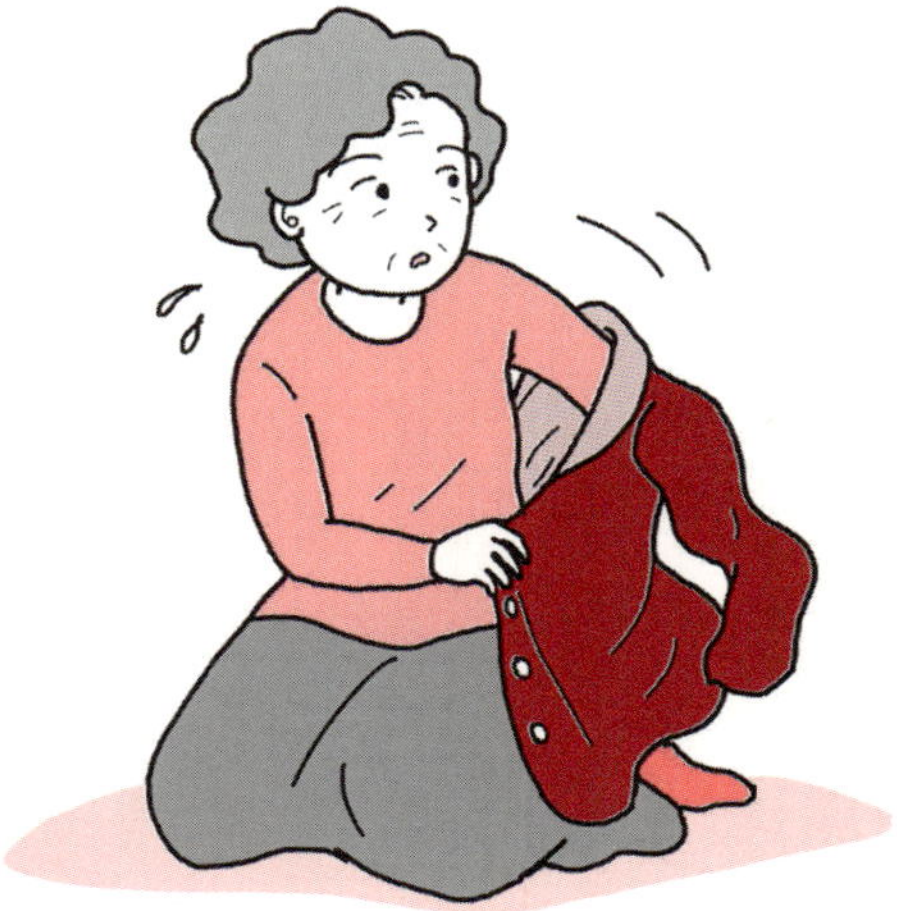

療養支援者全員にとっての希望と喜びでもありました。

その方の残存機能がどれほどあるかについて正しくアセスメントすることもまた在宅医療が探求しなくてはいけない事柄だと言えます。目に映る現状からジャッジするのではなく、固定観念を取り払い、モニタリングの設計を考案する大胆さと柔軟さが求められます。

命を管理することと命を支配することは違う

療養者になるということは、身も心も他者の管理下もしくは支配下に置かれることを意味します。「どう生きられるか」と「どう生きさせてもらえるか」は同義語になりえるということです。自分が療養者になるということは療養者の「どう生きたいか」に絶大な影響力を持つということです。「どう支援できたか」はその後の自分の人生に影響を与えることになります。

医療技術によって、住環境によって、人によって、〝コントロール下に置かれる〟のが療養の時期、看取りの時期だとすれば、その時に「どんな付加価値を生み出そうとしていますか?」は療養者本人ではなく支援する側に対する問いということになります。つまり「胃ろうだから」「無反応だから」は言い訳でしかないということです。

祖母の療養では胃ろうを活用することでリハビリを成功させ、望む生き方を実現し続けました。そして老衰という最期を迎えられたとき、医療の勝利だと感じました。老衰というのは健やかさの中に存在しているものだと思っていたからです。

全介助の祖母が大きな炎症を伴うことなく死の間際にいるということは「奇跡」ではなく、的確な医学管理がもたらした当然の結果だと思いました。だからこそ、胃ろうの利用を含む医療を卒業し、祖母自身に向けた最後の「どう生きたいか?」という問いを投げかけることにしたのです。絶食状態にすることとは飢餓状態にさせることではない、という前提の上で、絶食後も口腔ケアを通し、飢餓状態になっていないかの確認を続けました。結果、むくみの解消と安眠を獲得し、絶食のまま亡くなりました。

命を管理することと命を支配することとは違います。胃ろうを使った栄養補給をやめるときではなく、全員がもう必要ないと思っているのに補給した瞬間に、命を支配しているという強烈な苦しみに襲われました。理由のない補給の違和感だけが残りました。命の支配は家族も医療者も手を出すべきではないと感じています。いわば神の領域なのです。そうした苦しい経験はあったものの、胃ろうがあって幸せだった、という事実は変わりません。

療養の時期におけるHappinessは気持ちの変化から生まれる

療養の時期のHappinessは「できるorできない」の矢印だけでは見つけることができません。「したいorしたくない」の矢印だけでも見つかりません。2つの矢印がクロスすることで登場する4つのエリア、その中に何がどう分布しているのかを知ることが発見への手がかりです。そして「したいしできるorしたくないしできない」というタテでもヨコでもなくナナメにつなぐ3本目の矢印を見いだせたとき、療養の時期のHappinessを言語化できるのではないでしょうか。

病気やケガによって、したいことが二度とできないとわかったとき、絶望して死にたいと思うかもしれません。けれど、できることの中からしたいことを見つけ出せたなら再び生きる希望が持てます。これは家族、友人、地域などの力によって環境設計をすることで実現可能です。ところが、それだけでは希望はすぐに消えてしまいます。絶望は希望を打ち消す力を持っているからです。

でも「あの頃はしたかったけれど、今はもうしたいとは思わない」という気持ちに変化することによって絶望は忘却に変わり、希望だけが残るのではないでしょうか。その気持ちの変化を促す特効薬こそ「医療者の共感」なのだろうと感じています。

療養の時期のHappiness

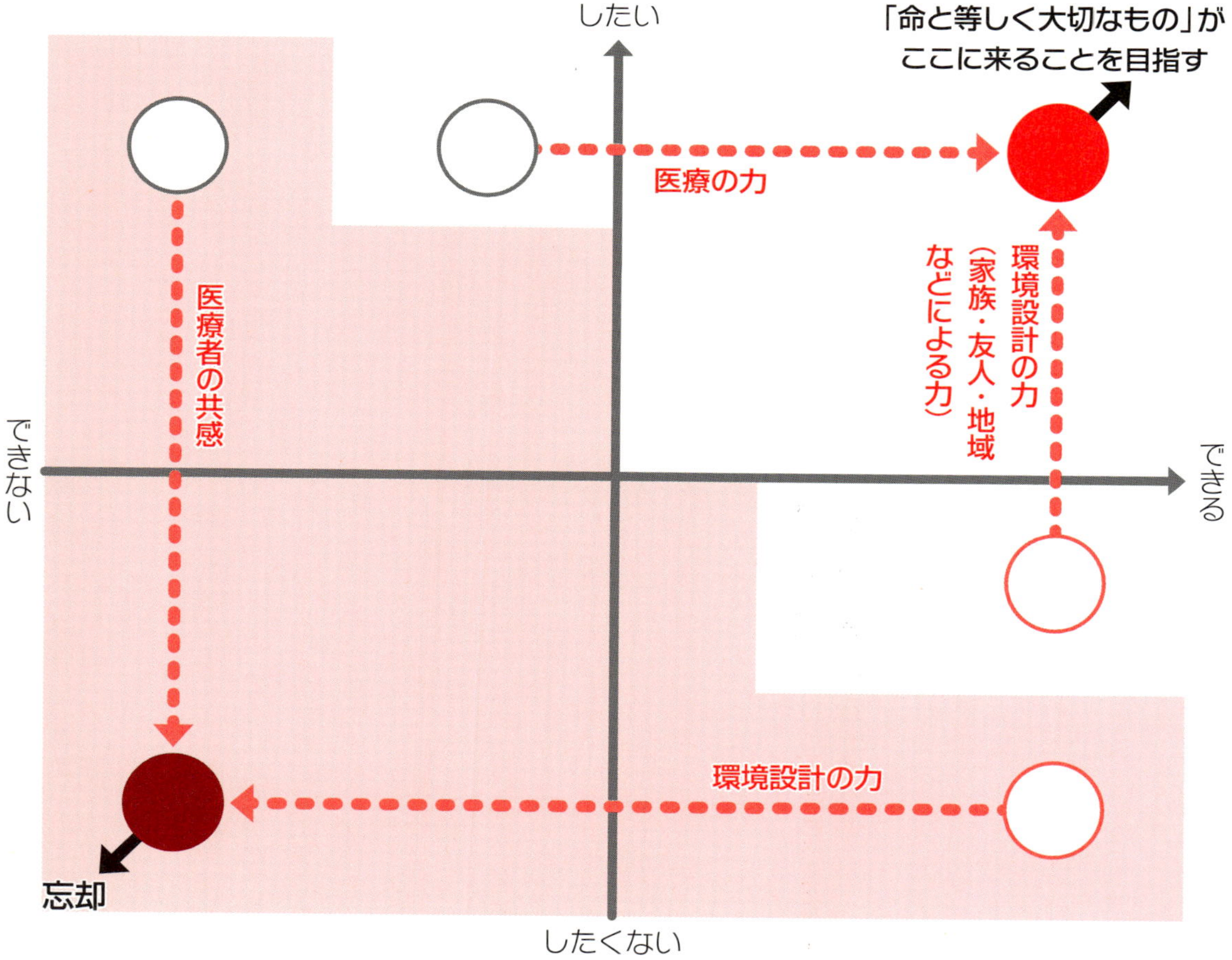

COLUMN

看取りに求められる「覚悟」と「決断」

在宅医療カレッジ 学長／フリーアナウンサー 町 亞聖

まず家族で考えて欲しい「ナースコールのない状況に耐えられるか?」

末期の子宮頸がんの母を在宅で看取ったのは今から16年前のこと。がんが見つかった時にはすでに手遅れで残念ながらもう手術をすることはできなかった。

実は母はがんになる10年ほど前に、くも膜下出血と脳梗塞を併発し、右半身麻痺と言語障害という重い後遺症を背負っていた。だから唯一自由に過ごせた我が家で最期を迎えさせたいと私は強く願ったのだった。

「治療法がなければホスピスへ」という時代になぜ在宅が可能だったのか。私たちの想いを支えてくれたのは地元埼玉の病院に試験的に立ち上がっていた〝緩和治療科〟の先生と訪問看護師さんたちだった。

今では緩和ケアという言葉は当たり前のように使われているが、1990年代には緩和という概念はまだ普及もしていなかった。そんな中、この病院では外科、内科、精神科そして訪問看護がチームを組み、がん患者1人ひとりの希望に合わせて緩和ケアから積極的な治療までさまざまな選択肢を支えてくれていた。

「住み馴れた我が家で最期を迎えたい」と多くの人が願っているが、日本では自宅で最期まで過ごせている人は2割に満たない。つまりほとんどの人が病院で亡くなっており、この状況は20年以上変わっていない。具体的に〝終末期〟をイメージできている人がどれぐらいいるのかも疑問である。

在宅を選択するということはイコール延命治療をしないということである。そして当たり前のことだが自宅にはナースコールがない。容体が急変しても看護師も医師もすぐに駆けつけてくれるわけではない。苦しむ家族の姿を見て最後の最後に救急車を呼んでしまったら本末転倒だ。

もちろん、在宅を担う医療や介護スタッフの人材育成や訪問看護ステーションの充実など体制の整備は急いで進めなければならないが、まず在宅を選択する前に家族みんなで考えて欲しい、自分たちが「ナースコールがない状況に耐えられるか?」を。在宅での看取りで一番重要となるのは本人と家族の「覚悟」と「決断」なのである。

「やっぱり我が家が良い」と本音が言える環境を……

　自宅での看取りを経験した1人として、これからの在宅医療に求められるものを考えてみたい。

　在宅を難しくしている要因はいくつもある。その1つは「家族に迷惑や負担をかけたくない」という想いを本人が抱えていることである。在宅では病院と違い医療スタッフが24時間そばにいてくれるわけではない。

　我が家も母の点滴、オムツ、人工肛門などの交換を家族で行わなければならなかった。点滴や人工肛門に関しては自宅に戻る前にナースステーションや病室で事前に看護師さんから家族全員でレクチャーを受けていたが、在宅初日、極度の緊張状態にあった父は点滴の接続部のアルコール消毒を何度やってもうまくできなかった。「違う、違う」と自分の目の前で覚束ない手つきで点滴を交換する父に拙い言葉で必死に訴えていた。

　そのほかにも身体を拭いたり食事を用意したり、また尿や便の調子など細かい体調の変化を観察しなければならなかった。母の場合は言語障害を抱えていたので〝心の襞《ひだ》〟を表すような細かい意思表示が難しく、治療法の選択や在宅を決断したときも「もし自分だったら」と考え、私が代わりにすることになった。

　母のような脳卒中の後遺症を抱えている場合や認知症の場合も本人の意思をどうやって確認し尊重するかは大きな問題となる。やはり元気なうちに家族で最期までどう生きたいかを話し合っておく必要がある。

　もし、母に障害がなかったとしても「申し訳ない」と言わせない自信はあったが、在宅を最前線で担う家族の負担は物理的にも精神的にも大きい。介護する人が少ない場合はなおさらで、どうしても本人は「家族に迷惑をかけたくない」と想ってしまうだろう。

　在宅を実現するための第一歩は「やっぱり我が家が良い」と本人が本音を言える環境を医療や介護スタッフも協力して作ることである。

「何かあったらどうするのか?」家族が抱える大きな不安

　私たちも在宅をすぐに決断できたわけではなく、先生と何度もそして何時間も話しあった。

　また家族みんなが同じ考えとは限らず、「何かあったらどうするのか」と大きな不安を抱えていた父は母を家に連れて帰ることを最後までためらった。後で知ったことだが母の主治医は全ての家族に在宅を勧めていたわけではなく、本人や家族と対話を重ねる中で在宅は難しいと判断する場合もあったそうだ。

　在宅を選択した家族が父のように不安を抱えるのは当然のことである。しかし病院にいても残念ながら〝何か〟は起きるし〝その時〟は必ず来る。家族の「死」を目の当たりにするのは私も初めてで泣き出しそうなくらいの不安や恐怖はもちろんあった。

そんな私たちの大きな支えになったのは（先生には申し訳ないが）訪問看護師さんの存在だった。

「調子は良い時も悪い時もあり波をくり返しますが、どちらも本当のお母さんの姿なので見守ってあげてください」

日々の訪問の中で、現在の状況から推測できる少し先に起こるであろう病状の変化を、看護師さんが１つひとつ丁寧に説明してくれたことで不安や恐怖が和らいでいった。良いことも悪い情報も全てのやりとりが母の〝命〟に関わることになる。看護師さんと密度の濃いコミュニケーションを積み重ねることで私たちの覚悟は徐々に固まっていった。

その意味で在宅に必要なのは〝高度医療〟ではなく〝高度なケア〟だと私は考えている。患者さんが10人いれば病状や家族構成、そして考え方も違い、マニュアル通りではない柔軟なケアや対応が在宅には必要となるからだ。

家族の心の在り方は、本人の療養環境に大きく影響する。点滴に戸惑っていた父も数日すると手付きもスムーズになり、看護師さんにも褒められ、母も安心して任せることができるようになっていった。最後までどうしても不安は付き纏《まと》うものである。まだ起きていない「何か」にいたずらに怯えるのではなく、たとえ何があっても支えてくれるという安心感を家族が持てるかどうかは医療や介護スタッフの寄り添う姿勢にかかっている。

「自分たちの選択は間違っていないか？」くり返される揺らぎ

母ががんで闘病していた当時も、そしてその後も末期がんなどの終末期治療は〝敗北の医療〟と言われていた。病院では「もう治療法がない」ないために、そして「なす術《すべ》がない」という理由で医師や医療から見放された患者がどれだけいたことか。

しかし時代は変わり「死」を正面から見据え、最期の時まで生きるための〝看取りの医療〟が行われるようになってきた。看取りの医療とは〝病を治すこと〟を目的とするのではなく人生の最期の時を悔いなく生き抜くことを〝支え見守る医療〟であるとある医師は話す。終末期の医療で大切なのは、病気ではなくひとりの人間が歩んできた〝人生に向き合うこと〟であると。

「決断」が求められる在宅。しかも全て命に関わるものである。果たして自分たちの決断が正しいのかと悩んだり、状況によって気持ちが揺らぎ選択肢が変わる場合もある。

我が家の一番大きな決断は人工肛門の手術だった。がんが腸を巻き込むように大きくなっていたため排便がほとんどできず、寝たきりの状態でベッドの上で母は毎日うなっていた。このままだと腸閉塞を起こして死んでしまう可能性もあった。その時に先生が提示してくれた選択肢が人工肛門だった。全身状態は決して万全ではない。

　末期がんの身体にメスをいれるのでがんを刺激してしまうということなどあらゆるリスクを聞いたうえで、母にもきちんと説明し納得してもらって手術に臨んだ。手術は無事成功し最期の数カ月は排便の苦しみから母は解放されることになった。勇気ある決断をしてくれた先生に本当に感謝している。

　幸運にも母の手術は成功したが、自分たちの選択が正しかったのかどうかと悔いを残している家族は少なからずいる。どんなに手を尽くしても後悔は残る。だからこそ大切なのは〝納得して〟選択したかどうかなのだと思う。例えばがんの治療法にしても昔に比べて治療法ははるかに増えているし、生活の中で何を優先するかによっても選択肢は変わってくる。

　正解が1つではない中で、在宅を選択するのならば「おまかせの医療」という言葉は過去のものにしなければならない。

　つまり、先生がなんとかしてくれるのではなく、自分たちはどうしたいのかという意思表示をきちんとすることが求められるのである。

　これまで取材で出逢った患者さんたちの願いは本当にささやかだった。「もう一度桜が見たい」「娘の結婚式に出たい」「仕事を最後まで続けたい」……。

　治療を目的とする病院では病状の悪化や命を縮めてしまう可能性がある選択肢をどうしても避けざるを得ない。しかし病気を治すことを前提としない在宅では〝悔いなく生きる〟ための選択をすることができる。本人や家族が納得して選択できるように支え見守る医療や介護スタッフにも「ひとりの人生」と向き合う覚悟が求められている。

看取りで大切なのは「場所」ではなく「人」

〝ありのまま〟を受け入れることは簡単ではない。

　自力ではトイレに行くことができず、栄養補給のための点滴、尿カテーテルそして人工肛門を装着していた母。どれも必要な処置だったが第三者から見たら「こんな状態で生きていて意味があるのか」と思われる状態だったかもしれない。それでも母は常に笑顔を絶やさず「感謝だわ」という言葉を口にして、毎日来てくれる訪問看護師さんに飴やガムを渡していた。

　何重の苦しみを抱えながらも、拙い言葉で看護師さんに母なりの〝ありがとう〟を伝えていたのである。母が最期まで母らしくいられたのは我が家だったからかもしれない。母亡き後に出逢った在宅医療に尽力している先生が、母のような状態を「ただそこに在るだけでいい尊さ」と表現していた。

　そして「何のために生かされているのか」を問うのではなく「私たちに何を語りかけているのか」を問うべ

きではないかとも。

障害者になったときも末期がんとわかったときも、無言のうちにただ静かに自分の運命を受け入れていた母が我が家で一番強かった。たくさんのことを教えてくれたが、最後の最後に母が語りかけていたのは〝命は限りがあるからこそ輝く〟ということだった。

父、私、妹、叔母が見守る中で母は息を引き取った。覚悟した通り家族だけで迎えた〝その瞬間〟母は父の方を見て微笑んでいた。身体は不自由だったが心は自由だったと思わせてくれる笑顔だった。終わりを告げた「覚悟」と「決断」の日々……。

言うまでもなく信頼できる医師と訪問看護師の存在があったからこそ実現できたことだった。

終末期医療や在宅医療の現場で頻繁に使われる「尊厳」という言葉。尊厳は決して死を形容するものではなく、また看取りは息を引き取る瞬間だけに集約されるのではない。

何故なら看取りは命の限りがわかったときからすでに始まっているからだ。死後の処置をするために駆けつけてくれた訪問看護師さんたちが玄関先で号泣してくれた。仕事でいなかった弟もまだ母の身体に温もりがあるうちに帰ってくることができた。しかもその手には大きな花束を抱えて……。

死に場所が用意されても覚悟と決断ができていなければ看取りのときを穏やかに過ごすことはできない。そして看取りで大切なのは場所ではなく、適切なサポートを途切れることなく受けられるかであり、命と向き合う本人や家族の覚悟と決断を支え見守ってくれる〝人〟がいるかである。

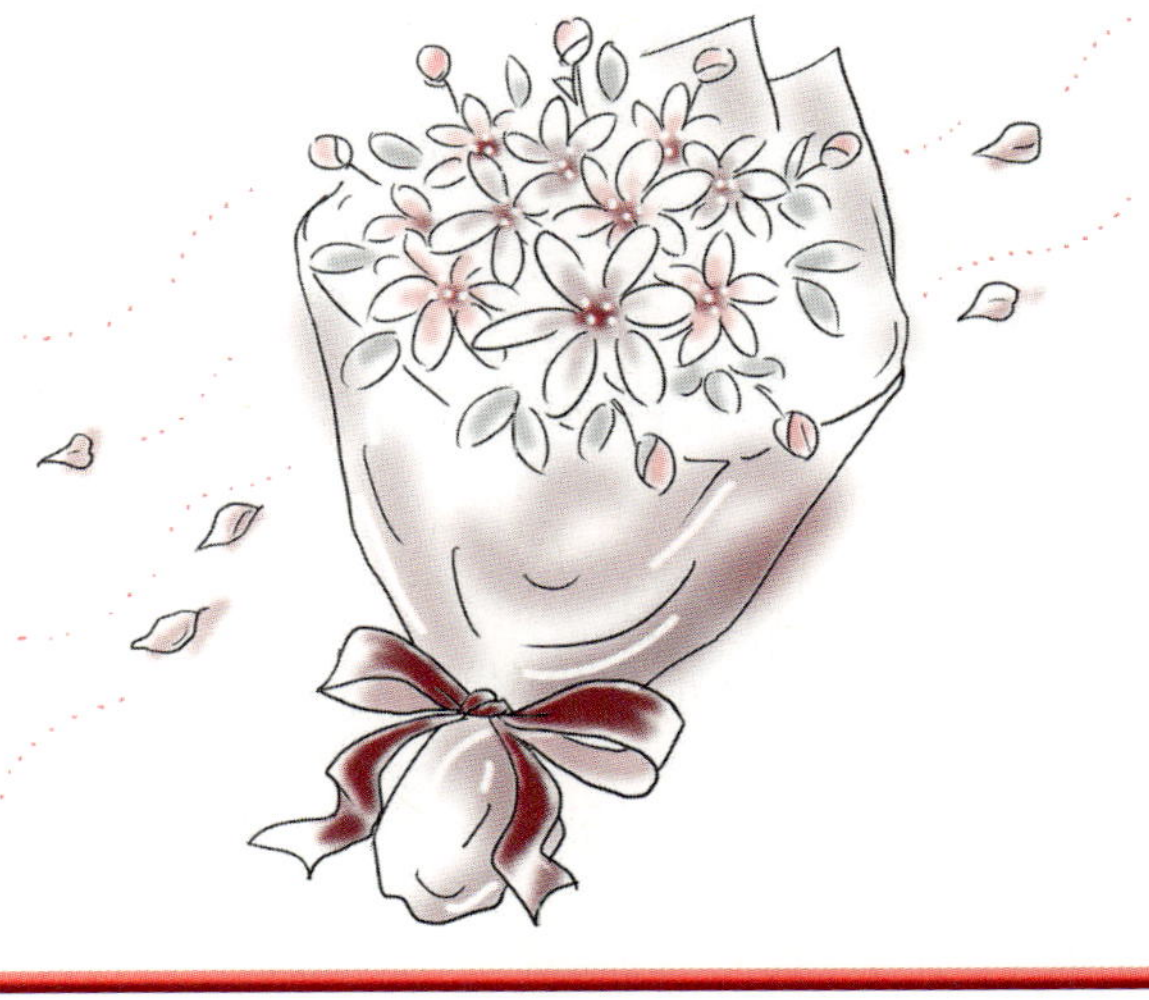

1-11

重要な本人・家族の「主体性」

- 在宅での療養生活にはリスクが伴う。本人・家族にはリスクとともに生きるための覚悟と決断が求められる。
- 在宅医療者の役割は、自由というリスクを選択することで得られる価値を最大化すること。
- リスクと積極的に向き合えるようになれば、より価値ある生活が実現できる。

在宅医療は「与えられる医療」ではない

在宅医療は、在宅での生活を支える医療です。それは、日々の生活を上げ膳据え膳でお手伝いするという意味ではありません。

ご本人やご家族の強みを生かしながら、充実した在宅での生活、あるいは社会参加が実現できるよう、コーディネートしていくということです。

その中には、もちろん病気の管理も含まれます。しかし、それは医師や看護師に丸投げするのではなく、患者さん自身あるいはご家族の協力のもとで管理できることが前提です。

ご自宅は病院ではありません。ナースコールを押せば誰かが飛んでくるわけではありません。在宅医療も24時間対応ですが、その役割は病院とは異なります。ご本人やご家族が「自分たちで何とかできる」ことを支えるのが在宅医療なのです。

その人に必要とされる支援は、その人の療養環境によって、あるいは目標とする生活レベルによってさまざま。

また、在宅療養を始めたばかりの方と、すでに年単位で在宅療養をしている方、あるいはいま終末期に差し掛かりつつある方など、人生のフェイズによっても異なります。

在宅医療は、その人の課題を見つけ、目標を設定し、そして日々の生活を支えるために、いつでも相談できるガイドです。そして、患者さんとご家族が自分の足で人生を歩いていけるように伴走するのです。

「安全・安心」は、在宅医療の目標ではない

病気や障害とともに自宅で生活を続けることは、100%安全ではありませんし、さまざまなリスクを伴います。

在宅医療の目的は、そのリスクをゼロにすることではありませんし、それはやろうとしてもできることではありません。在宅医療が果たすべき役割、それは、ご本人とご家族が、リスクを自らマネジメントできるよう適切な対処法を身につけてもらうこと、そしてリスクを取ることで得られるメリット

を最大化することだと思います。

自宅での生活の最大のメリットは「自由」です。自由には責任を伴います。もし、この責任から逃げようとすると、結局、医療者の言いなりにならざるを得ません。それでは自宅という療養環境を選択することの意味が薄れてしまいます。

どこにいても病気や老衰は進行します。どこで人生を過ごすのか、それはご本人が決めるべきことですが、もしも、安心・安全を最優先したいのであれば病院での療養生活を選択したほうがよいかもしれません。

リスクを選択するということは、積極的に生きるということ

リスクを取るということは、すなわち可能性を選択することでもあります。

たとえば、嚥下機能が低下している方。病院ではもう食べさせるなと言われていますが、本人やご家族は食べられるかもしれないと思っている。摂食リハビリを進めれば、その人には再び食べる楽しみを取り戻すことができるかもしれません。しかし、リハビリの途中で肺炎を起こしてしまうかもしれません。

そのリスクを取るべきか、避けるべきか。判断するのは本人です。医療者はそのリスクの大きさを推測しますが、その推測はしばしば（よい意味で）裏切られます。患者さんとご家族が自らの責任で動きはじめると、想定外の成果が得られることは少なくありません。

もちろん、時にはリスクを避けるという判断も必要です。しかし、すべてのリスクを避けていると、「何かに生かされる」人生になってしまうかもしれません。

自らの人生を積極的に生きるということは、リスクを選んでいく、と言い換えてもよいかもしれません。

本人・家族のリスクマネージメント

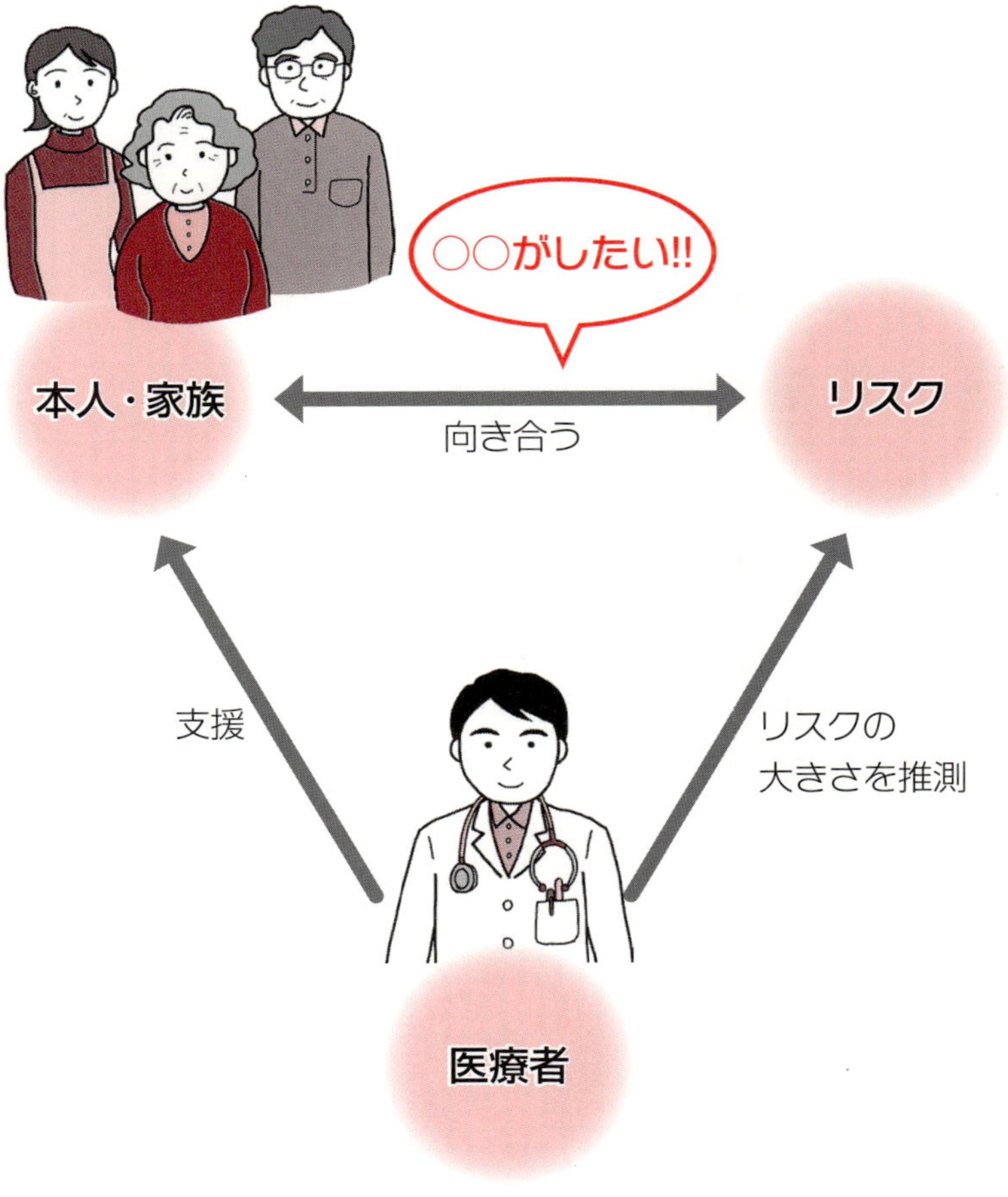

COLUMN

ALSの在宅介護から学べること

日本ALS協会理事　川口有美子

　動けなくなったら死んだほうがましと考える人もいるようですが、日本人の平均寿命から健康寿命を差し引くと、男性は9・13年、女性は12・68年。10年近くは労働どころか、誰かに介護してもらう覚悟が必要です。終活セミナー（人生の終わりを良いものにするためのセミナー）で介護を受けるコツを教えてもらえるといいですね。

　ここでは難病患者で重度身体障害者でもあるALSを例にとって考えてみましょう。

生存にかかわる治療の選択

　ALSは運動神経だけが選択的に侵され、全身が動かせなくなる難病です。歩けなくなったら車椅子、食べられなくなったら経管栄養、会話ができなくなったら意思伝達装置と特殊なスイッチ、呼吸不全には人工呼吸器という風に、麻痺が進むにつれで福祉医療機器が必要になります。これらの機械は療養生活に不可欠ですから、周囲は使用を強く勧めます。しかし、本人はできるだけ使いたくはないわけですから、ここに、介護される側とする側の葛藤が始まります。

　人工呼吸器を例にとって考えてみますと、最初は装着を拒否した人も、呼吸が苦しくなるにしたがって、同意するケースは少なくありません。しかし、たいていは支援体制が整わないうちに人工呼吸器の使用を開始することになり、しばらくは非常に不安定な療養生活になります。

　一方で、最期まで呼吸器装着を心から拒否する人もいます。その場合は、本人の意思を尊重し、看取りのケアに切り替えていくことになります。しかし、家族が呼吸器装着を許さないという状況もありえます。ですから、最初は家族が主となり介護をしていても、徐々に他人介護を中心に療養生活を組み立てていくようにします。

　ALSは本人が治療を選択できるといわれていますが、長期生存につながる人工呼吸器に関しては、家族が決めているという面もあります。運よく装着できたとしても、療養がうまくいかないと患者は家族に迷惑をかけまいとして呼吸器を止めたくなったりします。それでも、家族や周囲の人々の頑張りに励まされるようにして、何度も生きる自信を繋ぎ止め、寿命を全うする人は大勢います。

　現在、日本のALS患者のおよそ3割強が人工呼吸器を着け、車椅子での社会参加も盛んに行われるようになりました。これは20年前には考えられなかった光景ですから、ALSに対する社会の理解が進み、医療技術や介護制度が整ってきたことがわかります。

地域や在宅で利用できる主な医療・介護サービス

- 在宅医療（訪問診療・訪問看護・訪問リハビリテーションなど）
- 訪問介護（介護保険や障害者総合支援法による訪問介護、入浴サービス、外出支援など）

全身性障害者でもあるALSの在宅療養では、これらのサービスを組み合わせて24時間365日のケアプランを作ります。そして、ヘルパーに介護を教え、任せるようにしていき、患者も家族も自立を目指します。介護保険で足りなければ、全国どこでも障害者施策（障害者総合支援法）の長時間の介護サービス（重度訪問

重度障害をもつ人が生きにくくなる考え方（呼吸器をつけられなくなる考え方）

- 口から食べられなくなったら末期
- 「寝たきり」がいない社会のほうがいい
- 介護が必要な人は病院や施設に入るべき
- 家族が介護すべき
- 働かざるもの喰うべからず
- 障害者には生きる価値や生まれてくる価値がない
- かわいそう
- 死んだほうがまし
- 無駄な延命・無益な治療
- いたずらに生かされる
- 福祉のご厄介にはなりたくない

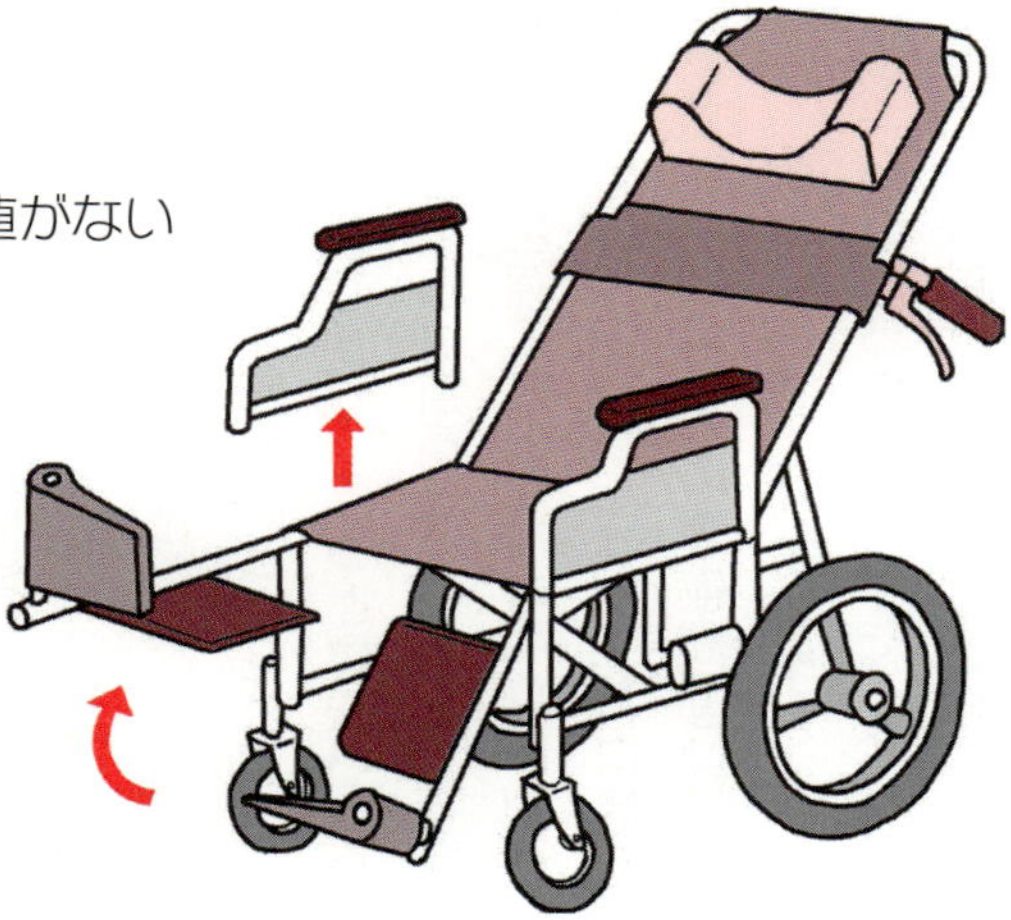

介護）が使えます。

しかし、地域によっては障害者を生きにくくする考え方（前のページの囲み記事）がいまだ根深くあります。そのような地域では公的支援も受けにくく、家族だけで介護することになり、家族が疲弊した時に暴力や放置、殺害や心中などが発生してしまいます。

具体的な差別を挙げると、家族介護や施設収容を強制すること、ヘルパーが医療的ケアを実施しないこと、転居を勧めること、療養支援体制の整備をせずに呼吸器を着けないように指導したり、事前指示書の作成を勧めたりすることなどですが、そのような差別行為に対処するにはその地域の障害当事者のエンパワメントが有効です。

障害当事者は、公的機関に働きかけ地域社会を住みよくするために働きます。これまでも、当事者は国や都道府県にかけ合い関連予算を増やし、質のよい介護従事者を自らの身体を使って養成してきました。これらの成果は地域の高齢者や病人のケアに還元されています。当事者でなければできない仕事です。

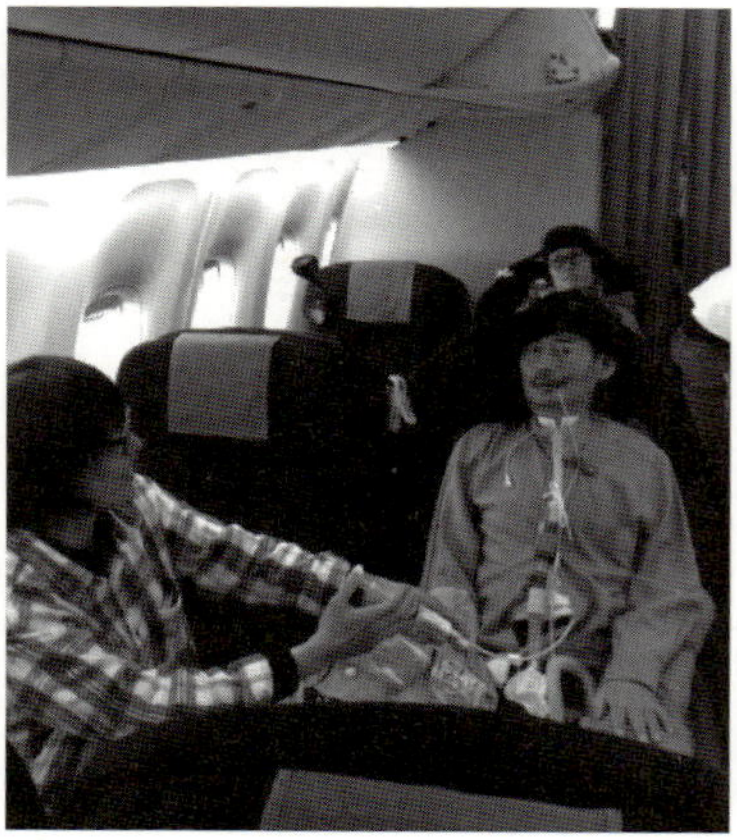

地方の患者を訪ねるために、空を飛ぶＡＬＳ患者さんたち。機内でも胃ろうから栄養注入、トイレも済まし、現地でのピアサポートに備えています。

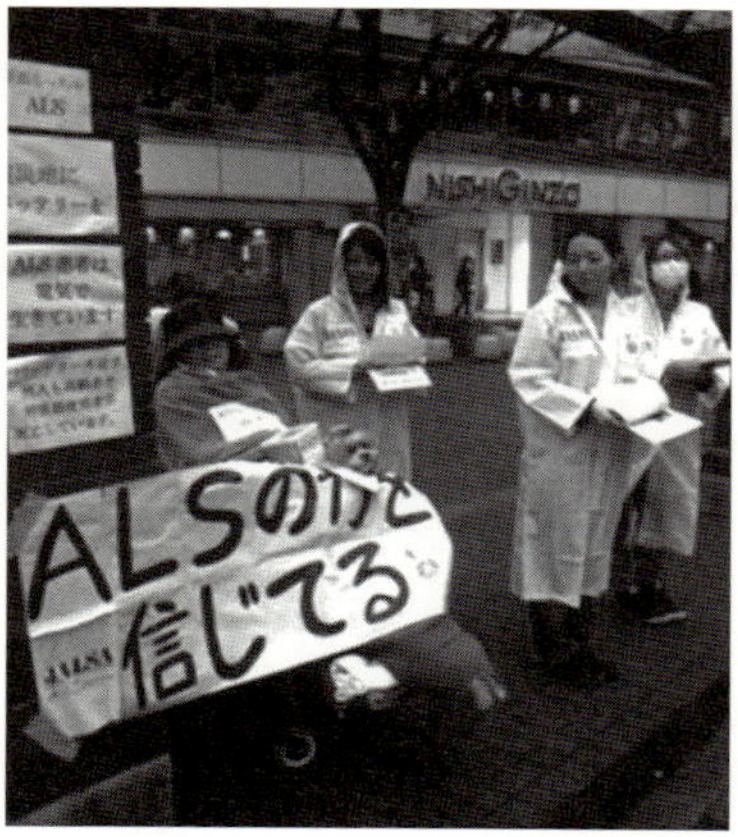

被災地に呼吸器を動かすバッテリーを送るために、数寄屋橋交差点で募金を呼びかける患者さんと学生ヘルパーさんたち。

良い介護は尊厳を奪わない

「どんなに重い病気や障害を負っても、自分が希望した場所で暮らしたい。周囲と同等の人として扱われ、最期まで尊厳を守られて生きていたい」

「尊厳を失ってまで生きていても辛いから、延命治療はしない」という言い方は、意図せず「延命治療をしたら尊厳が奪われる」と決めつけているのですが、そうとは限りません。私たちは無意識のうちに、衰えた人の生存に対して否定的な言動をとってしまいがちですが、「たとえ衰えても、人としての尊厳が守られるのなら、亡くなるまで良く生きられる」というふうに言えば、たとえ延命治療をしている人に対しても、良いケアと良い生は目指されるべきものになります。終末期の人からその尊厳を奪う「単なる延命」という言葉は消え失せ、生の終焉までの幸福な日々となるはずです。高齢者も障害者も病人も、介護される人は介護する人と同等の人として扱われ、個人として尊重された生活の延長上に尊厳のある死がやってくるのです。それは治療の開始／不開始を問わず、病む者なら誰にでも変わりなく与えられるべき権利です。

「寝たきりの人には尊厳がない」という言葉も、医療現場、特に病棟において丁寧なケアが枯渇している状況を露呈してしまっている言葉なのですが、残念なことに介護の重要性に気がついている医療従事者は数少ないと感じられます。

自分では呼吸も会話もできない「寝たきりの人」であっても、その人の気持ちを汲んで丁寧に介護すれば社会参加も可能です。なによりその人の尊厳を奪わずに済みます。これらはみな、ＡＬＳの人の在宅介護から学べることです。

＊「介護保障を考える弁護士と障害者の会全国ネット」では重度障害者の自立に必要な重度訪問介護の利用を勧めて市町村との交渉もおこなっています。自治体の介護支給量が不足し自立できないケース、家族に強制入院させられたり、生存に必要な治療を阻まれたりしているケースなどの相談を受けています。

介護保障を考える弁護士と障害者の会　全国ネット
事務局：〒190-0022　東京都立川市錦町3-1-29　サンハイム立川1F
共同代表　野口俊彦・藤岡毅
相談フリーダイヤル　0120-979-197（月～金　9：00～18：00）
（2016年3月現在）

1-12 在宅医療者としての態度と姿勢

- 在宅医療は、「命」と「いのち」のバランスの中で「腑に落ちる」点を探るオーダーメイド医療。
- 相手のことはわからない。それが対人関係の原点。だからこそ理解しようとする努力を続けることができる。
- 在宅医療支援とは、死を看取るのではなく、最後の最期まで生きている生を支えること。

グループを超えてチームになるために

在宅療養を支援する「チーム」となるために職種に関係なく共有しておきたいことがあります。「チーム」は単に仕事上で多職種の人が集まっただけの「グループ」とは違います。

グループは人が集まればできます。在宅療養をする人がいてそれを支援する多職種が集まってそれぞれの仕事をこなしているだけではグループの域を出ません。

グループを超えてチームとなるために必要なこと、それをひとことで言うと私たちが相手と関わる際の、私たちの態度や姿勢です。

命といのち -biological and biographical-

イノチには、漢字の「**命**」とひらがなの「**いのち**」があると思います。

これは一種のメタファー（暗喩）ですが、そのように捉えることであなたの臨床は深みが一層増すことと思います。病院では、特に救命救急の場面では、救急車で運ばれてくるまさにストレッチャーの上にある「命」を救うことが第一義です。運ばれてきた瀕死の人が、こうなるまでどのような人生を歩んできたのか、子どもはいるのか、家族関係はうまくいっているのか、そのようなことはあまり重要視されない傾向にあります。

現場ではそういうことに思いを馳せるだけの余裕がないのかもしれませんが、目の前の命を全力で救うためにはその命に集中する必要があるのも事実です。このイノチを漢字の「**命**」と表したいと思います。

これは生命体としての命、biological な命です。心臓がどのようなメカニズムで動き、どのような機能を果たしているのか、肺は、腎臓は、脳は……、私たちが学校で学ぶ人体の解剖、生理、病態としての、「－logical」論理的に構成された「Bio－」生命です。そこには生命体としての個性はありません。その人がどんな価値観を持った人なのか、どのような人生を生きてきた人なのか

「いのち」と「命」

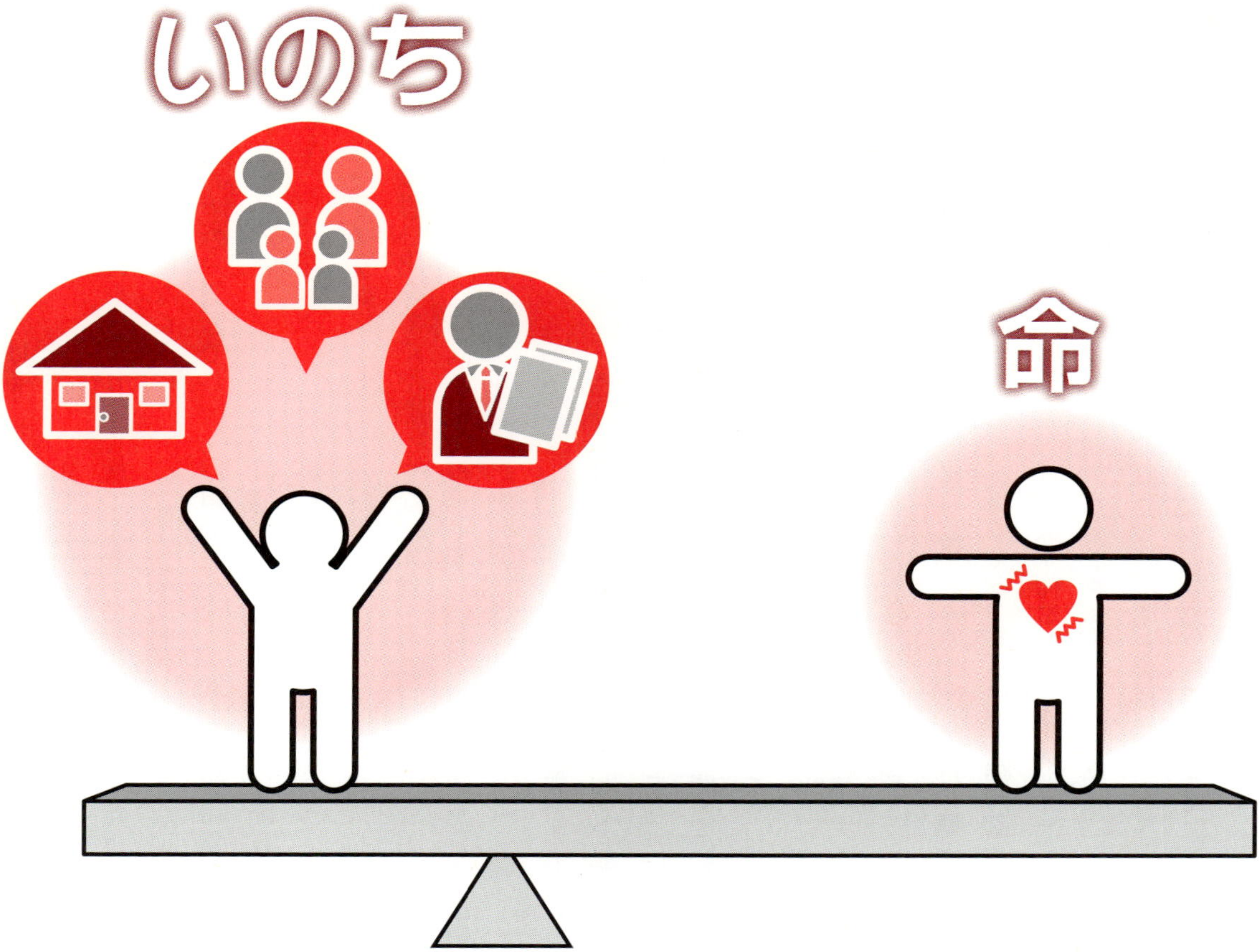

を問うことはそこにはありません。

一方でひらがなの「**いのち**」というものがあります。ものがたられる人生としての「いのち」、biographicalな、いのちです。人はみな、いろいろなものを背負って生きています。

考えてみてください、この文章を読んでいるあなたが今ここにいること自体が偶然でもあり必然でもあります。紆余曲折の道があったにちがいありません。1人ひとりに人生があり、その人生は誰1人同じものはなく、非常に多様性に富んだものです。

どのように生きてきたのか、どのように死んでいきたいのか、これは、生命体としての無味乾燥な均一な漢字の命では決して包括できないものです。

二項対立と二項バランス

しかし、この2つのイノチをどちらが大事なのか、と対立させて考えてはいけません。「命」も「いのち」もどちらの大事なのです。

「命」をあつかうものとして、技術、

知識は常に最新のものに磨きをかける必要があります。

一方で「いのち」に向き合うものとして、病気はその人の全てではなくその人の生きている人生の中の一側面でしかないことに想いをはせることができなくてはいけません。

2つのイノチのバランスを如何に取るのか、困ったときは思い出してください。相手との信頼関係とはこの両方のイノチについて語り合えるときに初めて生まれる感情なのです。

例えば90歳の寝たきりのおばあちゃんに熱が出る。どうも最近むせが多く誤嚥性肺炎を起こした可能性が高い。どう考えますか？

生命体としての命としては、嚥下機能が低下し、誤嚥を起こしやすい状態から実際に嚥下性肺炎をおこしてしまい、酸素飽和度も下がって酸素投与が必要で、採血では炎症所見も高く抗菌剤の投与が望ましい状態になっています。栄養も取れないので点滴も必要でしょう。将来は胃ろうの造設も考慮されます。

ものがたられるいのちとしては、認知機能は低下しているものの、もう90歳にもなって家族に迷惑を掛けたくない、早く楽に向こうに逝きたいと小さい声で囁く本人。昔から管に繋がれた状態で生き永らえたくないと言っていた娘さん。管だらけになってもできる限り母親には生きていてほしいと涙をながす息子さん。悲喜交交の臨床の現場です。決してキレイ事だけでは済まされないのです。

このまま在宅療養を継続するのか、病院へ入院させるのか、とても難しいところです。しかし、どちらが正しいのかを決めることがこの問題の目標ではありません。話し合いを続ける過程が大事なのです。

命といのちについてお互いに理解しようと歩み寄り、どこかに「**落とし所**」を探す作業、お互いが「**腑に落ちる**」感覚を探す作業こそが重要なことなのです。そこをきちんと自覚的に行えば、自宅での最期も病院へ行っての胃ろう造設も、どちらも腑に落ちた結果となるのです。

「腑に落ちる」。これは臨床の中で非常に重要な感覚です。

腑とは五臓六腑の腑です。お腹にストンと落ちる、という言い方もあります。私たちが物事がわかったと思うときの納得感です。頭で理解するという言い方もありますが、これは頭に血が上るという言葉があるように、あまりいい感じでは使われていません。理屈ではなく「そうだよね、そういうことってあるよね」という納得という感覚をとても大事にしたいものです。

時に、漢字の命に重きが置かれることもあるでしょう。また時にはひらがなのいのちにずっと引きずられてしまうこともあるでしょう。しかし、どこかに落とし所はかならずあるのです。そしてこの落とし所を探すのがオーダーメイドの医療、その人個別の、その人にあった医療ということになるのです。どのような困難なことでも、ドアのない壁はありません。皆で探しましょう。

ケアの原点

「人は誰でも、他人に理解されないも

のを持っている。

　もっとはっきり云えば、人間は決して他の人間に理解されることはないのだ。親と子、良人と妻、どんなに親しい友だちでも、人間はつねに独りだ」

　山本周五郎の小説『樅の木は残った』の中の言葉です。

　相手のことがわかったかのようなケアは何か間違っています。相手のことはわからない、それが対人関係の原点です。だからこそ、できるだけ相手を理解しようと努力を続けることができるのです。

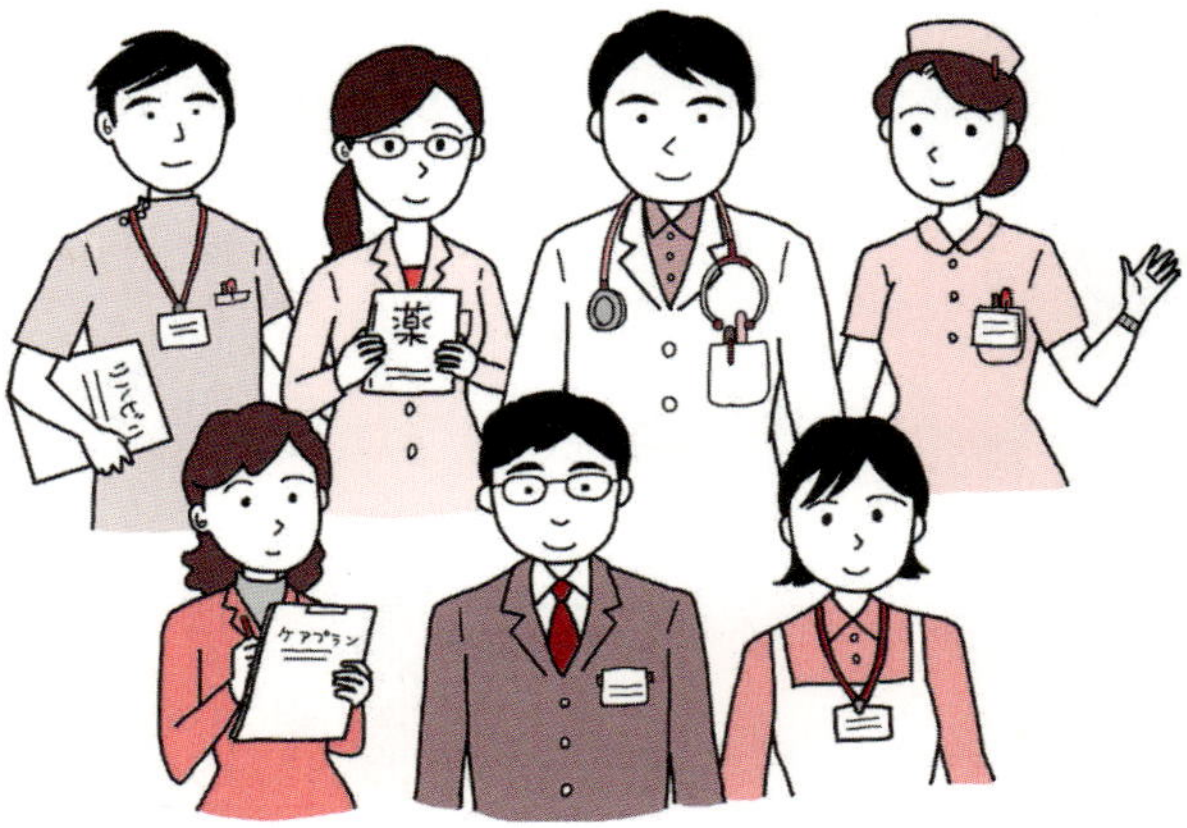

「あ、あの人ね。あの人はかなりニンチが入っているからね、そんなこと言っても無理！」というケアマネジャーの口調を聞くと寂しくなります。
　相手のことがわかったという錯覚のケアは注意が必要です。自分では良かれと思っていますが、他方から見ればありがた迷惑であるということは多いのです。
　医師、薬剤師、看護師、介護福祉士、社会福祉士、療法士、ケアマネジャー等の専門家がそれぞれの分野で学び、日々研鑽を積むのはプロとしての最低条件です。その専門家がふと立ち止まり自分の専門をすて、1人の人間となって考えることができるようになればケアの反転がおきます。
　ケアされる側がケアされているという反転が起きるのです。専門家としてのみ関わっている以上決してこの反転は起きません。これを「専門を捨てる専門性」と呼んでいますが、ぜひ臨床の場で専門家とひとりの人という立ち位置を行き来ができるような「専門性」を意識してください。

牛の目

　臨床の現場では教科書には書いていないようなこと、解決できないようなことが多々あります。

　そのとき、現場と会議室というものの乖離性を強く感じることをたくさん経験します。これもまた、現場と会議室のバランスの問題なのですが、その時にもう1つ大事なことがあります。

「目の前を、たくさんの牛が歩いていく。生贄にされるために歩かされているという。ある偉いお方が、突然あの牛は助けなさい、と仰った。それを見ていた弟子の1人が、こう聞いた。たくさんいる牛の中で、どうしてこの牛だけを助けようと思ったのですか？　師匠は一言。目があったからだ。」

（参考：http://d.hatena.ne.jp/hanahanamegane/20090317#1237235097）

「目があったから」、これは言い得て妙です。

　忙しい、時間がない、よく聞く愚痴

ではあります。

でも、時間の多寡ではなく、どのようにその人と関わるかという私たちの問題なのです。忙しいからを言い訳にして、今目の前に居る人に真剣に関わっていません。一瞬でもその人の前では全力を尽くす、その姿勢が大事なのです。相手はおそらくその姿勢を敏感に感じ取ります。

超高齢者社会をどうするのか、とても大事な視点です。社会としてシステムとしてどうやって支えていくのか考えていかねばなりません。

システム・制度で超高齢社会を救うのか、それとも目の前のじいちゃん、ばあちゃんを支えることで社会を救うのか。

私はとりあえず、目のあった患者さんに一生懸命関わることからシステム・制度の方を眺めていきたいと思いますが、皆さんはどうでしょうか。

乖離感

得てして教科書は、一般論的な話になります。しかし、私たちはそれを現場で実践するときに現場と教科書の乖離感を感じざるを得ない場面に必ず遭遇します。机上の空論や単なる綺麗事と現場での乖離感から開放されるのに違いありません。

1つはそれがどのような「場」で起きているのかということです。

どのような環境でどのような人の関係性の中で起きているのかということです。それによって教科書的なことは色々なものに形を変えていくことができます。

もう1つは「誰の」ということを意識することです。目の前の寝たきりの人の生命は、名無しのゴンベイさんではありません。

ある人生を生き抜いてきた○○さんのイノチの話なのです。この○○さんは誰なのかという視点は臨床の現場ではとても大切で、そのイノチに尊厳を与えるものだといって過言ではないと思います。

在宅医療支援とは

最後の最期まで生きている生を支える、これが在宅医療支援です。

誰もが、死ぬ直前まで生きているわけで、死を看取るのではなく、この生を支えるということです。

ナラティブ・ものがたり

ナラティブとは英語で物語という意味です。ナラティブとは傾聴のことであるような、また何かの療法であるかのようなことが言われることがありますが違います。

また、相手に張り付いている何かを物語という手法で探りだすことでもありません。私たちが目のあった他者と語り合うこと、つまり双方向性に「語りが循環」することであり、それが起きている「場」「空間」のことでもあります。

また、他者と相対する時の私たちの「態度」「姿勢」のことです。

在宅療養を支援するにあたって、多職種がチームとなって動くために、結局は私たち自身が問われているのだという自覚をもち続けて行きましょう。

第2章

在宅医療に必要な知識と理解

2-1

在宅高齢者のバックグラウンド

- **高齢者は「よくする」よりも「悪くしない」が重要。できるだけ早い段階で潜在的な課題に気づくこと。**
- **認知症に対する理解はここ数年大きく変化してきている。知識を再整理しよう。**
- **人生の最終段階においては、すべての医療介護専門職が適切なケアを提供できることが重要。**

「よくする」ではなく「悪くしない」

高齢者は多系統にわたる複数の疾患や障害を抱えていることが少なくありません。

それらの多くは外因性に発生したものではなく、長年の生活習慣や体質・老化など内因性のものであり、治癒を目指すことが難しいものが大部分です。重要なのは、病気や障害の再発や増悪を防ぐこと、そして、病気や障害とともに生活が継続できるよう支援することです。

高齢者の場合、「よくする」ことだけではなく、「悪くしない」というアプローチが非常に重要になります。「悪くしない」というアプローチは実は簡単ではありません。なぜなら、私たちは問題が顕在化するまで、そこに問題があったことに気がつかないことが多いからです。

特に高齢者は加齢に伴い心身の全般的な機能が低下していきます。病気として顕在化する前の段階（フレイルの状態）で気づくことができれば、より安全な状態に戻すことができますが、病気や障害に進行してしまうと、それを「よくする」ことが難しくなります。

「気づく」ために必要なこと

高齢者の医療・介護に関わる私たちが最も必要とされる能力、それは「潜在的な問題に気がつく」ということだと思います。

自分は専門職だから、自分の専門領域のプロでいればいい。そのようなスタンスでよいのでしょうか。専門職としての仕事は、あくまで手段であり、その目的は、あなたが担当しているその人の現在の、そして将来のＱＯＬを守ることであるはずです。

専門性を磨くのはもちろん重要なことですが、高齢者や障碍者の全体像が俯瞰できる能力がなければ、そもそも在宅という現場で目的を達することはできません。

患者さんとのかかわりが始まったら、自分の専門領域だけでなく、その人の全体をアセスメントするようにしまし

フレイルの段階

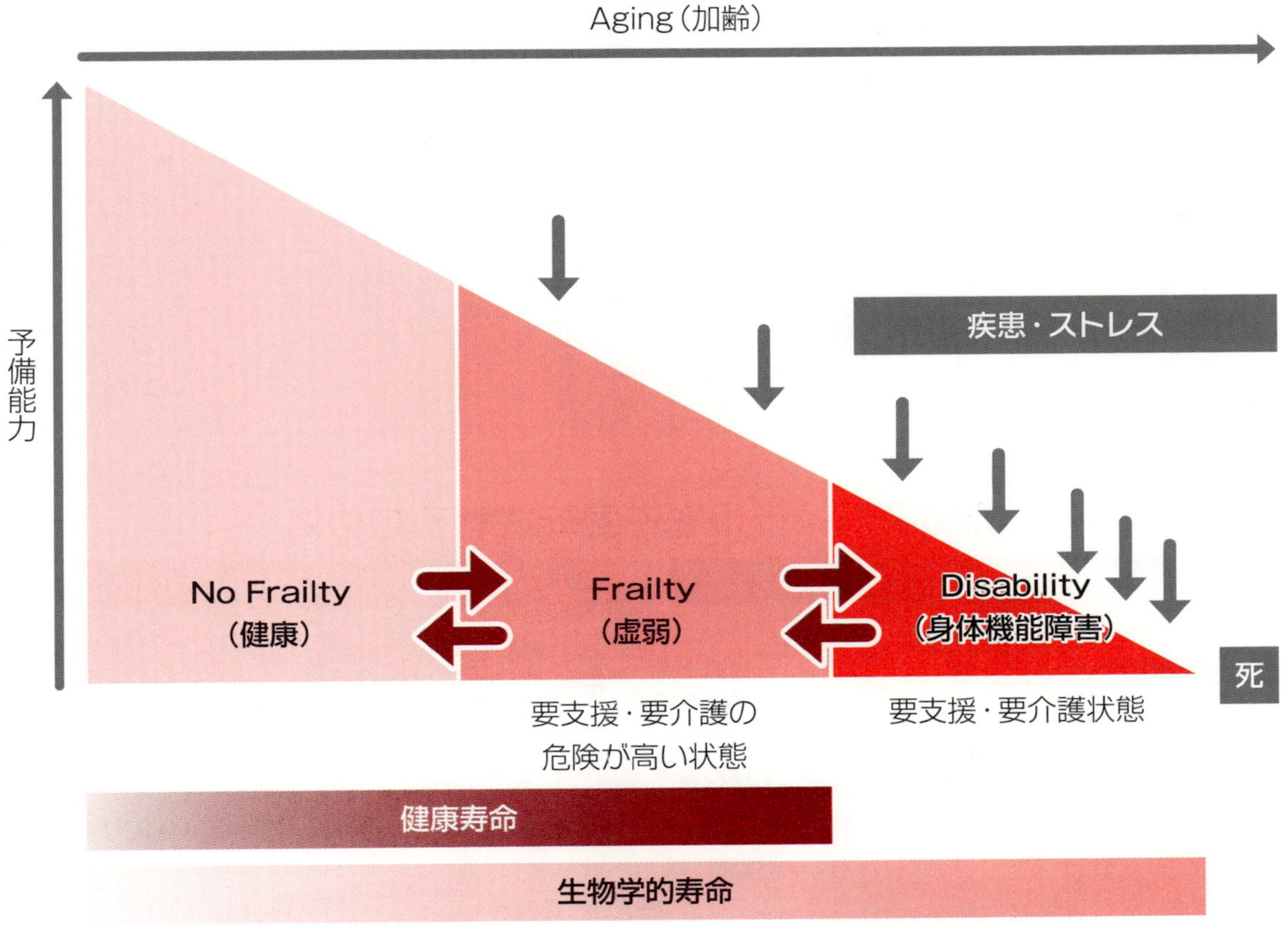

出典：長寿医療研究センター病院レター　第49号　虚弱（フレイル）の評価を診療の中に
http://www.ncgg.go.jp/hospital/pdf/news/Hospitalletter49.pdf

よう。問題に気がついたら、早い段階で適切な専門職につなぎます。予測されるリスクが小さいうちに対応できれば、より少ないエネルギーとコストで、その人の将来のQOLを守ることができます。そこから先はそれぞれの専門職の面目躍如です。しっかりと腕を振るい、結果を出してください。

なお、潜在的な問題は、高齢者自身に起因するものばかりではありません。療養環境、家族や私たち専門職のかかわりの中に問題が隠れている可能性についても常に留意が必要です。

予防医学的アプローチ

栄養・摂食嚥下・リハビリテーションの広範な領域を横断する予防医学的知識は、在宅医療者にとって必要不可欠なものです。

低栄養、サルコペニア、フレイル、廃用症候群、摂食障害……これらの病態はオーバーラップし、それぞれが互いの増悪要因となっています。全身状態を連鎖的に増悪させていく負のスパイラルに気づき、それを加速している要因を紐解いていくことで、効果的な支援が具体化してきます。

適切な介入ができれば、このスパイラルを逆回転させ、病気や障害が顕在化する前に状態を改善させることができます。

なかには投与されている薬物が悪影響を及ぼしているケースもあります。精神的なコンディションや療養環境に起因する問題もあります。アセスメントに行き詰ったとき、ケアが思うような成果を上げることができないとき、多職種の目線を重ねることで難しい方程式を解くことができるかもしれません。

認知症ケア

認知症とは決して特別なものではありません。2025年には認知症の人は700万人を突破、将来的には後期高齢者の40%が認知症になると予想されています。つまり、私たちや、私たちの家族にとっても決して「他人事」ではないのです。

負のスパイラルを逆回転させるために

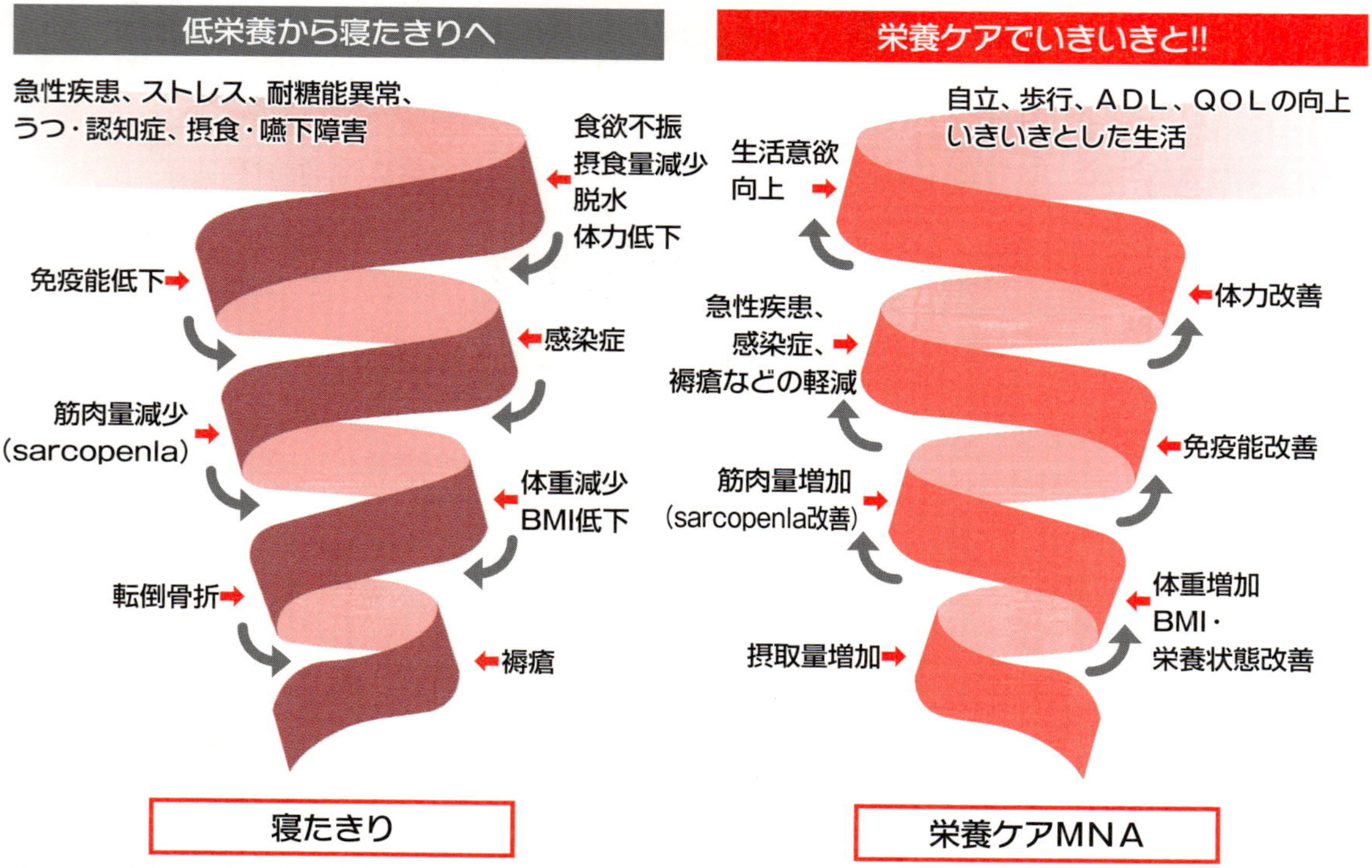

負のスパイラル：低栄養から筋肉量が減少し、ADLが低下すると転倒のリスクが増加する。また免疫能が低下し、易感染症が高まる

正のスパイラル：低栄養が進行すると回復に時間がかかることから、早期の栄養介入が大切である。また、介入後も栄養状態をある程度観察・評価することができれば、退院後に居宅管理となった場合でも、栄養ケアの継続が可能である

MNA高齢者の「未来予想」。Nestle Nutrition,.

そのような中、認知症そのものに対する考え方、そして認知症治療や認知症ケアに対する考え方は、いままさに大きく変化しつつあります。病気として治療する、病院や施設に収容する。

認知症は病名ではありません。記憶・判断力などの障害により、普通の社会生活が営めなくなった「状態」です。現代医学は、認知症の原因となる疾患を治癒することができていませんが、「認知症を治す」、すなわち普通の社会生活を営めるようにケアしていくことは可能なはずです。

本書では、その領域で大きな成果を上げている医療・介護の専門職と認知症当事者が執筆に協力してくれました。2つの異なる立場の意見を合わせておみいただければ、私たちが目指すべきこれからの認知症ケアの形を具体的にイメージできると思います。

記述の一部は、現在の教科書的な内容と相反するものがあります。また保険診療でカバーされていない治療に関する提案もあります。各自の判断で活用していただければと思います。

人生の最終段階のケア

日々のケアを重ねていく中で、その人は徐々に人生の最終段階を進んでいきます。

私たちが提供すべきケアは、その人の人生が進むにつれて徐々に変化していきます。よりよいQOLを目指し、ADLの回復に取り組む時期を越えると、低下していく機能に合わせたケアの調整が必要になります。そして、最終的には苦痛の少ない時間を確保することが優先事項に変わることもあります。

このプロセスにおいて、私たち自身も時に悩み、苦しむことがあります。患者さんのこの苦痛をどのように支えればよいのか、この選択は医学的に正しいのか、この選択は患者さんの想いに沿ったものなのか、この結果に患者さんやご家族は納得できているのか……。私たち自身がこの苦悩から逃れ、自分たちにとってより安易な選択をすることは簡単です。しかし、人生の最終段階は誰にとっても避けられないもの。私たち自身にも、最期までその人の人生に伴走するという覚悟が必要です。

人生の最終段階のケアは、センスがないと難しい、向き不向きがある、確かにそうかもしれません。しかし、私たちは専門職として、この課題にしっかりと向き合っていかなければなりません。

本書では、臨床倫理、意思決定支援、アドバンス・ケア・プランニング、スピリチュアルケアなど、幅広い領域について、誰もが実践できる形のフレームワークに落とし込むことを試みました。もちろん本を読んでできるほど簡単なものではありませんが、私たちはひとりではありません。ほかの多職種と、そして患者さんやご家族と一緒に進んでいけばよいのだと思います。

2-2 低栄養の病態とアセスメント

- 低栄養の発症には飢餓のみでなく、基礎疾患とそれによる炎症が影響を与えていることが注目されている。
- 低栄養は早期に適切なアセスメントを行ったうえで、改善のためのケアを行うことが大切。
- 低栄養と判定された高齢者は、約3年後の生存率が20％未満ときわめて低いことが報告されている。

以前の低栄養のイメージ

少し前まで、低栄養は、マラスムス型、クワシオルコル型、その中間のマラスミック・クワシオルコル型などに分類されていました。

マラスムス、クワシオルコルとも、飢餓によって起こる低栄養のモデルです（**表1**）。マラスムスは、長期間、エネルギー、タンパク質の摂取量が不足した場合に発症するもので、皮下脂肪や骨格筋量が減少し、著しい体重減少をきたします[1)2)3)]。これに対して、クワシオルコルは、糖質を中心とした食事のみを摂取し、タンパク質が欠乏することなどが原因で発症するもので、著しい

表1　マラスムスとクワシオルコルの違い（文献3より引用）

	マラスムス	クワシオルコル
欠乏する栄養素	タンパク質、エネルギー	おもにタンパク質
筋肉・皮下脂肪量	減少	変化なし、ときには減少
浮腫・腹水貯留	なし	あり
血清アルブミン値	変化なし、ときには低下	低下
脂肪肝	ときにあり	ときに小児などであり
経過	慢性	比較的急性
外観	老人様顔貌（シワ）、肋骨や膝などの関節が、際だって見える	無気力様顔貌、皮膚・毛髪の異常、腹部膨満

表2　Jensenらによる低栄養の分類（文献4より引用）

1．純粋に飢餓によるもの （例：合併症のない神経因性食欲不振症など）
2．慢性疾患や軽度から中等度の炎症によるもの （例：心不全、腎不全などの臓器不全、慢性閉塞性肺疾患（COPD）、膵臓がんなどの悪性腫瘍、関節リウマチ、サルコペニア肥満など）
3．強い炎症をともなう急性疾患や外傷によるもの （例：敗血症などの重症の感染症、急性膵炎、消化器系の大きな手術、重症の脳血管障害、頭部外傷、多発外傷、熱傷など）

体重減少は認めず、手足に浮腫を認め、皮膚病変や毛髪の異常を伴い、適切な治療を行わないと、短期間で死亡することもあるといわれています[1)2)3)]。

炎症に着目した低栄養の分類

近年では、低栄養の発症に、上記のような飢餓のみでなく、基礎疾患とそれによる炎症が影響を与えていることが注目されています。とくに、治療を行っている患者や、何らかの基礎疾患をともなっている可能性の高い高齢者においては、疾患、炎症による影響のウェイトが大きくなっている可能性があります。

このような考え方から、Jensenらは、**表2**のように、低栄養を大きく3つに分類しました[4)5)6)]。この分類の特徴は、飢餓による低栄養と、疾患による炎症に関連する低栄養とを区別していることです。飢餓による低栄養は、基本的に、欠乏したエネルギー、タンパク質、栄養素を補充することにより改善させることができると考えられています。しかし、炎症に関連する低栄養は、炎症の強度や持続する期間に配慮してケアを行う必要があります。

Jensenらは、疾患による炎症に関連する低栄養を、さらに2つに分類しています。慢性疾患などで、軽度から中等度の炎症による低栄養と、強い炎症をともなう急性疾患や外傷による低栄養です。心不全、腎不全などの臓器不全、慢性閉塞性肺疾患（COPD）、膵臓がんなどの悪性腫瘍、関節リウマチ、サルコペニア肥満などの症例では、軽度から中等度の炎症が持続するために、低栄養が進行していきます。上記の疾患のなかには、治癒が難しく、患者は疾患を抱えながら生活していかなければならない場合があります。このような事例では、低栄養が進行するリスクがつねに存在するため、継続的な栄養サポートが必要となります。これに対して、敗血症などの重症の感染症、急性膵炎、消化器系の大きな手術、重症の脳血管障害、頭部外傷、多発外傷、熱傷などの症例では、炎症の影響が強いために、短期間に急速に低栄養が進行する恐れがあります。状況に応じた適切なアセスメントと、集中的なサポートが必要になります。

低栄養のアセスメント

　低栄養は早期に適切なアセスメントを行い、改善のためのケアを行うことが大切です。低栄養のアセスメントには、血液検査データなどのほかに、身長、体重などの身体計測値、食事摂取量、エネルギー消費量などのデータが必要です。これまでに、これらのデータを評価するためのアセスメント・ツールがいくつか開発されており、それらを適切に使いこなすことが必要とされます。

　本邦で最も広く使用されているのは、**主観的包括的評価（SGA；Subjective Global Assessment）**です。SGAでは、病歴（体重の変化、平常時と比較した食物摂取の変化、消化器症状、身体機能、疾患と栄養必要量の関係）や、理学的所見（皮下脂肪の減少、筋肉量の減少、踵部の浮腫、仙骨部の浮腫、腹水）を評価し、その結果から、栄養状態を、栄養状態良好、中等度の栄養不良（または、栄養不良の疑い）、高度の栄養不良の3段階に分類します[7)]。

　SGAは、成人～高齢者が対象で、幅広い年齢層に使用でき、特別な手技、機器を必要とせず、入院患者、外来患者、施設入所者など、さまざまな環境で使用できるというメリットがあります。また、本邦で広く使用されていることから、多職種間、あるいは、施設間の情報共有にも有用です。一方、軽度の低栄養が見逃されやすいという問題点が指摘されています。

　高齢者などにみられる軽度の低栄養は、見逃されやすく、サルコペニアやフレイルティの原因ともなり、ADLを低下させる大きな原因となります。こうした高齢者の低栄養をスクリーニングするために開発されたのが、**MNA**

図1　入院時のMNAスコアとその後の死亡率
（文献9より作図）

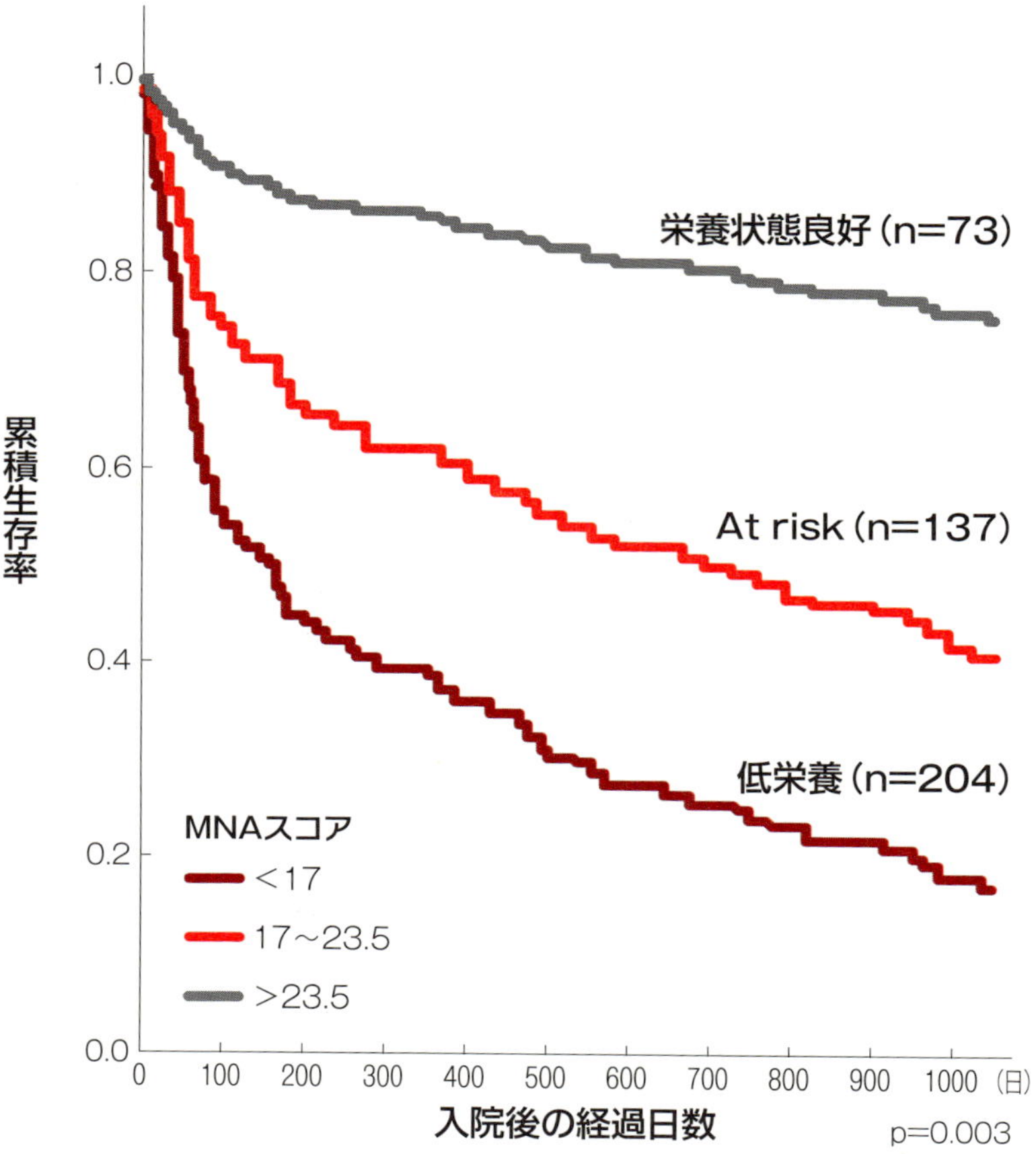

(Mini-Nutritional Assessment)です[5,6,7,8]。

近年では、食事摂取量の減少、過去3カ月の体重減少、歩行・移動、精神的ストレス、急性疾患、神経・精神的問題、BMIまたはCC（ふくらはぎの周囲長）の6項目、合計14点満点で評価するMNA-SF (Short Form) が開発され、国際的に広く普及しています。3～4分以内で評価を行うことができ、客観的な評価法なので、多職種間、あるいは、施設間の情報共有にも有用です。

MNAでは、各設問の点数の合計点（MNAスコア）により、栄養状態を、栄養状態良好、at risk、低栄養の3段階に評価します。MNAのフォームは、http://www.mna-elderly.com/forms/mini/mna_mini_japanese.pdfよりダウンロードすることが可能です。

低栄養が高齢者の予後に及ぼす影響

栄養状態と免疫能は密接な関係があるといわれています。低栄養の高齢者は、肺炎や尿路感染症、敗血症といった感染症に罹患するリスクが増加します。低栄養によって進行するサルコペニアも、嚥下機能の低下をまねき、誤嚥性肺炎を発症させるリスクとなります。このような感染症などを発症することにより、低栄養の高齢者は、ADLの低下、ついては、死亡するリスクが上昇すると考えられています。

Kaganskyらは、MNAで低栄養と判定された高齢者は、約3年後の生存率が20％未満ときわめて低いと報告しています（**図1**）[6,9]。これに対して、栄養状態良好と判定された高齢者の生存率は、80％前後で、栄養状態が高齢者の生死に大きな影響を与えるほど重要な意義を持っていることを伺い知ることができます。

高齢者の場合、いったん栄養状態が低下すると、それを改善させるのはきわめて困難です。これまでの栄養ケアは、低栄養状態の症例をスクリーニングし、栄養状態を改善することがおもな目的でしたが、高齢者の栄養ケアを行っていく上では、真の低栄養となる手前のat riskの段階で発見し、それ以上栄養状態が悪化しないような対策を行うことが重要です。「改善させる」ケアから、「護っていく」ケアへ、ケアのスタイルの転換が求められます。

（参考文献）
1) 高松英夫：栄養不良の定義．キーワードでわかる臨床栄養 改訂版、羊土社、2011、p26-30．
2) 吉田貞夫：どうして低栄養になるの？ 低栄養の病態と背景．ニュートリションケア増刊：ベッドサイド栄養管理のはじめかた．メディカ出版、2011．
3) 吉田貞夫：マラスムスやクワシオルコルってどんな状態？ ニュートリションケア増刊：・メディカ出版、201．
4) Jensen GL, et al.：International Consensus Guideline Committee. Adult starvation and disease-related malnutrition: a proposal for etiology-based diagnosis in the clinical practice setting from the International Consensus Guideline Committee. Clin Nutr. 29(2): 151-3, 2010.
5) 吉田貞夫：高齢者の低栄養の病態と栄養ケアのポイント．臨床栄養別冊・在宅静脈経腸栄養 今日の進歩、医歯薬出版，東京，2013：p20-24．
6) 吉田貞夫：在宅における栄養管理の必要性とその実践．地域リハビリテーション 10（1）：10-15，2015．
7) ニュートリションケア増刊：栄養ケアのキーワード166．メディカ出版、2015．
8) 雨海照祥、葛谷雅文、吉田貞夫、宮澤 靖：高齢者の栄養スクリーニングツール MNAガイドブック．医歯薬出版，2011．
9) Kagansky N, Berner Y, Koren-Morag N, et al. Poor nutritional habits are predictors of poor outcome in very old hospitalized patients. Am J Clin Nutr 82(4):784-91, 2005.

2-3

サルコペニア（骨格筋減少症）の概念とその原因と対策

- サルコペニアとは加齢や炎症、低栄養のために骨格筋が減少した状態のこと。
- 加齢による骨格筋の減少は40歳前後から始まる。
- サルコペニア予防にはタンパク質とビタミンDの摂取が有効。

サルコペニアとは

サルコペニア（骨格筋減少症）とは、加齢や炎症、低栄養などのために、骨格筋が減少した状態のことです[1),2)]。サルコペニアは、体全体の骨格筋量の減少のみならず、筋力の低下や筋肉の質的な変化も含む概念です。サルコペニアでは、骨格筋の筋繊維のなかでも、おもに速筋繊維が減少するといわれ、筋肉の質も変化します。そのことが、握力や歩行速度の低下など、身体機能にも影響を与えていると考えられています。

サルコペニアのなかで、純粋に加齢によるものは原発性サルコペニア、それ以外の原因によるものは二次性サルコペニアと分類されます。加齢による骨格筋の減少は、40歳前後から始まるといわれています。やがて、ある一定レベル以上骨格筋が減少すると、「足腰が弱った」などの自覚症状が出現します。自覚症状が出現する年齢は個人差が大きく、だいたい50歳前後といわれています。

サルコペニアの診断

サルコペニアの診断基準はこれまでも複数ありましたが、高齢者では、EWGSOP (European Working Group on Sarcopenia in Older People) による診断アルゴリズム[3)]や、EWGSOPのアルゴリズムに、アジア人におけるカッ

サルコペニアの種類

①原発性サルコペニア	・加齢に関連したサルコペニア
②二次性サルコペニア	・活動に関連したサルコペニア ・疾患に関連したサルコペニア ・栄養に関連したサルコペニア

トオフ値を反映させた、AWGS（Asian Working Group for Sarcopenia）によるアジア人の診断アルゴリズム（**図1**）[4)]が広く使用されています。これらのアルゴリズムでは、まず、握力や歩行速度を測定し、その後、骨格筋量の測定を行うとされています。

骨格筋量の減少は、正しくは、「二重エネルギーX線吸収測定法（DXA）」によって測定し、骨格筋指数（SMI：Skeletal Muscle Mass Index）を算出することにより判定します。生体インピーダンス法（BIA）も、骨格筋量の推定に有用です。しかし、DXAやBIAは、まだまだ普及率が低く、測定ができる施設は限られています。そこで、上腕筋周囲長（AMC）や上腕筋面積（AMA）、ふくらはぎ周囲長（CC）などを測定し、日本人の新身体計測基準値（JARD 2001）の5パーセンタイル値などから判定を行っている施設もあります。

サルコペニアへの対策

筋タンパク合成には、食事によるタ

図1　アジア人のサルコペニア診断基準（文献4より作図）

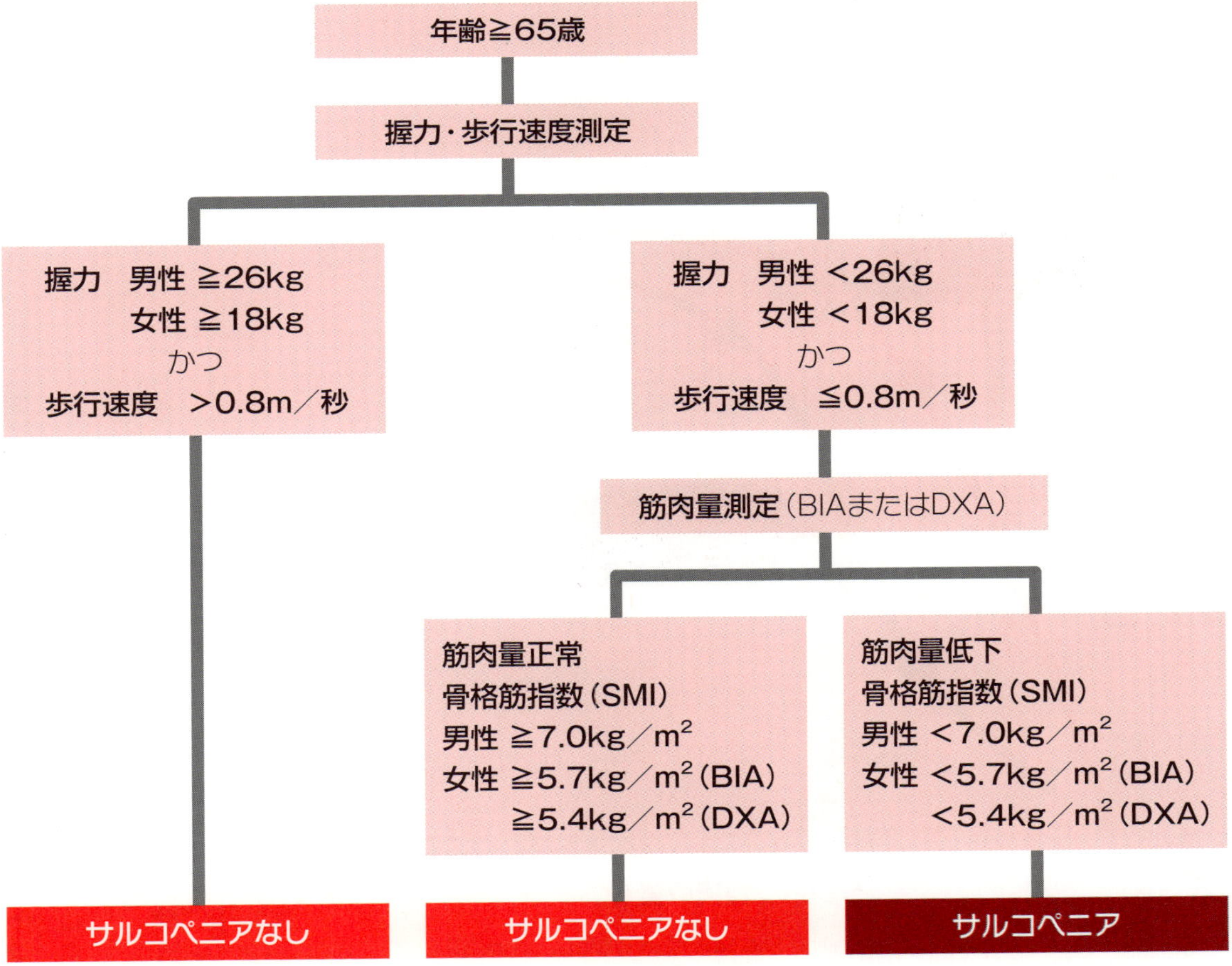

ンパク質・アミノ酸の摂取が重要だといわれています。そこで、サルコペニアの防止・治療のためには、より多くのタンパク質摂取を心がける必要があります。ＳＳＣＷＤ（The Society for Sarcopenia, Cachexia, and Wasting Disease）勧告では、1日体重あたり1・0〜1・5gのタンパク質の摂取が推奨されています[5)]。

高齢者では、若年者に比較して、筋タンパク合成刺激に対する反応が低下していると考えられています。Breenらは、若年者では、1食あたり5g程度のタンパク質を摂取すれば、筋タンパク質合成が活性化されますが、高齢者では、1食あたり15〜20g以上のタンパク質を摂取しないと、若年者と同等の筋タンパク質合成が行われないと述べています（**図2**）[6)]。

しかしながら、高齢者では、加齢により腎機能が低下していることもあり、多量のタンパク質摂取が腎機能に悪影響を及ぼす可能性があります。上記のような高タンパク食を日常的に長期間摂取することはあまり現実的ではありません。そこで、注目されているのが、分枝鎖アミノ酸（ＢＣＡＡ；branched chain amino acids）、とくに、ロイシンなどを強化した補助食品です。ロイシンは、単なるアミノ酸としてタンパク質合成の材料になるのみでなく、ｍＴＯＲ(mammalian target of rapamycin)という細胞内シグナル伝達物質を介して、筋タンパク質合成を促進することがわかっています（**図3**）。Breenらは、若年者は1食あたり1・0g、高齢者では1・5〜2・0gのロイシンを摂取すると、筋タンパク質合成が刺激され

図2　筋タンパク合成に必要なタンパク質摂取量
（文献6より作図）

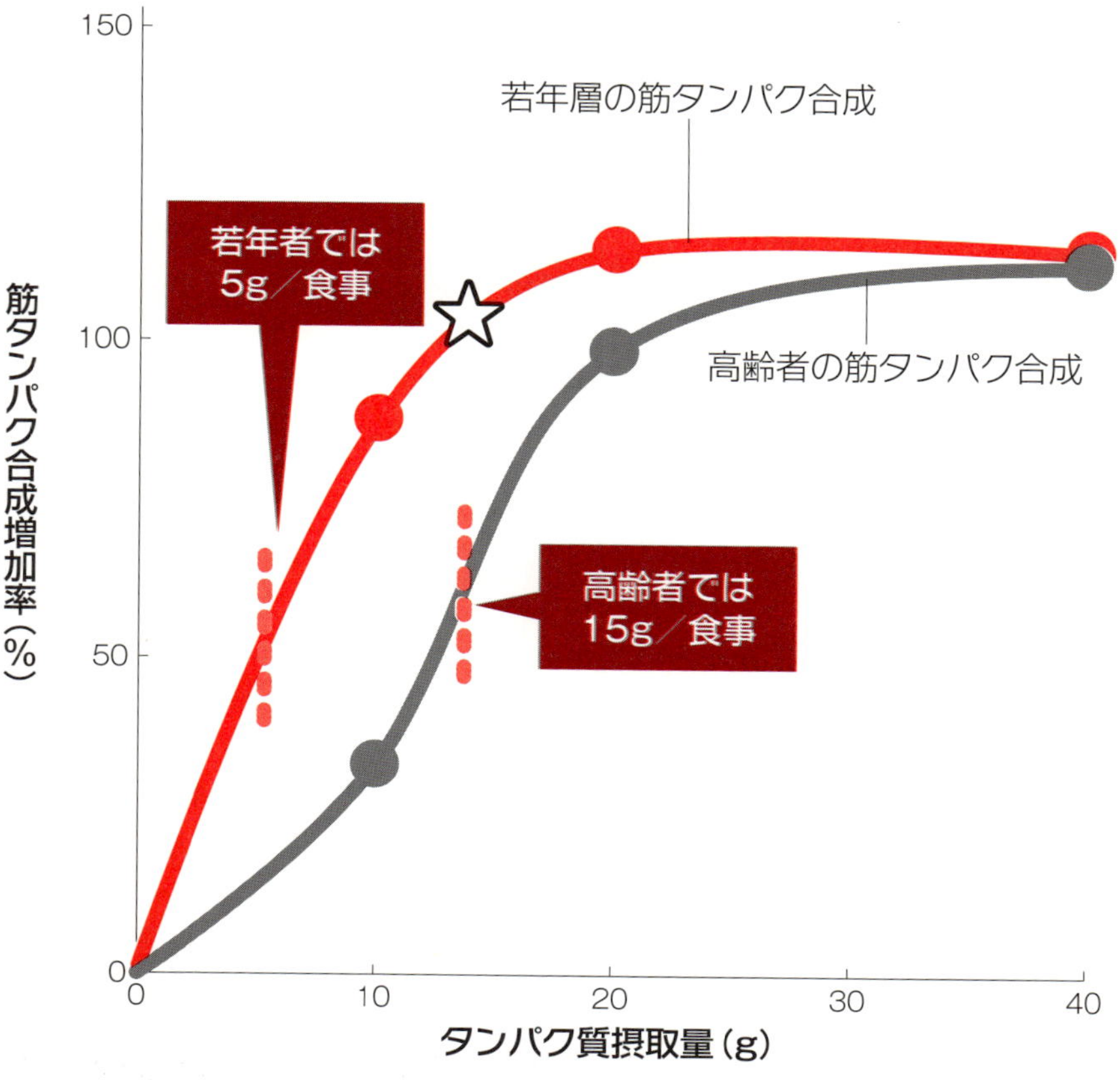

(Breen L and Philips SM. Nutrition & Metabolism 8(68),2011.)

図3　筋タンパク合成におけるロイシンの役割

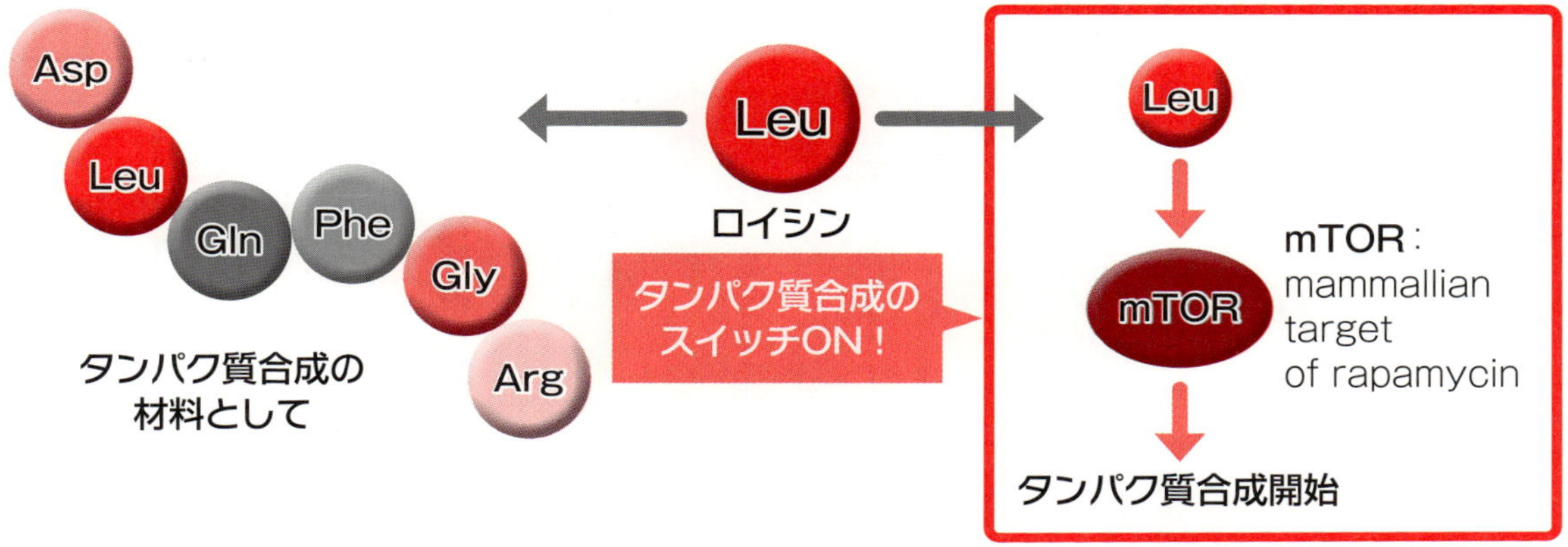

ると述べています[6]。

そのほか、骨格筋量の維持に重要な栄養素として注目されているのが、ビタミンDです。高齢者では、血中のビタミンD濃度が低下することが知られています。Suzukiらの報告によれば、血清ビタミンDが20μg/L未満となるビタミンD不足は、高齢女性の17・7%に認められ、ビタミンD不足群は、転倒したことがある者の割合が有意に高く、転倒をくり返す傾向が認められました。ビタミンD不足群では、握力、歩行速度、血清アルブミン値なども、より低値を示しました[7]。施設入所者や入院患者などでは、サルコペニアの有病率も高く、ビタミンDが欠乏している可能性が高いと考えられます。サルコペニアと判断される高齢者では、適宜、ビタミンD補充の検討を行う必要があります。ビタミンDの補充は、筋力の回復、転倒リスクの軽減、さらには、死亡率の低下に繋がるという研究結果があります[8)9)]。

（参考文献）
1)吉田貞夫：カヘキシア、サルコペニア、フレイルティってどんな状態？ ニュートリションケア増刊：栄養療法のギモンQ&A100+9．メディカ出版，p32-35，2012年．
2)吉田貞夫：サルコペニアとリハビリテーション栄養．臨床栄養臨時増刊号：エビデンスに基づく褥瘡ケアUPDATE, p848-853, 2014.
3)Cruz-Jentoft AJ, et al. European consensus on definition and diagnosis: Report of the European Working Group on Sarcopenia in Older People. Age Ageing. 39(4):412-23, 2010.
4)Chen LK, et al. Sarcopenia in Asia: consensus report of the Asian Working Group for Sarcopenia. J Am Med Dir Assoc. 15(2):95-101, 2014.
5)Morley JE, et al.; Society for Sarcopenia, Cachexia, and Wasting Disease. Nutritional recommendations for the management of sarcopenia. J Am Med Dir Assoc. 11(6):391-6, 2010.
6)Breen L and Phillips SM. Skeletal muscle protein metabolism in the elderly: Interventions to counteract the 'anabolic resistance' of ageing. Nutr Metab. 8:68, 2011.
7)Suzuki T, et al. Low serum 25-hydroxyvitamin D levels associated with falls among Japanese community-dwelling elderly. J Bone Miner Res. 23(8):1309-17, 2008.
8)Bischoff-Ferrari HA, et al. Effect of vitamin D on falls: A meta-analysis. JAMA 291:1999-2006, 2004.
9)Autier P, et al. Vitamin D supplementation and total mortality: A meta-analysis of randomized controlled trials. Arch Intern Med 167:1730-1737, 2007.

2-4 フレイルティの概念と超高齢社会における重要性

- フレイルティは高齢者の運動能力の低下、転倒・骨折などのリスクを表現する用語。
- フレイルティの段階では、適切な運動や、栄養摂取、日常生活指導などで、改善できる場合が少なくない。
- 今後、高齢者の機能維持、認知症の進行防止などの観点からも、フレイルティという概念はますます重要になる。

フレイルティの定義

フレイルティは、高齢者の運動能力低下、転倒・骨折などのリスクを表現する用語で、Friedらによって提唱されました[1)2)3)]。転倒防止や、介護予防の観点からも重要な概念と考えられています。

Friedらは、1年で4～5kg以上の体重減少、自己評価による疲労感、1週間の生活活動量から評価される活動量の低下、歩行速度の低下、握力などで評価した筋力低下の5項目のうち3項目以上に該当する場合をフレイルティと定義しています(**表**)[1)2)3)]。また、評価項目5項目のうち、1～2項目に該当する場合を、フレイルティの前段階としてプレ・フレイルティと呼んでいます。

フレイルティの可逆性

フレイルティは、転倒や疾患の発症によって障害を抱えてしまう前段階と考えられます。フレイルティの特徴は、支援によりその進行を遅らせ、あるいは、状態を改善できる可能性があることだといわれています。転倒や疾患によりいったん障害を抱えてしまうと、高齢者の場合、その障害を改善させることが非常に困難です。

しかしながら、フレイルティの段階では、適切な運動や、栄養摂取、日常生活指導などの支援で、改善させることができる場合が少なくありません。高齢者の生活の質(QOL)を改善し、最後まで、その人らしい生活を送ってもらうためには、転倒、あるいは、何らかの疾患に罹患し、障害を持ってしまう前に、そのリスク状態であるフレイルティの段階で支援することが重要なのです。

フレイルティと認知症のリスク

フレイルティと判定された高齢者では、認知症、軽度認知障害(MCI：Mild Cognitive Impairment)を併発していることも少なくありません。フレイルティは、認知機能低下、とりわけ、脳血管性認知症のリスク因子だという考え方も提唱されています[4)]。認知機能が低下し、認知症へと進行しないためにも、フレイルティの状態にある高齢者の生活の質(QOL)を、身体機能、栄養、認知機能、心理という多角的なアプローチを通して改善していこうという試みも行われています。

フレイルティと栄養ケア

フランスでは、フレイルティの評価、障害の防止を目的に、高齢者フレイルティクリニックという施設が創設されています。ここでは、医療、栄養ケア、理学療法、社会的な支援といった多角

表　フレイルティの定義

以下の5項目のうち、3項目以上に該当

1. 体重：1年で4.5kg以上減少

2. 疲労感：自己評価＊＊

3. 活動量：1週間の生活活動量を評価
（男性383kcal未満、女性270kcal未満）

4. 歩行速度の低下：15フィート（4.57 m）を歩く時間

男性	女性
身長 ≦ 173cm　7秒以上	身長 ≦ 159cm　7秒以上
身長 ＞ 173cm　6秒以上	身長 ＞ 159cm　6秒以上

5. 筋力低下：握力で評価

男性	女性
BMI ≦ 24.0　29.0kg以下	BMI ≦ 23.0　17.0kg以下
BMI 24.1～26.0　30.0kg以下	BMI 23.1～26.0　17.3kg以下
BMI 26.1～28.0　30.0kg以下	BMI 26.1～29.0　18.0kg以下
BMI ＞ 28.0　32.0kg以下	BMI ＞ 29.0　21.0kg以下

＊＊疲労感の評価

CES-D（Center for Epidemilogic Studies Depression Scale）のうち、2つの質問を使用

a. 何をするのもめんどうだと感じますか？
b. 何かを始めたくても、始めることができないと感じますか？

それぞれの質問でそう感じた日が先週1週間のうち、1日未満なら0点、1～2日なら1点、3～4日なら2点、それ以上なら3点。

2つの質問のうちどちらかで2点以上となった対象者は、疲労感ありと判定。

的なアプローチが実践され、対象者の54・6％が内服薬の追加・変更といった医療管理を受け、61・8％が栄養ケアを、56・7％が理学療法を、25・7％が社会的支援を受けています[5)]。やはり、栄養ケアを受けた対象者が最も多く、フレイルティの対策に栄養ケアがいかに重要かわかります。

　高齢者のための栄養アセスメントツール、ＭＮＡ(Mini Nutritional Assessment)は、体組成分析の結果とも相関し、フレイルティの検出に有用であるといわれています。フレイルティとＭＮＡスコアは、在宅高齢者のほか、急性期病院に入院した高齢者、大腸がんで化学療法を行う高齢者などでも強い関連性が認められています。大腸がんで化学療法を行う高齢者では、死亡率や化学療法の耐容性とも相関が認められました[6)]。

　フレイルティと食生活の関連性についても、研究が進められており、地中海式ダイエットや、小麦粉は全粒粉を使用する、牛乳は低脂肪乳にするといった健康に配慮した食生活がフレイルティのリスクを低下させるのではないかという研究もあります[7)8)]。

　今後、高齢者の機能維持、認知症の進行防止、急性期疾患やその治療という観点からも、フレイルティという概念は、ますます重要になると思われます。フレイルティの評価は、高齢者施設、通所系のサービス事業所、場合によっては、訪問系の事業所においても実施可能です。

　今後、高齢者が少しでも要介護状態や認知症、認知障害に陥らずに、いきいきと生活できることを目指すためにも、職種を越えて、ぜひフレイルティの評価を行い、障害の防止に役立てていただきたいと思います。

（参考文献）

1)Fried LP, et al. Frailty in older adults: Evidence for a phenotype. J Gerontol A Biol Sci Med Sci. 56(3): M146-56, 2001.

2)カヘキシア、サルコペニア、フレイルティってどんな状態？　ニュートリションケア増刊：栄養療法のギモンＱ＆Ａ１００＋９．メディカ出版、ｐｐ.32-35、２０１２年.

3)葛谷雅文．ライフステージ別栄養アセスメント：高齢者．臨床栄養別冊ワンステップアップ栄養アセスメント応用編，医歯薬出版，２０１０．

4)Solfrizzi V, et al. Frailty syndrome and the risk of vascular dementia: The Italian Longitudinal Study on Aging. Alzheimer's & Dementia 9(2):113-122, 2013.

5)Tavassoli N, et al. Description of 1,108 older patients referred by their physician to the "Geriatric Frailty Clinic (G.F.C) for Assessment of Frailty and Prevention of Disability" at the gerontopole. J Nutr Health Aging. 18(5):457-64, 2014.

6)Aaldriks AA, et al. Frailty and malnutrition predictive of mortality risk in older patients with advanced colorectal cancer receiving chemotherapy. J Geriatr Oncol. 4(3):218-26, 2013.

7)León-Muñoz LM, et al. Mediterranean diet and risk of frailty in community-dwelling older adults. J Am Med Dir Assoc. 15(12):899-903, 2014.

8)León-Muñoz LM, et al. Major dietary patterns and risk of frailty in older adults: a prospective cohort study. BMC Med. 13:11, 2015.

2-5 高齢者のリハビリテーションと栄養管理

- サルコペニア肥満の症例は、体重が増加しているにもかかわらず、骨格筋量が減少し転倒・骨折などのリスクが高い。
- リハビリテーションと栄養管理は、お互いに補い合う、相補的な関係であるといえる。
- リハビリテーション栄養を実践するためには、多くの職種の協力が必要。

リハビリテーションと栄養管理の相補的な関係

リハビリテーションを行う症例では、活動量増加に応じたエネルギー量、タンパク質量などが必要となります。もしも、活動量が増加しているにもかかわらず、それに応じたエネルギー量、タンパク質量などが補われないと、体タンパク質の異化が生じ、サルコペニアを進行させてしまいます[1)]。

リハビリテーションを行う症例は、何らかの基礎疾患に加え、合併症を有していることも少なくありません。悪性腫瘍や、慢性閉塞性肺疾患（COPD）、心不全などは、炎症をともなうことによって、エネルギー消費量を増大させます。こうしたエネルギー消費量の増加に対しても、適切な栄養管理が行われないと、サルコペニアをかえって悪化させてしまう要因となります。

一方、適切な栄養管理を行うためにも、リハビリテーションは重要です。その代表例は、サルコペニアと肥満が合併した、サルコペニア肥満です[2)]。サルコペニア肥満の症例は、体重が増加しているにもかかわらず、骨格筋量が減少していることにより、転倒・骨折などのリスクがきわめて高いといわれています。

サルコペニア肥満の背景には、インスリン抵抗性などの関与が示唆されています。韓国の65歳以上の高齢者のコホート、Korean Longitudinal Study on Health and Aging（KLoSHA）のデータでは、サルコペニア肥満の高齢者は、サルコペニア単独、肥満単独、正常の体格の高齢者に比較し、インスリン抵抗性の指標であるHOMA-Rの値が有意に高いことがわかりました[3)]。このような症例では、運動を行い、体脂肪を減少させ、身体機能やインスリン抵抗性を改善させることにより、高血糖や、脂質異常といった代謝上の問題点をも改善させ、より適切な栄養管理を行いやすくする可能性があります。

以上のように、リハビリテーションと栄養管理は、お互いに補い合う、相補的な関係であるといえます。両者が適切に協働することによって、患者のアウトカムを今まで以上に改善させることができる可能性を秘めています。

近年注目されているリハビリテーション栄養とは

若林は、リハビリテーションと栄養の相補的な関係に注目し、「栄養ケアなくしてリハなし」、「リハにとって栄養はバイタルサインである」と唱え、リハビリテーション栄養という分野を開拓しました。リハビリテーション栄養とは「栄養状態も含めてＩＣＦ；International Classification of Functioning, Disability and Health（国際生活機能分類）で評価を行ったうえで、障害者や高齢者の機能、活動、参加を最大限発揮できるような栄養管理を行うこと」と定義されています[4)5)6)]。

ＩＣＦは、人間の生活機能と障害の分類法として、２００１年５月、世界保健機関（ＷＨＯ）総会において採択されました[7)]。厚生労働省ホームページ http://www.mhlw.go.jp/houdou/2002/08/h0805-1.html に、その日本語訳が掲載されています（**図１**）[8)]。

図１　ICFを構成する６つの要素（文献8より引用）

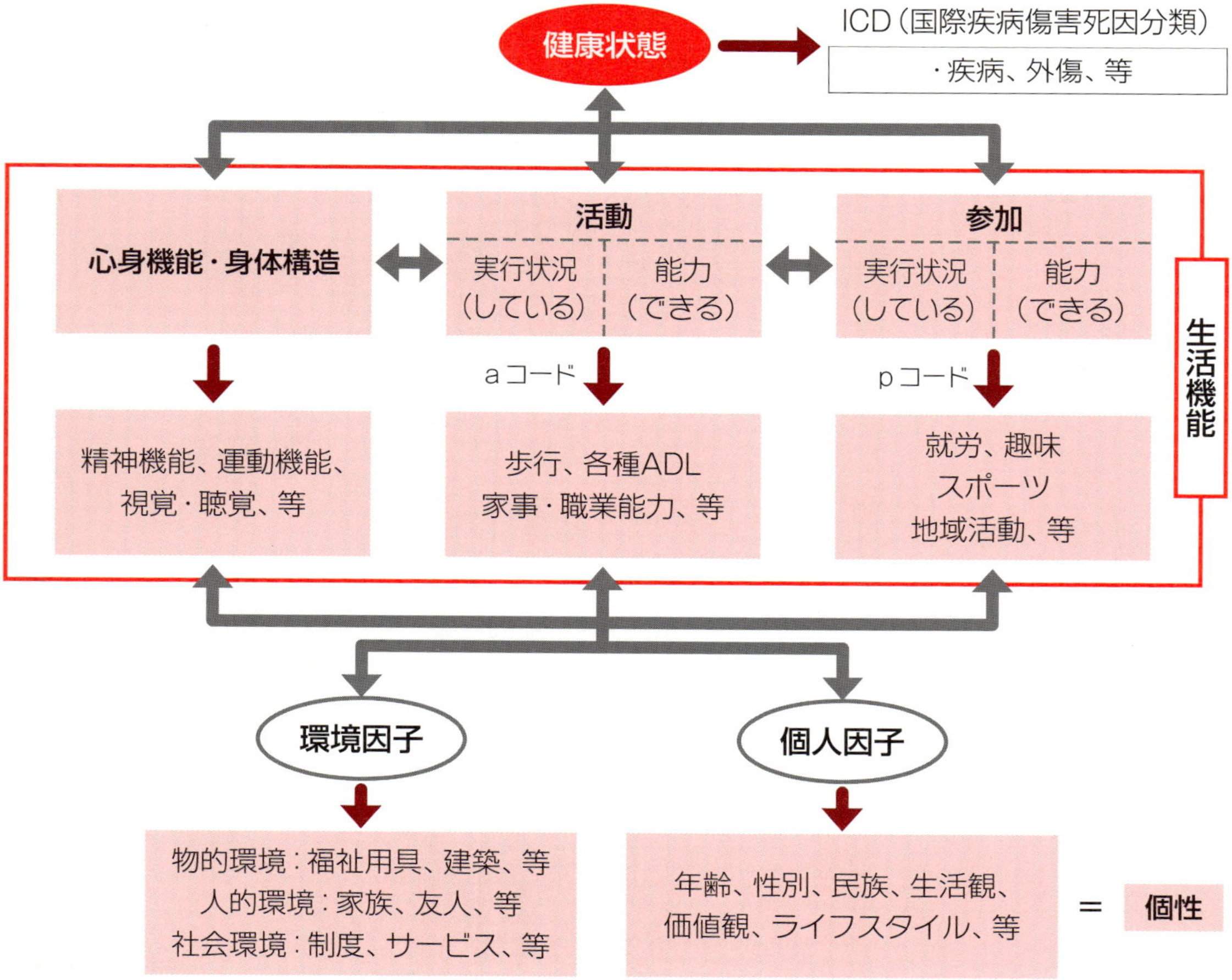

リハビリテーション栄養の実践

リハビリテーション栄養の対象となる症例では、低栄養と同時に、サルコペニアやカヘキシア(悪液質)を合併している症例がほとんどです。通常の栄養アセスメントに加え、骨格筋量をはじめとする体組成の評価や、身体機能の評価が重要となります。また、高齢者などでは、骨格筋量の減少とともに、フレイルティをも合併し、転倒・骨折や、入院、死亡などのリスクも高くなります[9)10)11)]。サルコペニアの診断、フレイルティの診断に共通しているのが、歩行速度と握力です。歩行速度と握力は、リハビリテーション栄養を行ううえで、非常に重要な指標となります。全症例で定期的に測定するよう心がける必要があります。

リハビリテーション栄養では、リハビリテーションによって消費されるエネルギー量を評価し、その補充を行うことが重要です[4)5)6)]。リハビリテーションによって消費されるエネルギー量の評価には、活動係数を増加させるこ

図2　リハビリテーションによる活動量を考慮したエネルギー必要量の計算

① 活動係数による方法

摂取エネルギー量 ＝ 安静時エネルギー消費量 × 活動係数（1.3～1.5）

② METsを用いる方法

摂取エネルギー量 ＝ 安静時エネルギー消費量 ＋ 活動量

活動量（kcal）＝ METs × 体重（kg）× 時間（h）× 1.05

Metsの目安

ベッドサイドでのリハビリテーション　1～1.5 METs
訓練室でのリハビリテーション　1.5～6 METs

犬の散歩　3.0Mets
台所での活動：全般(例：調理、皿洗い、掃除)　3.3METs
自転車エルゴメータ、30～50ワット、非常に楽な労力　3.5METs
アクアビクス：水中体操　5.5METs
自転車エルゴメータ、101～160ワット、きつい労力　8.8METs

詳しくは、改訂版『身体活動のメッツ（METs）表』12）を参照。

とによって算出する方法と、メッツ(METs)を用いる方法の2つが挙げられます(**図2**)。METsとは、Metabolic Equivalentsの略で、単位時間当たり体重1kg当たりの酸素摂取量から、運動の強度を表現したものです。消費されるエネルギー量は、METsの値に、体重と運動した時間、係数の1・05を掛け合わせて算出します。各運動、日常生活動作のMETsは、国立健康・栄養研究所による『改訂版 身体活動のメッツ(METs)表』[12](http://www0.nih.go.jp/eiken/programs/2011mets.pdfからダウンロード可能)から知ることができます。

リハビリテーション栄養では、スポーツ栄養学の考え方を、サルコペニアやカヘキシアにおける骨格筋量の減少抑制に応用し、それらの病態の改善を図ることを目的としています[4)5)6)]。なかでも、もっとも中心的な課題は、タンパク質・アミノ酸の摂取をどのようにすべきか、ということです。運動前、運動中、運動後とも、タンパク質・アミノ酸を摂取することによって、筋タンパク合成を増加させることが知られています。しかし、運動直前や、運動中に食事を摂取すると、消化管への血流が増加するほか、満腹のため効率よく運動が行えないこともあります。最近では、運動直後のタンパク質・アミノ酸摂取が、最も効率よく筋タンパク合成を促進できるのではないかと考えられています。

高齢者の場合には、タンパク質を摂取しても、思うように骨格筋量が増加しないことも少なくありません。若年者では、7・5g程度の必須アミノ酸の摂取により筋タンパクの合成が促進されますが、高齢者で同程度の筋タンパク合成が行われるためには、より多い10g程度の必須アミノ酸を摂取しなければならないという報告もあります[13]。毎食10g以上の必須アミノ酸を摂取するためには、1食あたり25~30gのタンパク質を摂取しなければなりません。しかし、高齢者では、加齢により腎機能が低下していることも少なくないため、多量のタンパク質摂取が、腎機能に悪影響を与える可能性もあります。

多量のタンパク質摂取のかわりに注目されているのが、分枝鎖アミノ酸(BCAA:branched chain amino acids)の1つであるロイシンの強化です。最近本邦で行われた研究では、女性の在宅高齢者で、運動とともに、ロイシンを強化した必須アミノ酸混合物3gを1日2回、3カ月にわたって摂取した群では、下肢の筋肉量が増加し、膝伸展筋力、歩行速度も改善していました。とくに、膝伸展筋力は、エクササイズ単独群では有意な改善が認められなかったのに対し、必須アミノ酸混合物摂取群では有意な改善が認められました[14]。レジスタンス・トレーニングを行う在宅高齢者で、ビタミンD、タンパク質10g、BCAAなどを含有する補助食品を週3回、3カ月間にわたって摂取することにより、摂取しなかった群に比較し、骨格筋指数、最大歩行速度が増加し、サルコペニアの罹患率も減少したという報告もあります[15]。

リハビリテーション栄養とチーム医療

リハビリテーション栄養を実践するためには、多くの職種の協力が必要です。リハビリテーション栄養は、多職種によって構成されるチーム医療のうち、最も発展的な形態のひとつといえるかもしれません。

現在では、リハビリテーション栄養という分野が、各学会などで大きく取り上げられるようになったとともに、全国的な研究会（日本リハビリテーション栄養研究会 https://sites.google.com/site/rehabnutrition)も組織されるに至っています。

（参考文献）

1)窒素代謝および窒素平衡：日本静脈経腸栄養学会 静脈経腸栄養ハンドブック．南江堂：139～145ページ．
2)吉田貞夫：サルコペニアの対応 栄養療法：若林秀隆、藤本篤士編：サルコペニアの摂食・嚥下障害：医歯薬出版，東京，2012：p68-73．
3)Lim S, et al. Sarcopenic obesity: prevalence and association with metabolic syndrome in the Korean Longitudinal Study on Health and Aging (KLoSHA). Diabetes Care 33(7):1652-4, 2010.
4)若林秀隆：PT・OT・STのためのリハビリテーション栄養―栄養ケアがリハを変える．医歯薬出版．2010．
5)若林秀隆ほか：リハビリテーション栄養ハンドブック．医歯薬出版．2010．
6)若林秀隆ほか：リハビリテーション栄養ケーススタディ．臨床で成果を出せる30症例．医歯薬出版．2010．
7)厚生労働省「国際生活機能分類―国際障害分類改訂版―」（日本語版）の厚生労働省ホームページ掲載について．2002年．
8)厚生労働省．生活機能分類の活用に向けて―ICF（国際生活機能分類）：活動と参加の基準．2007年．
9)カヘキシア、サルコペニア、フレイルティってどんな状態?本田佳子編．あなたの?にズバリお答えします！ 栄養療法のギモンQ&A 100＋9 基礎知識編、PP102-104、2012年．
10)葛谷雅文：ライフステージ別栄養アセスメント：高齢者．臨床栄養別冊ワンステップアップ栄養アセスメント応用編、医歯薬出版 、2010．
11)Fried LP, et al. Frailty in older adults: Evidence for a phenotype. J Gerontol A Biol Sci Med Sci. 56(3): M146-56, 2001.
12)国立健康・栄養研究所．改訂版 身体活動のメッツ(METs)表．2012年．
13)Paddon-Jones D, et al. Dietary protein recommendations and the prevention of sarcopenia. Curr Opin Clin Nutr Metab Care.12(1):86-90, 2009.
14)Kim HK, et al. Effects of exercise and amino acid supplementation on body composition and physical function in community-dwelling elderly Japanese sarcopenic women: a randomized controlled trial. J Am Geriatr Soc. 60(1):16-23, 2012.
15)Yamada M, et al. Nutritional supplementation during resintant training improved skeletal muscle mass in community-dwelling frail older adults. J Frailty & Aging 1(2),64-70 2012.

2-6 認知症高齢者への食支援

- 認知症で摂食障害がある場合、生存率が低いことがわかっている。
- 認知症と低栄養は、双方向に関連性が高いことがわかっている。
- 認知症高齢者ケアのシステム作りのなかには、食事を摂れない症例に対するケアも盛り込まれるべきである。

超高齢社会の進行と認知症高齢者数の増加

超高齢社会の進行にともない、我が国では、認知症高齢者の増加が問題となっています。ある報告によれば、認知症高齢者はすでに４６２万人、その予備軍ともいわれる軽度認知障害（ＭＣＩ：mild cognitive impairment）と診断される高齢者も４００万人にも達しているといいます[1)]。政府は、２０１３年度にスタートした現行の「認知症施策推進5カ年計画（オレンジプラン）」に加えて、２０１４年11月には、省庁の枠組みを超え、政府全体で取り組む国家戦略としての新たな認知症政策プランを策定することを表明し、認知症に対する取り組みは、これからの医療、介護、福祉において、きわめて重要な位置付けにあるといえます。

認知症高齢者の摂食障害

認知症の症例では、食事に関する問題が見受けられることが少なくありません。Mitchellら[2)]が、ボストン近郊の施設に入所中の重度の認知症高齢者で研究を行ったところ、経過とともに摂食障害が認められた症例は85・8％と高率でした。また、摂食障害が認められる症例は、認められない症例に比較して、有意に生存率が低いことがわかりました（**図1**）。認知症高齢者にとって、食べることは、生命と密接に関わる重要な問題と考えられます。また、実際に食事が摂れなくなった際、栄養摂取をどうするべきか、あるいは、栄養摂取のためのケアを差し控え、自然経過に任せて天寿を全うするのを見守るべきなのか、倫理的な判断も必要となります。

認知症と低栄養の関係

認知症と低栄養は、双方向に関連性が高いことがわかっています。認知症は、高齢者の低栄養の重要なリスク因子のひとつと考えられています。高齢者の栄養アセスメント・ツールであるＭＮＡ（Mini-Nutritional Assessment）にも、認知症に関する質問項目が含ま

図1　認知症高齢者における有害事象の罹患率（上）と摂食障害と生存率の関連（下）
（文献2より一部改変）

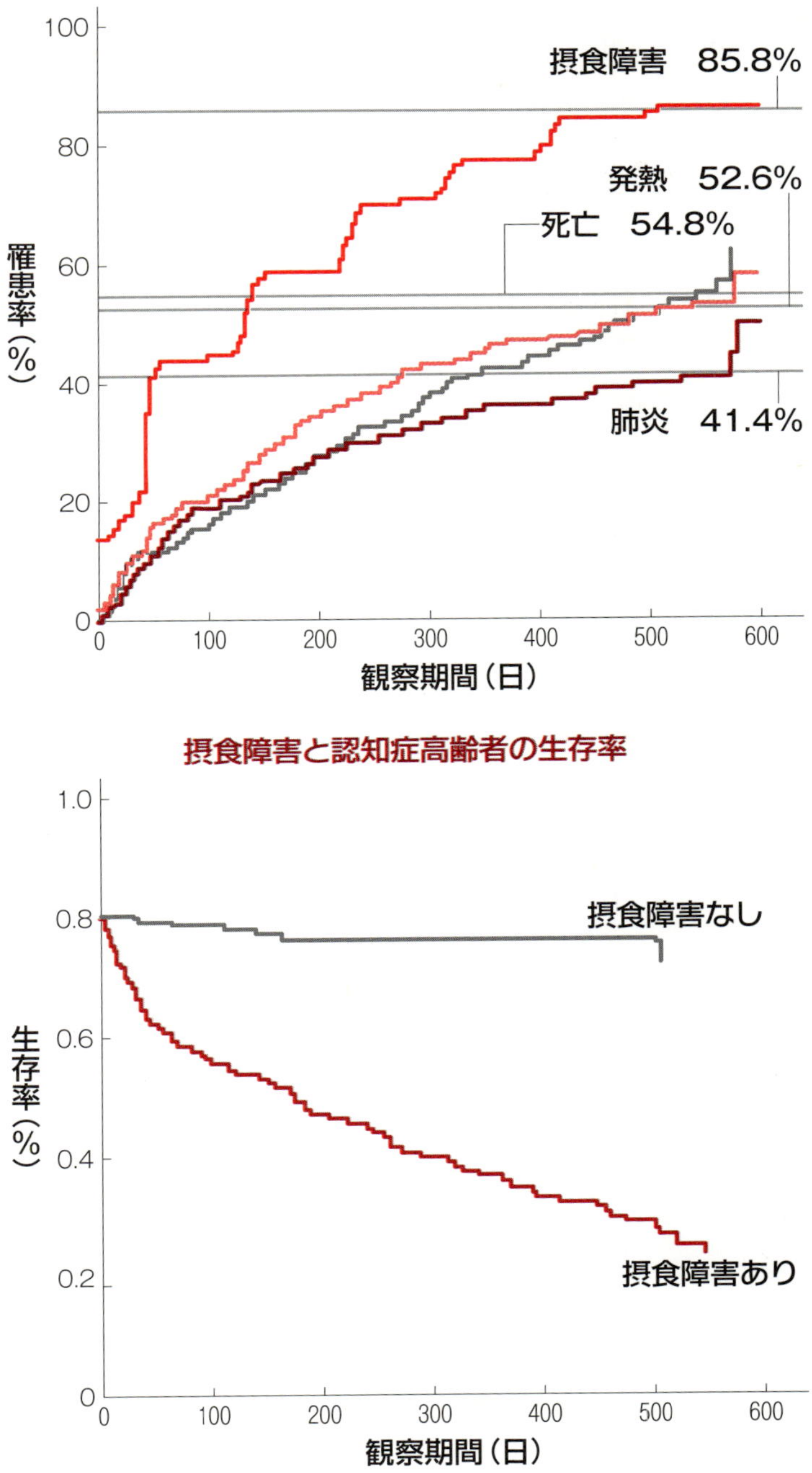

れています[3)]。一方、海外の報告で、施設入所中の高齢者80例においてＭＮＡで低栄養と判定された群では、判定より1年後、認知機能、日常生活動作（ＡＤＬ）、Well-being（生活の快適さ、満足度）とも低下が認められ、その結果、介護量も増加していることがわかりました[4)5)]。このように、認知症が低栄養の原因となるのみでなく、低栄養が認知症を悪化させる原因にもなり得るので、栄養状態と認知機能は、ニワトリと卵のような、切っても切れない関係にあるといっても過言ではありません。

認知症の摂食障害

認知症による摂食障害は、きわめて特殊な背景を持っています[6)7)8)]。なかなか食事を食べてくれない、食事を吐き出してしまう、食事に時間がかかる、誤嚥性肺炎をくり返してしまう、などといった問題にしばしば遭遇しますが、それぞれの症候には、さまざまな認知症の病態が影響を与えていることが考えられます。認知症の病態を理解し、食事が摂れない原因を迅速かつ正確にアセスメントし、対応する必要があります[9)10)]。

認知症の病型と摂食障害の特徴

認知症の原因となる疾患には、アルツハイマー型認知症、レビー小体型認知症、前頭側頭型認知症のほか、脳梗塞などの脳血管障害(脳血管性認知症)、外傷、脳腫瘍、甲状腺機能低下症、正常圧水頭症など、さまざまなものが知られています。

我が国の認知症の症例のおよそ6割がアルツハイマー型認知症であるといわれています[11]。アルツハイマー型認知症の症例では、記憶の障害のほか、意欲、自発性の低下、失認、失行などが多く認められます。視覚や香りなどを活用したケアの工夫、食事動作の支援が必要です。失行が認められ、口を開けることが困難な場合には、食器を唇につけるなどの刺激で開口を促せる場合があります。視空間機能の障害により、食事の配膳や食器の色などを工夫しないと食事が摂取できないこともあります。注意力が低下している症例では、食事の際に静かで落ち着いた環境を調整することも重要です。

脳血管性認知症は、認知症全体のおよそ15%程度を占めるといわれています[11]。脳の障害部位によって、その症状は多彩ですが、嚥下障害をともなうことも多く、誤嚥性肺炎のリスクに注意する必要があります。また、上肢の麻痺などによって、摂食機能に問題を抱える症例も少なくありません。

脳血管性認知症の症例は、もともと、糖尿病、脂質異常症、高血圧症といった生活習慣病を背景としていることも少なくありません。栄養ケアを行う際には、血糖管理、脂質異常の管理、血圧管理などにも配慮する必要があります。

レビー小体型認知症は、認知症全体のおよそ10%程度を占めるといわれています。パーキンソン病の症状を合併することが大きな特徴で、嚥下障害をともなうことが多いのが特徴です。幻視が摂食障害の原因となることもあります。とくに、「食事に虫がたかっている」という幻視が原因で食事を摂取しない事例も少なくない。ゴマやふりかけなどがこうした幻視の原因となることがあるので、注意が必要です。また、食事を摂る場所をできるだけ明るくするなどの工夫も重要です。食後低血圧、重症の便秘といった自律神経症状がみられ、食事摂取量に悪影響を与えることがあります。

前頭側頭型認知症は、認知症全体のおよそ10%程度を占めるといわれています。初老期の認知症では、その割合はさらに高く、30%程度に達するという報告もあります。人格変化、反社会的行為、常同行動などがみられることが特徴で、栄養ケアを行ううえでは、とくに偏食、過食、異食、盗食(他人の食事を食べてしまう)、詰め込みなどに注意が必要です。

さまざまな症候への対応例

①食事に手をつけない

認知症高齢者では、目の前にあるものが食事であるということが認識できないことがあります(失認)。食器と食品の色のコントラストをつける、本人の好きなものを準備する、ダシなどの香りを活用するといった、視覚や香りなどを活用したケアの工夫が必要です。また、食器を持たせることにより食事動作につなげるなど、食事の支援の工夫も必要となる。料理の品数が多いと、認知症高齢者は混乱してしまうことがあるため、一品ずつ料理を提供する、ワンプレートに盛りつける、弁当箱を使用するなどの工夫が有効な場合があります。徘徊が問題となる場合には、おにぎりやサンドイッチなど、手に持って食べられる食品で対応します。

② 食事を吐き出してしまう

食事を吐き出してしまう事例では、「食事に虫がたかっている」「誰かが食事に毒を入れている」といった幻視や妄想が原因となっていることがあります。ゴマやふりかけなど、原因となりそうなものは使用しないようにします。タンパク質や中鎖脂肪酸（MCT）の粉末を主食に追加する場合は、本人の見ていないところで追加するよう注意します。このような観点からも、お粥に薬剤を混ぜる行為は好ましくありません。

味覚や嗅覚の低下は、認知症自体によって引き起こされるほか、加齢や薬剤の影響による唾液分泌が低下や、口腔内の不衛生、カンジダ感染、亜鉛欠乏などによって助長されることがあります。甘みの強い食品や、塩味など味付けのしっかりした食品を試してみます。

口腔内に潰瘍がある、義歯が不適合、歯周病など、口腔の問題が原因で、食事を吐き出してしまうこともあります。歯科医、歯科衛生士に相談することも大切です。

今後の課題と展望

今後、認知症高齢者のますますの増加を受けて、認知症ケアを専門に行う施設のみならず、急性期病院などを含むあらゆる施設や在宅の現場においても、認知症高齢者のケアが適切に行われるようなシステム作りが必要となると思われます。このなかには、食事を摂れない症例に対するケアも、中心的な役割として盛り込まれるべきでしょう。今後、多くの事例での経験を集積することによって、認知症ケアについて専門的な知識・技術のないスタッフでも、迅速に適切な対応を行えるようなノウハウを確立していくことが求められています。

（参考文献）
1)平成24年度厚生労働科学研究費補助金「都市部における認知症有病率と認知症の生活機能障害への対応」.
2)Mitchell SL, Teno JM, Kiely DK, et al. The clinical course of advanced dementia. N Engl J Med 361(16):1529-38, 2009.
3)吉田貞夫：認知症・うつ：高齢者の栄養スクリーニングツール ＭＮＡガイドブック．医歯薬出版，２０１１，ｐｐ.78-85.
4)Odlund Olin A, Koochek A, Ljungqvist O, et al. Nutritional status, well-being and functional ability in frail elderly service flat residents. Eur J Clin Nutr. 59(2):263-70, 2005.
5)吉田貞夫：高齢者の低栄養の病態と栄養ケアのポイント．臨床栄養別冊・在宅静脈経腸栄養 今日の進歩，医歯薬出版，東京，２０１３：ｐ.20-24.
6)Kindell J，金子芳洋（訳）：認知症と食べる障害 食の評価・食の実践：医歯薬出版：２００５.
7)吉田貞夫ほか：認知症患者の栄養ケアとそのピットフォール．臨床栄養 １１０（６）：７７８-783，２００７.
8)吉田貞夫：認知症患者の栄養障害とそのアセスメント．臨床栄養別冊・ワンステップアップ栄養アセスメント応用編，医歯薬出版，東京，２０１０：ｐ83-91.
9)吉田貞夫編：認知症の人の摂食障害 最短トラブルシューティング 食べられる環境，食べられる食事がわかる．医歯薬出版，東京，２０１４.
10)吉田貞夫．合併症のある褥瘡患者の栄養ケア：認知症．臨床栄養臨時増刊号．エビデンスに基づく褥瘡ケアＵＰＤＡＴＥ，ｐ８３０-８３４，２０１４.
11)Meguro K, Ishii H, Yamaguchi S, et al. Prevalence of dementia and dementing diseases in Japan: the Tajiri project. Arch Neurol.59(7):1109-14, 2002.

2-7 必要なエネルギーと栄養素

- 栄養量は必要エネルギー量を基本としながら、状況に応じて柔軟に再設定する。
- 高齢者の食事は、たんぱく質が不足しやすい。制限がなければ積極的に摂取する。
- ビタミンDには、転倒予防や筋肉を増強する役割がある。

必要エネルギー量の求め方

必要エネルギー量の算出方法はいろいろありますが、ここでは簡易的な計算式をご紹介します。

1日に必要なエネルギー量は以下の計算式で求められます。

体重(kg)×25×活動係数×ストレス係数

この式により算出したエネルギー量が基本となりますが、すべての方に当てはまるわけではありません。計算上では1000kcalと出ても、実際の摂取量は600kcal程度で栄養状態の悪化もなく長年経過している方もいます。病

表1　活動係数

寝たきり(意識低下状態)	1.0
寝たきり(覚醒状態)	1.1
ベッド上安静	1.2
ベッド外活動あり	1.3～1.4
一般職業従事者	1.5～1.7

表2　ストレス係数

飢餓状態	0.6～0.9
褥瘡	軽度1.2 中等度1.4 高度1.6
長管骨骨折	1.15～1.3
がん／COPD	1.1～1.3
腹膜炎／敗血症	1.1～1.3
重症感染症／多発外傷	1.2～1.4
熱傷	1.2～2.0
発熱(1℃ごと)	0.1を加える

※「コメディカルのための静脈経腸栄養ハンドブック」より

態や薬剤によって基礎代謝が低下していたり、逆にリハビリの程度によっては2倍近いエネルギーが必要だったりする場合もあります。

また、ずっと同じ栄養量という訳ではなく、体重や検査値の経過、活動量の変化、病気や老衰の進行による状況の変化などを常に観察し、必要に応じてエネルギー量の再設定を行うことも重要です。管理栄養士に依頼すれば、現在召し上がっている食事のエネルギー量を計算してもらうこともできます。

必要たんぱく質量の求め方

1日に必要なたんぱく質量は以下を基準とします。

体重(kg)×1g程度

体重50kgの方は、1日に50g程度となりますが、病態・ストレス・リハビリの程度に応じて、体重1kgあたり0・5~2・0gの範囲で増減します。

また、腎臓病や高アンモニア血圧などたんぱく質の摂取量に制限がある方もいます。担当の医師や管理栄養士に確認をしましょう。

肉や魚は、重量の14~23%程度がたんぱく質です。

お弁当や市販品、栄養剤などを使用されている方は栄養成分表示を確認しましょう。

表示がない場合やご自宅で調理したものを食べている場合は、たんぱく質を多く含む肉・魚・卵・大豆製品(豆腐や納豆など)を合計で1日あたり両手1杯分が目安となります。

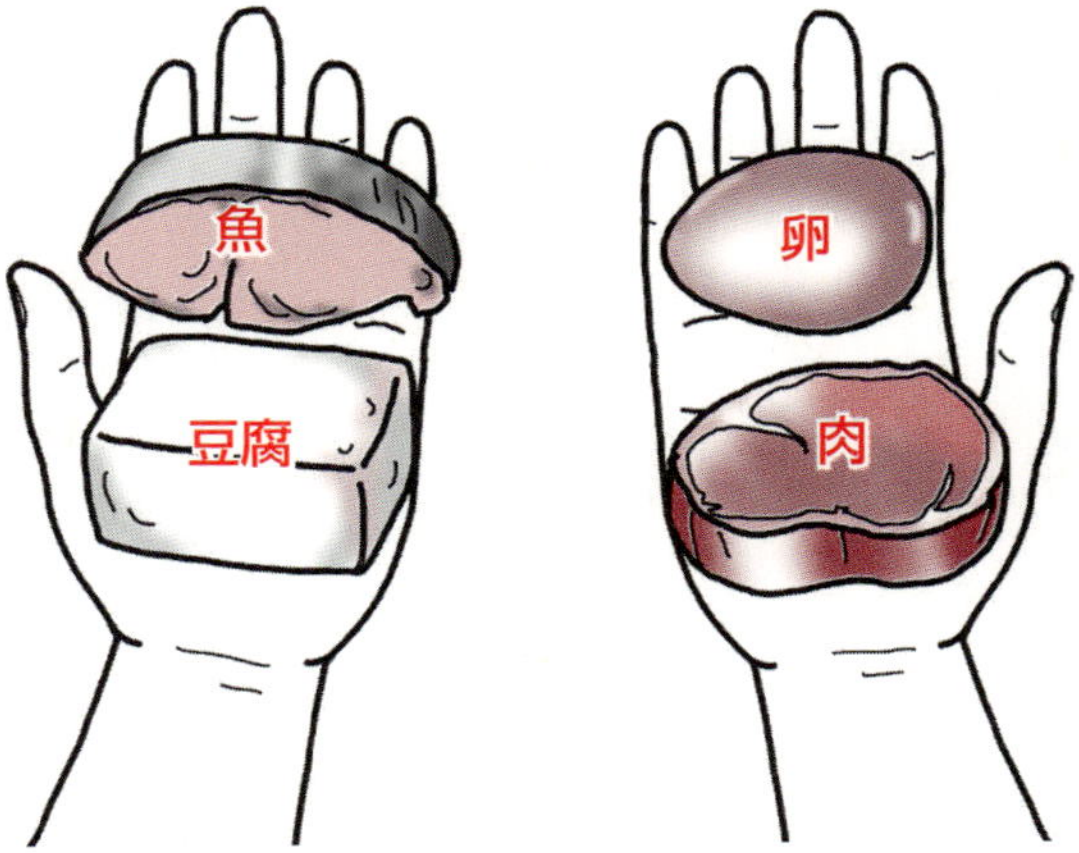

その他の栄養素

積極的に摂りたい栄養素としては、ビタミンDがあります。ビタミンDは、骨代謝や血中カルシウム濃度の調節に関わっています。また、近年では転倒予防や筋肉を増強する役割があるという研究結果も報告されています。

鮭、さんま、いわしなどの魚介類に多く含まれるほか、日光に当たることで体内でも合成されます。サプリメントなどで大量摂取しない限り、食品からでは摂り過ぎの心配はほぼないため、積極的に摂ることをお勧めします。

成人の1日の目安量は5・5μgですが、塩鮭1切れ(70g)で16μg、しらす干し10gで4・6μgのビタミンDが摂れます。

表3　100gあたりのエネルギーとたんぱく質量

	エネルギー	たんぱく質	
まあじ（生）	121kcal	20.7g	中1尾＝100g
まいわし（生）	217kcal	19.8g	中1尾＝100g
うなぎ蒲焼	293kcal	23.0g	
塩ざけ	199kcal	22.4g	1切れ＝70〜100g
ぶり（生）	257kcal	21.4g	1切れ＝80〜100g
まさば（生）	202kcal	20.7g	
塩だら	65kcal	15.2g	
めばちまぐろ（生）	108kcal	22.8g	
和牛リブロース（生）	468kcal	12.7g	
輸入牛肉ばら（生）	371kcal	14.4g	
牛ひき肉（生）	224kcal	19.0g	
ぶたロース（生）	263kcal	19.3g	
ぶたばら（生）	386kcal	14.2g	
ぶたひき肉	221kcal	18.6g	
ロースハム	196kcal	16.5g	
卵（生）	151kcal	12.3g	1個＝50〜70g
絹ごし豆腐	56kcal	4.9g	1丁＝300〜400g
木綿豆腐	72kcal	6.6g	1丁＝300〜400g
納豆	200kcal	16.5g	1パック＝30〜45g

※「日本食品標準成分表2010」（文部科学省）より

2-8 食事量が低下した人を見たときのアセスメント

- さまざまな視点から原因をアセスメントする。
- 食事量の低下には、複数の要因が影響している場合が多い。
- 状況の改善には多職種の支援が必要になる。

食事量が低下する原因は多岐にわたりますが、大きく分けると何らかの原因があって食べられない場合と、食べたくない場合があります。

食べられない人

①口の中に問題がある

義歯が合わない・う歯（虫歯）・口内炎・粘膜や歯茎の炎症など、本人の訴えはなくても実は痛みを感じていて食べられない場合があります。口腔内を観察してみて、舌や歯や粘膜部分に異常がないか確認してみましょう。

異常がありそうな場合は、訪問歯科診療を検討してみましょう。

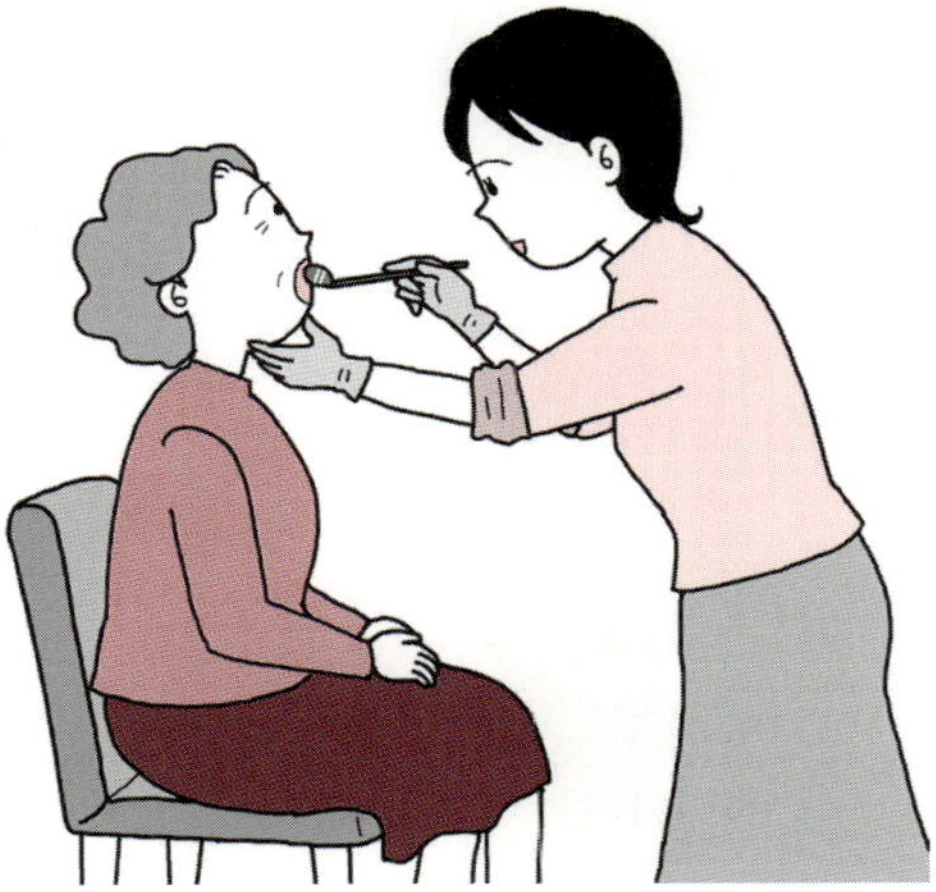

②嚥下機能の低下

嚥下《えんげ》とは、食べ物を口に入れて噛んで飲み込むまでの動作のことを差しますが、これが上手く行えない方がいます。食事の形態や介助の仕方を工夫することによって食べられるようになる可能性があります。

摂食嚥下の問題に対応できる医療機関があります。在宅主治医やケアマネジャーに相談したり、摂食嚥下関連医療資源マップ（http://azumao.maps.arcgis.com/home/webmap/viewer.html?webmap=3bdb7f1ca2254aacafed706d8aaf8a6c）で探すことができます。

③食事の形態が合っていない

普段提供している食事が実は硬くて噛めなかったり、逆に軟らかめの物なら食べられるのにミキサーにかけた食事が提供されていて食べる気がなくなってしまっていたりするケースもあります。どんな物なら食べられるのか、どんな物なら食べたいと思えるのかを見極めることによってこの問題は解決できます。訪問栄養食事指導（99ページ）の利用がお勧めです。

④病気や体調の変化（悪化）

胃腸や肝臓など消化器系疾患、慢性疾患の悪化、脱水、低栄養、疼痛、便秘などによっても食事が摂れなくなることがあります。異常がないか確認しましょう。

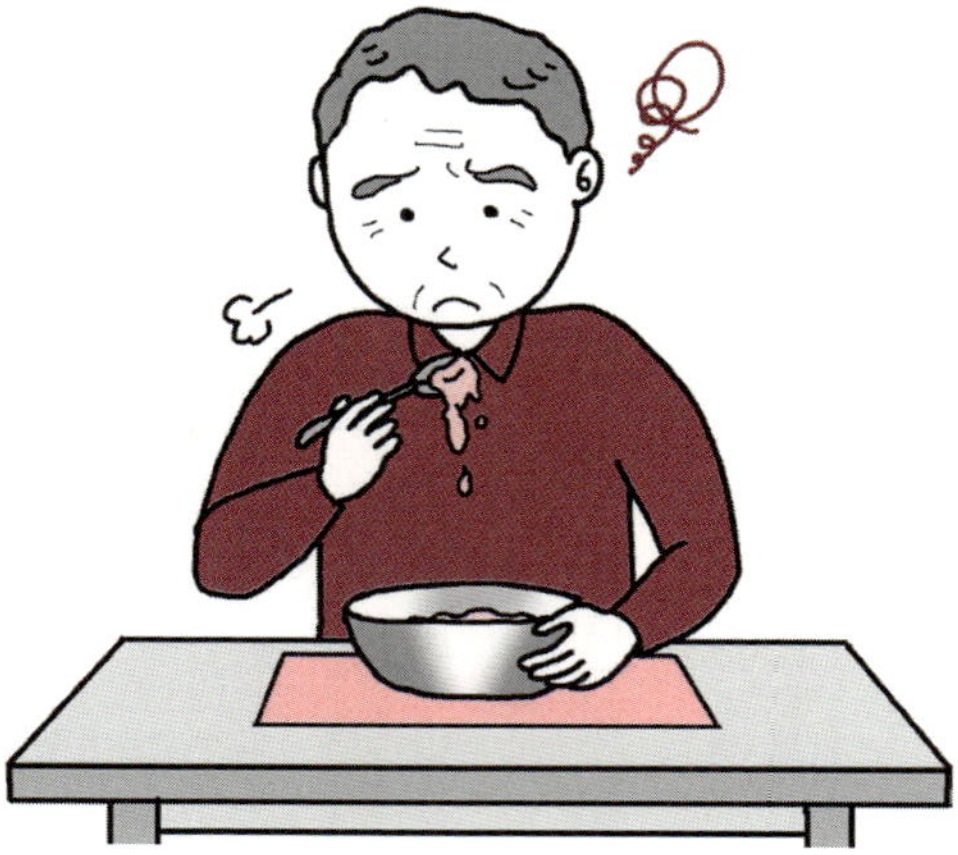

食べたくない人

①無関心

うつや認知症によって食事に関心がなくなっている場合があります。五感を刺激するような食事や介助の仕方によって食べられる可能性があります。

→認知症の食支援のページを参照

②薬の副作用

飲んでいる薬の種類や量によっては食事に影響を及ぼす場合もあります。

（**表1**を参照）

③拒食

特に身体的・精神的に問題がない場合は、食べたくないという意思表示かもしれません。以前に比べて食事量が減ったとしても、現在はちょうど良い量で満腹なのかもしれません。また、提供されている食事の味が口に合っていない場合もあります。

味覚や嗅覚が低下していて、濃いめの味付けにしたり、香りの良い献立にすると食事量が増えることもあります。見た目も重量な要素です。盛り付けを工夫したり、いつもと違うメニューを提供してみたりするのも良いかもしれません。

表1　飲んでいる薬の食事への影響

医薬品商品名		食事に及ぼす影響（消化器）
抗うつ剤・睡眠薬	・ハルシオン ・セルシン ・トフラニール	口渇、悪心、嘔吐、食欲不振、下痢、味覚異常、口内炎、舌炎等
精神安定剤	・デパス	口渇、悪心、嘔吐等
利尿剤	・ラシックス	食欲不振、悪心、嘔吐、下痢等
解熱鎮痛剤	・ボルタレン	食欲不振、胸やけ、胃痛、悪心、嘔吐、消化管出血等
活性型ビタミンD3	・アルファロール ・ワンアルファ	食欲不振、悪心、吐気、嘔吐、腹部膨満感、下痢、便秘、胃痛、胃部不快感等
緩下剤	・ソルダナ ・アローゼン	腹痛、悪心、嘔吐、腹痛等
冠動脈拡張剤	・ニトロダーム	悪心、嘔吐等
高尿酸血症治療剤	・アデノック	食欲不振、胃部不快感、軟便、下痢等の胃腸障害
ビタミンC製剤	・シナール	胃部不快感、悪心、嘔吐、下痢等
可溶性 非イオン型鉄剤	・フェロミア	悪心、嘔吐、食欲不振、胃・腹痛、下痢、便秘、上腹部不快感、胸やけ、腹部膨満感等
低血圧治療剤	・リズミック	嘔気、嘔吐、胃重圧感、胸やけ、食欲不振、腹部膨満感、下痢、腹痛、口渇、胃部不快感等
Ca拮抗剤	・カルスロット ・ペルジピン ・アダラート ・バイミカード ・バイロテンシン	悪心、嘔吐、食欲不振、胃部不快感、胸やけ、腹痛、腹部膨満感、便秘、口渇等
甲状腺ホルモン剤	・チラーヂン	食欲不振、嘔吐、下痢等

※在宅での栄養ケアのすすめかた（日本医療企画）P171より引用

2-9 嚥下機能（飲みこむ力）が低下し始めた人へのアプローチ

- 飲み込む力が低下すると、飲み物でムセやすくなる。
- 普段飲んでいるカップを見直す。
- トロミ剤を使用してみる。

飲みこむ力が低下すると、飲みもの（水・お茶・ジュース・みそ汁など）でムセることがあります。サラサラした液体は「ごっくん」と飲んだ瞬間、喉を通って食道に通るスピードの勢いが余って、気管に入ってしまう危険があるのです。

カップ選びから始めるアプローチ

飲み物でムセる場合は、すし屋で出てくるような背の高い湯呑みやマグカップから、背が低く、口が広いティーカップやスープカップに変えて、うつむいてチビチビと飲むとムセが解消する場合があります。テーブルで飲むときは足の裏がしっかり床につく高さの椅子に座って飲んでみるのがお勧めです。

どうしても背の高いカップで飲みたい時は、鼻にあたる部分をカットして、頭を反らさず飲み干せるノーズフィットカップやレボUコップなど1000円弱で購入できる市販品などがあります。

ストローを使用すれば頭をそらさずに飲めるのですが、吸ってから飲み込むタイミングが合わず、ムセや誤嚥を誘発する人もいますので気をつけましょう。

それでもムセたり、誤嚥する方へ

トロミ剤などで飲みもの（水・お茶・ジュース・みそ汁など）にトロミをつけると、サラサラした液体よりも喉を通過するスピードが遅くなるので、ムセや誤嚥が減る場合があります。

上手なトロミ剤の使い方

人により適切なトロミ具合が違います。トロミ剤を使用する時は、医師、歯科医師、看護師、管理栄養士、言語聴覚士などに相談のうえ、使用してください。

〈トロミ分類〉

※薄いトロミと言われたら＝ポタージュ状・フレンチドレッシング状
トロミ剤0・5%～1・0%が目安

※中間のトロミと言われたら＝トンカ

ツソース状　お好み焼きソース状

トロミ剤1・0%~2・0%が目安

※**濃いトロミと言われたら**=ケチャップ状　プレーンヨーグルト状

トロミ剤2・0%~2・8%が目安

ジャム状になると、窒息する危険がありますので気をつけましょう。

〈トロミをつける手順とコツ〉

スプーンなどで液体を混ぜながら、トロミ剤を入れましょう。

⬇

15秒~30秒ほどかき混ぜる

⬇

2分~3分くらい待つ

(温かいものは早く、冷たいものは遅くトロミがつきます。最終的なトロミ具合は同じです)

- オレンジジュースやスポーツ飲料、汁物などは、10分~20分位待ち時間が必要
- 牛乳は20分~30分位の待ち時間が必要
- 濃厚流動食は、混ぜて5~10分位待った後、再度よくかき混ぜる「二度混ぜ」がおすすめ

〈ダマを作らないコツ〉

- 混ぜながらトロミ剤を入れること
- ゆっくりとかき混ぜないこと
- 一度トロミがついたものに、後からトロミ剤を加えないこと
- スプーンの代わりに小型のホイッパーを使ってみる

〈お茶トロミのコツ〉

実はお茶トロミは0・5%以上のトロミがつくと、急に苦みが舌に残って不味くなります。これは、緑茶・麦茶・ほうじ茶などのお茶も同じ結果でした。トロミ剤に慣れてもらうために、一番最初にお茶トロミを出すときは0・5%以下のごく薄いトロミから始めて、徐々にトロミを強くしたほうがよいでしょう。お茶トロミを拒否した場合、スポーツ飲料やジュースなどは比較的味が変わらないので、そちらからトロミをつけてもいいかもしれません。

〈お勧めのトロミ剤は?〉

「お勧めのトロミ剤は何ですか?」とよく聞かれるのですが、個人的には新しく開発されたトロミ剤を勧めています。

トロミ剤も日々進化を遂げています。新しいトロミ剤は、味が変わらず、ダマになりにくく、少量でしっかりトロミがつき、物性はツルっとしていて、コストパフォーマンスが良いものばかりです。

商品名としては、ソフティアスーパーS・つるりんこpowerfulトロメリンVなどです。

2-10 栄養補助食品を使いこなす

- 栄養補助食品は、「医薬品」と「食品」に分けられる。
- 使用にあたっては、専門家に相談する。
- 甘くない栄養補助食品なども開発されている。

栄養補助食品には、医薬品と食品とに分けられます。医薬品は、医師の処方が必要ですが、保険適応になるので自己負担が少ないのが利点です。食品は全額自己負担となりますが、バリエーションが多く、味も形状も栄養素もいろいろと選べます。この違いは大きいです。

現在では、栄養補助食品の商品数は多種多様にあり、味も形態もさまざまな形で売られています。中には「医師、看護師、薬剤師、管理栄養士の指導に沿ってご使用ください」と記載されている商品もありますので、最初に購入するときは、医療関係者に相談したほうがよいでしょう。相談できる医療関係者が近くにいない場合、栄養補助食品の専門業者などが電話やネットで相談を受けるところもありますので、病院などからもらった栄養補助食品のカタログを確認するといいでしょう。何百種類とあるカタログの中からピッタリな栄養補助食品を提案する管理栄養士は、栄養補助食品の専門家です。そんな専門家に要望があった栄養補助食品の一部をご紹介させていただきます。

①ご飯やパンに合う、みそ汁やスープタイプの栄養補助食品	・たんぱく補給の粉末スープ「プロミア」 テルミールミニSOUP ・栄養強化味噌汁パーフェクトイン80K ・メディミルスープ リカバリースープ など
②お醤油をかけると美味しい豆腐味のタイプの栄養補助食品	・トウフィール ・エプディッシュ など
③量が少なく小食で食事にひびかない栄養補助食品	・ブイ・クレスハイプチゼリー ・プロキュアプチプリン ・ワンステップミールゼリー など
④冷たくて美味しいアイス感覚の栄養補助食品	・テルミールアイスエンリッチ(バニラ味) ・メイバランスアイス ・アイスtoムース など

2-11 介護食のポイント

- 窒息注意の食べ物たち。
- 食材を食べやすく加工するコツ。
- 介護食には方程式がある。

窒息注意の食べ物

飲みこむと気道に詰まりやすいのは

- ゴクっと丸飲みできる大きさ

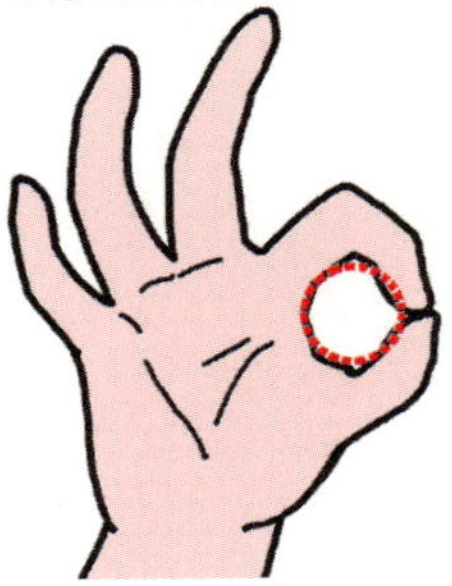

- ある程度の弾力があるもの

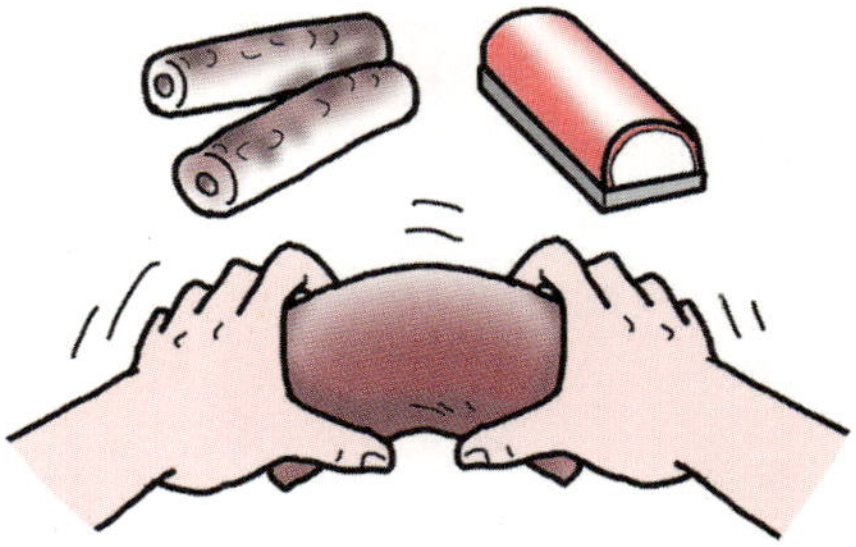

- ペタッとした紐状のもの（歯茎でかみ切れない）

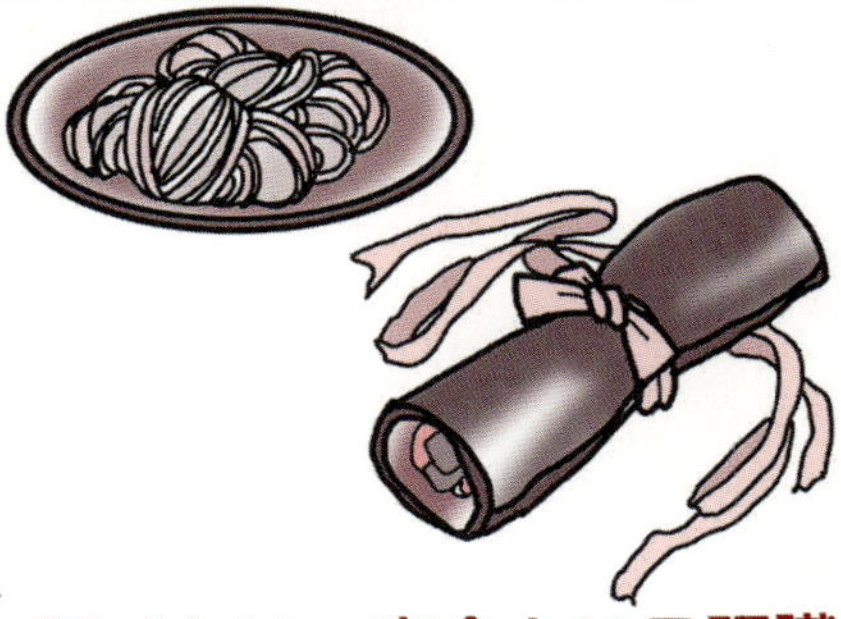

注意!! 固くない＝安全という認識が危ないのです。

【食品例】一口こんにゃく・タコ・牛肉のスジ部分・スーパーの刺身のツマ・ウズラの卵・プチトマト・竹輪の天婦羅・鶏肉の一口大・手でちぎった長い食パンの耳・長い切り干し大根・細かく切ったお餅など（**鶏肉のから揚げくらいの大きさの肉は煮ても焼いても危険で窒息件数が高い**）

野菜・きのこ・海藻・果物調理のコツ

●皮は剥く

トマト・ナス・ピーマン・南瓜など

●細長い食品は、3㎝位の長さにそろえる

もやし・ニラ・大根のツマ・長ヒジキなど

●野菜や果物は、加熱して、軟らかくなるものを選ぶ(電子レンジOK)・キャベツ・大根・人参・白菜など

・もやし・水菜など加熱しても軟らかくならないものは避ける

・柿・リンゴ・洋ナシなどはラップをかけてレンジでチンすると軟らかくなる

●食材の切り方を工夫する

●大根やタケノコ・漬物・胡瓜などは隠し包丁をする

●繊維に直角に切る

玉葱・ネギ・人参・大根など

●粗く刻むか細スライスが基本

乾物・海藻・きのこ・若布・ひじき・昆布・椎茸・切り干し大根・海苔・干ぴょうなど

●ささがけ切りはできるだけ細く小さく切る

ごぼう・ウドなど

●すり卸してみる

大根・胡瓜・蓮根・リンゴなど

注意!! 何でも、微塵切りにすればいいはダメ！

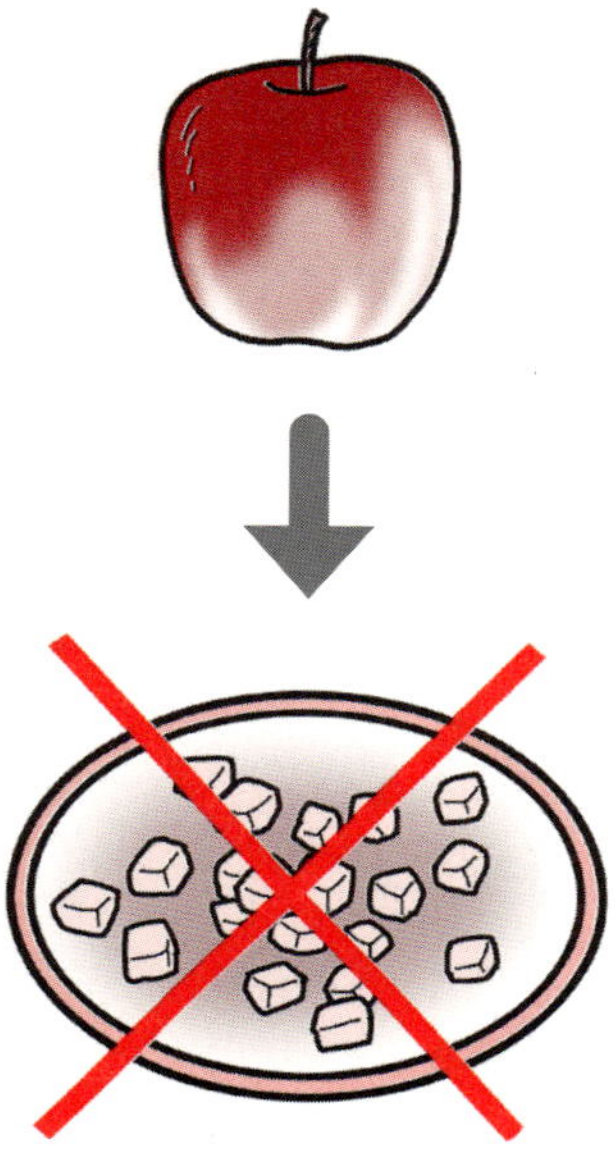

固いものは微塵切りにすれば
安全ではなく
①加熱などして軟らかくする
②パサパサ・モサモサさせない

やわらかいお食事のアドバイス

●主菜類

・おかゆ(水分が多いお粥にする)または出汁トロミあんをかける

・パンを牛乳に浸す

・パンをスープに浸す

・ご飯に納豆＋生卵などをかけてみる

●麺類

・軟らかくクタクタに煮る

・すすらなくてもいいように、麺を3～10センチの長さに切ってから茹でる

・山芋すり卸しや生卵など軟らかなものを具にする

主菜食材のヒント

●肉・魚類

・材料は、卵・ひき肉・白身魚の切り身・鮭缶・サバ缶・ツナ缶・カニ缶・ホタ

テ缶・カニかまぼこ・絹ごし豆腐・刺身のたたきなどを利用する
・蒸し魚に出汁とろみをかける
・シチュー（肉はツナ缶などに代用）
・ホワイトソースドリア
・お麩料理（卵麩を茶碗蒸しの具や卵とじに使用する）
・市販のえびシュウマイを蒸さずに茹でる
・鮪とアボカドの醤油マヨネーズ和え
・焼魚は、切り身の魚をできるだけ使用し、皮を剥いて出汁トロミをかける。

●豆腐類

・卵豆腐
・冷奴
・煮奴
・辛みのない麻婆豆腐（ひき肉は同量の水を入れて揉むと軟らかくなる）
・豆腐の卵とじ（鍋に麺つゆを入れ、豆腐を入れかき回し、卵でとじる）
・豆腐に黒蜜などかけてデザート風に

●卵類

・市販の温泉卵
・卵とじ（だし汁多めでふんわり）
・半熟卵
・茶碗蒸し
・出汁がたっぷり入った卵焼き
・フレンチトーストやパンプディング

●野菜・果物・いも類

・野菜は皮を剥いて食べやすい大きさにする。マッシュにしたり、すり卸しにする。トマト・大根・人参・茄子・キャベツ・ブロッコリー・玉葱・ほうれん草（葉もの野菜全般）・カリフラワーなどを利用する
・ホワイトアスパラや角切りトマト等の缶詰を利用する
・茄子を煮て冷やしたものを利用する（少し汁気を絞る）
・かぼちゃの煮物は、皮を取り、煮汁たっぷり軟らかく煮て、モサモサにし

出汁トロミあんの作り方

〈材料〉 出汁……300cc
醤油・みりん……各大さじ1
片栗粉……大さじ1
水……大さじ1
※またはトロミ剤3ｇ程度

〈片栗粉でのトロミのつけ方の基本〉

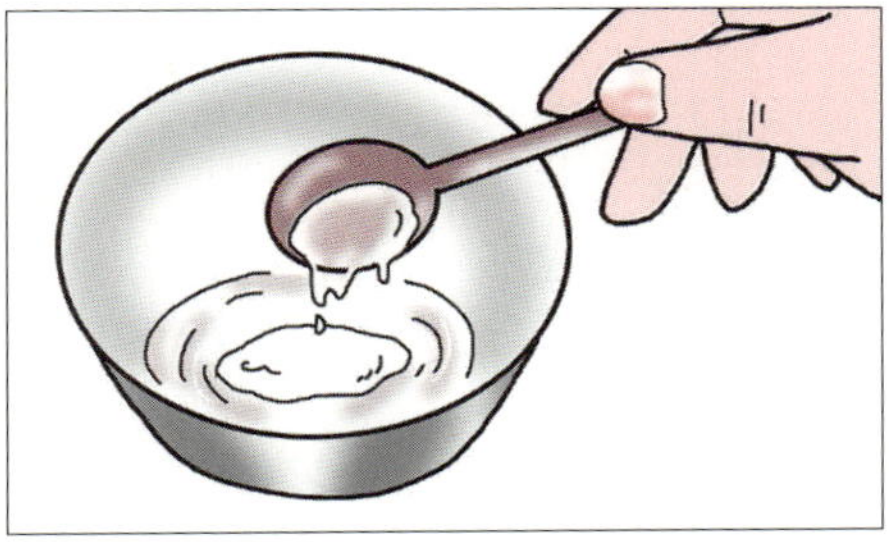

①片栗粉と水は同量。水溶きというより、固形で塊のような形状だがこの量でダマにならない（手で混ぜるほうが混ぜやすい）

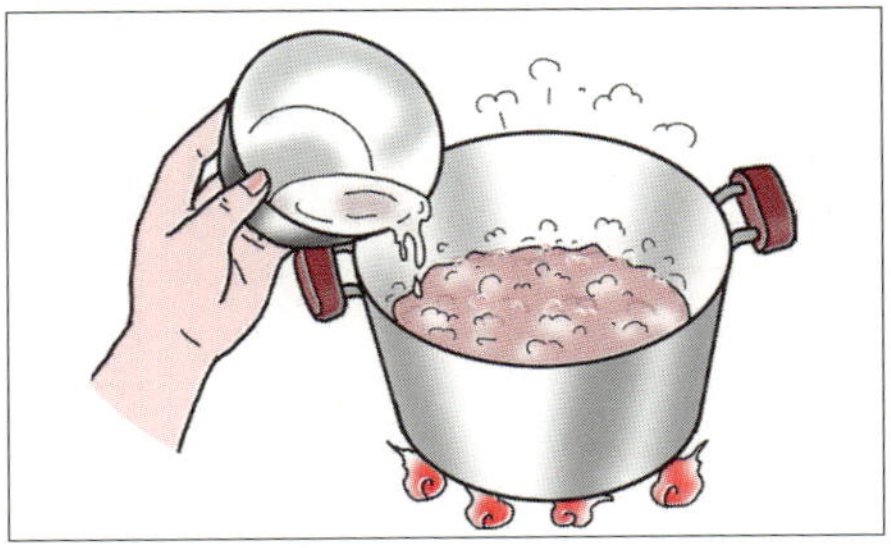

②出汁に調味料を入れ、沸騰したら火を止めて、①を手ですくいとって混ぜながら入れ、中火にかけながら混ぜていく

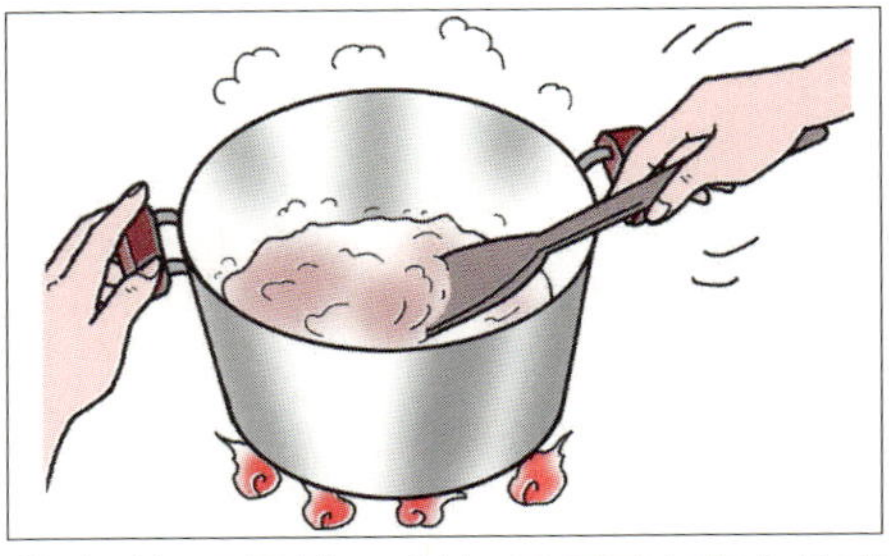

③すぐトロミがつくが、ここで火を止めず完全に透明になるまで1分半ほど煮立てる。よく火を通すと冷めても離水が少なく味も良い

ない

・モロヘイヤ・オクラ・とろろなど粘りのある野菜をみじん切りにして利用する
・マッシュカボチャをマヨネーズで和えて喉越しをよくする
・マッシュポテトをマヨネーズで和えて喉越しをよくする
・市販の冷製スープを利用する
・果物と野菜をミキサーにかけてスムージーにする

●デザート類

・ヨーグルト
・アイスクリーム
・水羊羹
・プリン
・バナナ
・杏仁豆腐　など

介護食の方程式

加齢によって唾液の量が減って、飲み込む力が弱り始めた高齢者の介護食のポイントは、

・指で潰せるくらいの軟らかい食材を利用する
・細かい食材は、つなぎを足して、食材をしっかりとまとめる
・喉通りを良くするために、トロミあんやソースをかけて、モサモサさせない

です。

介護食の方程式

軟らかく こまかく ＋ **つなぎ** ＋ **ソース** または **トロミ**

＝

介護食

介護食の献立に悩んだら、どうかこの方程式を思い出してください。豆腐ハンバーグの和風あんかけ、シチュー、潰したバナナのヨーグルトかけなども介護食なのです。

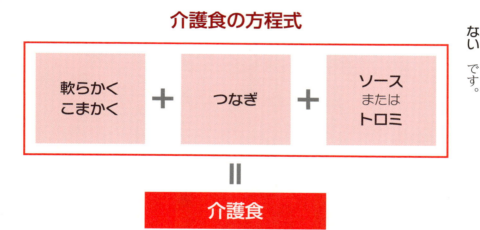

2-12 訪問栄養指導について

●訪問栄養士の栄養指導は栄養の「指導」ではなく生活の「提案」。
●訪問栄養士の栄養指導は医療保険か介護保険から利用できる。
●まずは気軽に相談してみよう。

訪問栄養士とは、主にお家に訪問して、お家にある食材で糖尿病・腎臓病・脂質異常症・高血圧症などの治療食及び飲み込みの悪い方に手軽な調理方法や献立をアドバイスしています。

□退院後は、何を食べさせたらよいかわからない
□食事量にムラがあり、食べてくれない
□このままだと、病気にならないか心配
□ご飯に手間をかけなくない

などのお悩みに、優しくアドバイスしています。

実は、訪問栄養士の栄養指導は指導ではありません。「これならできそうですか？」というご提案です。あれを食べちゃ駄目！　これを食べちゃ駄目！と食事制限を強いることはなく、「病気があっても、飲み込みが悪くても、美味しいものを食べてもらいたい。住み慣れたお家で食の楽しみを続けてほしい」という理念のもと「あんなものも食べられる」「こんなものも食べられる」と食に希望を持ってもらうお仕事なのです。

その他、胃ろうなど経管栄養の方の栄養管理や水分量の計算、手技など、在宅生活に沿ったご提案などをさせていただき、活動内容は多岐にわたっています。

訪問栄養士の栄養指導は医療保険もしくは介護保険から利用できます。医療保険の場合は、在宅患者訪問栄養食事指導。介護保険の場合は、居宅療養管理指導となります。

どちらの保険を利用するにしても、医師の指示(書)が必要です(保険外の場合は不要)。注意すべき点は、訪問栄養士のサービスは「通院が困難な方」が大前提となります。

訪問ペースは月に1~2回(原則)です。1回きりの訪問でも可です。ご負担金は、介護保険の居宅療養管理指導の場合、533単位(1割負担)で533円のご負担です。

(注)533円でない方もいらっしゃるので、ご負担金額は、契約前に必ずご確認ください。

訪問栄養士を家にも呼びたいときは、どうすればよいのでしょう。

①市区町村の栄養士会を探して、訪問してくれる栄養士が近くにいるかどうか問い合わせる
②日本在宅栄養管理学会のホームページhttp://www.houeiken.jp/index.htmlから実施機関を探す
③市区町村の保健所で、栄養士による訪問を行っているかどうか問い合わせる

という方法もあります。

訪問栄養士の現状で一番お伝えしたいのは、絶対的に数が足りないことです。47都道府県の中で1人も存在しない県もあります。あまりにも数が足りなくて、主治医やケアマネジャーに相談しても、「どこにいるのかわからない」と答える可能性が高いのです。しかし、その必要性の声は年々高まっており、訪問栄養士を増やす活動も広まっています。今後は、その声に応えられるよう努力しますので、ご期待ください。

訪問栄養士ご利用の流れ〈イメージ〉

訪問の要望

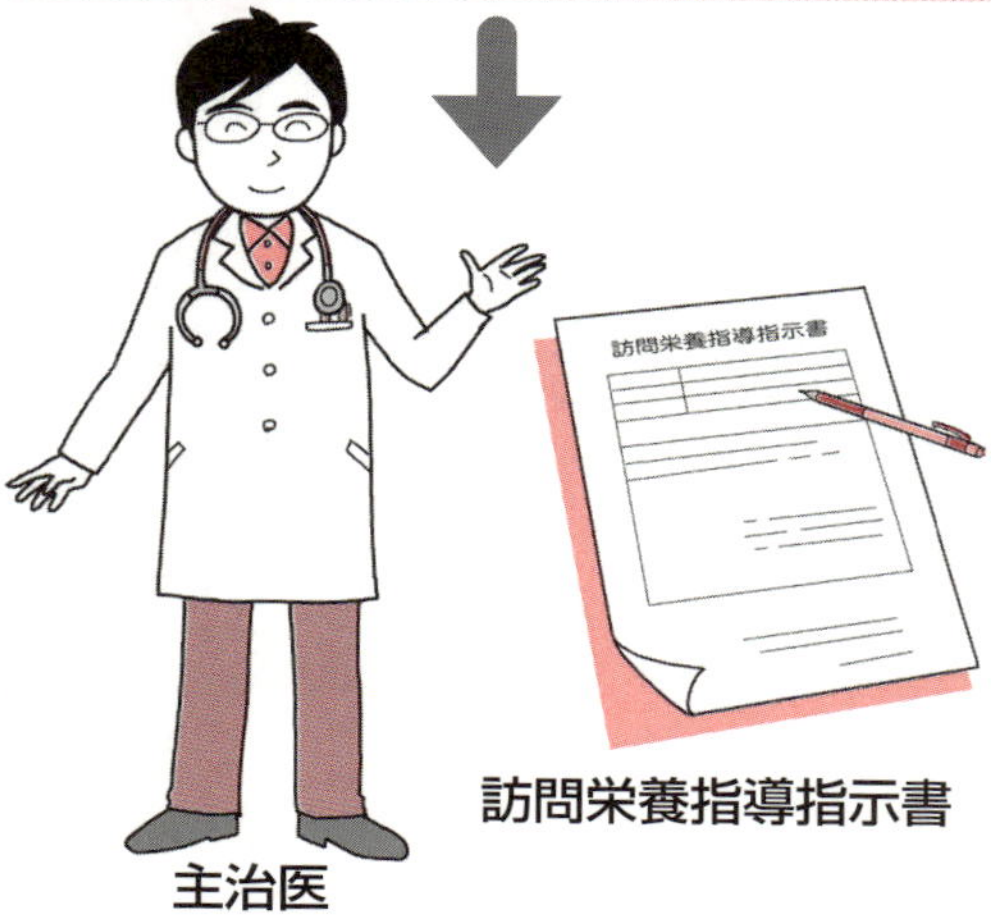

要望を受け取った医師が訪問栄養士に向けて、訪問栄養指導指示書を提出または、ケアマネジャーなどが医師に栄養指導指示書の提出を依頼します。

訪問栄養士の訪問・契約

ご負担金の目安
1回533円（1割負担）

2-13 摂食嚥下障害へのアプローチ

- 摂食嚥下障害とその支援方法の理解は在宅医療に必要な知識。
- 摂食嚥下5期のどの段階に問題があるかによってアプローチは異なる。
- 在宅ではそれぞれの専門職がリソースの充足状況に応じて臨機応変に役割分担する。

摂食嚥下障害とは?

摂食嚥下障害の「**摂食嚥下**《せっしょくえんげ》」とは、食物・飲物を選んで、適当な量を口に入れ、咬んだり味わったりしながら、咽頭そして食道へと送る一連の流れのことをいいます。つまり「食べること」です。摂食嚥下障害は食べることとの障害となります。

摂食嚥下障害の患者さんを支援するためには、その人の食べる機能の〝どこに〟問題があるのかを見つけることが重要です。そのためには「摂食嚥下に関する解剖とメカニズム」を理解する必要があります。

図1　摂食嚥下に関する解剖

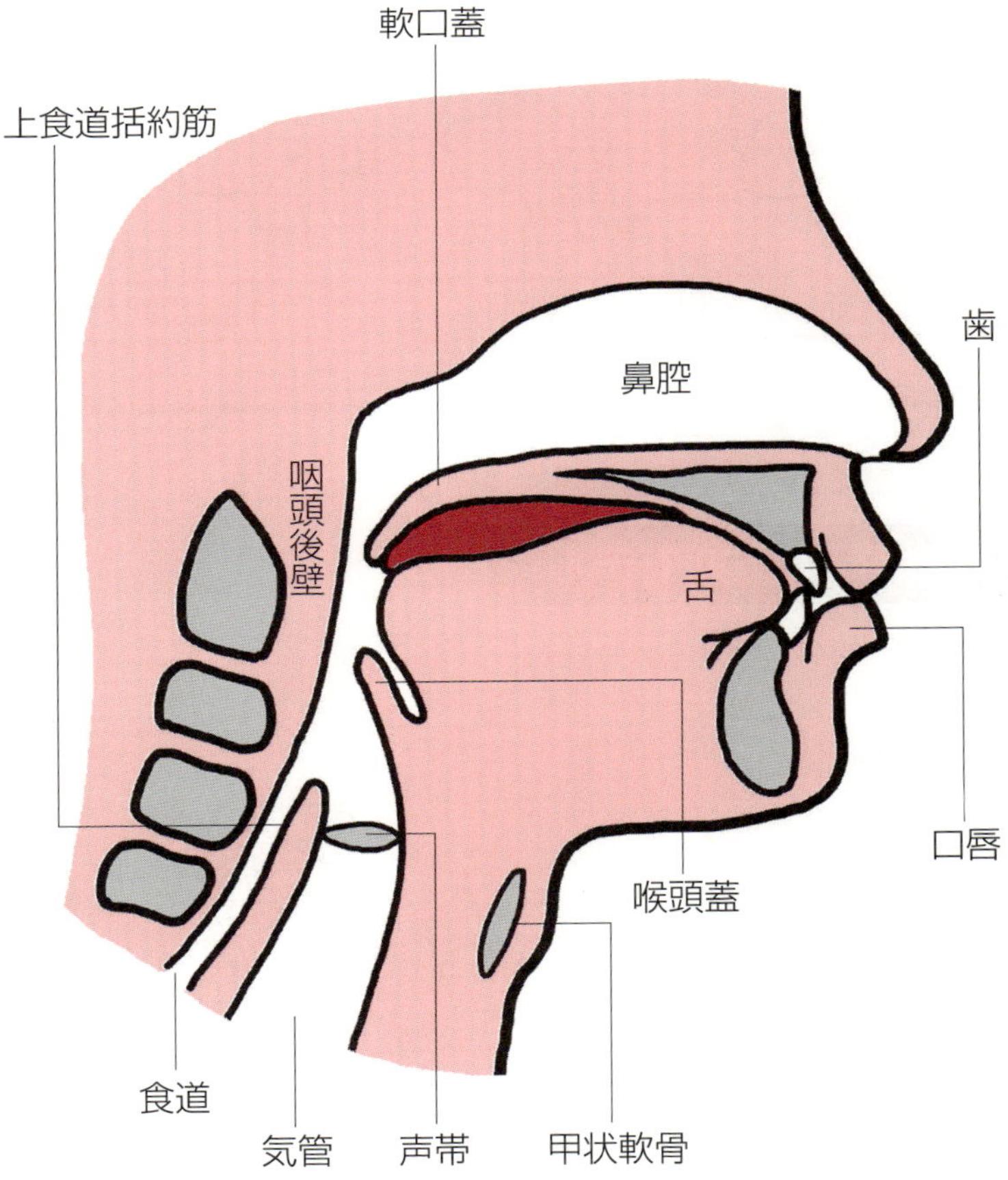

摂食嚥下に関する解剖（図1）

摂食嚥下でとても大きな役割を果たしているのが舌です。舌は口腔内で食物を動かし、まとめ、咽頭に送り込みます。おいしさなどの味覚を感じるのはもちろん舌によってです。

そのほかに、いわゆる〝のどちんこ〟の部分がつく「軟口蓋《なんこうがい》」、咽頭腔の背側の壁である「咽頭後壁《いんとうこうへき》」、のど仏の部分である「甲状軟骨《こうじょうなんこつ》」、気管のふたである「喉頭蓋《こうとうがい》」、声帯、食道の開閉に関係する「上食道括約筋《じょうしょくどうかつやくきん》」など、さまざまな組織が絶妙なバランスで連携し、摂食嚥下を行っています。

摂食嚥下のメカニズム（図2）

摂食嚥下障害は食べることの障害を指すので、その支援を行う際には、「食べること」という過程を5つの段階に分けて考えます。それが「摂食嚥下の5期モデル」です。最近ではプロセスモデルという新しい考え方[1]がありますが、ここでは臨床で使用しやすい摂食嚥下

図2　摂食嚥下のメカニズム

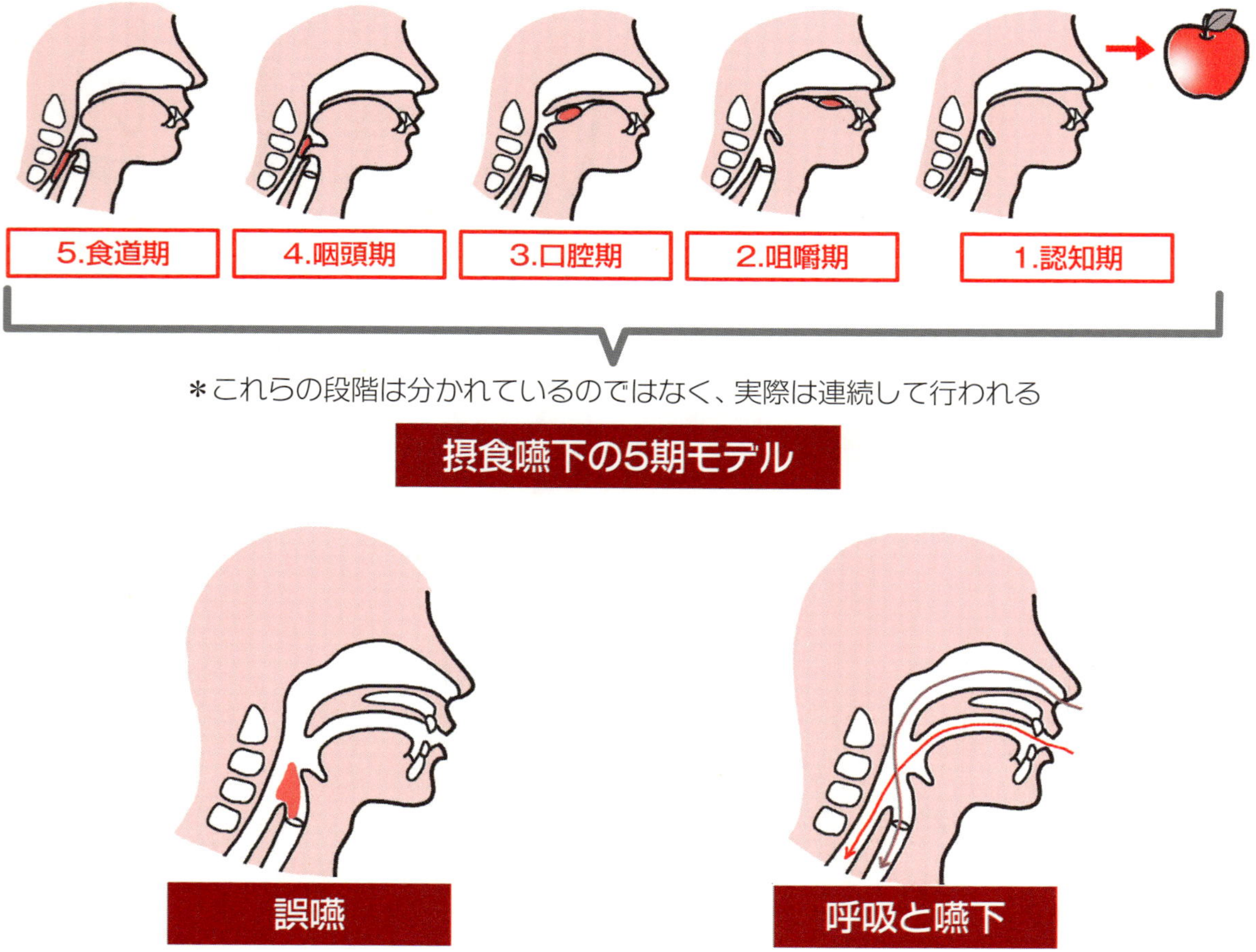

の5期モデルについて説明します。

①認知期（先行期）

食物を認識して何をどのようなペースで食べるかを判断する段階です。お茶で口を潤してからお菓子を食べたり、せんべいを見て硬そうだなと認識し強めに噛んだり、ご飯・おかず・みそ汁などを交互に食べる、など食べやすい量やスピードなどを判断します。

②咀嚼期（準備期）

食物を口腔内に取り込み（補食）、食物を咀嚼し細かくしながら唾液と混ぜ合わせて、飲み込みやすい形状にまとめ上げる段階です。舌がフル稼働です。飲み込みやすくなったものを「食塊」といいます。

③口腔期

食塊を口腔から咽頭に移送する段階です。主に舌の運動によって行われます。

④咽頭期

食塊を咽頭から食道に移送し、「ごっくん」という嚥下反射が行われる段階です。軟口蓋が挙上して食塊が上咽頭に逆流することを防ぎます。舌骨と甲状軟骨が前上方に挙上して食道入口部が開き、喉頭蓋が倒れて気管が塞がります。

⑤食道期

絞り込むような食道の蠕動運動により食塊を胃まで運ぶ段階です。

①から⑤までの段階はそれぞれ分かれているのではなく、実際には連続して、また並行して行われます。

摂食嚥下障害は、これらの5期のいずれかあるいは複数の段階に何らかの問題がある状態のことをいいます。

ですので「むせること」（咽頭期の問題）だけが摂食嚥下障害ではなく、「食べ物を認識できない」（認知期の問題）、「咬めない」（咀嚼期の問題）などの問題があれば摂食嚥下障害といえます。

★ここで注意しなければならない点は、摂食嚥下障害の有無だけを見るのではなく、摂食嚥下5期のどの段階にどのような問題があるのかを見ていくことが大切です。

そうすることで具体的な対応策を考えやすくなります。

摂食嚥下障害の原因

摂食嚥下障害を起こす原因の疾患は、脳血管障害（脳梗塞、脳出血、くも膜下出血）だけでなく、パーキンソン病やALSなどの進行性の神経変性疾患、口腔や咽頭などの腫瘍、単なる加齢現象によっても摂食嚥下機能は障害されます。また、義歯の不適合や不自然な姿勢による影響、認知症によって起こされる摂食嚥下障害もあります。

摂食嚥下障害により生じる問題点[2)]

「①誤嚥性肺炎や窒息の危険性」「②脱水や低栄養の危険」「③食べる楽しみの喪失」などがあげられます。

誤嚥・窒息では地上にいながら「溺れてしまう」、脱水や低栄養ではまわりに食物があるのに「飢餓でやせ衰えていく」、食べる楽しみの喪失では食事という最大の喜びが「最大の恐怖と苦痛」に変わってしまいます。

肺炎は日本人の死亡原因の第3位であり、誤嚥性肺炎を含め肺炎で亡くなる人の95%以上が65歳以上の高齢者です。また、不慮の事故のなかで一番多いのが窒息であり、交通事故で亡くなる人よりも多くなっています。

脱水・低栄養になると、再梗塞を起こしやすくなったり、体力が落ちそれだけで肺炎にかかりやすくなります。

食事の時間は家族などとのコミュニケーションの時間でもあり、それが失われることはとても辛いことです。

これらの問題への対応を考えること、つまり患者さんの抱える危険と苦痛に対処して、患者さんにとって安全でかつ最良の摂食状態をつくることが摂食嚥下リハビリテーションの目標になります。

在宅での支援方法の大まかな流れ（図3）

図3にあるように、まずは摂食嚥下障害の疑いのある患者さんに気づくところから始まります。

患者さんのピックアップとしては職種に決まりは全くありません。在宅では患者さんの生活支援という視点から患者さんに近い訪問看護師、介護支援専門員、訪問介護員、家族などに調整役になってもらうとよいでしょう。

ピックアップしたあとは、検査者が評価しますがこれは、医師・歯科医師が行います。最近、嚥下内視鏡検査が普及し、検査をできる歯科医師が特に多くなっています。訪問診療をしている医師・歯科医師にご相談ください。

また、検査や訓練などを行っている医療機関を探す場合は、摂食嚥下関連医

図3　在宅での支援方法の大まかな流れ

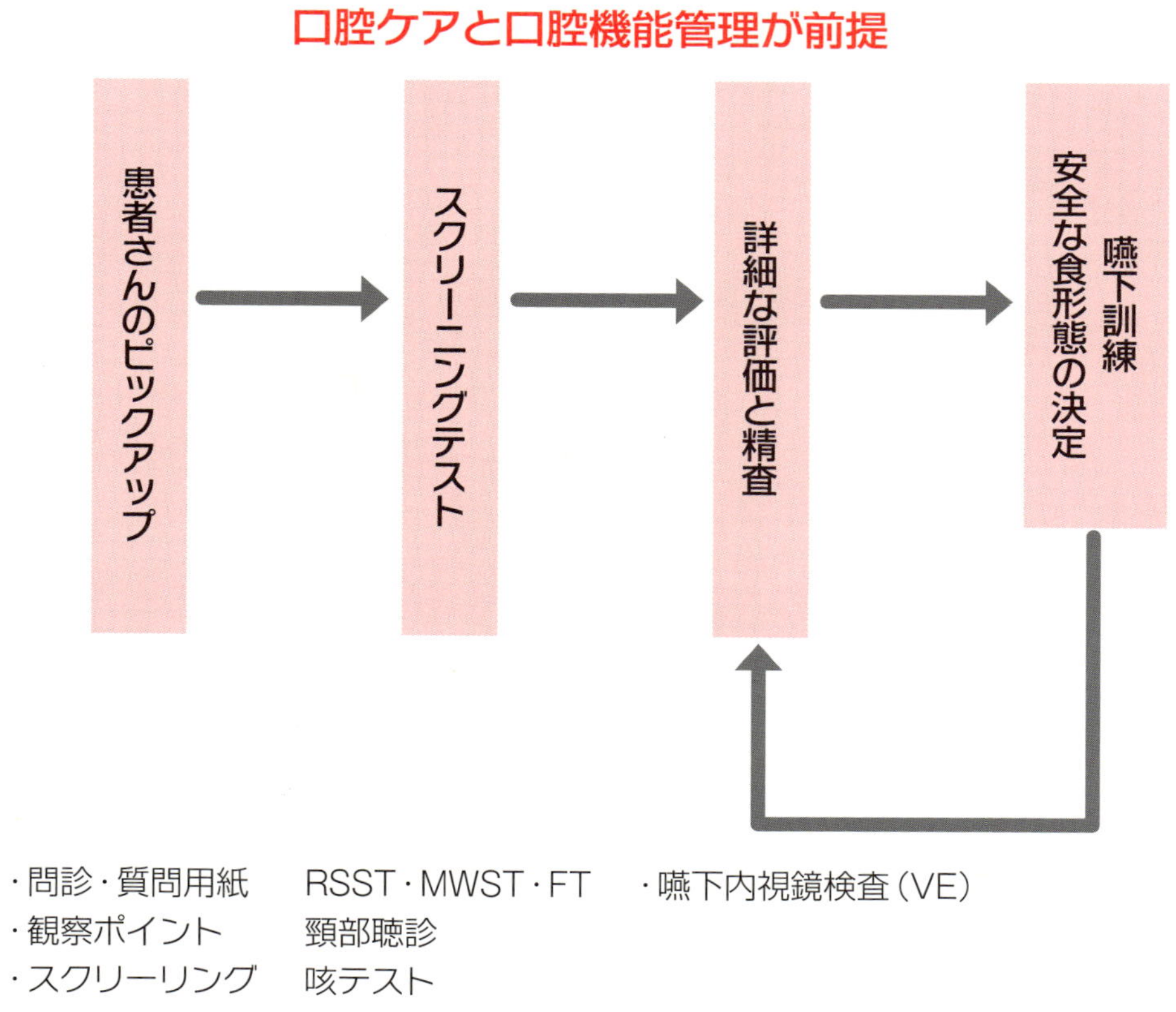

療資源マップ[3]というホームページがあります。一度ご覧になり活用ください。

摂食嚥下関連医療資源マップHP
http://www.swallowing.link/

その後は決定した食形態や食事方法の経過をみたり決められたリハビリを行い、その都度、再評価をしていく流れになっています。

在宅での摂食嚥下リハのチームアプローチ（図4）

在宅では限られた介護医療職しかいない場合があります。その時にチームを組むにはどういう対応をしたらいいのでしょうか？　図4を見てください。

Aは、総合病院のようにたくさんの職種がそろっている場合です。それぞれの職種は役割がきまっており自分の専門性を発揮し他の職種と連携をとれば問題はありません。

Bは、在宅や施設などで、対応する職種や設備が整備されていない場合です。この場合には医療者の役割を状況に応じて変化させることによって、患者さんの問題点に合わせて自らの役割を調整し、チームとして患者のニーズを満たすようなTrans-disciplinaryなチームワークが求められます。

つまり在宅で対応する場合には、すべての職種が揃っていないとできないという考え方ではなく、従来他の職種が担当していた部分を別の職種が補う柔軟性が必要だという考え方です。

日本摂食嚥下リハビリテーション学会の説明では、

【このTrans-disciplinaryの「医療者が状況に応じてその役割を変化させる」という考え方は、専門性や医療の「限局性」を否定するものではなく、「専門性というカラーを患者の必要性にうまく適合させるための工夫はきわめて重要かつそう簡単ではない課題」という主張を意味する】としています[4]。

図4　在宅での摂食嚥下リハのチームアプローチ

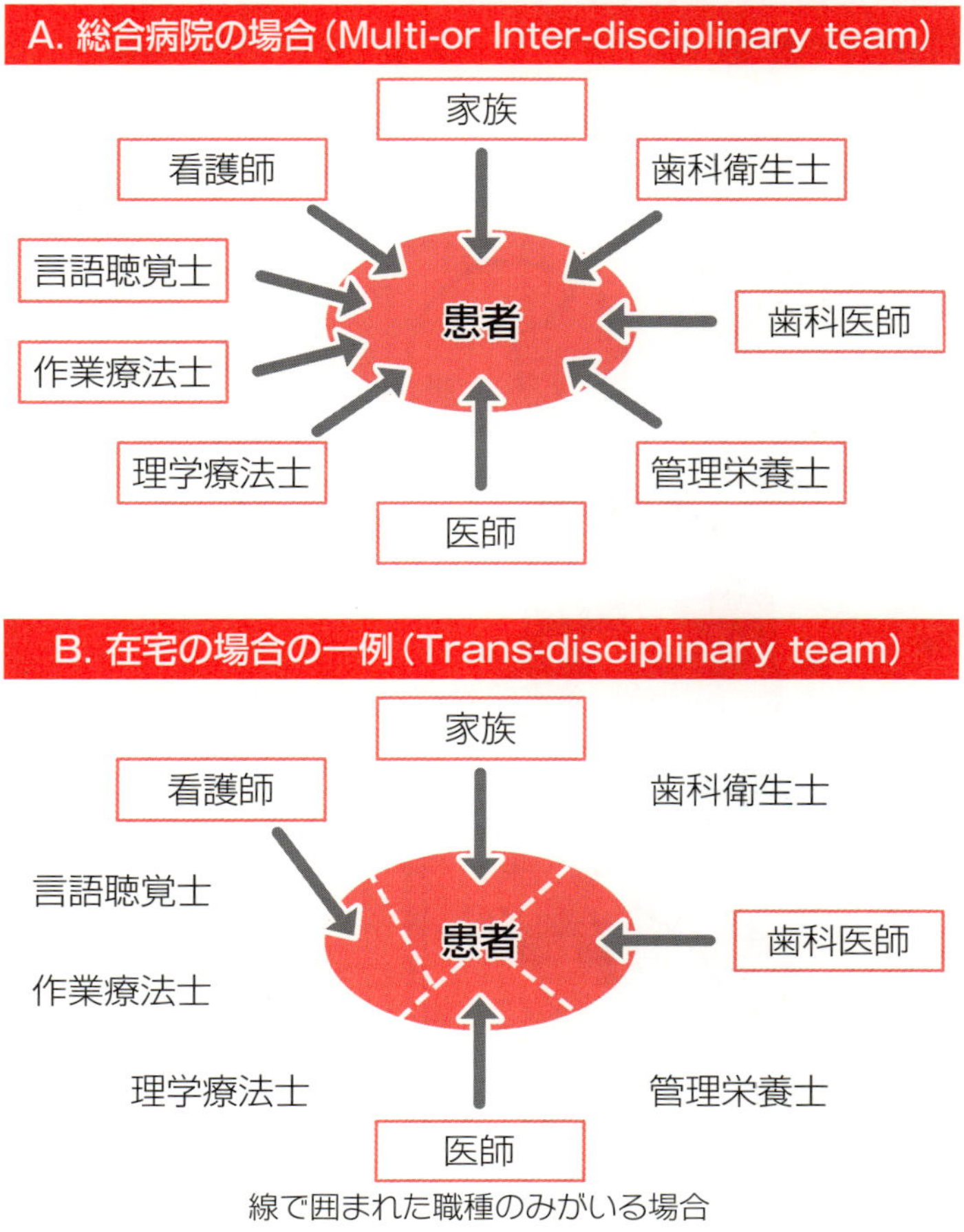

観察のポイント（診察）（図5）[5)6)]

在宅での摂食嚥下障害の精査には、嚥下内視鏡検査（VE）が用いられることが多いですが、VE検査前には〝どのあたりが悪そうか〟を十分に診察してから検査に入りましょう。

診察を行う場合には、細かいところをみる前に外部の観察から摂食嚥下障害に関するアセスメントを行うようにします[5)6)]。

①ひどくやせていないか?

やせているひとは基本的に筋力が低下し、咽頭収縮力は低下しています。そのため喉の空間を縮めて飲食物を食道にうまく送り込むことができない可能性があり、この場合には、嚥下反射後に咽頭に飲食物が残留して、それが誤嚥の原因になる場合があります。

②目がはっきりと覚めているか?

意識レベルが悪い場合には嚥下反射や咳反射が起こりづらいことが多く、唾液や飲食物が咽喉頭に貯まり少しずつ気管に流れて誤嚥している可能性があります。また、誤嚥してもムセが起きない〝不顕性誤嚥〟である場合があります。覚醒状態が悪い場合には、嚥下反射や咳反射が減弱している可能性を疑うようにしましょう。

③声はかすれずに出るか?

声の確認は多くの情報をもたらしてくれます。

声は声門を閉じそこにできたわずかな隙間を空気で振動させることで出ます。声門が閉じることは誤嚥の防御機能として重要ですし、声門が閉じないと咳を上手く出せません。また、湿性嗄声（ガラガラ声）では誤嚥を疑って、発声や喀出を促すことによって嗄声が改善するかどうかも確認しておきます。

④多量の痰はないか?

痰を常に吸引しないといけないような場合には、誤嚥の可能性がとても高

図5　観察のポイント（診察）[5)6)]

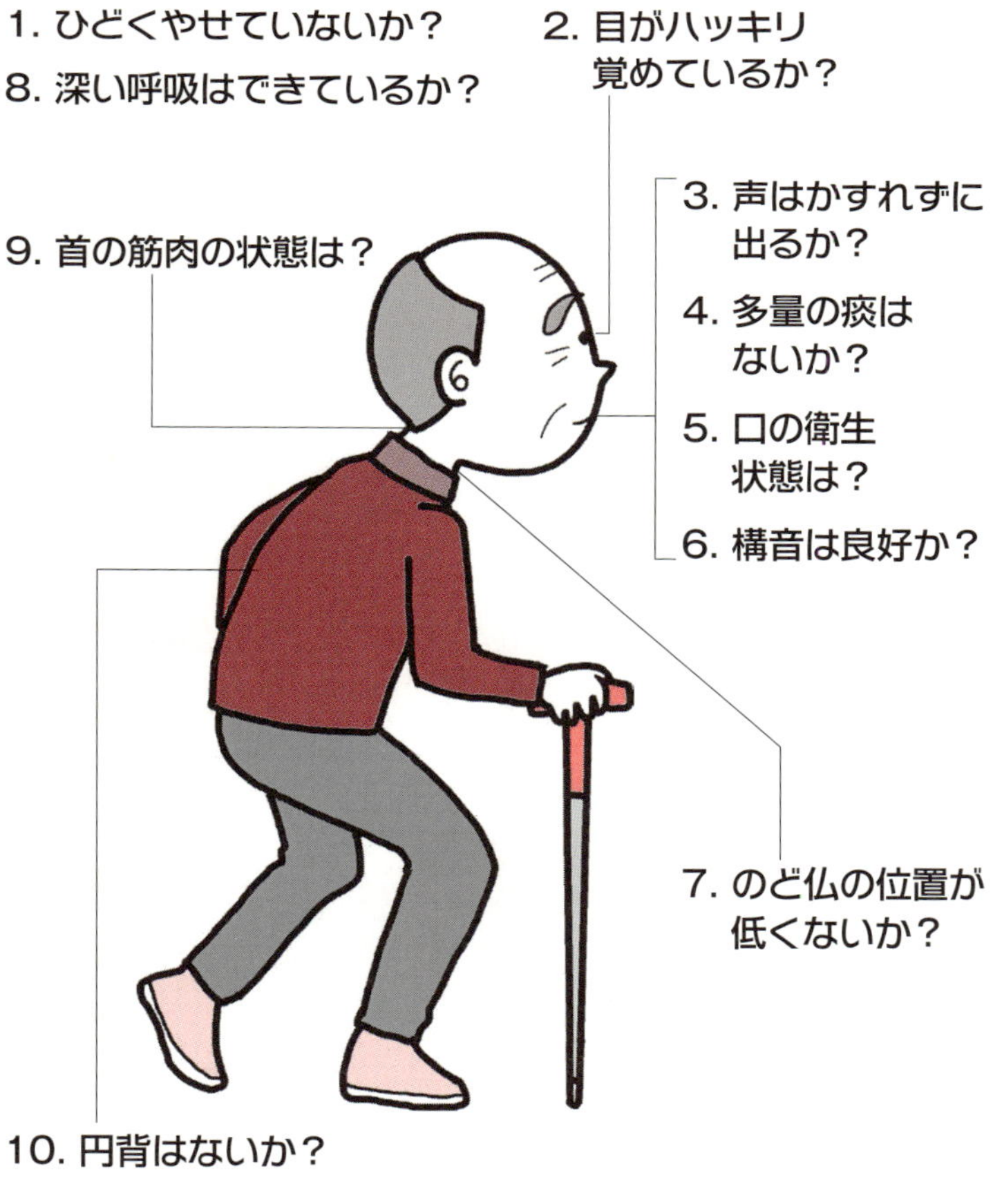
1. ひどくやせていないか？
8. 深い呼吸はできているか？
2. 目がハッキリ覚めているか？
3. 声はかすれずに出るか？
9. 首の筋肉の状態は？
4. 多量の痰はないか？
5. 口の衛生状態は？
6. 構音は良好か？
7. のど仏の位置が低くないか？
10. 円背はないか？

いと判断します。ひっきりなしに痰を吸引する必要があるレベルは嚥下訓練をそのままスムーズにすすめることは難しく、痰の量を減少させるために口腔ケアや首の角度や姿勢の調整、呼吸理学療法を優先すべきでしょう。

⑤口の衛生状態は？

口腔内が汚れている場合は自浄作用が失われています。例えば、現在口から食事をしているひとであれば食後に食物が口腔内に異常に残っていたり、口から食事をしていないひとなら乾燥した痰が口腔内に張り付いていることがあります。このような場合は口腔機能低下と判断します。また、口腔内が痰などで汚染している場合は、咽頭内も汚染されていることが多いようです。

⑥構音が良好か？

構音は「パ・タ・カ」を確認します。「パ」は口唇閉鎖、「タ」は舌尖と口蓋、「カ」は奥舌と口蓋が接することによって作られます。よってそれらの音が不良である場合には、口唇や舌の動きが不良であることを疑います。

⑦のど仏の位置が低くないか？

首や喉を外部から観察します。健康な若い人では下顎と喉仏の間隔は指1本程度です。しかし、やせて喉の筋力が落ちた高齢者では指3～4本も入る場合があります。そうなると、嚥下反射までの時間がかかったり、咽頭腔が広くなり食物が咽頭に残留しやすくなったり、また気管の閉鎖が不十分な場合もあります。

⑧深い呼吸ができているか？

健常者は、嚥下前に息を吸い軽く吐く途中に息をこらえ（嚥下性無呼吸）、嚥下した後、息を吐くというパターンが多いとされています。生ビールを飲んだ後「プハー」と吐くのはこの反応です。呼吸の状態が悪い場合は、この嚥下と呼吸の協調パターンが乱れて誤嚥の原因になっている可能性を疑います。

⑨首の筋肉の状態は？

横隔膜など呼吸に必要な筋肉が弱まりそれを補うために首や肩で呼吸している、あるいは車イスが合わず姿勢を保持しようと常に首に力を入れているような場合は、首の筋肉である胸鎖乳突筋が硬くなっています。首に力が入った状態は嚥下に不利ですのでよく見てみましょう。

⑩円背《えんぱい》はないか？

円背ではバランスを取るために顔を上に向けるようになります。すると咽頭腔が広くなり、さらに喉仏を持ち上げる筋肉が突っ張った状態になり、飲み込みにくい状態になります。

これらの10項目の診察を行ってはならない職種は存在しないため、在宅での関連各職種は上記の観察ポイントを押さえておくといいでしょう。

（参考文献）
1）才藤栄一，松尾浩一郎，柴田斉子：プロセスモデルで考える摂食・嚥下リハビリテーションの臨床 医歯薬出版
2）才藤栄一，向井美恵（監修）：摂食・嚥下リハビリテーション第2版 医歯薬出版
3）戸原玄：高齢者の摂食嚥下・栄養に関する地域包括的ケアについての研究（厚生労働科学研究委託費 長寿・障害科学総合研究事業）
4）日本摂食・リハビリテーション学会編集：第1分野 摂食・嚥下リハビリテーションの全体像 医歯薬出版
5）戸原玄：訪問で行う摂食・嚥下リハビリテーションのチームアプローチ 全日本病院出版会
6）植松宏，戸原玄：訪問歯科診療ではじめる摂食・嚥下障害へのアプローチ 医歯薬出版

2-14

摂食嚥下機能評価の方法

- 摂食嚥下機能の評価の基本は問診と観察、加えてスクリーニングテストを活用する。
- 在宅で行える精密検査には嚥下内視鏡（VE）がある。
- 入院中に実施された嚥下機能評価の結果は、患者さんの嚥下機能を過小評価する可能性がある。

スクリーニングテスト

基本となるのは十分な問診や観察ですが、実際には限られた診療時間のなかで食事観察をできる機会は少ないため、スクリーニングテストを実施することが一般的です。

現在よく使われているスクリーニングテストをご紹介します。

①反復唾液嚥下テスト（図1）

誤嚥のスクリーニングとして最も簡便な方法です。

人差し指で舌骨を、中指で甲状軟骨を触診して空嚥下を指示し30秒間に何回嚥下できるかを観察します。甲状軟骨が指を十分に乗り越えた場合のみ1回とカウントし、3回未満であれば陽性、つまり摂食嚥下障害の可能性が高いと判断します。

②改訂水飲みテスト（図2）

3mlの冷水を飲んでもらい、その様子を観察して評価します（**表1**）。

③食物テスト

茶さじ一杯（4g）のプリンを食べさせて評価するスクリーニングテストです。主に口腔における食塊形成と、咽頭への送り込みを評価する方法です。

④頸部聴診（図3）

聴診器で嚥下音や嚥下前後の呼吸音の変化、呼吸と嚥下のタイミングを聴く方法です。指示が入らない場合やベッドサイドでも簡便に行えます。

⑤咳テスト

表1　改訂水飲みテスト（MWST）の手順と評価基準

手技	評価基準
①冷水3mlを口腔底に注ぎ嚥下を支持する ②嚥下後、反復嚥下を2回行わせる ③評価基準が4点以上なら最大2施行くり返す ④最低点を評価とする	1：嚥下なし、むせるand／or呼吸切迫 2：嚥下あり、呼吸切迫（不顕性誤嚥の疑い） 3：嚥下あり、呼吸良好、むせるand／or湿性嗄声 4：嚥下あり、呼吸良好、むせない 5：4に加え、反復嚥下が30秒以内に2回

図1　反復唾液嚥下テスト（REET）

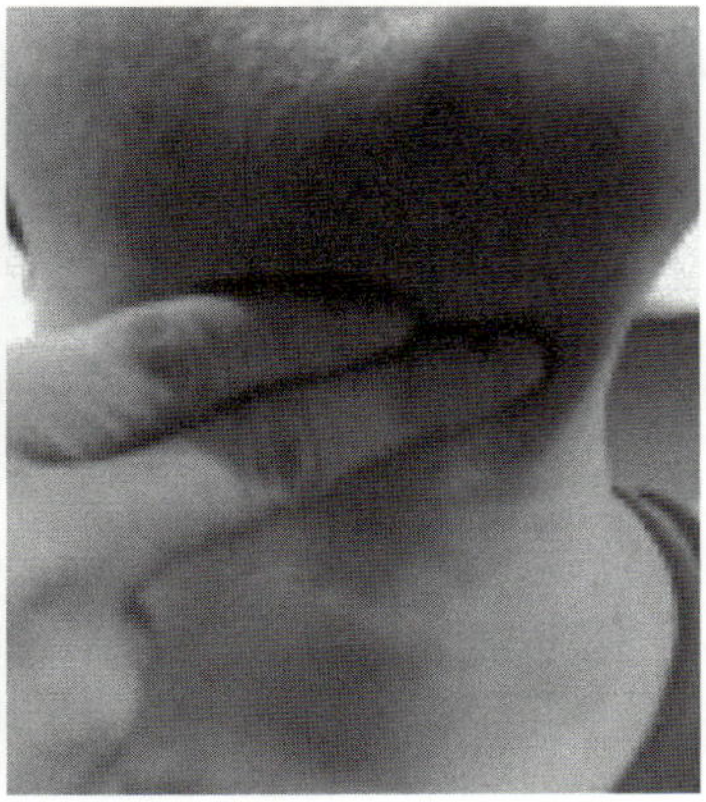

図2　改訂水飲みテスト（MWST）

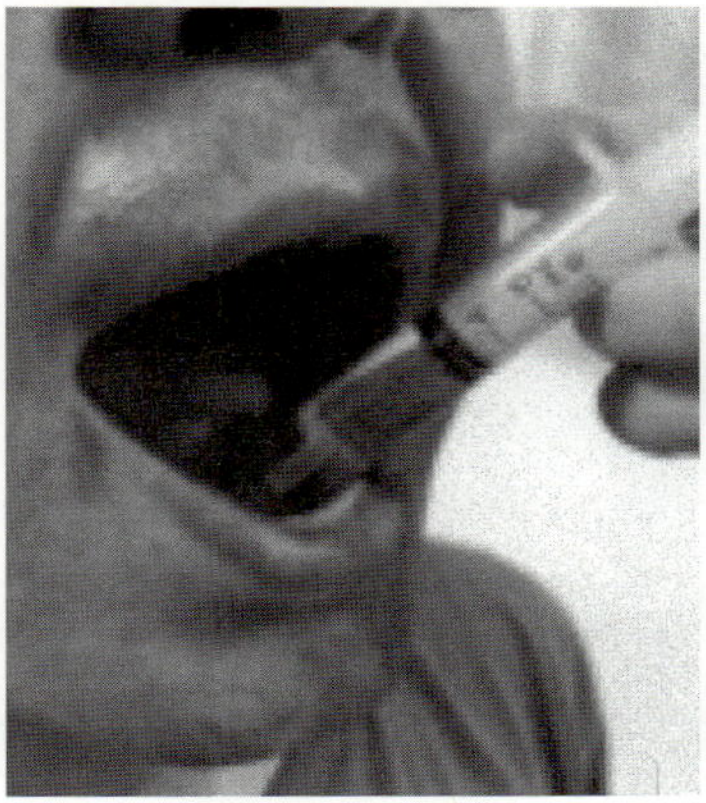

図3　頸部聴診

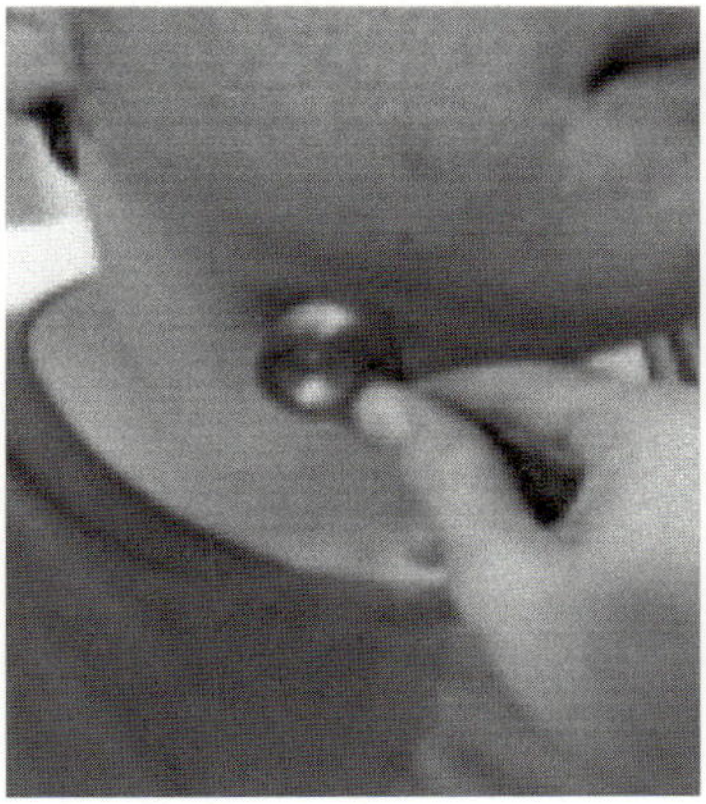

不顕性誤嚥（むせのない誤嚥）の存在を評価する方法です。１％濃度のクエン酸溶液をネブライザから噴霧させ、それを口から吸入させて咳反射をみる方法です。

嚥下機能検査

摂食嚥下障害の検査としてgold standardとされているのは嚥下造影検査（ＶＦ）および嚥下内視鏡検査（ＶＥ）です。在宅ではＶＦを行うことはできませんが、ＶＥは実施可能です。

①ＶＦ（videofluoroscopic examination of swallowing：嚥下造影検査）

ＶＦはバリウムなどを検査食として飲んでもらう検査です。誤嚥や咽頭残留、器官の動きを評価できます。また病院のＸ線透視装置を用いて行います。ですので、在宅では行うことができません。

②嚥下内視鏡検査（VE: video endoscopic evaluation of swallowing）（図４、５　表2）

嚥下内視鏡検査（以下ＶＥ）とは、直

表2　VEの利点と欠点

利点
・持ち運べるので在宅でもOK ・普段食べているものを評価できる ・唾液や喀痰の観察ができる ・咽頭を観察できる ・患者・介護者に説明しやすい
欠点
・咀嚼運動が一部しかみえない ・咀嚼期、食道期がみえない ・嚥下動作の瞬間がみえない ・嚥下に関する器官の動きがみえない ・内視鏡挿入の違和感・不快感がある

VEの目的

利点
・咽頭衛生状態の確認 ・食事メニューの決定 ・訓練の決定 ・Best swallowとworst swallowの確認 ・誤嚥の診断

径3・6㎜の細い内視鏡を経鼻的に挿入し、安静時、嚥下時、の咽頭・喉頭を観察することで嚥下機能を評価する検査です。

　また、VEは持ち運びが可能であり在宅において十分に施行可能な嚥下機能検査です。

嚥下機能評価の解釈について

　病院に入院中に嚥下機能検査を実施されることは多いですが、特に長期間の食止めなどの後に実施された検査では、患者さんの嚥下機能を過小評価することがあります。実際、退院時に食事の制限指示を受けていても、実際に在宅では普通の食事が食べられている、というケースは少なくありません。

　検査の結果を鵜呑みにするのではなく、自らの目でしっかりと観察を行うことが重要です。特に「食べられない」という評価は、その人のQOLに大きく影響します。その判断の重大さを十分に意識しながら、細やかに観察を行い、本人や家族の想いとリスクのバランスの中で、適切な判断を心がけるべきです。

図4　在宅でのVE検査

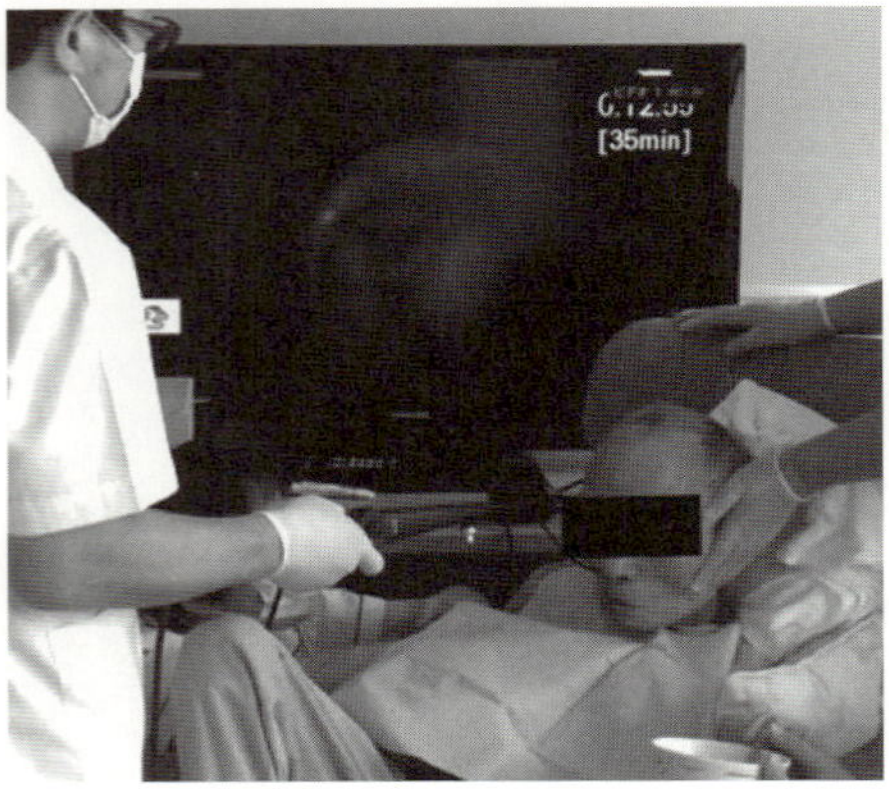

図5　VE画像（健常者と摂食嚥下障害者）

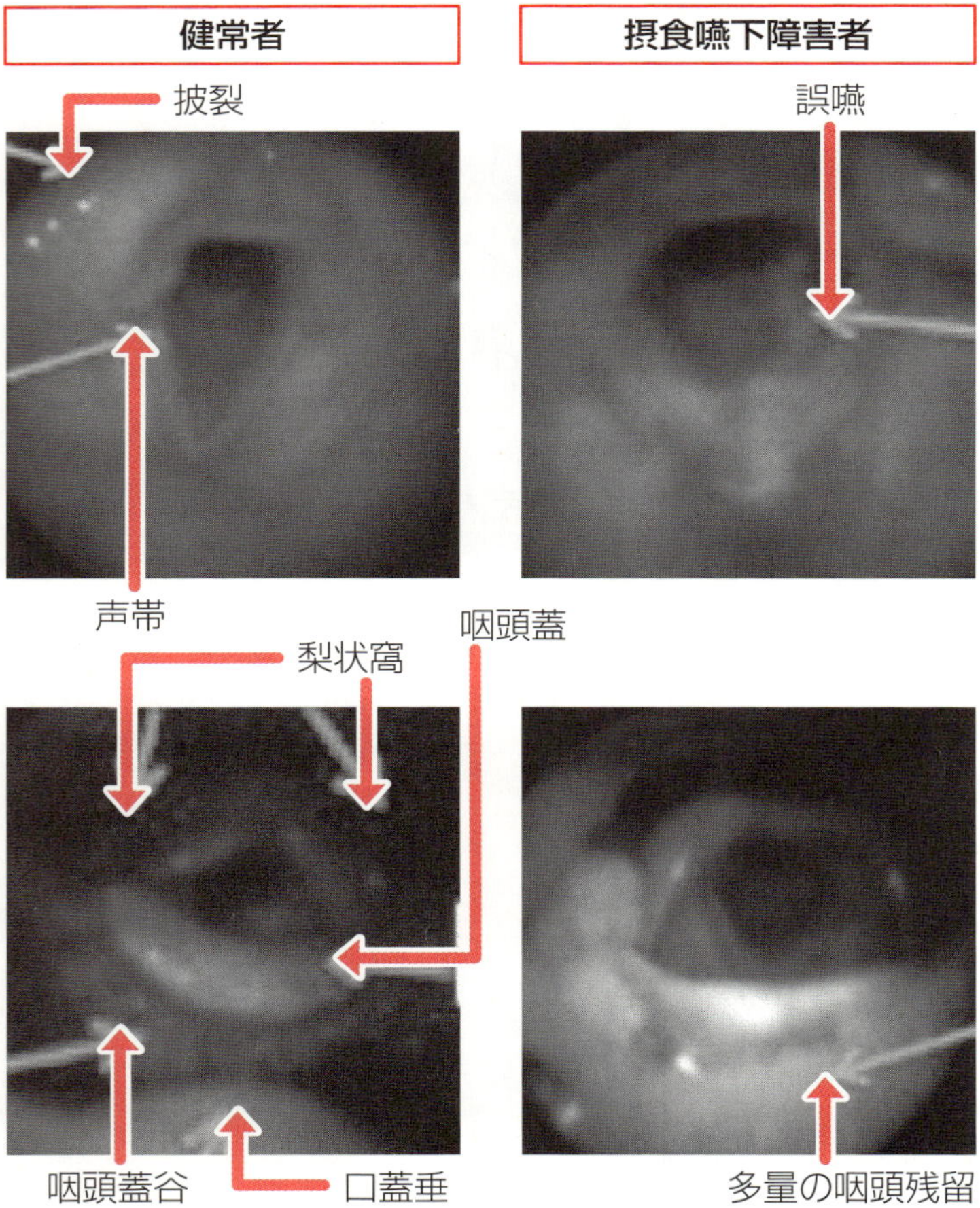

（参考文献）
1)戸原玄：訪問で行う摂食・嚥下リハビリテーションのチームアプローチ　全日本病院出版会
2)植松宏，戸原玄：訪問歯科診療ではじめる摂食・嚥下障害へのアプローチ 医歯薬出版

2-15 食べられる口を守るために

- 食べられる口を守ることは、QOLを守ること。
- オーラル・フレイル＝全身の機能低下は口から始まる。
- 口腔ケアと口腔機能管理が基本。口腔内装置が効果的なケースもある。

高齢者の楽しみは「食べること」[1)]

高齢者の関心事（楽しみ）を聞いたアンケートがあります。その結果は「行事参加」「家族訪問」「テレビ」を差し置いて、最大の関心は「食事（食べること）」でした（**表1**）。その食べることの障害が摂食嚥下障害であり、最大の関心を奪われている要介護高齢者は多いのではないでしょうか。また、在宅において療養している患者さんたちの〝おいしい食事をいつまでもお口から摂りたい〟ということを支援していきましょう。

口の虚弱（オーラル・フレイル）を防ぐ[2)]

「オーラル・フレイル」という言葉を聞いたことがありますか？

直訳すると口腔機能の虚弱という意味です。これは、口腔機能が低下することで食環境が悪化（食事の質や量が低下）し、その結果、筋肉量の減少と生活機能障害に至るという新しい考え方です。

口腔機能の低下は、筋減弱症（サルコペニア）や運動器症候群（ロコモティブシンドローム）の前兆と考えられており、「オーラル・フレイル」の予防が全身の健康に寄与することがわかってきています。オーラル・フレイルの予防のためには、ささいな歯・口の機能の低下を軽視しないことが大切です。

食べこぼしやむせ、滑舌の低下、咬

表1　要介護高齢者の日常生活における関心事（施設で楽しいこと）**について**

	1位	2位	3位
特別養護老人ホーム（9施設　n=773）	食事	行事参加	家族訪問
老人保健施設（13施設　n=1324）	食事	家族訪問	行事参加
老人病院（9施設　n=362）	食事	家族訪問	テレビ
療養型病院（1施設　n=50）	食事	家族訪問	テレビ

めない食べ物が増えた、などはオーラル・フレイルの初期症状かもしれません。このような症状があれば早期に歯科受診をおすすめします。

食べられる口を守る[3)]

口から食べないと口腔機能は低下し、虚弱・廃用により、さらに機能低下が進行していきます。

食べられる口を守るためにもっとも重要なのは口腔ケアです。

口腔ケアとは単なる歯磨き（口腔清掃）のことではありません。口腔機能を向上させる口腔リハビリ（マッサージなど）も合わせて行います。

口腔ケアをしっかり行うと、口腔内の感覚刺激による「**①唾液分泌促進効果**」「**②脳への刺激効果**」「**③筋肉に及ぼす影響（マッサージ効果など）**」があります。この口腔ケアと口腔機能管理を前提にすることで、「食べられる口」を作り守っていくことができます。

食べるための装具として工夫された特殊な義歯[4)]

摂食嚥下障害への対応方法のひとつとして口腔内装置（特殊な義歯など）の作製があります。ここではPAP（舌接触補助床）、PLP（軟口蓋挙上装置）を説明します。

※PAP：舌の欠損や機能障害に対して、構音および摂食嚥下障害を改善します。

舌を口蓋に押し付けることで、わたしたちは食塊を咽頭に移動させていますが、舌に欠損や機能障害があると、舌が口蓋に届かず、食塊を上手に運搬することができません。また、構音にも障害が発生します。

図1　工夫したいろいろな義歯

PAP

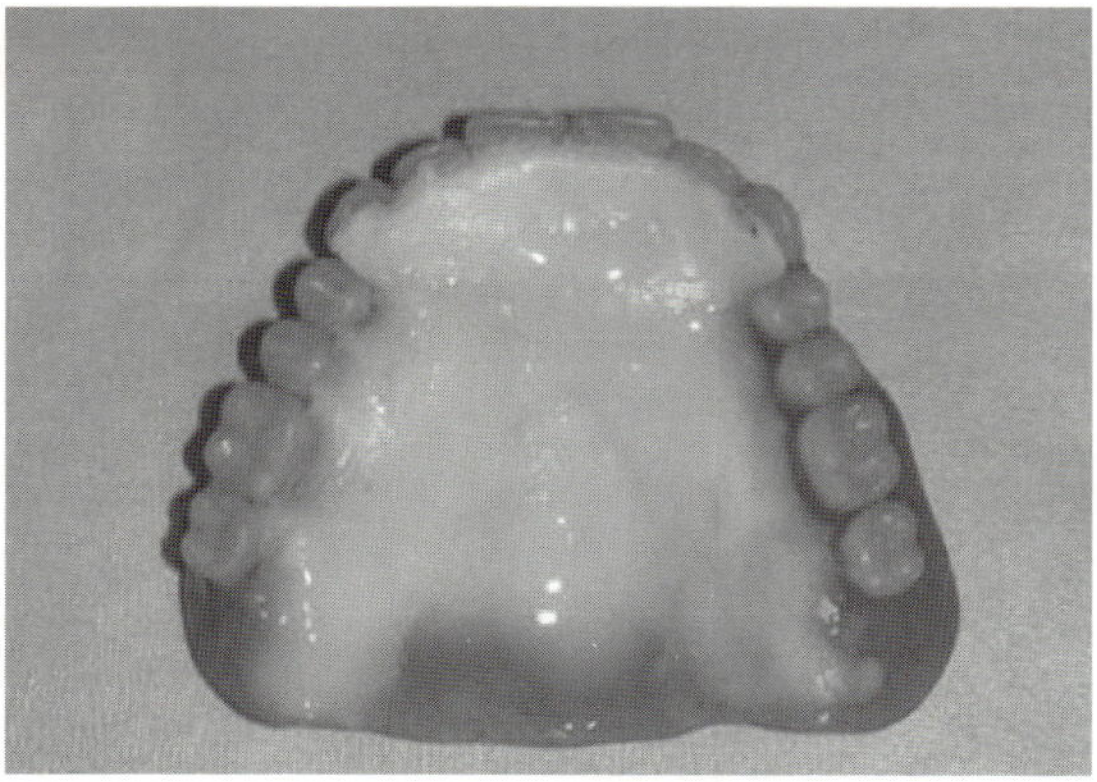

白いシリコン部分で厚みを持たせて
舌が上顎義歯に接するように工夫している

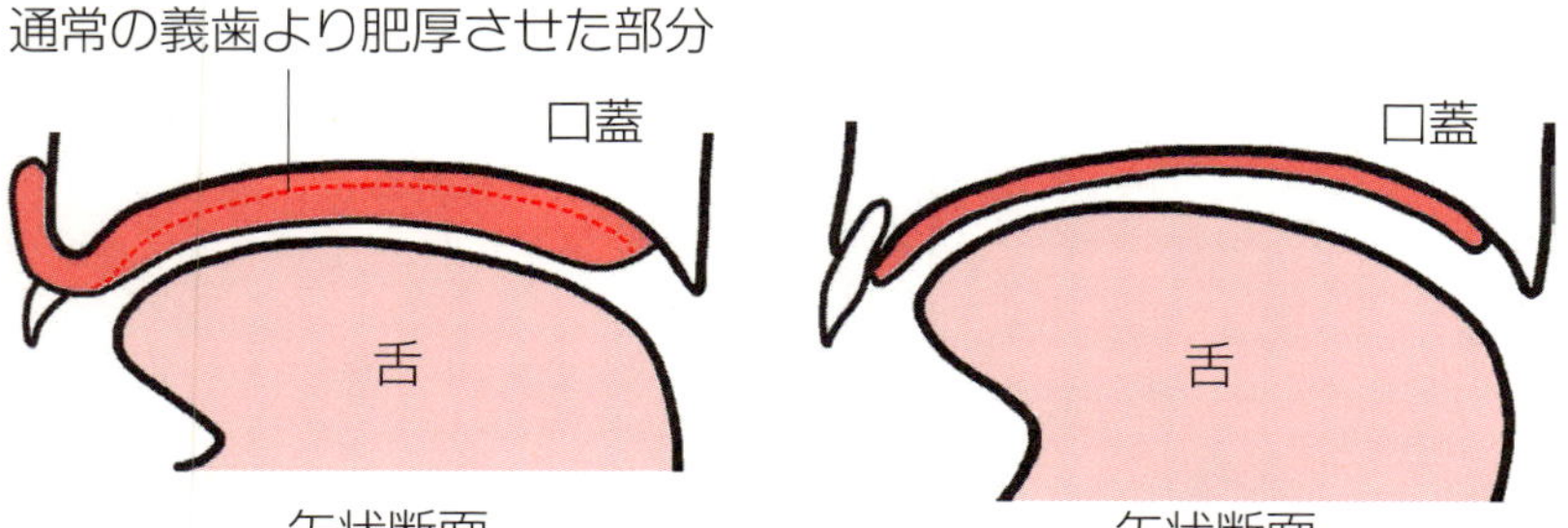

矢状断面（PAP）　　矢状断面（通常の義歯）

国立長寿医療研究センター・大野友久先生から寄贈

PAPを口蓋に装着することで、口蓋と舌が近くなり、嚥下時や構音時の舌と口蓋との接触を補助し、摂食時の食塊の移動やコントロールや構音障害を改善することができます。

※PLP：軟口蓋の運動障害による鼻咽腔閉鎖不全に対して、主に構音障害の改善目的で作製されます。通常型PLPは嚥下機能には阻害的に作用することが多いため、軟口蓋挙上子を軟質の材料で作製したモバイル型PLPという装置もあります（**図2**）。

（参考文献）
1)角保徳：歯科医師・歯科衛生士のための専門的口腔ケア　医歯薬出版
2)日本歯科医師会ホームページhttp://www.jda.or.jp/enlightenment/qa/
3)北村清一郎（編著）：なぜ「黒岩恭子の口腔ケア&口腔リハビリ」は食べられる口になるのか　デンタルダイヤモンド社
4)大野友久：摂食・嚥下障害に対する特殊な口腔内装置の歴史と進歩　MB Med Reha No.167：43-47 2014

図2　工夫したいろいろな義歯

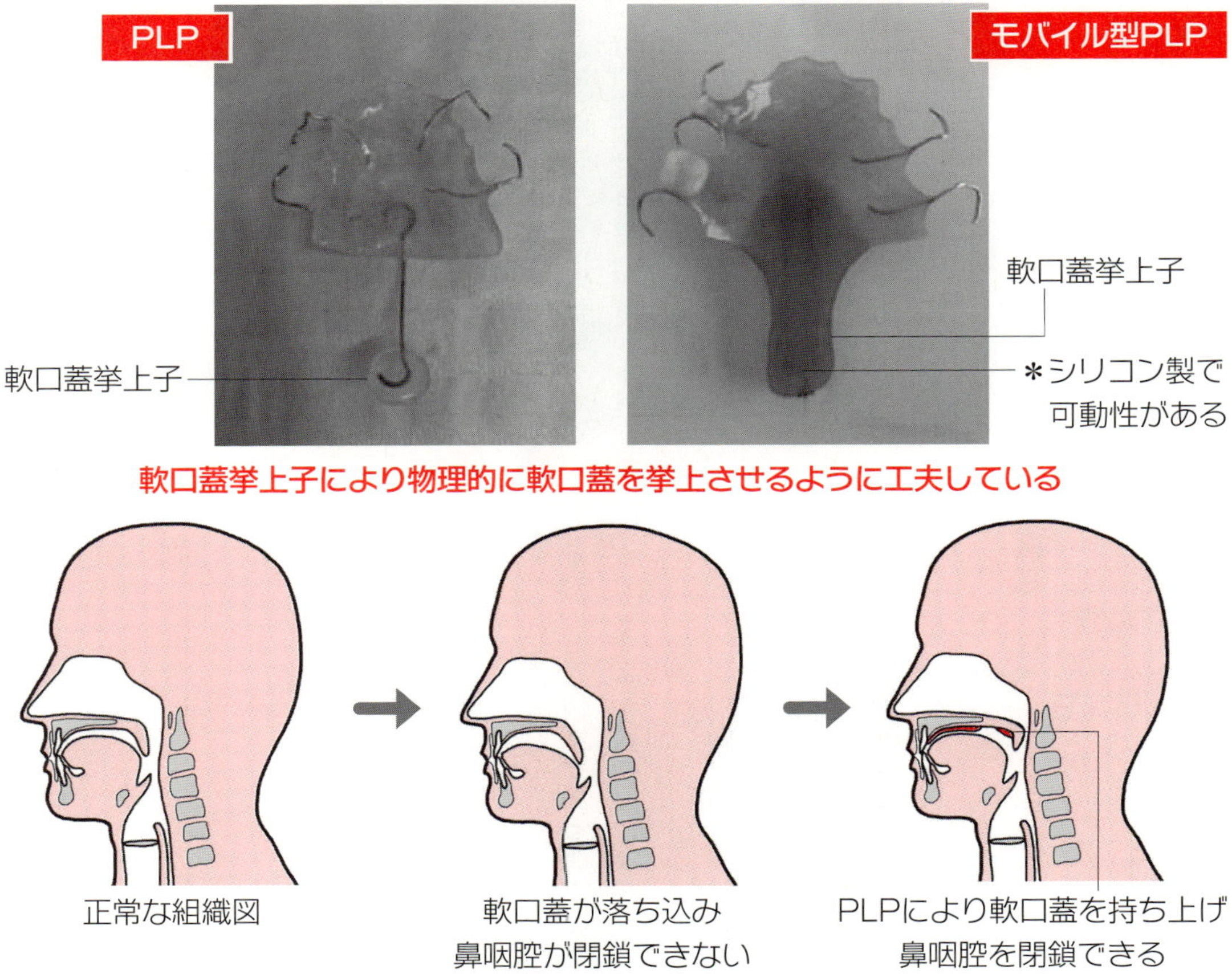

軟口蓋挙上子により物理的に軟口蓋を挙上させるように工夫している

国立長寿医療研究センター・大野友久先生から寄贈

2-16

口腔ケアの正しい方法

- 口腔はプライベートゾーン、ケアを行う際にはデリケートな配慮が必要。
- ユマニチュードの方法である「見る・話す・触れる」を口腔ケアの際にも取り入れる方法は有効。
- 口腔清掃を中心とした日常的口腔ケアと、口腔機能の改善を目的とした専門的口腔ケアを組み合わせる。

口腔ケアを始めるまえに

最近、話題になっているユマニチュードの本から抜粋しました1)。

◆顔はプライベートゾーン

「顔は極めてプライベートな領域です。道であった人に突然顔を触られれば誰でも驚きます。認知機能が低下している人も、見知らぬ人だと思っているケアスタッフに顔を触られれば、同じように驚くのです。

親しいなじみの関係ができていると思っていても、必ずしもケアする人を覚えているとは限りません。いきなり顔を触れるのは相手のプライベートな領域に唐突に踏み込みすぎている可能性があります。そこで拒否的な反応を示されるのは当たり前のことなのです」

以上を読んでみてどうでしょうか？　顔が極めてプライベートな領域であるとしたら口腔内はさらにデリケートな領域ですね。

口腔ケアをする際にいきなり口をがばっと開けてごしごし磨いているひとはいませんか？

ユマニチュードの方法を利用した口腔ケアの手順

①相手の視野に入って見つめます。

↓

②相手との視線があったら挨拶をして、口腔ケア（歯磨き）を行うことを話します。

↓

③それからいきなり口を触るのではなく、肩や腕を触ったりしてから、プライベートな領域である顔・口腔を触っていきます（声をかけながら）。

↓

④口腔ケア中もやっていることを実況中継するように話しかけながら行うとよいです（例えば、前歯を磨いていますよ、汚れがとれるとつるつるして気持ちがいいですね、など）。

↓

⑤終わったら、握手しながら「お口がすごくきれいになりましたよ。スッキリしましたね！　また来ますね！」と話す。

以上はほんの一例です。

図1 ORAL HEALTH ASSESSMENT TOOL (OHAT)

ID：	氏名：					評価日：　/　/
項目	0＝健全		1＝やや不良		2＝病的	スコア
口唇		正常、湿潤、ピンク	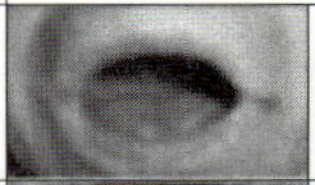	感想、ひび割れ、口角の発赤	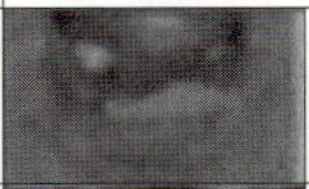 腫脹や腫瘤、赤色斑、白色斑、潰瘍性出血、口角からの出血、潰瘍	
舌		正常、湿潤、ピンク	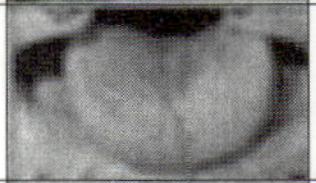	不整、亀裂、発赤、舌苔付着	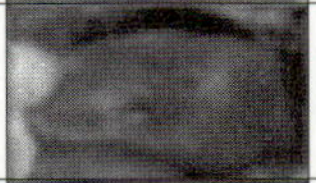 赤色斑、白色斑、潰瘍、膨張	
歯肉粘膜	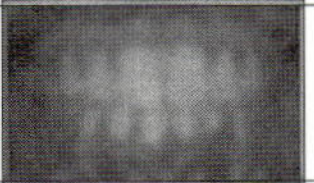	正常、湿潤、ピンク	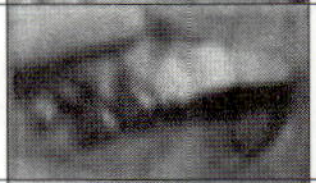	乾燥、光沢、粗造、発赤 部分的な(1-6歯分)腫脹 義歯下の一部潰瘍	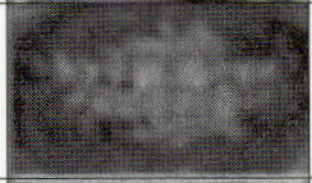 膨張、出血(7歯分以上) 歯の動揺、潰瘍 白色斑、発赤、圧痛	
唾液	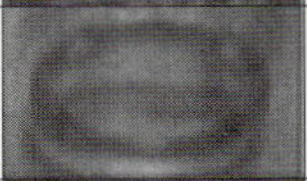	湿潤 漿液生	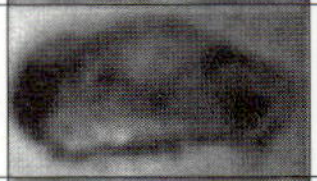	乾燥、べたつく粘膜、少量の唾液 口渇感若干あり	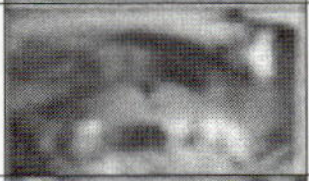 赤く干からびた状態、唾液はほぼなし、粘性の高い唾液、口渇感あり	
残存歯 □有 □無		歯、歯根のう蝕または破折なし	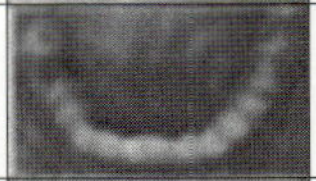	3本以下のう蝕、歯の破折、残根、咬耗	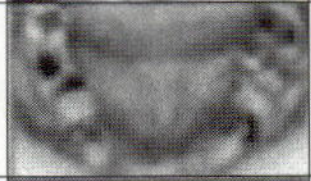 4本以上のう蝕、歯の破折、残根、非常に強い咬耗 義歯使用なしで3本以下の残存歯	
義歯 □有 □無	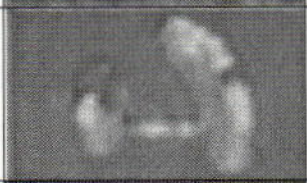	正常 義歯、人口歯の破折なし 普通に装着できる状態	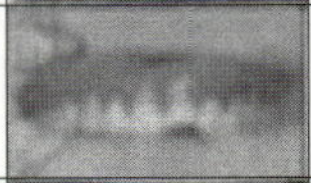	一部位の義歯、人口歯の破折 毎日1−2時間の装着のみ可能	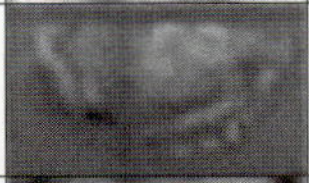 二部位以上の義歯、人工歯の破折 義歯紛失、義歯不適のため未装着 義歯接着剤が必要	
口腔清掃	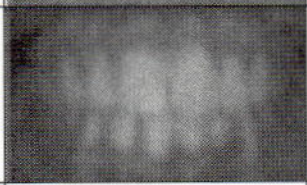	口腔清掃状態良好 食渣、歯石、プラークなし	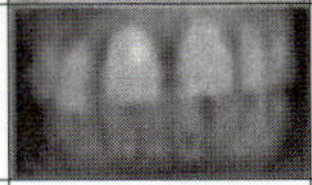	1-2部位に食渣、歯石、プラークあり 若干口臭あり	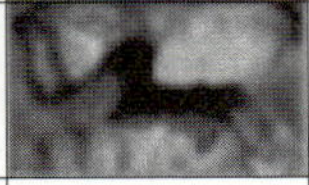 多くの部位に渣、歯石、プラークあり 強い口臭あり	
歯痛		歯痛を示す言動的、身体的な兆候なし		疼痛を示す言動的な兆候あり：顔を引きつらせる、口唇を噛む、食事しない、攻撃的になる	疼痛を示す身体的な兆候あり：頬、歯肉の腫脹、歯の破折、潰瘍、歯肉下潰瘍。言動的な兆候もあり	
						合計
歯科受診（　要　・　不要　）						
再評価予定日　/　/						

日本語訳：藤田保健衛生大学医学部歯科 松尾浩一郎、with permission by The Iowa Geriatric Education Center

ケアするひと・ケアされるひとはさまざまであり、相性というものもあると思います。ぜひ、ユマニチュードの方法である「見る・話す・触れる」を口腔ケアの際にも取り入れていただけたらと思います。

介護職・看護職でもできる口腔評価

介護・看護職の方でも簡単にできる口腔評価方法がありますのでご紹介します。

OHAT（Oral Health Assessment Tool）日本語版というものです（**図1** 藤田保健衛生大学医学部歯科教授松尾先生から）。

これは、介護施設の介護スタッフが行えるような8項目からなる簡便な口腔スクリーニング用紙となっています。

要介護高齢者の口腔衛生プロトコール用に開発された評価用紙となっており、本評価用紙を用いることで、標準化された口腔ケアのプロトコールの運用と適切なタイミングでの歯科への依頼などが期待できます。

さらに詳しいことを知りたい方は藤

田保健衛生大学医学部歯科教室のホームページをご覧下さい。
http://dentistryfujita-hu.jp/

口腔ケアのシステム作り[2)]

ここでは、①日常的口腔ケアと②専門的口腔ケアについて説明します。

この2つは〝車の両輪〟のように助け合うことで相乗作用が期待されます(図2)。

①日常的口腔ケア

自分で口腔清掃が行えない要介護者に対して、看護師・介護者・家族などが簡単に行えて安全で効果的な口腔ケアです。

【方法】

1. 口腔ケア用スポンジ【約1分】

含嗽薬に漬した口腔ケア用スポンジで食物残渣を除去し、口腔粘膜から汚染物を取り除く

2. 舌ブラシ【約30秒】

舌ブラシで舌の奥から手前へ10回程度軽く擦り、舌苔を擦り取る

3. 歯ブラシもしくは電動歯ブラシ【約2分30秒】

歯ブラシにより歯面清掃(頬側と舌側)

4. うがい【1分】

注意点:口腔ケア時に出てきた汚染物を誤嚥させてはいけません。

誤嚥させないように口腔ケアをはじめる前に首の角度や姿勢を整えましょう。また、うがいを上手くできない場合は無理せず口腔ケア後にガーゼで拭いましょう。

②専門的口腔ケア

肺炎のリスクを下げ、口腔機能を改善させることが目的です。歯科医師・歯科衛生士によって行われ、いろいろな専門的清掃器具を使用します。在宅に訪問してくれる歯科医師や歯科衛生士はまだまだ少ないようです。今後、しっかりとした仕事ができる訪問歯科医師や訪問歯科衛生士が増えることを期待します。

(参考文献)
1)本田美和子,イヴ・ジネスト,ロゼット・マレスコッティ:ユマニチュード入門　医学書院
2)角保徳:歯科医師・歯科衛生士のための専門的口腔ケア　医歯薬出版

図2　口腔ケアのシステム作り

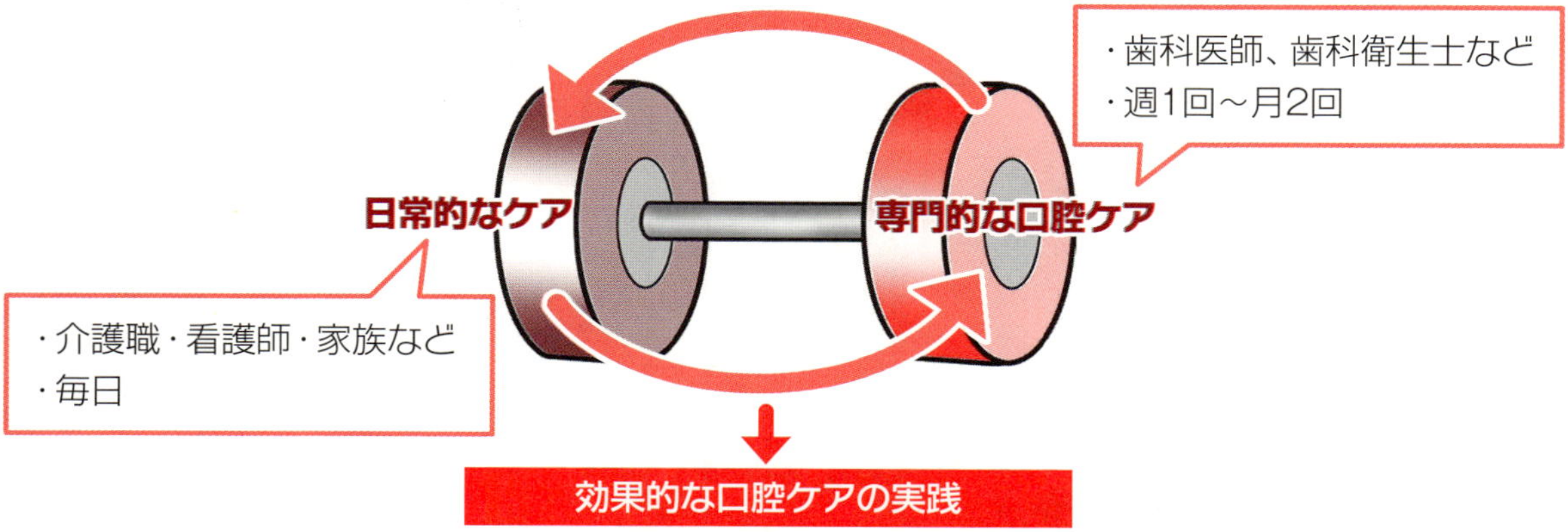

2-17 義歯の正しいケア

- 義歯のケアを怠ると誤嚥性肺炎などを起こす恐れもある。
- 義歯に汚れが付着していないかなどチェックを怠らないようにする。
- 義歯の洗浄方法や保管方法について正しいケアの方法を身につける。

義歯の正しいケアの方法を身につける

義歯のケアの重要性を知り、正しいチェック方法、洗浄方法、保管方法などを身につけましょう。

●義歯のケアをしないとどうなるの？

・口臭
・齲蝕《うしょく》や歯周病（残存歯）
・口腔カンジダ症
・義歯性口内炎
・誤嚥性肺炎

以上のことが起こる可能性があります。

●義歯のチェック方法

・デンチャープラークの付着はないか？
（デンチャープラークとは義歯表面に付着・堆積するプラークです。天然歯のプラークに比べて、カンジダ菌の占める割合が大きいのが特徴です）
・歯石や着色の沈着はないか？
（歯石や着色は義歯ブラシではとれませんので定期的に歯科にかかりましょう）
・食物残渣や薬などが付着していないか？
（薬が残っている場合は飲み方を再検討する必要があります）
・義歯の人工歯の脱落はないか？　割れやヒビはないか？　クラスプ（金属の留め金）は壊れていないか？

図1　義歯の汚れがつきやすいところ

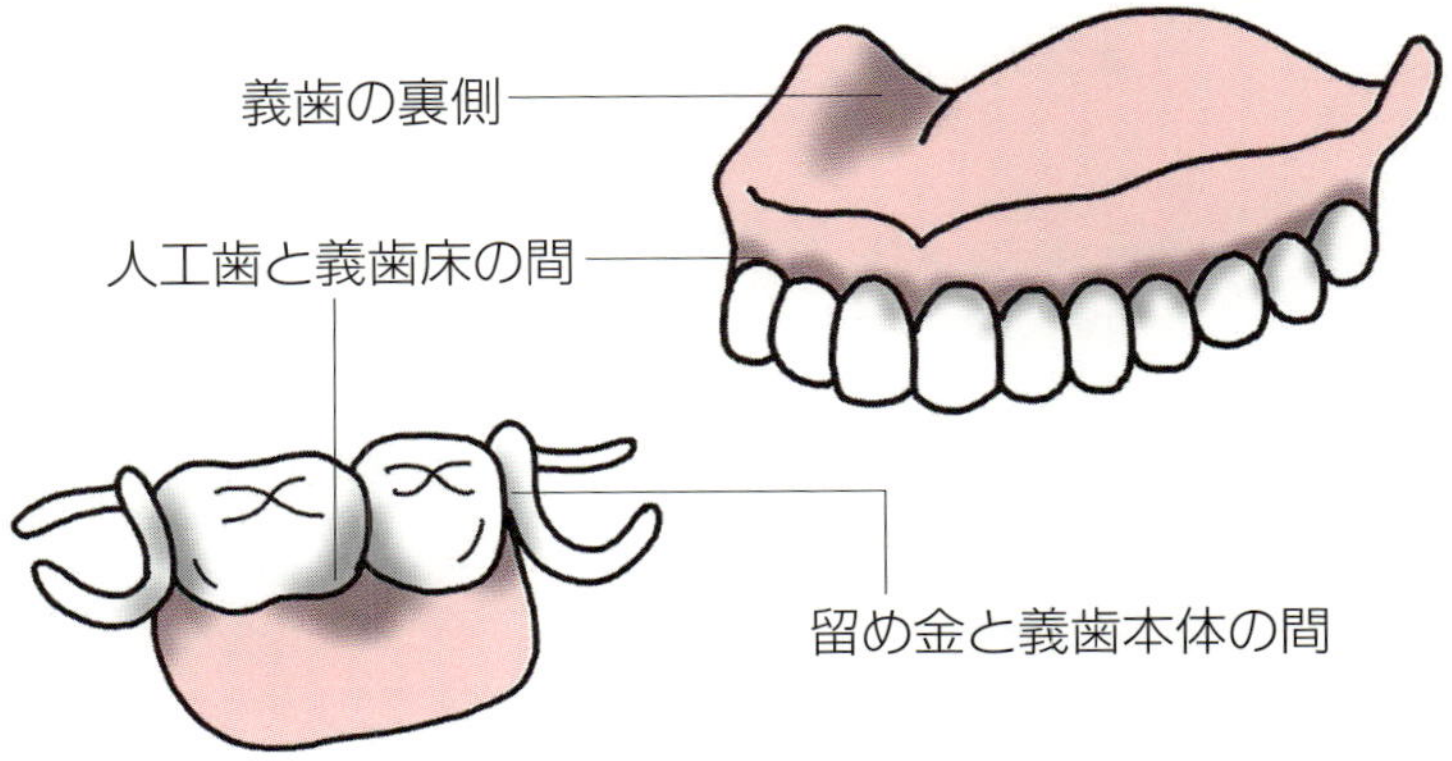

（これらのことをそのまま使用しているケースがよく見られます。訪問歯科医師に相談しましょう）

●義歯の洗浄方法

1. 汚れが付きやすいところを入念に義歯ブラシで磨きます（**図1**）。
2. その後義歯洗浄剤に漬けましょう（就寝前）。

◆その他のポイント

・義歯はキレイに磨いているが義歯をいれるケースがかなり汚染していることがあります。義歯ケースも同様に磨いてください。

・バイオフィルム（膜でおおわれた細菌の塊）は水でさっと流すだけではとれません。義歯ブラシで〃ぬめり〃がとれるまで機械的に清掃してください。

・研磨剤が入っていると傷がつくので歯磨き剤は使用しないようにしてください。

・定期的に歯科にかかり、バイオフィルム除去のため超音波洗浄を行ったほうがよいでしょう（**図2**）。

図2　超音波洗浄

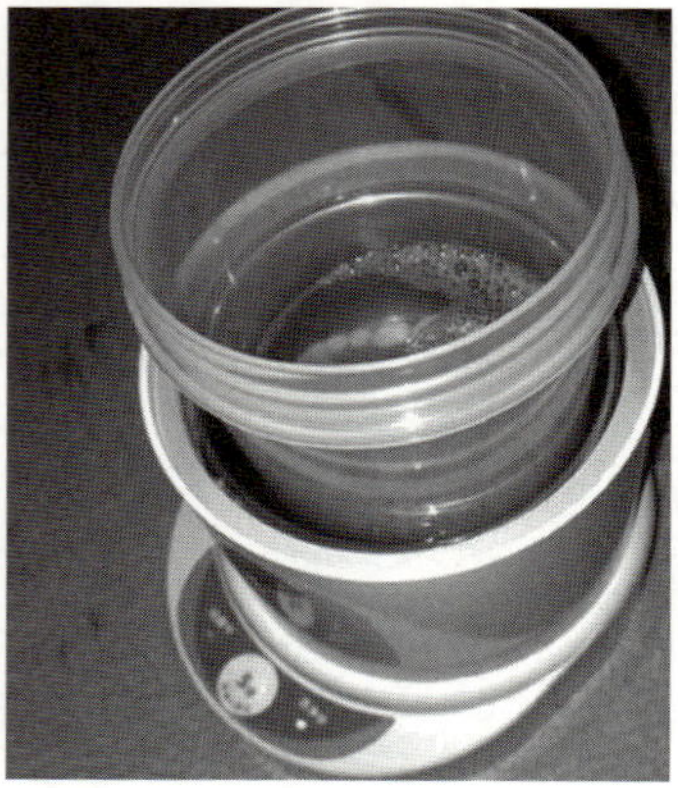

次亜塩素酸ナトリウムを含む洗浄剤で超音波洗浄をしているところ

●義歯の保管方法について[1)]

・義歯をはずす時は変形をさけるために水につけて保管してください（乾燥させないでください）。

・殺菌効果を高めるため義歯洗浄剤を使用するのもいいでしょう。

・義歯洗浄剤を使用した場合、義歯を口腔内に装着する前には洗浄剤を洗い流してから装着しましょう。

・就寝時に義歯をはずすかどうかは議論の分かれるところですが、装着したまま就寝する場合には必ず義歯を磨いた後装着してください。

●生活支援の装具としての義歯

義歯を必ず入れなくてはならないという意見はいき過ぎのように思われますが、義歯の重要性が特に要介護高齢者を対象とする歯科では少し疎んじられているように思います。

もう一度義歯の重要性を確認するために、以下の文献を歯科はもちろん歯科以外の方にもぜひ読んでいただきたいと思います。

（参考文献）
1)佐藤佑介，平野滋三，水口俊介：「全部床義歯のケアとメインテナンスのためのエビデンスに基づいたガイドライン」を読む　QDT Vol.37/2012 June
2)加藤武彦，三木逸郎，田中五郎：総義歯難症例への対応その理論と実際　デンタルダイヤモンド社

COLUMN

食支援で果たす歯科の役割

一般開業歯科医が出会う食事の困難な人は、咽頭期の問題よりも準備期（咀嚼期）、口腔期に問題があることが多く、廃用が進行しない間にしっかりとした咀嚼ができる環境を整えることが優先される。

安定しない義歯ではいつまでもモグモグしていて飲み込みのタイミングがつかず、嚥下と呼吸の切り替えがスムーズにいかない。

そのためにむせや誤嚥を引き起こしたり、食事時間の延長や疲労するなどの悪循環になる。義歯の吸着に問題があってリズミカルな咀嚼が行えず、結果として嚥下機能障害を引き起こしていることがある。義歯を安定させて咬合支持が得られると、下顎骨が固定されしっかりと舌骨が挙上されて喉頭蓋・声門の閉鎖がなされ力強い嚥下に繋がる。嚥下にばかり目をやるのではなく、口腔を整えて、しっかり噛める義歯を提供することは、窒息事故を防ぐことにもなる。

患者さんがしっかり咀嚼して食感を楽しみ、自分の口で食塊を形成することが、安全な嚥下に繋がっていくのである。機能が低下した固有口腔を形態修復できるのは、歯科にしかできないことであり、食支援のなかで、歯科の重要な分野である。

2-18

摂食嚥下リハビリテーション

- 嚥下訓練の前に「姿勢の調整」「首の角度の調整」「呼吸の調整」の3つの調整を行う。
- 嚥下訓練には直接訓練と関節訓練がある。
- むせない誤嚥（silent aspiration）という病態があり、患者がむせないからといって安心はできない。

訓練を始める前に押さえておきたいこと

摂食嚥下障害というと口や喉のリハビリだといってそれらを触りたくなるのは当然だと思います。しかし、それよりまず前述の観察ポイントのように姿勢・首の角度・呼吸の調整をしましょう。特に在宅では全職種が関われるわけではないので、以下の3つの調整を押さえておきましょう。

1．姿勢の調整

よく見られるのが、①テーブルがあっていない②椅子からずり落ちている③足が床に着かずぶらぶらしている、などです。

それぞれ、①テーブルをそのひとの身長に合わせたり②椅子を替えたりパットなどをいれたり③台をおくなど足底がしっかり接地できるように、など工夫をしましょう。

2．首の角度の調整（図1）

首が伸展して気道確保のようになっている場合があります。クッションなどで少し顎を引け目にしましょう。

3．呼吸の調整（図2）

高齢者は肺活量が低下しているそうです。また円背のため胸郭が狭くなっています。図のような体操を食前に行い胸郭を広げ呼吸を整えましょう。

訓練には直接訓練と間接訓練がある

直接訓練とは、安全な嚥下するため

図1　首の角度の調整

自分で頸部前屈ができない場合は、枕やクッションなどを工夫することにより自然に頸部前屈位がとれるようにする

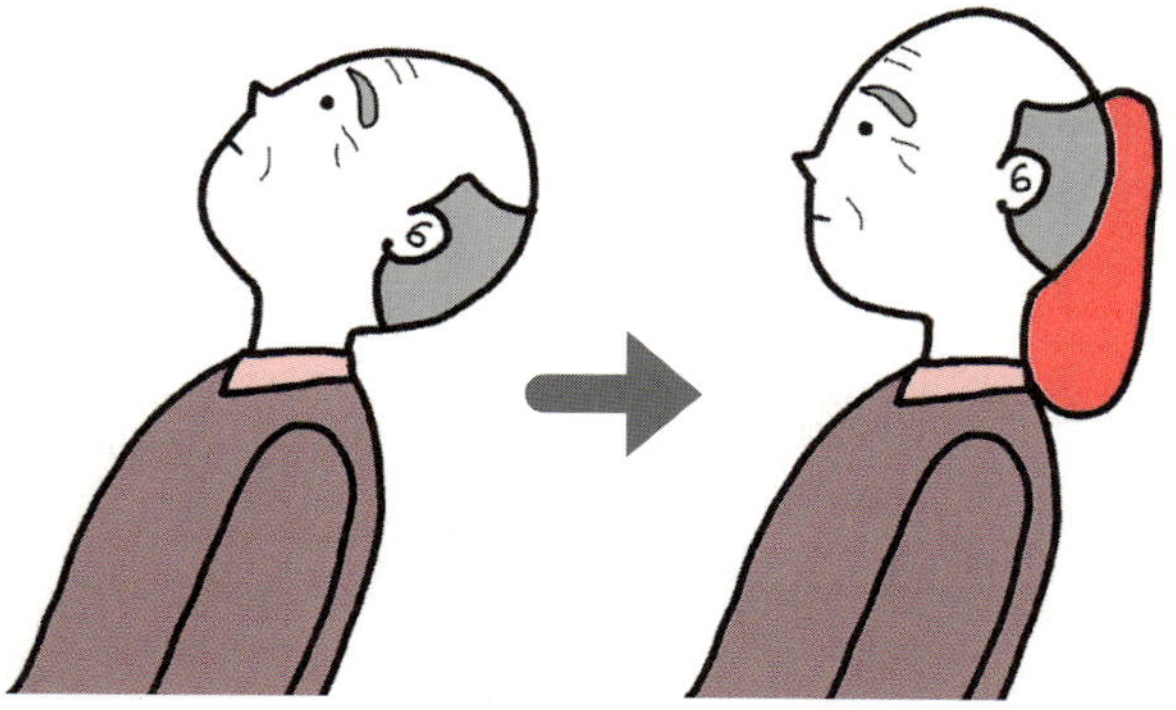

図2　呼吸の調整

腕をあげるときに吸って、下げるときに吐きます（深呼吸しながら20回を目安に）。
腕をあげることで胸郭を広げる効果があり即時的に呼吸量が増えます。
★痛みをともなうときは、できる範囲でゆっくり行ってください。
★片方に麻痺のある方では、もう片方を動かすだけでもよいです。
★意思疎通が困難な方には、介助で腕を上下させるだけでも効果があります。

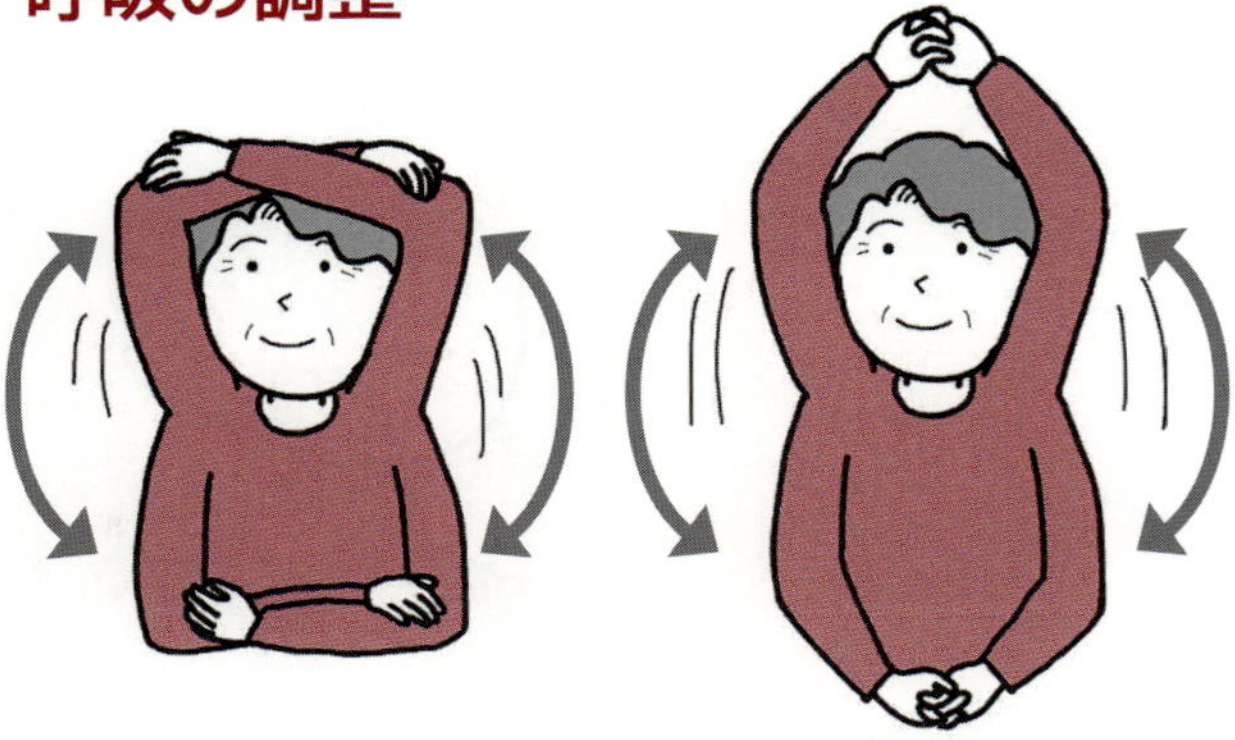

の方法を身につけ、食物を嚥下することを通じて嚥下機能を改善させる訓練です。つまり食べ物を実際食べてもらって行う訓練です。誤嚥や窒息などに注意して行いましょう。

安全に嚥下するためのポイントとしては、姿勢などの調整、食形態の調整、嚥下手技、食器の工夫、環境調整などがあります。

間接訓練とは、安全な嚥下をするために各器官に働きかけ食物を用いずに嚥下機能を改善させる訓練です。

訓練内容の一例

・唾液線マッサージ（**図3**）

・のどの強化訓練（開口訓練・頭部挙上訓練）（**図4**）

最後にクイズ形式（陥りたくない二分法[1]）で問題を出します。ぜひ読んでみてください。これらが理解できれば摂食嚥下リハビリテーション「初級卒業」です！

①「摂食嚥下障害＝誤嚥」？

摂食嚥下障害により生じる問題は誤嚥性肺炎や窒息、脱水・低栄養、食べる楽しみの喪失の3つであり、誤嚥だけに注目するのではなく、それぞれにバランスよく配慮する必要がある。

②「誤嚥＝肺炎」？

誤嚥と肺炎発症の間には種々の要因が介在する。これらの要因を考えて、誤嚥があっても肺炎を予防する対策を考える。

③「誤嚥＝禁食」？

嚥下のしやすさには難易度があり、嚥下のしやすい食物や体位などの「食べ方の調整」で、誤嚥を防ぎながら安全な経口摂取ができる可能性がある。

④「キザミ食＝嚥下調整食」？

しばしば嚥下調整食と誤解されている「キザミ食」は嚥下しやすい食形態ではない。

⑤「むせない＝安心」？

むせない誤嚥（silent aspiration）という病態があり、患者がむせないからといって安心はできない。

⑥「気管切開＝安心」？

気管切開は、気道管理上の必要があって設けられるが、嚥下機能には不利になる場合が多い。

⑦「摂食嚥下障害だけが障害」？

摂食嚥下障害を持っている患者は、

それだけではなく他のさまざまな障害を持っている場合が多いことを知り、障害全体を見渡したうえでアプローチがなされるべきである。

（参考文献）
1)才藤栄一，向井美恵(監修)：摂食・嚥下リハビリテーション第2版　医歯薬出版
2)Wada S, et al: Jaw opening exercise for insufficient opening of upper esophageal sphincter, Arch Phys Med Rehabil, 93: 1995-1999, 2012.
3)Shaker R, Kern M, Bardan E, et al: Augmentation of deglutitive upper esophageal sphincter opening in the elderly by exercise, Am J Physiol, 272(Gastrointest Liver Physiol 35): G1518-G1522, 1997.

図3　唾液腺マッサージ

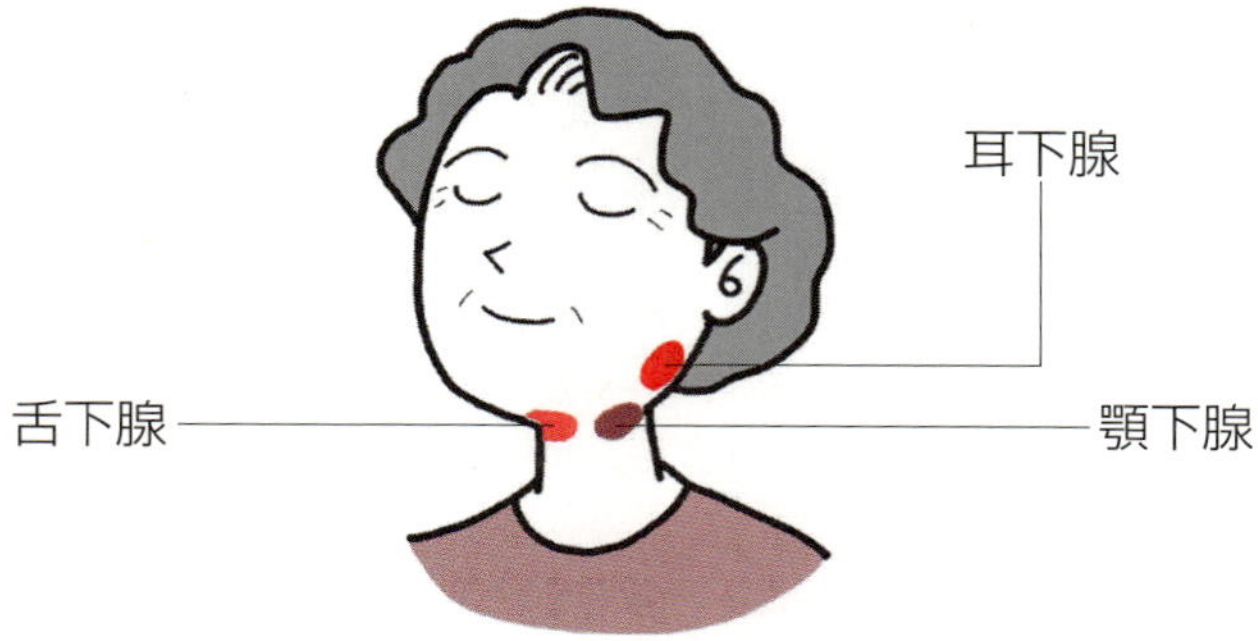

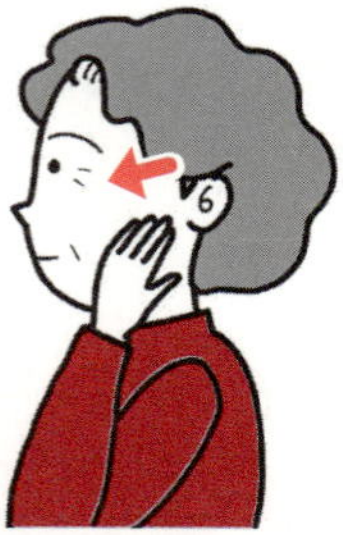

A. 耳下腺への刺激

人差し指から小指までの4本の指を頬にあて、上の奥歯あたりを後ろから前へ向かってまわす（20回）

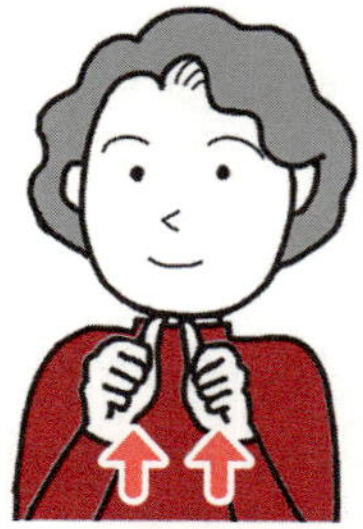

B. 顎下線への刺激

親指を顎の骨の内側の柔らかい部分にあて、耳の下から顎の下まで5カ所くらいを順番に押す（各10回）

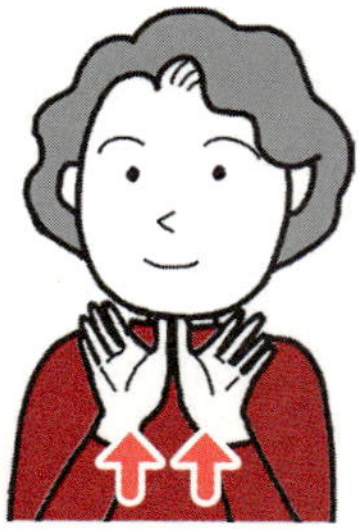

C. 舌下線への刺激

両手の親指をそろえ、顎の真下から手を突き上げるように押す（各10回）

図4　のどの強化訓練

開口訓練 2)

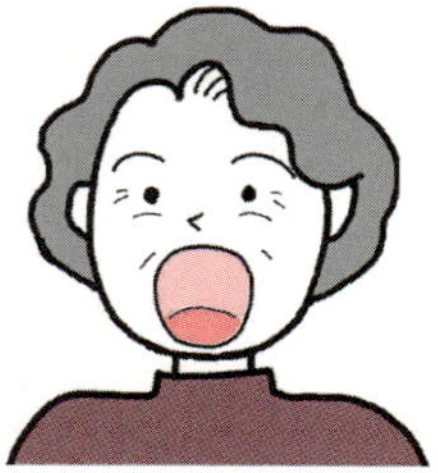

●**方法**
・口を最大限に開口させ10秒保持
・1日に5回を2セット行う
・顎関節症の方は行えない

頭部挙上訓練 3)

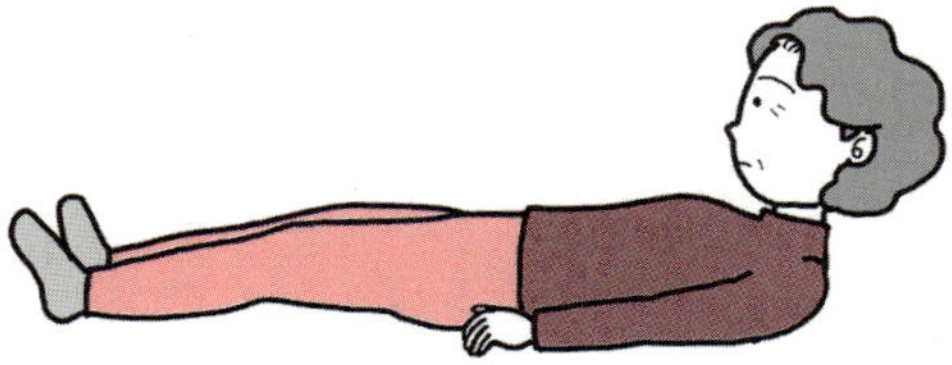

●**方法**
・頭を上げてつま先を見る
・肩は上げないように
・1日10秒以上、5回以上行う

必要に応じて訓練を行います。在宅では簡単なものがよいでしょう

2-19

摂食嚥下の際のポジショニング

- ポジショニングとは快適で安定した姿勢や活動しやすい姿勢を提供すること。
- 適切なポジショニングを通じて、その人のＡＤＬを最大限引き出し、ＱＯＬを高めることができる。
- 摂食嚥下障害の原因としてポジショニングが隠れていることが多い。まずは「気づく」ことが大切。

表1　姿勢のポイント

	坐位の場合	リクライニングの場合
意識状態	抗重力位（直立位）になればなるほど脳幹網様体を介して大脳が興奮し意識状態を改善させる。	リクライニングが大きくなればなるほど意識状態は低下し、介助者の声かけが重要になる。
食事意欲・視野	食事を見やすく他者との交流を図りやすくなるため、食欲が湧きやすい。	食事が見えにくい、他者との交流は難しいと食事意欲は低下しやすい。
呼吸・咳嗽反射（むせる能力）	脊柱が正中位であるほど呼吸は良好で、むせた時の咳嗽反射も強い。しかし、円背で脊柱屈曲位・骨盤後傾になると腹腔・胸腔が圧迫され横隔膜の動きが阻害されて浅薄呼吸になる。坐位能力とポジショニング次第。	**ファーラー肢位**：筋緊張が緩和され、抗重力筋の活動が少なくてすむため、呼吸は楽になりやすい。咳き込み力が弱くなる。リクライニングが小さいほど、舌根沈下による呼吸障害に注意。
耐久性	疲労しやすい。一般的な食事時間の目安は40～60分ほど。疲労により摂食嚥下機能は低下するため坐位の耐久性評価は重要。その後の口腔ケア時間も考慮にいれる。	疲労しにくい。坐位で食事時の姿勢崩れにより摂食・嚥下機能低下が起きている方に薦める。しかし、摂食嚥下機能と疲労度をみてリクライニング角度を決めていく。
送り込み	顎・舌や頬による自力での送り込みが求められる。口腔より咽頭が高い位置にあるため。	**30度**：送り込み困難な場合は、口腔から咽頭にかけて重力を利用して送り込む。トロミやゼリーなどの食形態を考慮する。
注意点	姿勢が崩れやすい場合、自力修正が可能かどうか要評価。	リクライニング後の背中や殿部・下肢の圧抜きが重要。姿勢が崩れやすい。姿勢修正は介助が必要。
誤嚥	―	解剖学的に、気道が上方、食道が下方にあるため、食塊は下方の食道に流れやすい。誤嚥しにくい。

表2　各部位のポジショニングと機能面について

	坐位	リクライニング肢位（30～60度）
頭部	**頭部後屈過剰**：閉口運動を阻害し、嚥下時の口腔内圧を高めにくい。 **頭部軽度屈曲**：咽頭腔および気道の入り口を狭める。咽頭収縮が弱化している場合に有効。 ヘッドサポートで頭部を支持すると嚥下反射改善する場合も。	**頭部軽度屈曲（顎を軽く引く）**：枕調整 ヘッドサポートで頭部を支持すると嚥下反射が改善する場合も。
頚部	**軽度前屈**：頚部前面筋の緊張を緩め、喉頭入り口を狭めて誤嚥予防。また、咀嚼や食物の溜め込みに有利。 過剰な前屈・後屈は咀嚼・嚥下反射を阻害する。 **過剰な前屈**：舌骨の上方挙上を阻害。 **過剰な後屈**；閉口困難、舌骨下筋群の活動制限。	**軽度前屈**：可能な限り前方を向き、食事が見えるように。 胸骨と下顎骨の間に指3～4本入るように枕で頭頚部の位置を調整。
肩甲帯	両肩の捻れ・傾斜をチェック。体幹の支持性、上肢の動きに合わせてバックサポート（高さ・角度・背ばり）を決める。体幹両側をクッションで支持し崩れ予防。	頭頚部・肩甲帯の緊張緩和するために、肩を前方突出30°程度を保持するよう肩甲帯を下からクッションで支持。肩甲帯の伸展（内転）は、肩甲下筋群を制限する。
骨盤	可能な限り骨盤を起こして、前後左右の傾き・回旋をなくす。特に骨盤後傾を修正。座面の奥行き・硬さ・形状・厚さが重要。座面のたわみは修正必須。	リクライニング時に骨盤の位置がずり落ちないように、ベッド可動軸よりも上に股関節を合わせる。また、背上げよりも先に下肢上げを行う。骨盤がズレないよう骨盤側方からクッションで支持、かつ股関節屈曲位にする。
上肢	テーブル・肘掛けは前腕をおいて支持できる高さにする。テーブルが低すぎると円背や体幹の傾きが発生。	上肢の重さは肩甲帯・胸骨を介して舌骨筋を伸張させて頚部周囲の筋の緊張が亢進し嚥下運動を阻害してしまうので、上肢をクッションやテーブルで支持する。
下肢	股関節屈曲90°。膝関節屈曲90°。 下肢の内外転・内外旋は防ぐ。座面の高さ・奥行き、フットサポートの長さ・位置を調整。	股関節・膝関節を軽度屈曲させ、緊張緩和を図るとともに、ベッド下方への滑り落ちを予防する。股関節の内外旋・内外転は可能な限り防ぐ。
足底	足底荷重で大腿部・殿部・腰背部の体圧分散を減らす。足底が浮いていると、殿部・腰背部への圧迫が強まり、姿勢崩れを引き起こす。また、足底荷重により坐位姿勢が安定し活動が行いやすくなる。足底が浮く場合は、足台を使用。	ベッド上でも足底にクッションを当てて足底荷重させると全身の筋活動を引き出しやすい。体のずり落ちも軽減できる。咀嚼・嚥下機能も向上する。

ポジショニングとは？

快適で安定した姿勢や活動しやすい姿勢を提供することをポジショニングといいます（日本褥瘡学会は「運動機能障害を有するものに、クッションなどを活用して身体各部の相対的な位置関係を設定し、目的に適した姿勢（体位）を安全で快適に保持すること」と定義しています）。

摂食・嚥下リハビリテーション分野では、ポジショニングは「摂食・嚥下障害者の代償介入法」として位置づけられています。食事・食事動作についての課題のすべてをポジショニングで解決することはできませんが、ポジショニングは食事の種類・形態の調整（とろみなど）、食事の摂取方法の調整（一口量・摂取ペースの調整・交互嚥下など）、直接的・間接的な摂食・嚥下リハビリテーションなどと並んで、重要な役割を持つと言えます。

ポジショニングの目的と意義

その人にとっての最適な姿勢（体位）により、食事への集中力や食欲を高め、食事中の疲労を軽減し、その人のもつ機能を最大限に引き出すことができます。

また、安定した姿勢により頭頸部・体幹・四肢の動きは向上し、摂食・嚥下機能は高まり、動作の自立が促されます。それは窒息や誤嚥、誤嚥性肺炎、逆流性食道炎を予防し、より安全な食事につながります。それにより栄養状態や全身状態、在宅生活の質を改善させると同時に、摂食・嚥下障碍者の口から食べる欲求を満たすことになります。

ポジショニングの目的は、つまり姿勢の調整によりADLを改善することで、その人のQOLを高めることにあるといえるでしょう。

表3　座位とリクライニング位のメリット・デメリット

	坐位	リクライニング肢位（30～60度）
メリット	視野の拡大で、食事を見やすく、かつ他者との交流が図りやすくなり食欲が湧きやすい。 呼吸しやすく、咳嗽反射も強い。 上肢の可動性が増す、自力摂取しやすい。	坐位能力が低下していても、姿勢が崩れにくく食事に集中しやすい。 重力を利用して、食塊を咽頭に送り込みやすい。 **食道と咽頭の位置関係**：食塊は重力により、下方に位置する食道に流れやすいため誤嚥しにくい。
デメリット	食物が口唇からこぼれやすい。 重力を利用できないため、食塊を咽頭に送り込みにくい。 坐位保持能力が低いと姿勢が崩れやすい。	前が見えにくい、食事が見えにくく他者との交流が難しいので、食欲が湧きにくい。 上肢が使いにくいので、自力摂取しにくい。 滑り姿勢になりやすく、ポジショニング技術必要。 ポジショニングに時間がかかりがち。

ポジショニングの方法

図1　ポジショニングの実際

①リクライニング位

口角・耳介の位置関係に注意。口角が高くなれば、食塊・水分は咽頭に送り込みやすくなる（流れ込みやすくなる）➡送り込み機能補助。

頸部：軽度前屈位（オトガイ部～胸骨まで4横指）➡嚥下筋を作用しやすくすると同時に、咽頭・喉頭の角度がきつくなり、かつ食道入口部が拡大し誤嚥予防。
頭頸部の角度調節は、送り込みや嚥下の機能を変化させる。

股関節・膝関節：軽度屈曲位：下肢筋の筋緊張緩和、そして下方へのずり落ちを防ぐ。
足部：足底に支持物を置き、足底接地で下肢・体幹を安定させる。

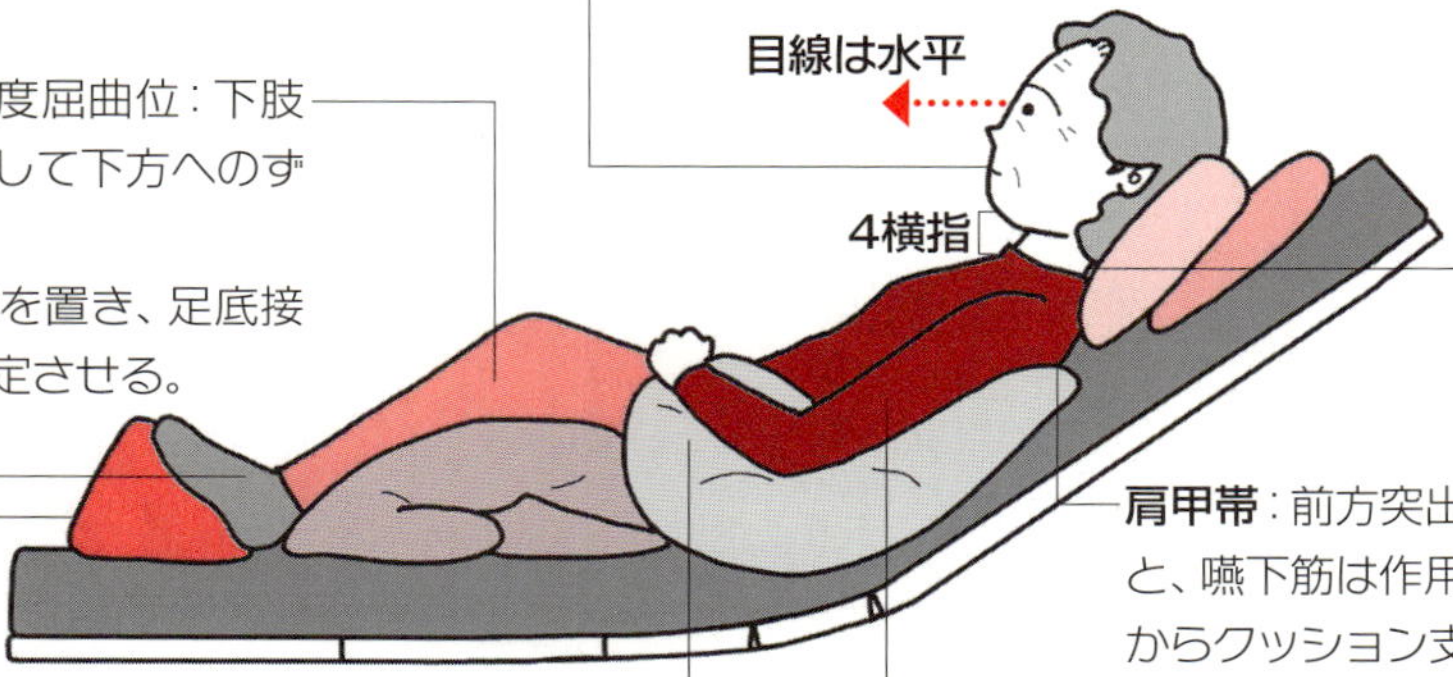

足関節背屈位60度程度

肩甲帯：前方突出30°程度で保持すると、嚥下筋は作用しやすくなる。下方からクッション支持。

上肢：上肢の重さは体重の約8％。上肢の重さを下方からクッション支持し、嚥下筋(肩甲舌骨筋・胸骨舌骨筋)伸張による嚥下運動阻害を予防する。

骨盤：ベッドアップ時にはベッド軸と股関節軸を合わせ、かつ大腿部を挙上し、骨盤のズレを予防。また、骨盤の側方傾斜を防ぐためにクッションで支える。

②坐位（車いす・いす）

肩甲帯：前方突出30°程度で保持すると、嚥下筋は作用しやすくなる。

腰背部：背もたれ(高さ・背張り・角度)を調整。捻れや側方傾斜はクッションで防ぐ。

上肢：上肢の重さは体重の約8％。テーブルや肘掛は前腕で支持できる高さに調整し、体幹を安定させるだけでなく、嚥下筋（肩甲舌骨筋・胸骨舌骨筋）伸張による嚥下運動阻害を予防する。

頸部：軽度前屈位➡嚥下筋を作用しやすくすると同時に、喉頭の入り口を狭くし、かつ食道入口部が拡大し誤嚥予防。また、口角位置が低くなると、食塊が咽頭に流れ込みにくくなり自分のタイミングで嚥下可能。

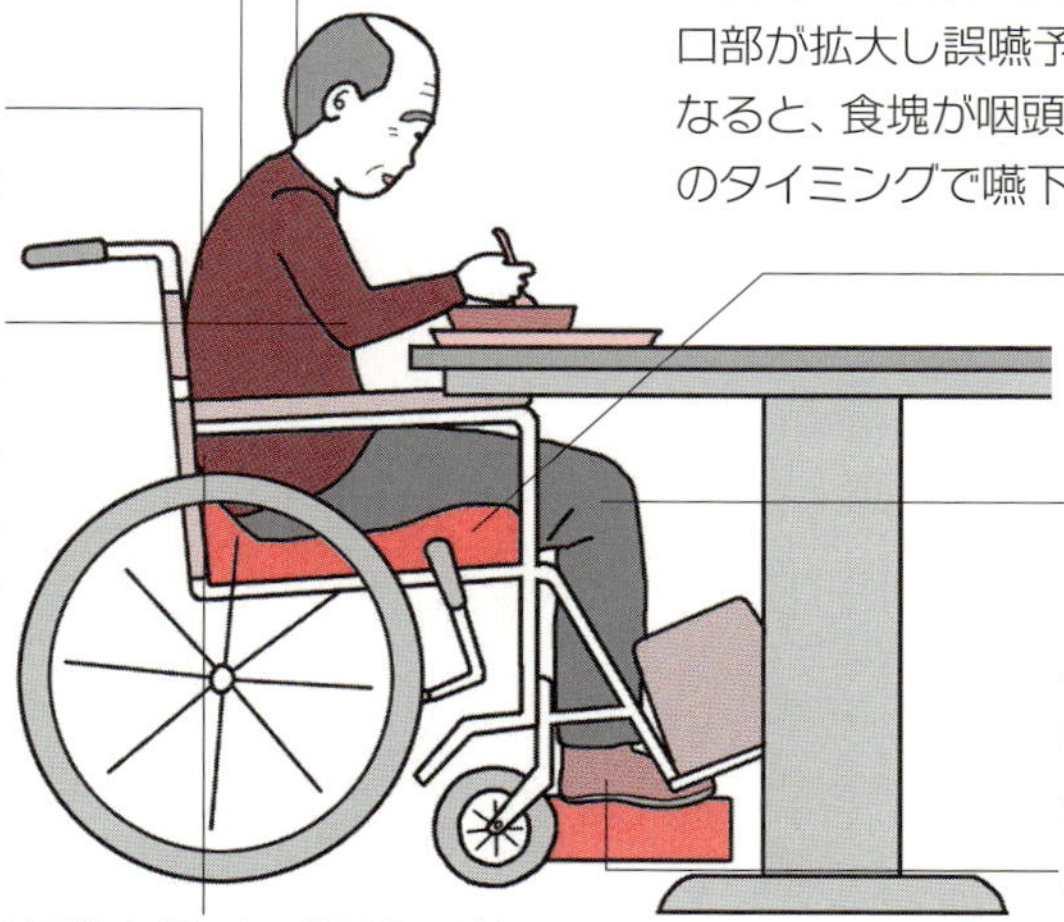

股関節・膝関節：各90度屈曲位。股関節の内外転・内外旋は防ぐ。

足部：足底が全面接地するように支持物を置き、下肢・体幹を安定させ、体幹・上肢の動きを支える。

骨盤：クッション使用で可能な限り骨盤を起こし（傾斜・回旋を予防）、体幹を安定させる。特に、骨盤の崩れは体幹・頭頸部の傾斜や捻れを引き起こすので要注意。

その人の最適なポジショニングを実施するには、アセスメントが必要です。アセスメントは、摂食・嚥下の専門家、例えば医師や歯科医師、言語聴覚士などを中心にケアに関わる人が多く参加するのが理想です。なぜならアセスメントには、本人・家族の食事への思いや現在の食事状況、意識状態や認知機能面、全身状態・摂食・嚥下機能・姿勢保持能力などの身体機能面、介護力や食事環境などの食事環境面など、多角的な情報を集める必要があるからです。

アセスメントが適切に行われれば、ケアに関わる人がその人の食事・食事動作における課題を共有し、ポジショニングの目標が共有できるようになります。このアセスメントを通じて、個別の最適なポジショニングが選択、実践され、再評価とポジショニングの再調整が行われていくことになります。このくり返しによって、対象者や介護者の状態変化にも応じたポジショニングが可能となるのです。

ポジショニングのポイント

摂食・嚥下についての最大の課題は、そこに問題があることに「気づく」こと、そして、摂食・嚥下の専門家に「つなげる」ことです。このプロセスがなければ、ポジショニングは実行されません。いかに在宅療養の現場で摂食・嚥下の課題を「気づく」、専門家に「つなげる」を増やせるか。これが大きな課題です。在宅では、家族やヘルパー・デイなどの介護スタッフが「気づく」ことができる可能性が高い場所にいます。ケアに関わる関係者は、摂食・嚥下機能の低下した本人と向き合うだけでなく、「食事の姿勢」についても、しっかりと意識して関わることが重要であると思います。また、日頃から家族・介護職からも「食事姿勢」についての情報収集をしておくことが大切です。

（参考文献）
迫田綾子「図解　ナース必携　誤嚥を防ぐポジショニング食事ケア」三輪書店
大宿茂「DVDブック　VFなしでできる！　摂食・嚥下障害のフィジカルアセスメント」日総研出版

表4　ポジショニングのチームで協働するためのポイント

①目的や効果がわかりやすいもの。

②チーム全員が同じようにできること。写真で示せる。

③短時間でできる。

④使用する道具が少ない。

⑤家族・介護者にも分かりやすく、負担が少ない。

⑥対象者の力を引き出す。

⑦QOLを向上させる。

⑧ポジショニングの評価・再調整を行いやすくするために、本人・家族・介護者と専門家との連携を密にする。

2-20

シーティングを活用する

- 健常者とは異なり、車いす利用者の多くは自分の残存機能では姿勢を正しく保持できない。
- 姿勢の崩れは褥瘡、変形、脱臼、拘縮等さまざまな二次障害の原因となる。
- 適切なシーティングはその人の残存機能を最大に引き出し、身体活動性を高めることができる。

介護におけるシーティングの重要性

介護の現場では、多くの高齢者が無造作に移送用の車いすの上に「放置」されているように見えます。車いす上で姿勢が崩れ、つらそうに座っている人、車いすからずり落ちたり、転落したりする方もいます。車いすに乗せると筋肉が緊張する、手足がこわばる、不随意運動が出現する……そんな方も少なくありません。

これらはシーティング（目的に合わせて正しく座らせる技術）が不適切な証拠かもしれません。

本来、車いすは社会復帰のための道具です。シーティングによって適切に姿勢が保持できれば褥瘡《じょくそう》や変形などの二次障害、転倒・転落などの事故を予防することができます。残された運動機能を最大限に発揮することも可能です。長時間座っていても痛みはなく疲れにくくなるので車いすで快適に過ごせる時間を延ばし、自立度を向上させ、介助や介護の負担も軽減します。

逆にシーティングが不適切だと、褥瘡や変形などの二次障害が発生しやすいだけでなく、関節の可動性が失われ、身体の歪みや変形が固定されていきます。悪い姿勢は、呼吸器系・消化器系・循環器系にも大きな影響を及ぼします。前弯による換気障害、腹部圧迫による逆流性食道炎、誤嚥性肺炎も少なくありません。

高齢者の車いすは移動・運搬の道具と考えられ、シーティングについてもこれまであまり顧みられることがありませんでしたが、ADL（日常生活動作）やQOL（生活の質）、ICF（国際生活機能分類）的な視点からも、在宅医療・介護に関わるわたしたちが知っておかなければならないものだと思います。

欧米のシーティング先進国では車いすは車いす使用者の「生活の場」だと考えられ一日中快適に使用できる車いすが提供されています。

まずはシーティングを知りましょう。

「車いす」に対する見方が変わる。そしてあなたが関わった患者さんの未来が変わるかもしれません。ぜひ一緒に勉強しましょう。そして介護の現場を変えましょう！

姿勢が崩れる原因を理解する

●まずは健常者と障害者の違いを理解しましょう

ずり落ちたら引き上げる、傾いたら戻すという行為をくり返し行っている介護・医療関係者を施設や病院でよく目にします。そのような姿勢に陥ってしまう車いす使用者は「自分の残存機能では姿勢を正しく保持できない」ことを理解してください。

筋力が衰えたり失われたりして自分で姿勢を保てない高齢者に車いすやクッションによる適切なサポートを提供できなければ悪い姿勢に陥ってしまうのです。

健常者にとってまっすぐな姿勢を保つことは難しくありません。背もたれなどの支えがなくても骨盤を立てて中立な状態で座ることができます。しかし麻痺や障害があると骨盤を中立な状態にして座ることが困難になります。失われた筋力によって重力に負けてしまうのです。その結果、骨盤が後傾してずり落ち姿勢になったり、骨盤が片側に傾いて側方に姿勢が崩れたり、骨盤が回旋してねじれた姿勢になったりしてしまいます。それによって、褥瘡、変形、脱臼、拘縮《こうしゅく》等さまざまな二次障害が発生するのです。

●二次障害は予防できる

これらの二次障害が「障害があるから」「高齢だから」との理由で片づけられてしまうことがあります。

しかし車いす使用者の二次障害の予防が可能なことは世界的な常識です。まず理解すべきは「障害があるから必然的に二次障害が生じるのではない。障害があることで、正しい姿勢が保持できなくなり、そこで陥った悪い姿勢によって二次障害が発生する」という理論です。身体に悪い姿勢を改善して、良い姿勢を保つことで多くの二次障害が防止できるのです。

●悪い姿勢×長時間＝二次障害

健常者は身体に良くない姿勢を取ることが頻繁にあります。

しかし違和感や痛みによって無意識のうちに姿勢を変えているので問題は生じません。悪い姿勢でも短時間であれば大きな問題とはならないのです。

二次障害が生じてしまうのは悪い姿勢が長時間続くときです。高齢者を車いすの上に悪い姿勢で「放置」していないでしょうか？　自分で姿勢を変えられない障害者や高齢者は身体に悪い姿勢をとり続けてしまう危険性があることを理解していてください。

対処ではなく問題解決

●目の前の問題ではなく根本的な問題を改善する

車いす使用者の姿勢がずり落ちたら引き上げる、傾いたら戻すという行為はその典型的なものですが、目前の問題で頭がいっぱいになって、その問題の対処に追われてしまう介護・医療関係者が多いのが現状です。

車いす使用者の姿勢の土台となるの

が骨盤です。シーティングで最も大切だと考えられているのが骨盤の適切な状態での保持です。

姿勢の問題が生じているときには土台である骨盤が崩れています。骨盤の傾きによってさまざまな問題が生じるので、個々の問題に対応する前に根本的な問題である骨盤の傾きを改善することがとても大切。それによって個々の問題が改善されるのです。

上半身が倒れるのも肢位《しい》が悪くなるのも骨盤が傾いていることが原因です。それを改善せずに引き上げたり戻したりしていても問題の解決はできず介護負担は軽減されないのです。

●ずり落ち姿勢の改善

骨盤が後方に倒れる「後傾《こうけい》」によって生じる問題には、円背《えんぱい》、尾骨部の褥瘡、頭部の前方への崩れ、視野が得られない、飲み込めない、誤嚥、筋緊張の増加、呼吸器系、消化器系の問題等があります。骨盤の後傾を改善するにはずり落ちを助長しないクッションと骨盤を後方から支えて後傾を改善する背もたれが必要です。片方だけの力だと一方の力に押されてしまうので骨盤の保持には2つの力・反作用力が必要となります。

ずり落ちを防止するためにクッションにはフラットではなくコントゥア（体形に合わせて作った）形状のクッションを使用します。コントゥアは臀部の形状に合ったものが適切です。強い座位保持が必要な場合は深いコントゥア、それほど必要がない場合は浅いコントゥアを提供します。

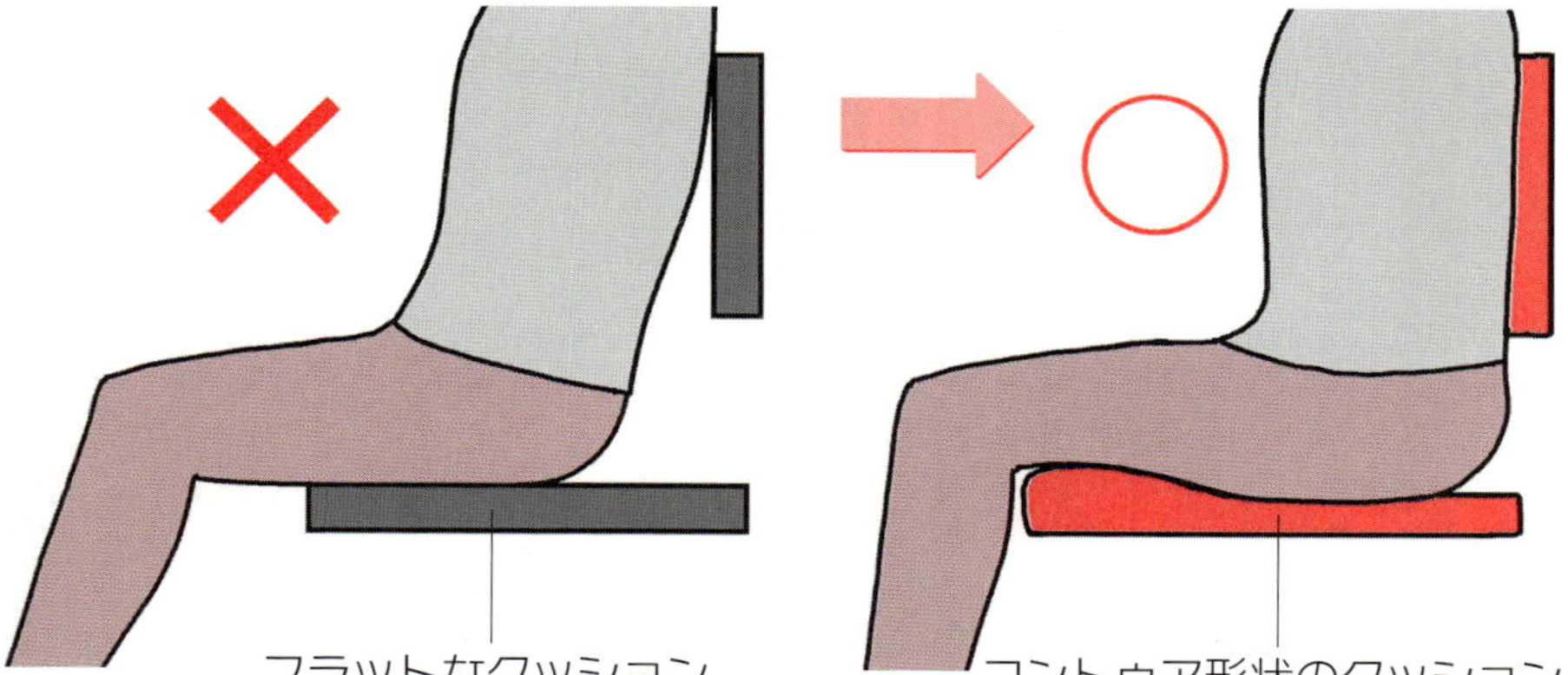

クッションのコントゥア形状で骨盤の前ずれを止めることができたら、骨盤を後方から支持して後傾を改善します。一般的な背布では十分な保持ができない人には張り調節の背布を、張り調節でも十分な支持が提供できない場合は総称で「ソリッドバック」と呼ばれる硬い基部を持つバックサポートを提供します。

バックサポートの支点となるのは骨盤後方上部にある上後腸骨棘《じょうこうちょうこつきょく》。後方から上後腸骨棘に支持を提供して後傾を改善すると共に、上後腸骨棘を支点としてバックサポートをリクライニングして胸郭を伸展することで、骨盤を後傾させずに快適な安定姿勢を提供することが可能となります。

●確認

利用者の車いすクッションを確認してください。平らであれば前ずれは助長されます。コントゥアクッションを試してみましょう。

次に骨盤の後傾を確認します。後傾があれば後方からの支持が不十分です。上後腸骨棘を支点に後方からの支持を提供して骨盤の後傾を改善しましょう。骨盤の後傾に可動性が残っていれば戻す、可動性が失われている場合は後方からの支持で悪化を防止します。

●片側へ崩れる姿勢の改善

骨盤の片側への傾きによって生じる問題は、側方への姿勢の崩れ、側彎《そくわん》、低い側の座骨部の褥瘡、股関節の脱臼、呼吸器系、消化器系の問題等があります。

使用者の上前腸骨棘《じょうぜんちょうこつきょく》の左右差を確認することで傾きの有無や程度を確認することができます。

左右差があれば低い側の座骨の下に底上げパッドを入れて骨盤の傾きを改善します。

褥瘡の心配がない場合は硬めのウレタンフォーム等ある程度硬い素材を使用して物理的に傾きを改善します。

褥瘡の心配がある場合は、除圧素材による増量パッドを低い側の座骨の下に入れることで傾きを改善します。褥瘡の心配がある方に間違った方法で対応すると褥瘡を再発・悪化させる原因となるので適切な評価の後に対応してください。

骨盤の傾きを改善しても姿勢が崩れる場合は体幹保持を提供します。側彎のある場合はラテラルサポートによる三点保持を提供、側彎のない場合は体側両側から支持を提供します。

●快適性と褥瘡予防・再発防止の提供

尾骨の褥瘡は骨盤の後傾、座骨の褥瘡は骨盤の傾きが原因です。

褥瘡の予防や術後の再発防止には、骨盤の傾きの改善による姿勢の改善を提供します。後傾していない骨盤の尾骨は浮いています。尾骨に褥瘡ができることはないのです。

左右の座骨にかかる圧を均一にすることで、圧が片側に集中せず、座骨部の褥瘡を発生しにくくします。

姿勢の改善と共に除圧素材を提供します。車いす使用者の褥瘡リスクによって提供する除圧素材は異なります。リスクが低ければ正反発のフォームやゲルでも十分ですが、リスクが中程度であれば低反発のフォーム等が必要となります。褥瘡リスクが高い人には反発力が皆無に等しい流動体を使用します。流動体には、空気、水、そして新流動体があります。これらの素材は除圧効果と共にずれへの対応も同等に提供できます。

適切な姿勢保持と除圧素材によって快適性と褥瘡予防の提供は可能です。

●シーティングの活用

シーティングで提供するクッションやバックサポートは車いすを使用する障害者や高齢者の失われた筋肉の代わりとして適切な姿勢保持を可能にします。除圧素材は失われた臀部の肉の代わりとなって骨張った部位を保護します。健常者と障害のある人の違いを理解して適切なシーティングを提供してください。車いすは運搬の道具ではなく車いす使用者の生活の場です。車いすで快適に一日中活動でき、残存機能を十分に発揮できるように車いすやクッションを提供してください。

2-21 排泄ケアとは？

- 排泄が変われば生活が変わる。排泄の改善は非常に重要。
- 排泄ケアは在宅においても介護負担の大きなものだが、体系的なものがなく現場で個々に解決している。
- 排泄障害の改善には、多職種の連携が重要。

排泄が変われば生活が変わる

現在、日本では急速に高齢化が進み、要介護度が高くても、住み慣れた家や地域で療養し暮らしを続けることができるように急性期から回復期、自宅まで患者の状態に見合った最適な医療を受けられる態勢づくりが進められています。

在宅医療においては、医師、歯科医師、薬剤師、看護師、リハビリ職種、ケアマネジャー、介護士などの医療福祉従事者がお互いの専門的な知識を活かしながらチームとなって患者、家族をサポートしていく体制を構築することが重要です。

在宅でのケアの中でも栄養、入浴、排泄は、介護負担が大きく、中でも排泄ケアは、体系的なものはなく、現場で個々に解決している現状です。しかし、「排泄が変われば生活が変わる」というように排泄の改善は重要です。排泄障害は、医療職・ケア職など多職種で関わらなければ改善していかないのが現状です。そのためには共通の知識や共通言語が必要になります。ここでは排泄ケアの特殊性と多くある排泄障害と対応方法について記載しました。

排泄ケアの特徴

1．人間の尊厳を守る基本的なケアである
2．排泄ケアは本人のペースで行う必要がある
3．回数が他のケアより多い
4．家族にとっても負担の多いケアである
5．経済的負担も大きい
6．排泄ケアは生活全体に係るケアである

西村かおる：生活を支える排泄ケア　医学芸術社　2002.

排泄ケアとは

排泄ケアとは、「それぞれの患者の残存能力に応じた排泄スタイルを見つけだし、それを提供するための実践活動」で、患者の排泄自立を促し、患者・家族のＱＯＬの向上を行うケアです。

失禁は、患者にとって非常に不快で心が痛み、その人の生活活動を制限します。しかし、排泄の相談はしにくく、尊厳を持ってケアを行う必要があります。要介護度が高くなれば排泄での支援が多くなり、介護力が要求されることが多いケアです。また、家族や介護者の個人的な思いで簡単におむつ依存になる現象があります。

排泄問題を解決するために、まずは現状を把握し本人の希望を明らかにすることが大切です。排泄に関してはなかなか本音が言いにくいものです。信頼関係を築き、時間をかけて聞いていきましょう。

本人が「失禁を治したい」「おむつを外したい」と訴えると、医療職やケア職は懸命に取り組みます。逆に本人があきらめてしまうと、おむつになってしまうケースが多くあります。

排泄障害は、まずは治せないか考えるべきです。例えば失禁があるならば、適切な治療で治すことができないかを考えます。医療連携を行い、かかりつけ医や専門医を受診し治療を行います。しかし治療しても効果がなかった場合は、看護職、リハビリ職、介護職が連携し、トイレ誘導、ポータブルトイレ移乗などトイレでの排泄成功率を上げるようにかかわっていきます。10回のうち1回でもトイレでの排泄に成功すれば、患者は生活意欲が上がり変化がみられるはずです。どんなにがんばってもトイレで排泄できないのであれば、パッドやリハビリパンツを使って失禁への不安を取り除き、安心して生活できる、外出や社会参加できる機会を増やすケアを考えていきます。[1)]

排泄ケアは、正しい知識と意識を持ち、排泄に対する改善を多職種が連携しケアしていくことが大切です。在宅医療を受けている患者の排泄障害の改善は生活を変え、介護負担を軽減し、生きる力をつけてくれます。高齢化する在宅医療は、患者のQOLの向上をめざし、多職種連携による排泄ケアの充実が急務であると考えられます。

排泄ケアの3原則

治せるものは治す

治せなければ改善する

改善できなくても、問題を解決する

ユニ・チャーム排泄ケア研究所
主席研究員　船津良夫先生より

（引用文献）
1)上田朋宏監修・船津良夫・山口昌子著者：「介護のための排尿ケア入門」中央法規　2014 P14
2)クリスティーン・ノートン：「失禁ケアマニュアル」医学書院　1992
3)老人泌尿器科学会 編「高齢者・排尿障害マニュアル」メディカルレビュー社．2002
4)田中秀子・溝上祐子監修：失禁ケアガイダンス，249-325，日本看護協会出版会．2007
5)山口昌子　難病と在宅ケア．日本プランニングセンター．千葉．2011．12月号．vol17 no.9. 21-26
6)船津良夫　おむつの知識を深めよう．おはよう21．東京．第22巻7号14，2011．
7)田中とも江　監修「おむつを減らす看護・介護」医学芸術社．2003
8)山口昌子　「オムツ外しの啓発—NPO活動の実際」排尿障害プラクティス vol.18 No. 3　メディカルレビュー社．2010
9)山田富也，白江浩：難病生活と仲間たち．燦葉出版社．東京．2002
10)西村かおる　生活を支える排泄ケア，122-135，医学芸術社，第1版，東京都．2002
11)頻用薬の選び方・使い方　レジデントノート2008

2-22 排尿障害に対するケア

- 排尿障害は、まずは「蓄尿障害」なのか「排尿障害」なのかを考える。
- 原因をアセスメントし、それに応じた治療とケア提供する。リハビリ職との連携も重要になる。
- 残尿の評価は治療やケアの方針を決めるうえで重要である。在宅での残尿計測が容易になりつつある。

排尿障害（下部尿路機能障害）は、大きく分けると、膀胱内に尿をうまく溜められない蓄尿症状と、膀胱内の尿をうまく出せない排尿症状に分けられます。蓄尿症状として頻尿や失禁などがあり、排尿症状として排尿困難や尿閉などがあります。

蓄尿症状

1 頻尿

昼間8回以上、夜間1回以上で患者、家族が困っているときは、医療連携を行いかかりつけ医や専門医に受診を勧めます。認知症の患者の頻尿のときも、トイレに行ったことを忘れてトイレに通うのではなく、実は頻尿になる疾患

図1　排尿日誌

排尿日誌（Bladder diary）

月　　日（　　）

起床時間：午前・午後＿＿時＿＿分
就寝時間：午前・午後＿＿時＿＿分

メモ　その日の体調など気づいたことなどがあれば記載してください。

	時間	排尿（○印）	尿量（ml）	漏れ（○印）			
	時から翌日の　時までの分をこの1枚に記入してください						
1	時　分		ml				
2	時　分		ml				
3	時　分		ml				
4	時　分		ml				
5	時　分		ml				
6	時　分		ml				
7	時　分		ml				
8	時　分		ml				
9	時　分		ml				
10	時　分		ml				
	時間	排尿	尿量	漏れ			

次のページへつづく

排尿日誌からわかること

1．排尿パターンの把握
2．失禁のタイプの推測
3．水分出納のバランス
4．最大膀胱容量
5．残尿の有無の推測

日本排尿機能学会ホームページより

がある場合があります。原因を見つけるためには、排尿日誌（**図1**）が有効です。対応方法は原因によって異なります。原因にあった対応方法を行っていきます。医療に連携していくものは、感染、過活動膀胱や残尿からの頻尿などです。またケアが主となって関わって行くものは、認知症からの頻尿や多飲、ストレスからの頻尿です。

★排尿日誌とは

排尿日誌とは、朝起きてから、翌日の朝起きるまでの24時間、何時に排尿したか、1回に何ml排尿したかを目盛りがついたコップで測定し、記録した日誌です。失禁の有無や尿意切迫感の有無、水分量などを一緒に付けておくと、患者の症状や排尿状態を正確に知ることができます。泌尿器科受診されるときは、排尿日誌をつけて持っていくと診断に有効です。

2　過活動膀胱

自分の意思とは関係なく膀胱が勝手に収縮してしまい、急に我慢できないような尿意が起こり、トイレが近くなり、我慢ができず尿が漏れてしまうこ

図2　過活動膀胱症状質問票（OABSS）

以下の症状がどれくらいの頻度でありましたか。この1週間のあなたの状態にもっとも近いものを、1つだけ選んで、点数の数字を○で囲んでください。

質問	症状	点数	頻度
1	朝起きた時から寝る時までに、何回くらい尿をしましたか	0	7回以下
		1	8～14回
		2	15回以上
2	夜寝てから朝起きるまでに、何回くらい尿をするために起きましたか	0	0回
		1	1回
		2	2回
		3	3回以上
3	急に尿がしたくなり、我慢が難しいことがありましたか	0	なし
		1	週に1回より少ない
		2	週に1回以上
		3	1日1回くらい
		4	1日2～4回
		5	1日5回以上
4	急に尿がしたくなり、我慢できずに尿を漏らすことがありましたか	0	なし
		1	週に1回より少ない
		2	週に1回以上
		3	1日1回くらい
		4	1日2～4回
		5	1日5回以上
合計点数		点	

合計スコア
5点以下　軽症
6～11点　中等症
12点以上　重症

日本排尿機能学会：過活動膀胱診療ガイドライン，2005

とがあるなどの症状を示す病気です。問診票をつけていただき、受診されると診断に役に立ちます。

3 夜間頻尿

夜間頻尿は歳をとるにしたがい増加していきます。40歳以上の男女、約4500万人が夜間1回以上排尿のために起きています。夜間頻尿は、慢性的な睡眠不足を引き起こします。そのため、日中の眠気で日常生活に大きな支障をきたし、著しく生活の質を低下させます。また、単におしっこで夜おきてしまうばかりではなく、暗い中トイレに行く回数が増えることは、転倒によるケガや骨折の危険が増えます。骨折をおこし、動けなくなり寝たきりの原因になることもあります。

(1) 夜間頻尿の原因

夜間多尿の原因は水分の取りすぎや、加齢、心臓や腎臓の働きが低下すると、夜間に尿量が多くなります。高齢になるに従い、夜間の尿量を減らす抗利尿ホルモンが十分に分泌されなかったり、効力を発揮できなかったりするようになるのも原因の1つです。

①夜間多尿（夜間の尿量の多い状態をいいます）
②膀胱容量の減少
③睡眠障害
④残尿測定器で測定します。

(2) 対応方法

図3　夜間頻尿の対策

- 夕食後の水分は控える
- 夕方の散歩・軽い運動
- 昼寝・足を上げて休む
- 寝る6時間前に入浴する

4 失禁

尿失禁とはトイレ以外のところで排尿をきたし、社会的に不利益になる状態をいいます。

(1) 腹圧性失禁

咳、くしゃみ、重い荷物を持つ、縄跳びなどすると漏れるという症状があります。40歳~50歳代女性に多く、腹圧がかかると漏れるという症状があります。原因は出産、肥満、便秘、糖尿病などにより骨盤底筋がゆるむために起きます。

図4　骨盤底筋の位置

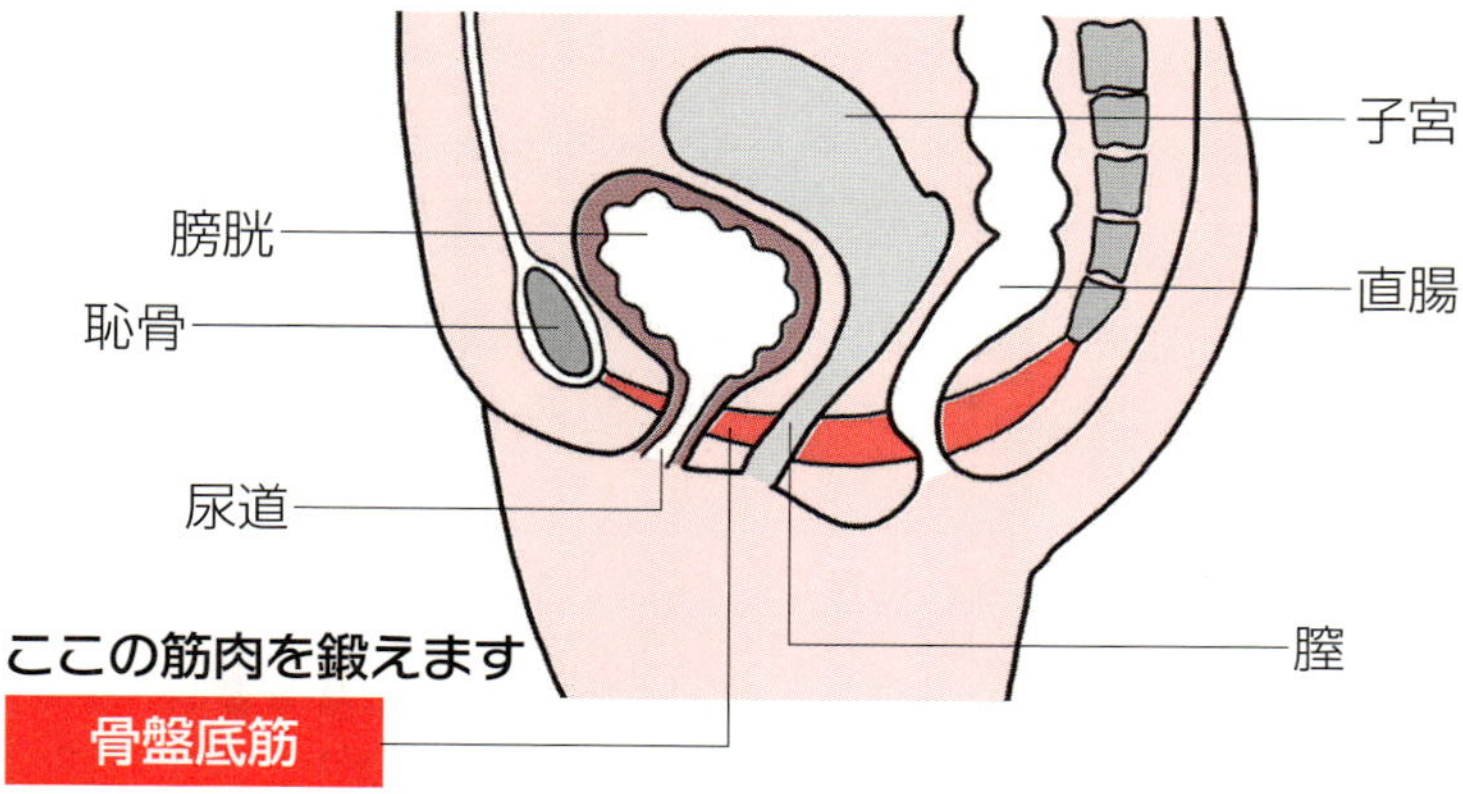

【治療・ケア】

治療は骨盤底筋体操、内服薬、手術などがあります。体重や便のコントロールにも注意をします。

図5の骨盤底筋の筋肉を鍛える運動

図5　骨盤底筋体操

骨盤底筋の筋力をつけることで腹圧性尿失禁を改善

●膣と肛門を意識的に締めたり緩める体操

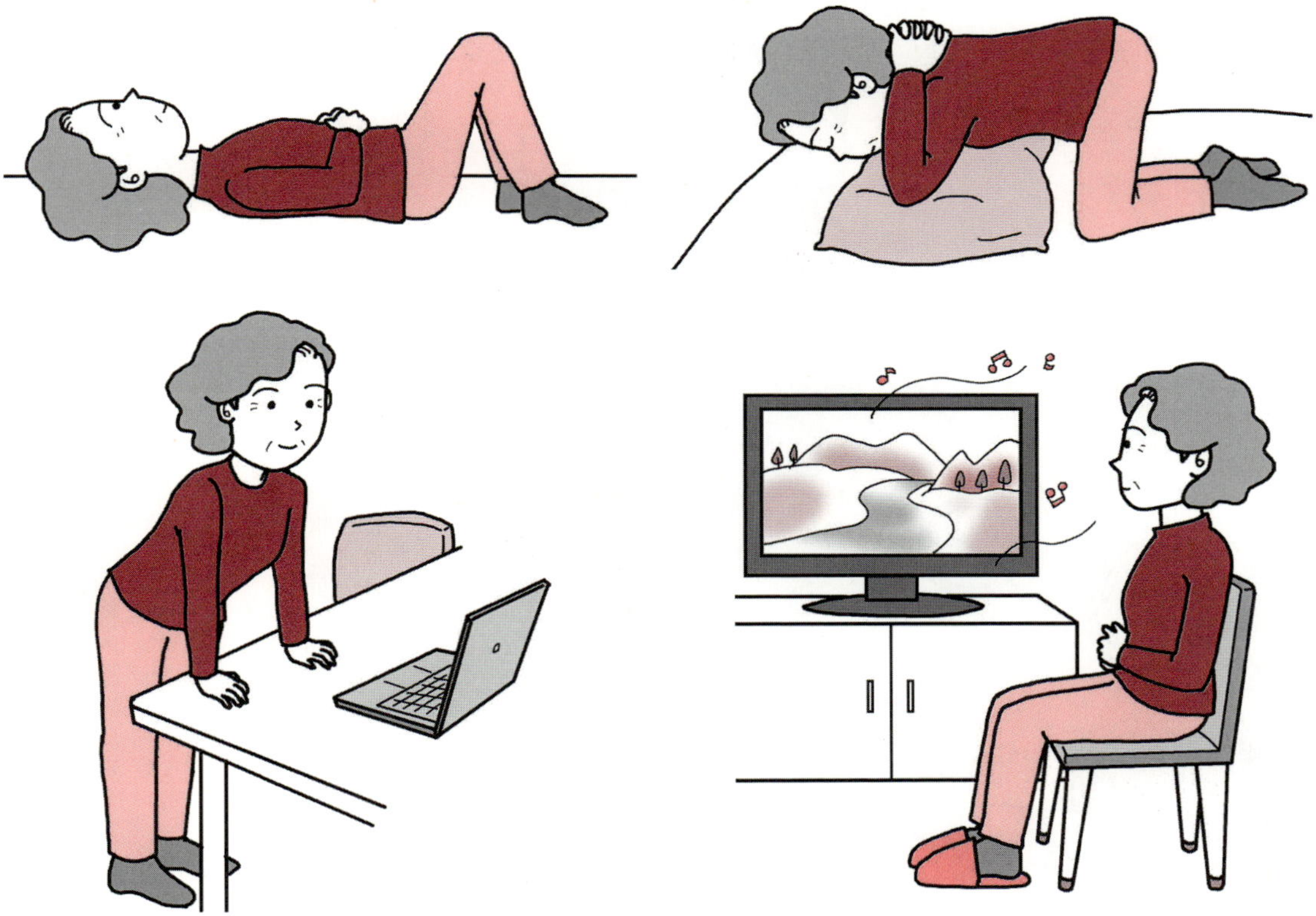

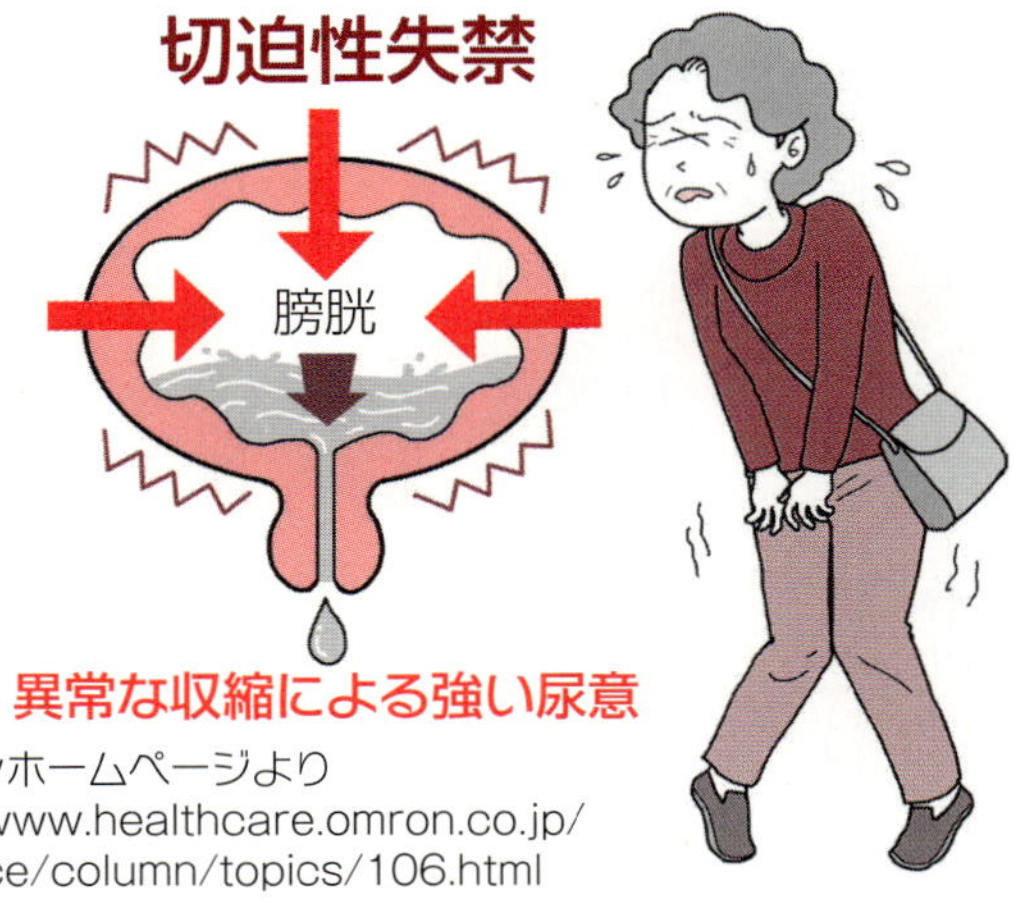

オムロンホームページより
http://www.healthcare.omron.co.jp/resource/column/topics/106.html

をします。肛門や膣を締めて緩めてのくり返す運動を、1日に30～１００回ほど10回ずつ分けて行います。どんな体位でもできます。いつでもどこでも行えます。継続して行っていくことが大切です。

(2) 切迫性失禁

「尿意切迫感がありトイレに間に合わず漏れてしまう」「冷たい水を触ると漏れてしまう」など、膀胱が過敏になったために漏れることをいいます。脳血管障害、脳出血、過活動膀胱、認知症などの疾患に多く見られます。

【治療・ケア】

●内服治療

過活動膀胱の治療は、まず薬物療法を行うのが一般的です。また、薬物療法は症状を軽減させる対症療法です。治療を始める前に、医師からよく説明を受け、病気と今後の治療について十分に理解をしておきましょう。

抗コリン剤を処方された場合は口渇（のどの渇き）、便秘、排尿困難、尿閉《にょうへい》のほか、閉塞隅角緑内障《へいそくぐうかくりょくないしょう》の患者さんでは眼圧が上がるなどの副作用がでる場合があり、注意が必要です。

●行動療法

生活習慣の見直し、水分の取り方や、尿意を我慢するという膀胱訓練などがあります。

図6　膀胱訓練

トイレをがまんする訓練

少しずつ5～60分単位で、
がまんする間隔を延ばしていく。
目標は2～3時間、がまんできる状態

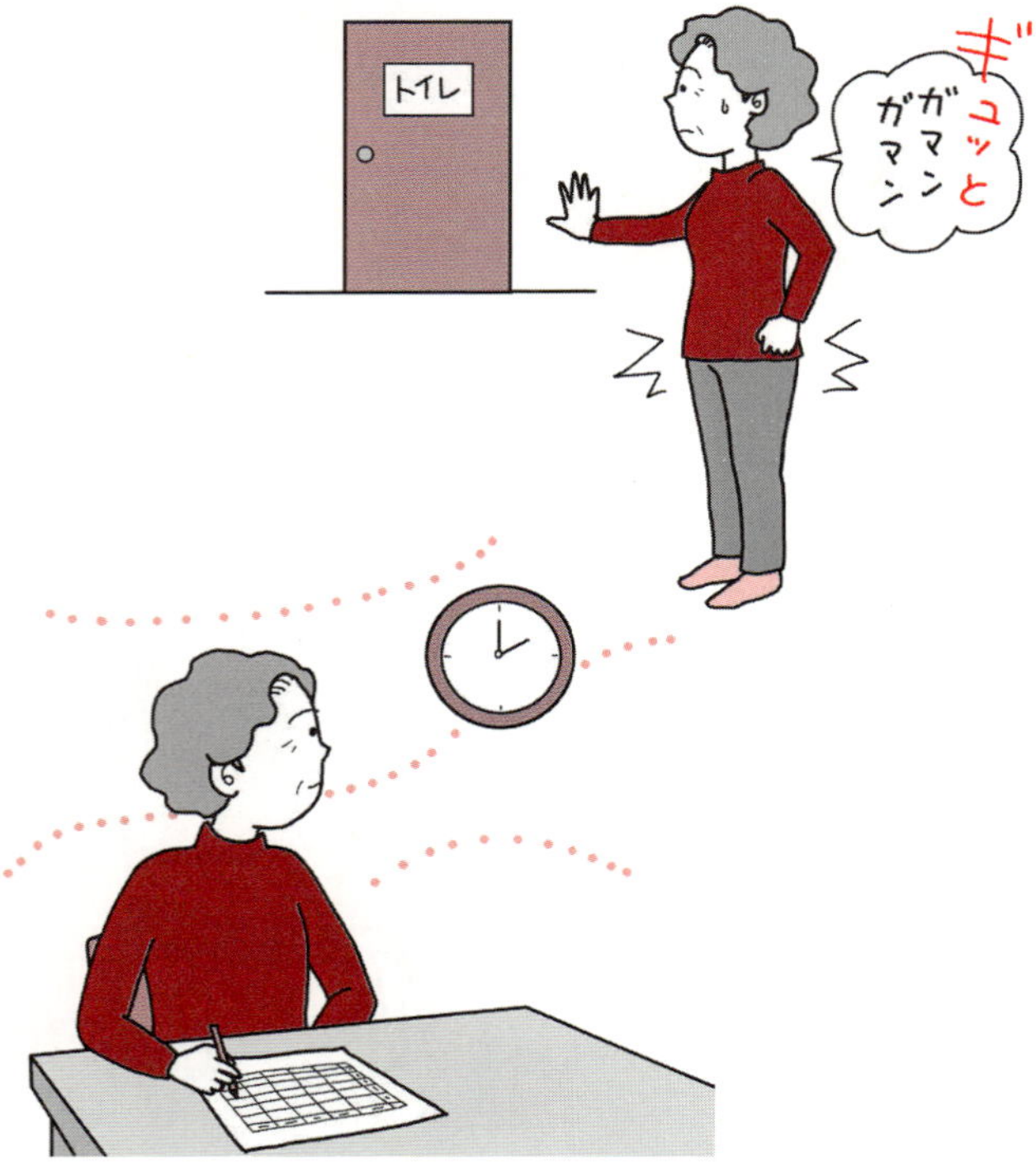

（3）溢流性《いつりゅうせい》失禁

自分で尿を出したいのに出せず、尿が少しずつ出てしまう失禁です。この溢流性失禁では、尿が出にくくなる排尿障害が前提にあります。前立腺肥大症、脊髄損傷、脊椎間狭窄、糖尿病、子宮、直腸の手術後、子宮脱などにみられます。薬からの影響や精神科からの内服を服用している方にもみられます。放置しておくと腎不全や尿路感染を起こすことがあります。

【治療・ケア】

専門医の受診と適切な排尿管理が必要です（自己導尿・尿道留置カテーテル管理）。

原因に対する手術など（前立腺肥大症など）を行います。

（4）機能性失禁

運動機能や認知機能の低下が原因で起こる失禁です。排尿動作や排尿の判断がうまくできないために失禁します。拘縮や麻痺、筋力低下などで移動できない、または時間がかかって漏れてしまう。麻痺や手の震えなどがあり下着が下ろせず漏れてしまう。認知障害のため尿意がうまく伝えられない、トイレがわからない、便器がうまく使えない時に漏れてしまうという症状があります。

【治療・ケア】

排泄環境を見直し、できないところは介助を行っていきます。統一したケアを行い改善できることがあります。高齢者に多く機能性失禁だけではなく、他の失禁も混合している場合が多いので注意しましょう。

- **日常生活動作に障害があるとき**

①排泄環境を整える

・寝室をトイレの近くに移動する

・尿器やポータブルトイレを使用する

・トイレや廊下に手すりをつける

・トイレを使いやすいものに変える

②着脱しやすい衣服を選ぶ

③排泄間隔に合わせて、トイレに誘導し介助する

- **認知機能の障害や知的障害がある場合**

①排尿のサイン、パタンを見つけ、排尿誘導・介助を行う

②失敗しても怒らない

③今まで使用していたトイレ様式に変更する（洋式から和式にする）

排尿症状

（1）排尿困難

尿意を感じ排尿を試みるが「排尿したいと思っても、力まないと尿が出ない。」「排尿に時間がかかる、残尿感がありすっきり出ない」という症状があり、うまく排尿できない状態をいいます。

（2）尿閉

膀胱に尿が多量に貯留した状態。腎臓で正常に造られた尿が膀胱まで運ばれて貯まってはいるが、尿を出そうと思ってもまったく出てこない状態をいいます。

（3）残尿

排尿を終えた時に膀胱内の残った尿の量をいいます。

目に見えない残尿を調べる方法として、

①膀胱部を手で触れてみて膨満感を見ます。

②導尿で残尿を出し測定します。

③医師が行う超音波エコーで確認します。

④残尿測定器で測定します（**図7**）。

残尿は、導尿で行うと正確な残尿量が測定できますが、カテーテルの挿入

図7　残尿測定器

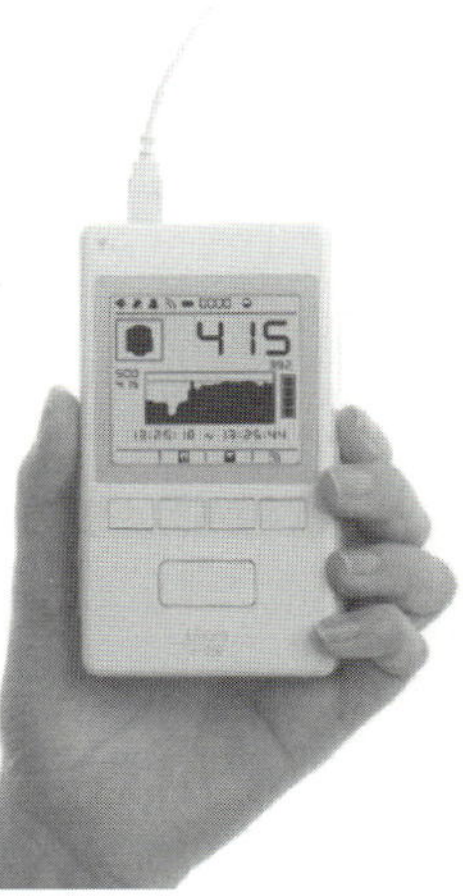

リリアム　α200

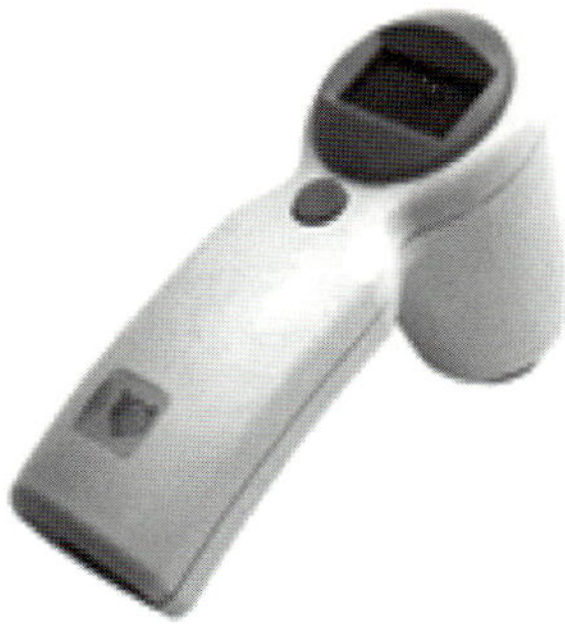

プラダースキャン

による感染のリスクや疼痛、羞恥心を伴います。在宅では持ち運びに便利な残尿測定器を使用すると痛みもなく正確に測定できます（**図7**）。

（在宅で尿道留置カテーテル抜去後の管理などにも役立っています）

残尿があるといろいろな弊害があります。頻尿がある場合、残尿の有無の確認は必要になります。

残尿が多くなる疾患

以下のような疾患があれば排尿障害を起こす可能性が高いので排尿状態をよく観察します。残尿が多くあれば、早急に 医療連携するケースも多くあります。コンパクトな残尿測定器（**図7**）が普及してきましたので、訪問看護が持っていき在宅でも気軽に測定できます。在宅で尿道留置カテーテル抜去後の管理などにも役立っています。

排尿障害アセスメントのアルゴリズム

漏れる。ちかい。出ないという症状からアセスメントを行うときに左ページのような表を基に行うこともできます。

①訴えた言葉を左ページのアルゴリズムに当てはめて下に向かってみます。

②アセスメントをする上で、基礎疾患の有無、検尿、残尿測定、排尿日誌は必要です。

③排尿障害のタイプを把握したら治療が必要なものは円滑に連携していきます。

④看護・介護者は排尿障害のタイプに応じて、排泄ケア用品の選択、排尿誘導、トイレ環境の工夫、衣服の工夫、排泄ケアを統一していきます。

残尿からの弊害

- 感染しやすい
- 腎機能低下や腎不全に移行することがある
- 結石ができやすい
- 頻尿で何度もトイレに通う
- 漏れる（溢流性失禁）
- すっきりせずやる気が起きない

残尿が多くなる疾患

泌尿器疾患	前立腺肥大症・前立腺がん・尿道狭窄
骨盤内手術	直腸がん・子宮がん術後自律神経障害
糖尿病、脊髄疾患	二分脊椎・椎間板ヘルニア
脳血管障害	脳梗塞・脳血管・パーキンソン病
その他	向精神薬・感冒薬・子宮脱
脳・脊髄の疾患	多発性硬化症・高齢者・認知症

排尿障害アセスメントのアルゴリズム

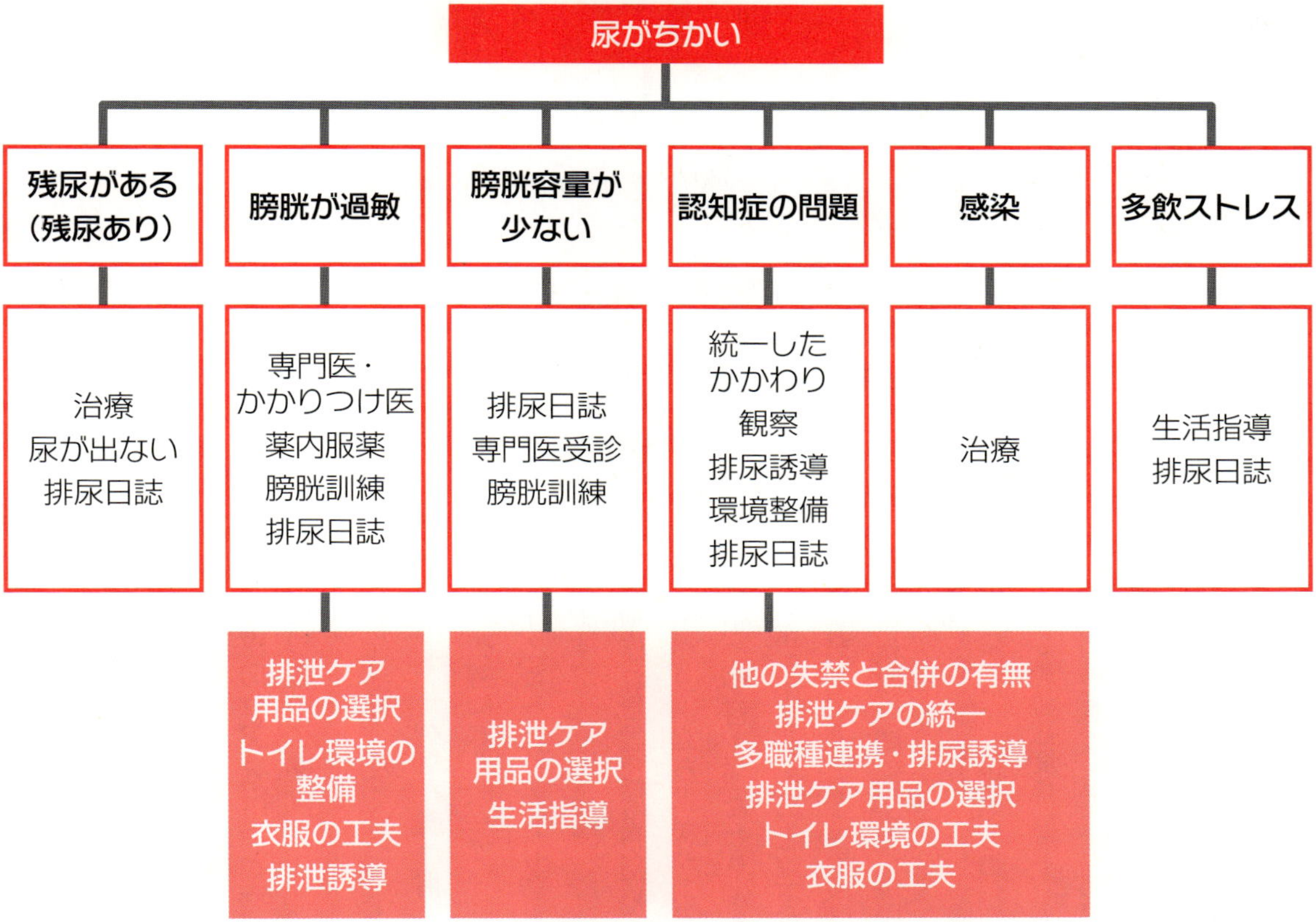

←次のページに続く

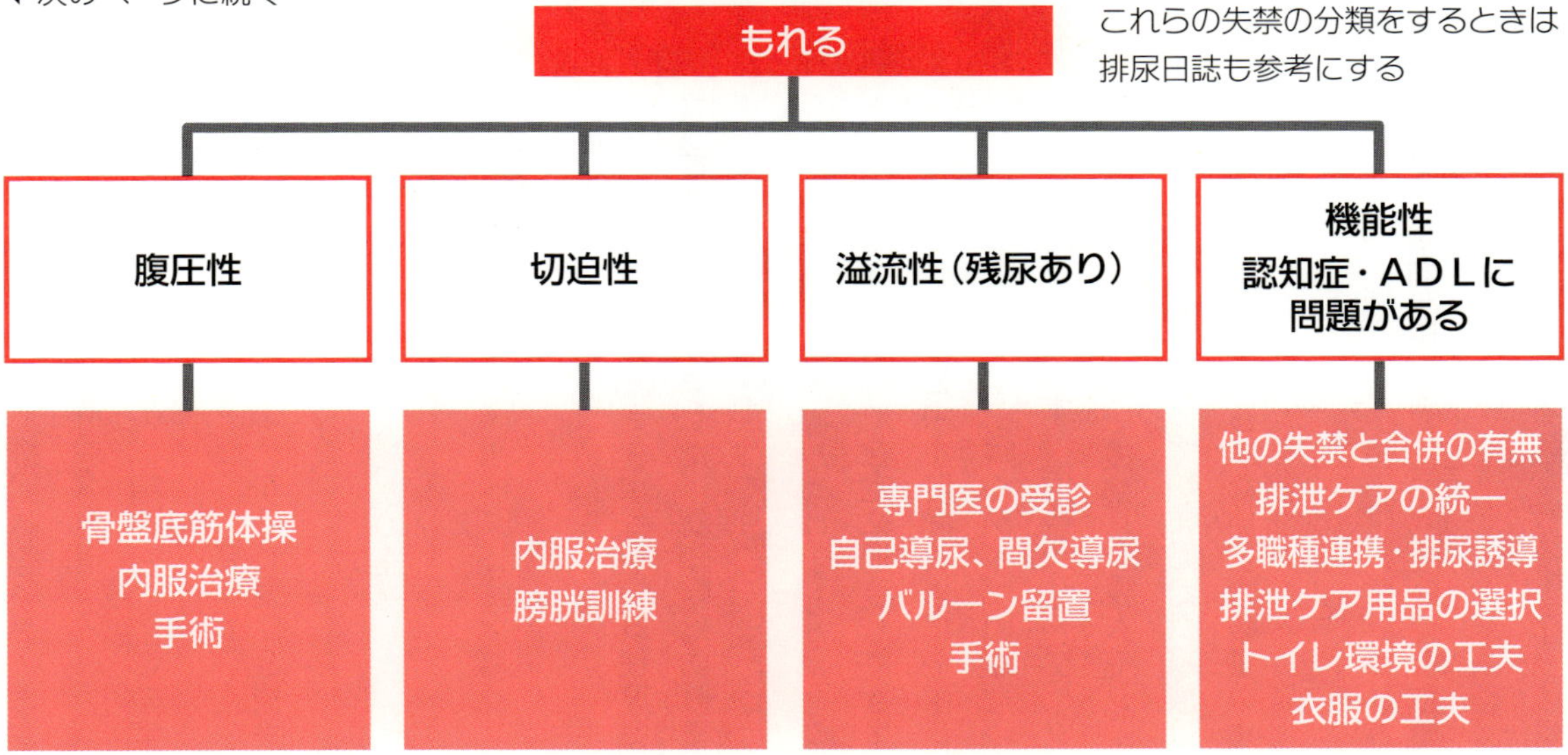

排尿障害アセスメントのアルゴリズム

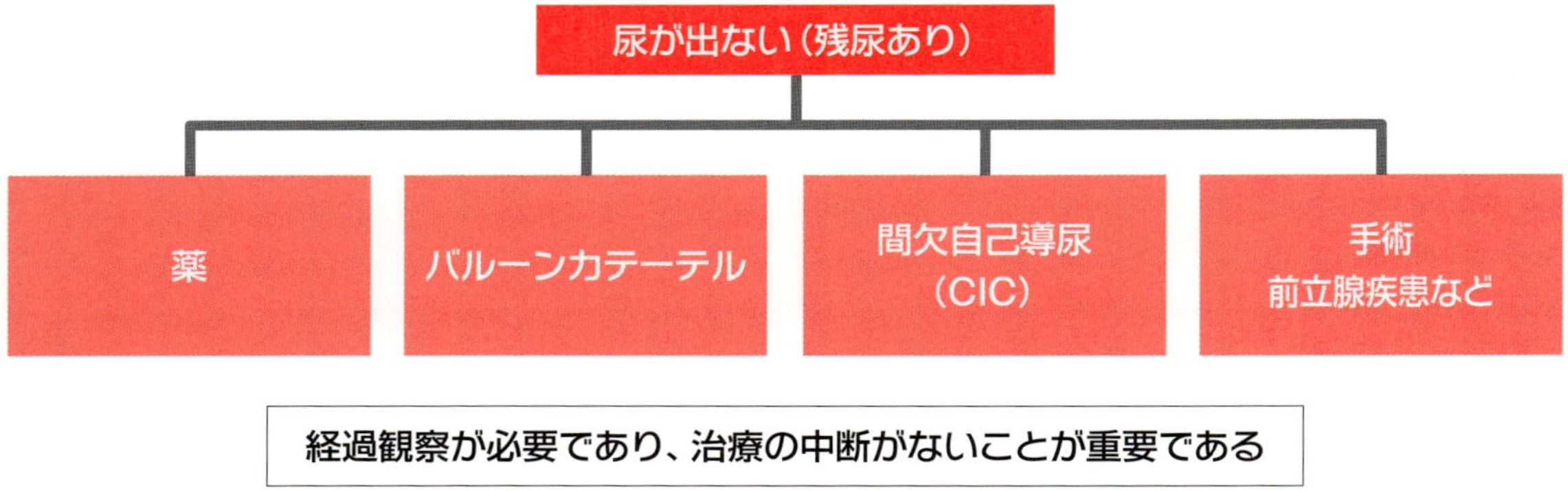

⑤症状がこの表に当てはまらないときは、患者の訴えが症状と違っていたり、2つ以上の疾患が混合していたりするときもあります。

排尿障害のケアを行うときのリハビリ職との連携

移動動作だけでなく下記のような項目について、リハビリ職に相談し排泄の自立や改善に取り組んでいきます

次のような点はリハビリ職と連携を考慮します。

・排尿動作（基本動作：布団めくり）～起き上がり～立ち上がり～立位保持～移乗や歩行～横たわり～（布団掛け）ズボンやおむつの上げ下げ
・排尿姿勢やバランス　（排尿時の姿勢と排尿状態の関係、また排尿にかかる時間）
・排泄環境（トイレまでの導線、ベッドとトイレの位置関係、手すりの位置・段差等の注意点・ドアの開閉向きの評価と対策）
・排泄関連用具・福祉用具の選択や管理、おむつの選択
・膀胱機能評価の共有化、残尿測定器などを利用して排尿誘導のタイミングや残尿量の評価を行う
・自己導尿（CIC）指導とCICの実施
・尿道留置カテーテルの必要性と抜去のタイミング
・医療者、介護、家族との連携

事例紹介

患者さんは80歳代男性で、既往歴に糖尿病がありました。認知症はありません。脳梗塞にて入院治療をしました。下肢に右半身麻痺が残りましたが、杖歩行できる状態で在宅に退院してきました。しかし日中1時間おきにトイレに行っています。はくタイプのおむつを使用していますが毎回漏れています。夜間はおむつ内で失禁し、寝衣やシーツまで漏れて困っていました。家族はもう自宅ではみられないと嘆いています。

（1）事例の排尿障害は何が考えられるか

なぜ失禁があるのか考えてみます。

・糖尿病から低活動性膀胱になり残尿があって漏れるのか
・脳梗塞後、過活動膀胱で漏れるのか
・トイレまで行くのに時間がかかり漏れるのか
・多く水分を取っているか、などが考えられる
・感染をおこしているため漏れるのか

（2）対応方法と経過

はじめに排尿日誌をつけていただきました。

排尿日誌からわかったこと
・昼間は1時間おきの排尿→頻尿である
・1回の排尿量は30ml～１００mlと少ない→過活動膀胱、残尿、の可能性がある
・夜間の排尿量が１２００ml→夜間多尿である
・水分は２０００ml摂取→過剰な水分摂取からの多尿
・尿は臭いが強く膿尿→感染が疑われる

*夜間多尿とは、「就寝中の排尿量と起床時の排尿量の合計が1日の排尿量の33％以上の場合」をいいます。

以上の内容から残尿が疑われ、残尿測定器で、残尿を測定すると５００mlの残尿がありました。急いでかかりつけ医に相談すると、泌尿器科に紹介されました。

泌尿器科で診察、検査を受けると、前立腺も大きく糖尿病や脳梗塞からの尿閉で自己導尿を勧められました。自己導尿は家族の介助が必要であり、本人が自立できないか、ケアマネジャーに相談があり、作業療法士と訪問看護師に連携をとり、自己導尿の方法や管理、導尿時の姿勢やバランス、トイレ環境をみてもらいました。すると1カ月ほどで自排尿が出るようになり、残尿も少なくなり自己導尿は中止となりました。残尿がなくなり1日の排尿回数は９回まで減り、夜間も漏れることなく良眠できるようになりました。

2-23 排便管理の支援

- 排便トラブルの大部分は便秘に関連するもの。
- 安易に下剤を使用せず、自然な排便コントロールを試みることが重要。
- 頻度は低いが、治療が必要な器質的疾患が隠れている可能性に留意する。

排便管理の相談で、多くあるのが便秘です。日本消化器病学会では「便秘とは排便回数が減ること」としています。排便が数日に1回程度に減少し、排便感覚が不規則で便の水分含有量が低下している状態をさしますが、明確な定義はありません。

毎日便が出ないと「便秘」と思っている人も多くいます。便秘というとすぐに下剤にたよりますが、自然な排便コントロールを行っていくことが大切です。バランスのとれた食事を摂取し、適切な水分を取り、運動を行い、便意があれば我慢せずトイレに行くことが便秘の解消になります。

また、排便は座るということも大切です。肛門の角度があり寝たままでは出にくいのです（**図1**）。

図1　姿勢と直腸肛門角の関係

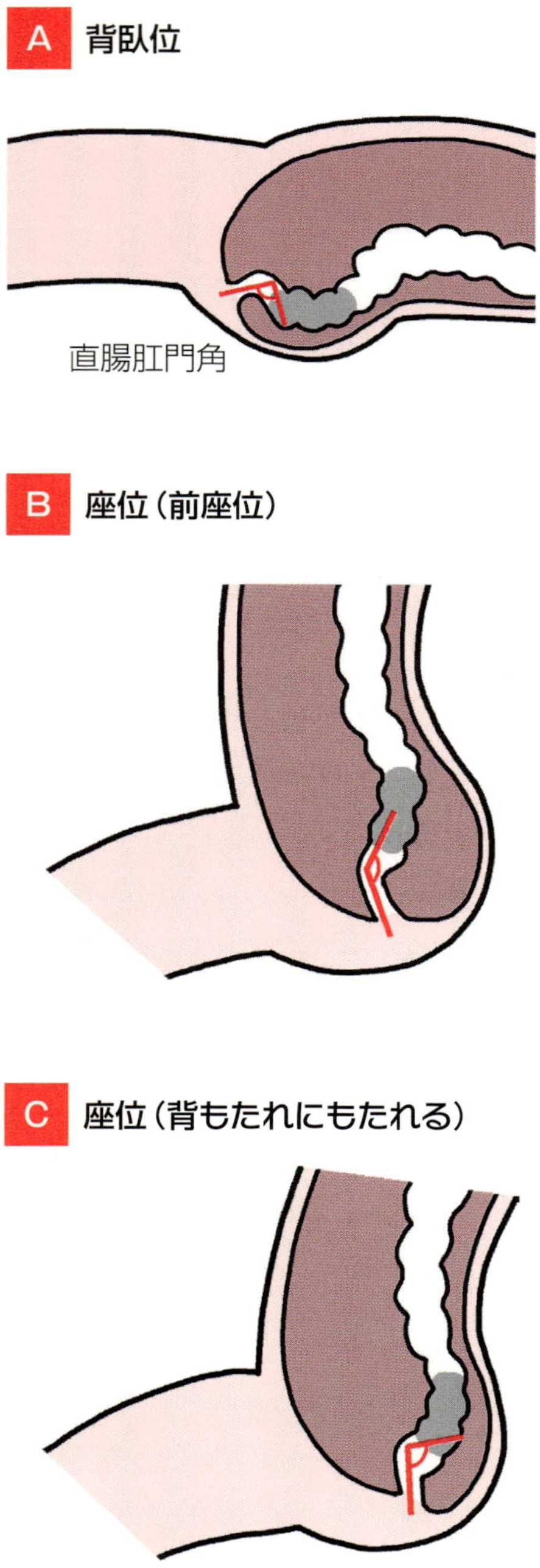

●便秘の原因

便秘は大きく分けると機能性便秘と器質的便秘とに分けられます。機能性便秘は、頻度が高いが、外科治療その他の特別な治療が必要な器質的疾患を見逃さないようにしましょう。

機能性便秘：生活習慣、食物の変化、精神的要因など

器質的便秘：腫瘍による外部圧迫、炎症性疾患（憩室炎《けいしつえん》、虚血性腸炎など）による狭窄、ヘルニア（鼠径、閉鎖孔）、術後異常、直腸脱など

代謝性便秘：DM、甲状腺機能低下症、高Ca、低K、低Mg、尿毒症、

筋原性：アミロイドーシス、皮膚筋炎、筋ジストロフィーなど

神経疾患：パーキンソン病、脊髄損傷、ヒルシュスプルング病など

薬剤性：抗コリン薬、抗精神病薬、鎮痛薬、利尿薬、モルヒネ

●排便の状態を聞くポイント

①**発症時期**：最近の発症（器質的便秘を示唆）か慢性の経過（機能的便秘を示唆）

②**排便回数**：1日に何回か、1週間に

図2　ブリストールスケール（便の硬さ）

非常に遅い
（約100時間）

消化管の通過時間

非常に早い
（約10時間）

1	コロコロ便	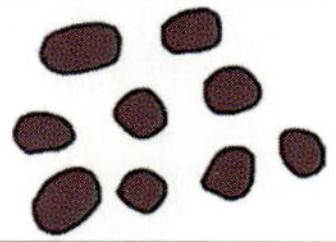	硬くてコロコロの兎糞状の便
2	硬い便	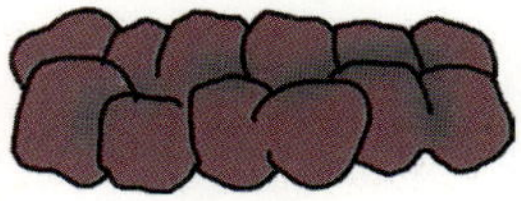	ソーセージ状であるが硬い便
3	やや硬い便	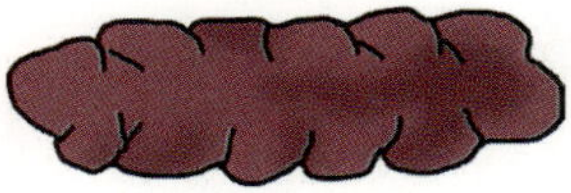	表面にひび割れのあるソーセージ状の便
4	普通便	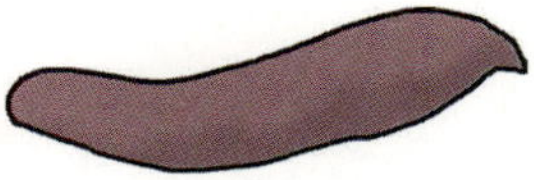	表面がなめらかで軟らかいソーセージ状、あるいは蛇のようなとぐろを巻く便
5	やや軟らかい便	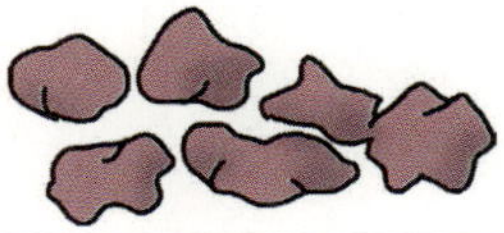	はっきりとしたしわのある軟らかい半分固形の便
6	泥状便	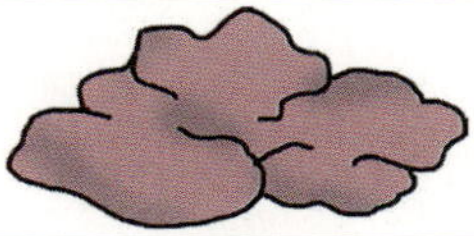	境界がほぐれて、ふにゃふにゃの不定形の便 泥状の便
7	水様便	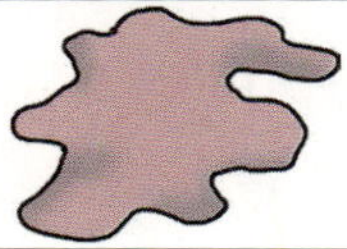	水様で、固形物を含まない液体状の便

何回か(2回以下が1つの基準)、規則性

③排便状況：排便時の怒責《どせき》(いきむこと)の有無、排便にかかる時間、指でかき出す必要があるか

④便の性状：兎糞状か、硬さはどのぐらいか、血液が付着していないか(ブリストールスケールを使用すると共通化しやすい)(**図2**)

⑤随伴症状：食欲低下、体重減少、嘔気嘔吐、腹満感、腹痛

⑥食事内容：規則正しい食事か、食物繊維の摂取はどうか

⑦既往歴：開腹手術歴、既知の消化管悪性腫瘍、放射線照射歴

⑧家族歴：消化管悪性腫瘍

⑨内服薬：便秘の原因となる薬剤はないか

●観察のポイント

腸蠕動音は亢進しているか低下しているか、腹部膨満はあるか、直腸診で便が直腸まで下りてきているか。腫瘍や狭窄はないか、便に血は混じっていないか、等を観察します。

●下剤の種類と特徴

①塩類下剤

代表薬：マグミット、マグコローなど

作用機序：便の浸透圧を上昇させて水分を吸着・保持することにより便を軟らかくし、排便を促す

・腎不全患者では、Mgが貯留しMg中毒になることがあるので注意

・少量より開始し、下痢になったらいったん中止する

②糖類下剤

代表薬：ラクツロース、モニラックなど

作用機序：塩類下剤と同じ

・末期腎不全でも使用可

③刺激性下剤

代表薬：プルゼニド、センノサイド、ラキソベロン、テレミンソフトなど

作用機序：腸管固有神経叢を直接刺激することによって、腸管蠕動を促進し、排便を促す

●その他

代表薬：レシカルボン坐薬、グリセリン浣腸など

作用機序：物理的伸展をかけて間接的に腸管固有神経叢を刺激

●便秘にならないケア

①便意を我慢しない

②便秘に対して、下剤を使わないこと
または頼らない

③便秘体質を改善する

④生活を見直す

⑤食事の改善

⑥運動と排便を見直す

●便秘のときの食事

①十分な食事量の確保と、食物繊維は1日20g

②水分補給(食事も入れて2L)

③ビフィズス菌、乳酸菌、オリゴ糖などで腸内細菌の環境を整える

●排便管理のまとめ

排便は単に便が出ればよいということではなく、食事や摂取量、排便のタイミング、座位保持などを考慮して、その人の環境に配慮した排便管理が大切です。排便の硬さはブリストールスケールで表すと3~4ほどの硬さで管理できると自力で排便しやすく、処理もしやすくなります。

2-24 在宅における感染対策の基本的な考え方

- 在宅での感染症予防は、急性期医療の現場で使われている対策と違う。
- 孫から風邪をもらう、家庭料理で下痢をするなどのリスクをある程度は引き受ける覚悟が必要。
- 訪問する医療者が、在宅高齢者に病原菌を渡してしまうことがないよう注意する。

在宅ケアにおける感染対策は、病院と何が違うのか

在宅ケアにおける感染対策は、急性期病院における対策とは異なります。手洗いの指針、環境整備、隔離対策、多剤耐性菌の制御など、多々ある感染対策ガイドラインの多くが、急性期医療の現場で使われるために設計されています。よって、これらを在宅ケアへ適用することについては慎重であるべきです。

孫が遊びに来て風邪をもらう。娘が作った手料理で下痢をする。そういうことが起きるのが家庭です。どこまで許容するか、許容できるかは家庭ごとに異なるでしょうが、そういうリスクをある程度は引き受ける覚悟がなければ、在宅での療養は続けられません。そこを上手にくみ取って、病院レベルの感染対策を押し付けないよう、医療者サイドも心掛けるべきでしょう。

もちろん、訪問する医療者が在宅高齢者に病原菌を渡してしまうことがないよう注意する必要は常にあります。つまり、手指衛生など標準予防策を遵守することなど、医療者として譲れぬところも当然あるわけです。場合によっては、家族に協力を求めなければならないこともあるでしょう。その見極めが在宅ケアに関わる医療者には求められています。

感染防護具の使い方

●手袋

手袋を着用するべき状況とは、血液や体液などにより手指が汚染されるのを防止する場合と、点滴薬剤を作成するなど清潔な取り扱いが求められる場合とがあります。

手袋着用の要否は、「ケアの対象」と「ケアを提供する人」の組み合わせによって異なります（**表1**）。なお、清潔操作で手袋を着用するときには、処置が変わるごとに手袋を交換する必要があります。ただし、清潔なケアから不潔なケアの順に処置をするときは、同じ手袋を続けて使用してもかまいません。

一般的な身体ケアや食事介助を行うとき、胃ろう栄養を調整・開始するときなど、血液や体液による汚染が予測

されなければ、必ずしも手袋を着用する必要はありません。

●マスク

在宅ケアを提供するときに、分泌物や排泄物などが飛散して鼻や口を汚染しそうなときはマスクを着用します（**標準予防策**）。また、在宅患者さんに咳嗽《がいそう》を認めており、飛沫を吸入するリスクがあるときも着用してください（**飛沫感染予防策**）。可能なら患者さん自身にマスクを着用していただくことも検討してください。なお、これらのマスクはサージカルマスクを選択します。

N95マスクを着用するのは、肺結核や麻疹、水痘など微細な飛沫核（径5μm以下）が発生する感染症やSARS、高病原性鳥インフルエンザなど危険な感染症の患者さんをケアするときなど極めて限られた状況です（**空気感染予防策**）。これらは一般的な在宅ケアの領域を越えており、通常はN95マスクを着用することはありません。

●エプロン

血液・体液・排泄物で衣類が汚染する可能性があるときは、原則としてビニールエプロンを着用します（**標準予防策**）。具体的には、褥瘡《じょくそう》などの比較的広範な皮膚病変があって、オムツ交換や体位変換などで訪問スタッフの身体が密着する可能性があるときなどが挙げられます。

また、嘔吐や下痢がある患者さんでは、すでにリネンやベッド柵など周囲環境も汚染している可能性が高いため、簡単なケアを行うときでもエプロンを着用してから開始します。**表2**に示すような接触をして、伝播する感染症を有する患者さんをケアするときも、接

表1　在宅における身体ケアと手袋着用の要否

ケアの対象	本人	家族	訪問スタッフ
健常な皮膚	不要	不要	不要
創傷のある皮膚	不要	不要	必要 ※1
接触感染予防策を要する疾患あり ※2	不要	必要 ※3	必要 ※4
感染のある皮膚	必要 ※5	必要	必要

※1　訪問スタッフは多剤耐性菌を保菌しているリスクがあり、患者の創部に定着させないために手袋を着用する必要がある。
※2　ウイルス性胃腸炎（ノロウイルス等）、偽膜性腸炎（クロストリジウム・ディフィシル）、水痘・帯状疱疹、角化型（ノルウエー）疥癬、しらみ症、多剤耐性菌（ＥＳＢＬ産生菌、ＭＤＲＰ、ＶＲＥ等）など。
※3　偽膜性腸炎や多剤耐性菌については一般に不要。水痘・帯状疱疹については免疫があれば不要。
※4　十分な流水を用いる入浴介助については、一般に手袋を着用する必要はない。
※5　直接触れることでかなりの菌量が手指に付着する。このとき手指に傷がなかったとしても、皮膚バリアの低下した（しばしば掻痒のある）他の部位を触ることで感染を広げるリスクがある。

触感染を防ぐためにビニールエプロンを着用します（**接触感染予防策**）。

器材の扱い方

●ノンクリティカル器材

ノンクリティカル器材とは、粘膜や健常ではない皮膚に接触することがなく、健常な皮膚にのみ接触する器材で、感染伝播のリスクが通常はほとんどないものを指します。

目に見えるような高度な汚染がない限り、日常的な洗浄と清拭のみで十分であり、特別な消毒は必要ありません。ただし、器材に接触するスタッフの手指または器材表面を介して二次伝播する可能性があるため、接触伝播する微生物が問題となる場合には70％イソプロピルアルコール等で消毒を行うのがよいでしょう。

在宅ケアの現場で用いられるノンクリティカル器材の例としては、血圧計のマンシェット、聴診器、歩行器や杖、経腸栄養用品などがあります。これらの器材を日常的に消毒する必要はありません。目に見えて汚れているときだけ、これらの器材を拭ったり洗浄したりしましょう。

ただし、接触感染予防策の必要な病原体に在宅患者さんが感染していたり、保菌している場合は別です。例えば、多剤耐性菌を保菌している患者さんのケアのあとには、ノンクリティカル器材であっても消毒するか、できれば家庭ごとに専用として置かれていることが望ましいでしょう。

●セミクリティカル器材

セミクリティカル器材とは、粘膜面または健常ではない皮膚に接触するものの体内には挿入しない器材を指します。通常、粘膜には芽胞菌への抵抗性がありますが、その他の細菌やウイルスの感染門戸となりえるため、芽胞を除く微生物が除去されるレベルでの消毒が必要です。

在宅ケアの現場で用いられる例としては、口腔内吸引カテーテルやネブライザー関連器材、間欠的導尿カテーテル、口腔用の体温計などが挙げられます。これら生体の無菌域に侵入することのない医療器材であれば、家庭で中性洗剤により洗浄し、水切りして乾燥させれば再利用することが可能です。

なお、間欠的導尿カテーテルは、膀胱という無菌域に近い体内に挿入することから、塩化ベンザルコニウムなどの消毒液に浸漬して保管するようにしてください。カテーテルが目に見えて汚れが付着していたり、詰まりやすくなっていたり、劣化が明らかな場合以外は交換する必要はありません。また、挿入にあたっては通常の未滅菌手袋による清潔操作でかまいません。患者さん本人が施行する場合には、手洗い後の素手でかまいません。

●クリティカル器材

クリティカル器材とは、人体の無菌的であるべき組織や血管系に使用する器材で、どのような微生物であっても汚染されていれば高い感染リスクとなる器材を指します。在宅ケアで用いられる例としては、**尿道留置カテーテル**、**気管内吸引カテーテル**、**静脈カテーテル**などが挙げられます。

①気管内吸引カテーテル

表2　在宅ケアで経験する接触感染予防策が必要な感染症（病原体）

主な感染部位	感染症（病原体）	防御が必要な期間
結膜	急性ウイルス性結膜炎 （アデノウイルス）	結膜の炎症が治まるまで
消化管	ウイルス性胃腸炎 （ノロウイルス等）	下痢・嘔吐を認めなくなり、かつ発症後5日間が経過するまで ※1
	偽膜性腸炎 （クロストリジウム・ディフィシル）	有効な抗菌薬が開始されており、かつ下痢が治まるまで
皮膚	広範な褥瘡感染	排膿を認めなくなるまで
	水痘・帯状疱疹	すべての病変が痂疲化《かひか》するまで ※2
	浸出液または排膿のある蜂窩織炎《ほうかしきえん》	浸出液または排膿を認めなくなるまで
	角化型（ノルウェー）疥癬《かいせん》 ※3	適切な治療が開始されて4日間経過し、かつ落屑が飛び散らなくなるまで
	しらみ症	有効な治療開始後24時間まで
呼吸器、消化管、尿路など	多剤耐性菌 ※4 （ESBL産生菌、MDRP、VRE等）	保菌している可能性がある限りは防御が必要（多くは恒久的対応）

※１　宿主の免疫状態にもよるが、感染後２～３週間は便からノロウイルスが排出されていると言われる。よって、接触感染対策が求められる期間については専門家によって見解が異なっている。

※２　水痘では空気感染予防策も求められ、在宅ケアでは免疫のある訪問スタッフがケアを行うこと。

※３　通常の疥癬では接触感染予防策は不要である。

※４　ＭＲＳＡについては市中へ拡がっており、また在宅における感染リスクは高くないため、保菌者に対する接触感染予防策は必ずしも必要ではない。

気管内吸引カテーテルはクリティカル器材であり、再利用をしないことが原則です。しかし、多くの在宅ケアの現場では、毎回滅菌した新しいものを使用する経済的余裕はないため、再利用されているのではないかと思います。家庭で中性洗剤により洗浄し、水切りして乾燥させれば気管内吸引カテーテルを再利用することが可能です。できれば1日1回は新しいものに交換していただきたいのですが、これも経済的に困難という場合には、次善の策として、次亜塩素酸系で消毒するか煮沸消毒を毎日実施します。

煮沸は、家庭でも簡便にできるクリティカル器材に対する消毒法です。医療器材を洗剤と水道水ですすいだあと、

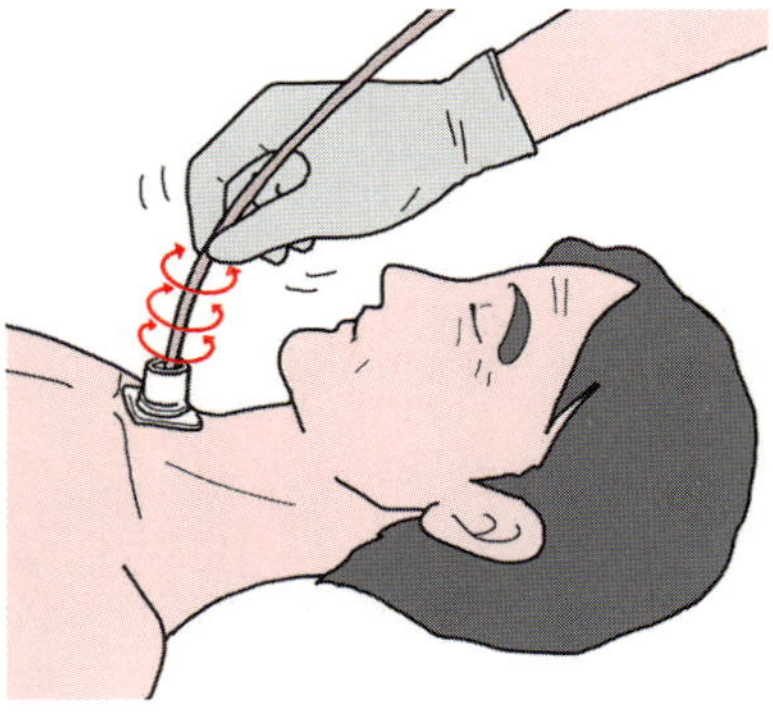

水に浸した状態で10分以上煮沸します。その後、きれいなペーパータオルの上で乾燥させれば終了です。

　器材を使用するまでのあいだは、蓋付きタッパーなどに入れて清潔に管理してください。なお、この消毒法は、電子レンジを使用して５００Ｗで10分の加熱でも代用できます。ただし、いずれの場合も事前に器材の耐熱性を確認してください。

②尿道留置カテーテル

　在宅ケアにおける感染管理として、しばしば尿路留置カテーテルやバッグを定期的に交換していることがあるようです。しかし、汚染や閉塞が問題にならない限り、数カ月にわたって使い続けることができます。60日おきの交換とすればよいかと思います。挿入時には手袋を着用しますが、滅菌手袋である必要はありません。

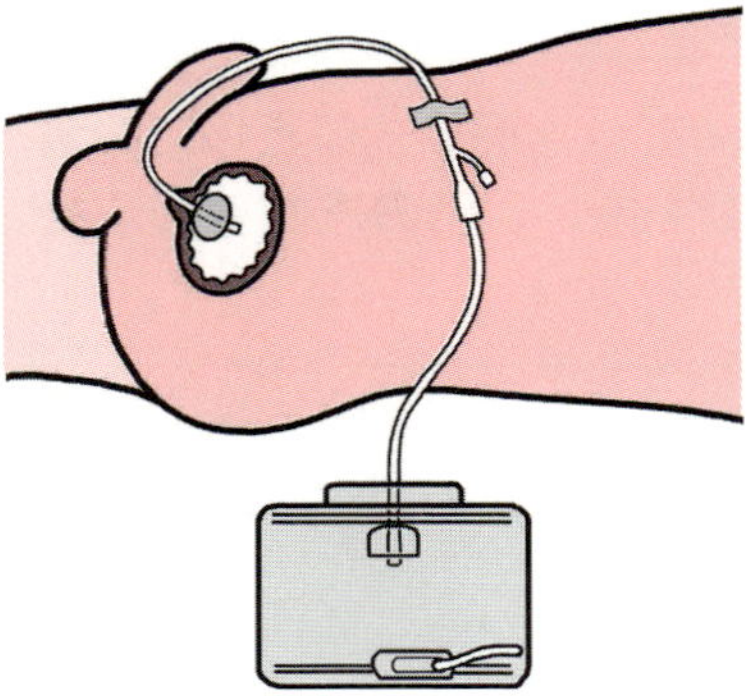

　ただし、尿道カテーテルの留置適応の有無を検討するようにしてください。尿道カテーテルを留置していること自体が尿路感染のリスクを高めますし、ひいては耐性菌を誘導する原因となります。介護の負担軽減という理由で留置することがないよう注意しましょう。

③末梢静脈カテーテル

末梢静脈へカテーテルを挿入するときは、できるだけ上肢を使用します。下肢に挿入すると、不潔になりがちでカテーテル感染のリスクを高めます。また、麻痺側は静脈炎や漏れによる疼痛を訴えられないため避けます。

　挿入前には、アルコール消毒または流水手洗いを正しく行ってください。また、手袋を着用しますが、消毒後に挿入部位を触らない限り、滅菌手袋である必要はありません。なるべく透明のドレッシング剤を使用し、挿入部位に熱感や圧痛、発赤がないかを毎日確認するように家族に求めてください。

　もし、こうした静脈炎の徴候を認めたり、カテーテルの閉塞が疑われたりする場合には、家族によって滴下をいったん中止させ、医師または看護師が訪問して確認し、やはり静脈炎と診断されるときには抜去します。

　輸液ルートを含むカテーテルは定期的に交換する必要はありません。発赤など静脈炎や感染徴候が認められたり、漏れたりなど臨床的に必要な際で良いとされています。留置する静脈が限られているときには、感染徴候に注意しながら継続して使用するしかありません。なお、ひとつの血管を何度も使用するときは、前の挿入部位よりも中枢寄りにしていくのがよいとされます。

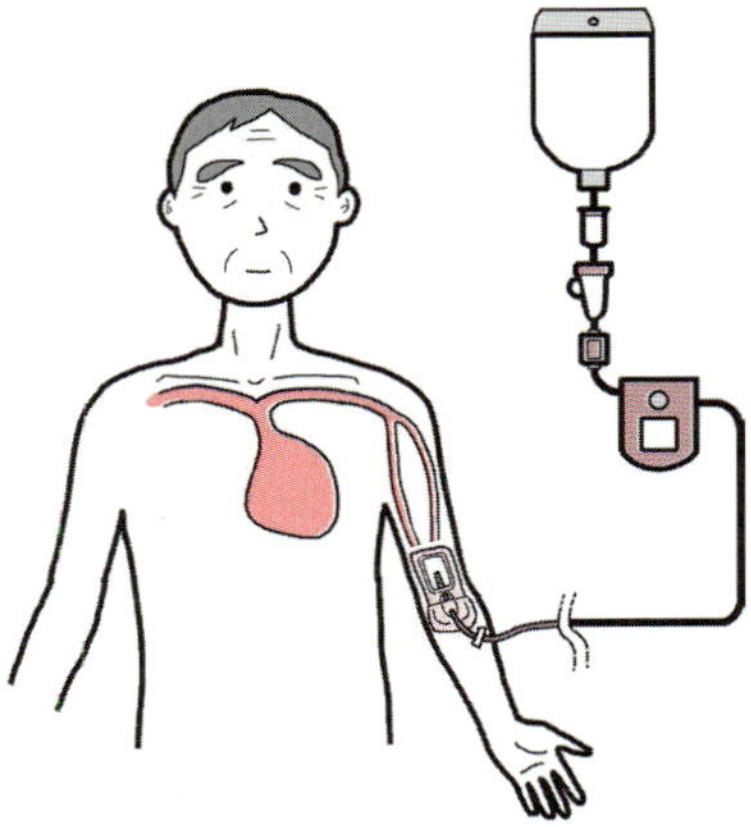

表3　在宅ケアで用いる器材と感染予防策

器材分類（使用用途）	器材の例	家庭における感染予防策
ノンクリティカル器材（正常な皮膚のみと接触）	杖、歩行器、車いす、爪切り、リネン類、浴槽、尿器、便器	患者専用であれば感染対策としての清拭・洗浄は不要。通常の家庭での清掃でよい
	経腸栄養関連用具	中性洗剤により洗浄し、水切りして乾燥
	聴診器、腋窩用体温計、パルスオキシメーター、血圧測定用カフ	他の患者と共用する場合で、皮膚が健常でなければアルコール等で清拭 ※1
セミクリティカル器材（粘膜または創傷に接触）	口腔体温計	患者専用であれば感染対策としての清拭・洗浄は不要
	ネブライザー、鼻用カニューレ口腔内吸引カテーテル	中性洗剤により洗浄し、水切りして乾燥。その後は清潔なチャック式ビニール袋などに保管
	間欠的導尿カテーテル	中性洗剤により洗浄し、塩化ベンザルコニウムなどの消毒液に浸漬して保管 ※2
クリティカル器材（無菌の組織や血管に挿入）	攝子《せっし》、剪刃《せんとう》	熱水（80℃ 10分以上）またはアルデヒド系消毒薬による高水準消毒
	気管内吸引カテーテル	中性洗剤により洗浄し、水切りして乾燥。その後は清潔なチャック式ビニール袋などに保管。できるだけ毎日交換するのが望ましい
	尿道留置カテーテル、末梢／中心静脈カテーテル	単回使用とする

※1　多剤耐性菌など接触感染予防策が求められる場合には、アルコール等による清拭を毎回実施する。
※2　蓋付きのタッパーなどを活用し、消毒液は週2回の頻度で交換する。

2-25 在宅でのインフルエンザへの対応

- インフルエンザによって毎年5千人～2万人が死亡、そのうち9割は65歳以上といわれている。
- 感染した患者さんケアをするときは、接触感染対策として手袋を着用するなど十分に注意して接する。
- 同居家族は咳エチケットを守り、手をこまめに洗い、がんばりすぎないことを心がけてほしい。

インフルエンザは高齢者には恐ろしい病気

インフルエンザは、非常に感染性の高いウイルス性疾患です。

毎年、国内で5千人～2万人が死亡していますが、その約9割が65歳以上といわれています。

健康な人にとっては「寝ていれば治る病気」にすぎませんが、高齢者や免疫力の低下している在宅患者さんは十分に注意しなければなりません。

ここでは、在宅患者さん、同居する家族、訪問スタッフが発症している場合に分けて、感染を拡げないために必要な対策を紹介します。

在宅患者さんが発症しているとき

訪問スタッフはサージカルマスクを着用してケアにあたります。

他の同居者が発症していたり、潜伏期にある可能性に配慮し、あらかじめ訪問する前からマスクをつけるようにしてください。とくに、地域的にインフルエンザが流行しているときは、患者さんの症状の有無によらず、業務中は常にマスクを着用しておくのもひとつの考え方です。

また、感染している患者さんのケアをするときは、接触感染対策として手袋を着用します。できるだけ、患者さんにはマスクを着用していただき、しぶきが飛び散らないように協力していただきます。

こうした対策の実施期間は、患者さんが「発症してから5日間が経過し、かつ発熱などの症状が消失するまで」とします。

訪問スタッフは、抗インフルエンザ薬を予防的に内服すべきでしょうか？事前に患者さんに症状があることを知っていて、最初から適切な感染対策がとれているのであれば、予防内服の必要はありません。

しかし、もし症状に気づいていなくて職業暴露をしてしまったのであれば、予防投与の潜在的な適応と言えるかもしれません。ただし、ワクチンを接種しているのであれば、予防投与は不要とすることが一般的です。

それでも、「人手が足りないので何としても発症したくない」、「基礎疾患があるスタッフなので積極的に守りたい」といった状況では、予防投与を選択することもあると思います。

同居する家族が発症しているとき

インフルエンザを発症している家族は身体ケアに関わらないのが理想ですし、可能なら別の部屋で過ごしていただきたいところです。

とはいえ、核家族化がすすんだ現代において、発症した家族を完全に分離することなど不可能です。なかには、インフルエンザを発症させながらも、介護から離れるわけにはいかないこともあるでしょう。

在宅患者さんをショートステイなどに避難させることも検討したいところですが、それでもダメなときは、それはもう腹をくくるしかありません。

そのようなとき、最低限、発症した家族に心がけていただきたいのは、次の3点だと思います。

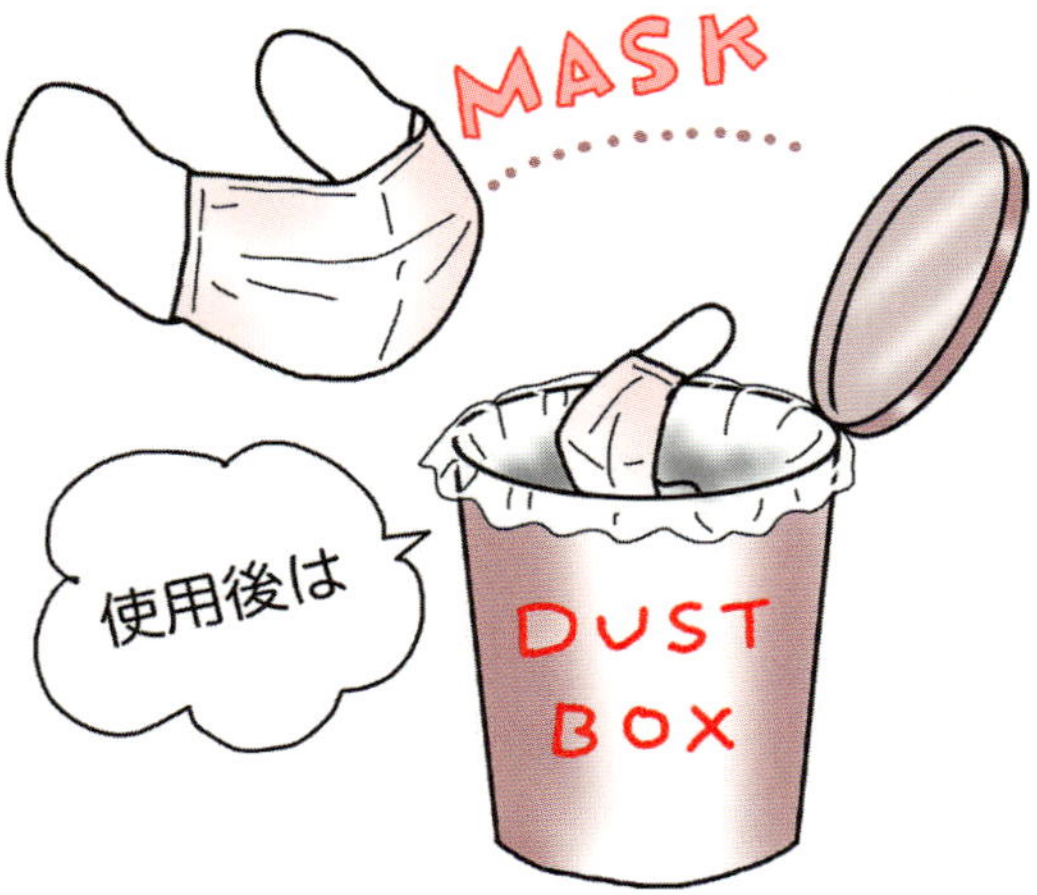

まず、①**咳エチケットを守る**こと。在宅患者さんに咳やくしゃみの飛沫を浴びせないことです。飛沫は約2メートル飛ぶと言われています。ですから、患者さんの部屋に入るときは常にマスクを着用していただきましょう。そして、使用後のマスクは放置せず、ゴミ箱に捨てるように指導します。

次に、②**手をこまめに洗う**こと。在宅患者さんに触れる前に、石鹸による十分な手洗いを心がけていただきます。これは擦式消毒用アルコールで代用することもできます。

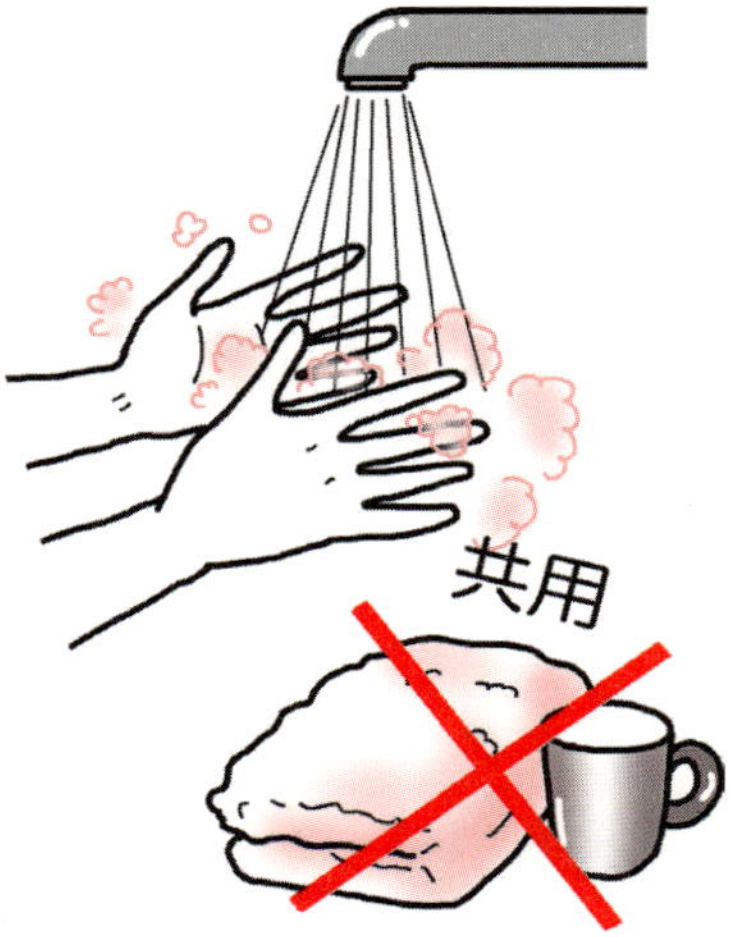

とくに咳やくしゃみを素手で覆ってしまったら、ケアの前後に関わらず、すぐに手を石鹸で丁寧に洗うように心がけていただきます。食器やタオル、リネン類を共用すると接触感染のリスクが高まるので、共用しないよう家族に指導してください。洗浄は通常通りに行って結構です。

最後に、**③がんばりすぎない**こと。いくら健康な人でも、インフルエンザをこじらせると重症になることがあります。

介護への責任感で頑張りすぎないよう、介護者が発症しているあいだは訪問スタッフによる見守りが必要です。場合によっては、リングサイドからタオルを投げこむことも（インフルエンザに限りませんが）訪問スタッフの役割だと思います。

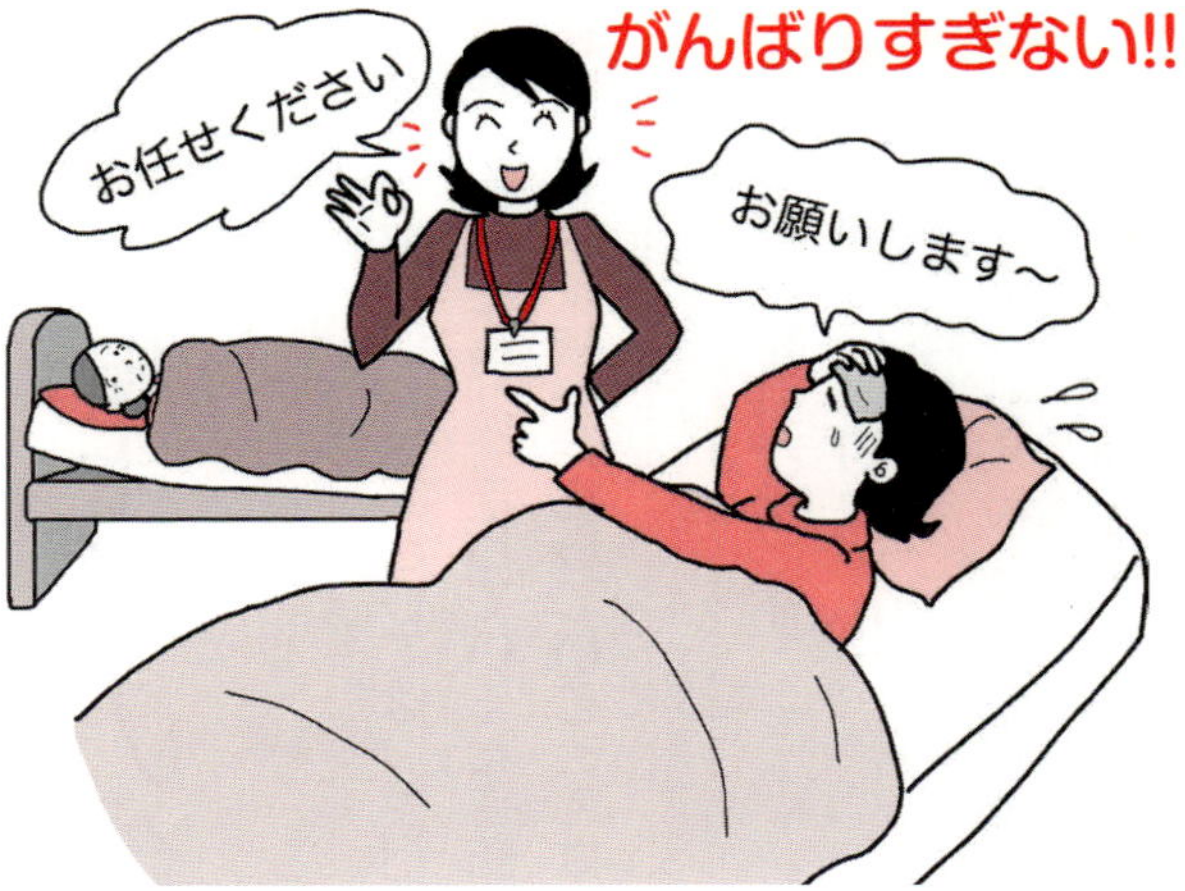
がんばりすぎない!!
お任せください
お願いします～

訪問スタッフが発症しているとき

訪問スタッフが発症しているときは仕事を休んでください。訪問スタッフがインフルエンザを地域でばら撒くことは絶対にあってはなりません。

就業停止の期間は「発症後5日間が経過し、かつ発熱などの症状が消失するまで」とします。ただし、ワクチン接種者などでは、症状が1日だけで軽快してしまうこともあります。そのようなときは、マンパワーの確保にも配慮しつつ、柔軟に判断することがあります。

なお、自分の家族がインフルエンザを発症しているなど、訪問スタッフが濃厚接触者である場合には、就業制限をかける必要はありません。

ただし、最後の暴露日（つまり同居する家族の症状を最後に認めた日）から5日間は観察期間とします。この期間はマスクと手袋を必ず着用し、手洗いも励行しながら業務にあたります。また、毎朝の検温も実施してください。

そして、発熱やインフルエンザ様症状を認めた場合には、勤務中でも管理者に報告するとともに、すぐに業務から外れなければなりません。

インフルエンザワクチンの接種

ここまで紹介したような心労を少しでも減らすために、在宅患者さんやその介護者にはインフルエンザワクチンを接種するよう呼びかけていただければと思います。もちろん、訪問スタッフが接種しておくことも忘れないでください。

なお、ワクチンの効果が期待できるまでには接種後2週間程度が必要で、その効果の持続は接種後から5カ月程度と考えられています。ですから、流行がはじまる前に先手を打つように接種しておくことが望ましいです。インフルエンザの流行が例年11月ころからはじめることを考え、毎年10月には接種するのがよいでしょう。

2-26

在宅での急性胃腸炎への対応

- 在宅ケアの感染対策としては、感染者の嘔吐物や排泄物を確実に処理することと食べ物の安全を確保することが重要。
- 在宅患者さんが発症しているとき訪問スタッフは、厳格な接触感染対策をとってケアにあたる。
- 同居する家族が発症しているときは症状のある家族は、在宅患者さんに提供する食事の準備に関わらないのが原則。

急性胃腸炎を引き起こす感染力の強いノロウイルス

急性胃腸炎を引き起こす病原体のうち、とくにノロウイルスはヒトへの感染力が強いため、しばしば地域でアウトブレイクを引き起こします。

通常は2日か3日で軽快しますが、感染後約2週間は便からウイルスを排出しているといわれます。

免疫効果について6カ月後には著しく低下し、2年後には完全に消失するとされます。高齢者では、脱水がすすんで多臓器不全を来したり、吐瀉物を喉に詰まらせて窒息したりすることがあるので注意が必要です。

また、高齢者では誤嚥性肺炎を続発することもあり、下痢がおさまってからも見守りが必要となります。

ノロウイルスは、感染している人が調理した食品を食べることによる伝播（食中毒）と、感染している人の嘔吐物や排泄物を直接触れてしまうことによる伝播（接触感染）と、嘔吐物や排泄物が乾燥して飛散することによる伝播（空気感染）とに大別されます。

在宅ケアにおける感染対策としては、感染者の嘔吐物や排泄物を確実に処理することと食べ物の安全を確保することが重要です。

エタノールではノロウイルスを消毒することはできないため、ウイルスの除去は流水による手洗いが原則となります。次亜塩素酸ナトリウムで環境表面

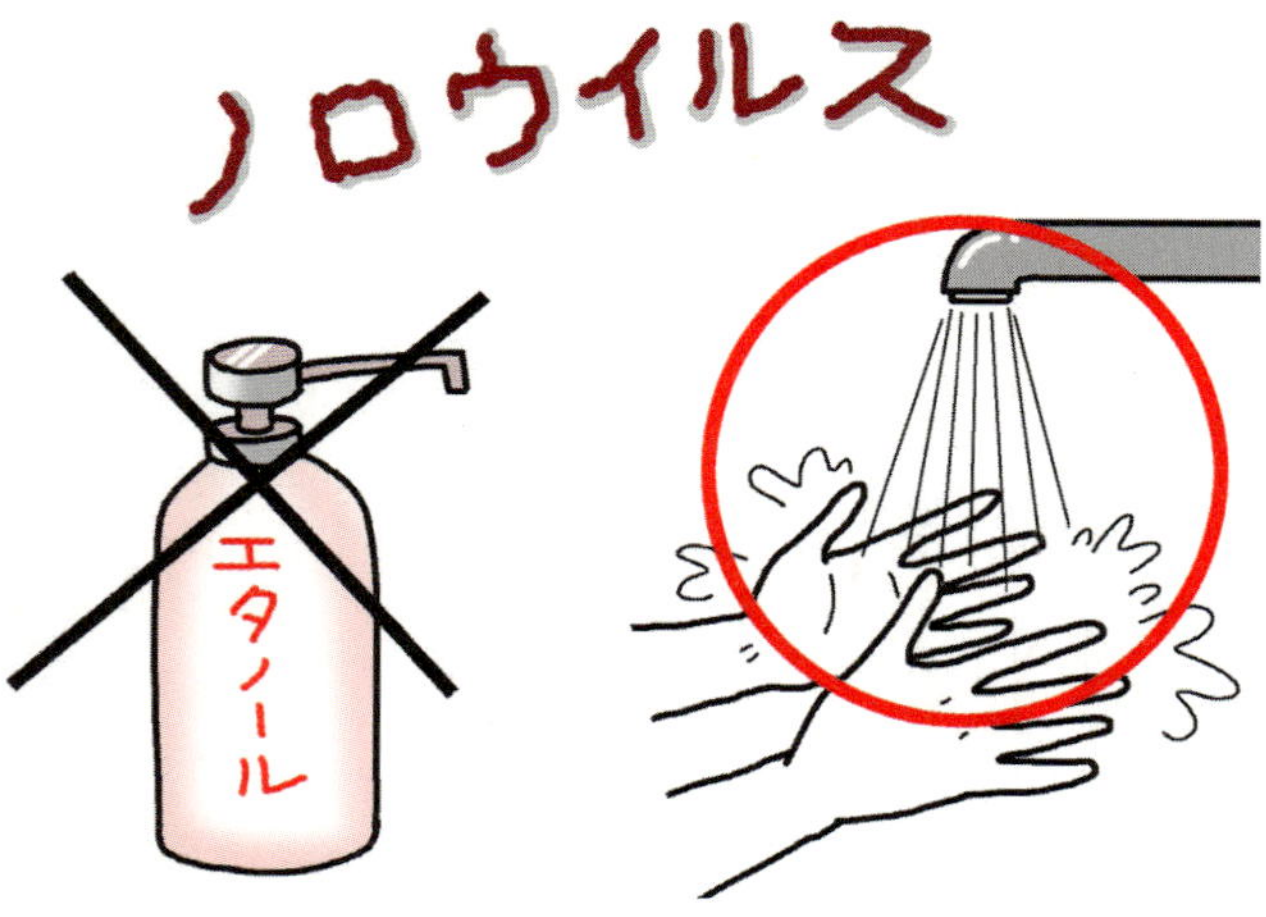

のウイルスを不活化することができますが、皮膚に用いることはできません。

在宅患者さんが発症しているとき

訪問スタッフは、厳格な接触感染対策をとってケアにあたります。すなわち、手袋と袖まであるガウンを着用します。ケアが終了したら、丁寧なガウンテクニック(汚染された外側を触れないこと)に従って手袋とガウンを脱ぎ、家庭の洗面台をお借りして流水による手洗いを行ってください。

環境が嘔吐物や排泄物で汚染された場合には、乾燥して飛散する前に処理することが大切です。家庭における具体的な手順は表のようになります。訪問スタッフだけでなく、できれば家族にも指導してください。

こうした対策の実施期間については、いまだ考え方は定まっていません。

米国CDCのガイドラインでは、ウイルス排出が「高水準」である期間は隔離を行うことが望ましいとし、その期間について「通常は症状が軽快した後の24~72時間」という考え方を示しています。

つまり、症状が軽快してから3日間から5日間の範囲で現実的な可能な対策を家庭ごとに決めていただくのがよいと思います。

なお、症状を認める在宅患者さんのケアを担当した訪問スタッフは、急性胃腸炎の濃厚接触者となります。これはスタッフの家族に症状を認めているときも同様です。接触後3日間は施設の責任者が症状を確認するようにし(自己申告はあてになりません)、症状出現があれば、すぐに就業停止としてください。

家庭における嘔吐物や排泄物の処理方法

1	処理しようとする人は使い捨ての手袋とマスクを着用します。
↓	
2	嘔吐物や排泄物をペーパータオルなどで静かに集めてビニール袋に入れます。
↓	
3	嘔吐物や排泄物で汚染された場所を塩素系消毒液でひたすように拭き、その後水で拭きます。
↓	
4	使ったペーパータオル、手袋とマスクはビニール袋に入れ、全体がひたる量の塩素系殺菌剤をかけてから、しっかり縛って廃棄します。
↓	
5	最後に流水と石けんでよく手を洗いましょう。

同居する家族が発症しているとき

ノロウイルスの家庭内における感染拡大を確実に防ぐことは困難です。このことを説明したうえで、現実的な範囲での対策について家族に提案します。

まず、症状のある家族は、在宅患者さんに提供する食事の準備に関わらないことが原則です。

他の家族にがんばっていただくか、ヘルパーさんに集中的に入っていただくなどの対応を提案していただければと思います。

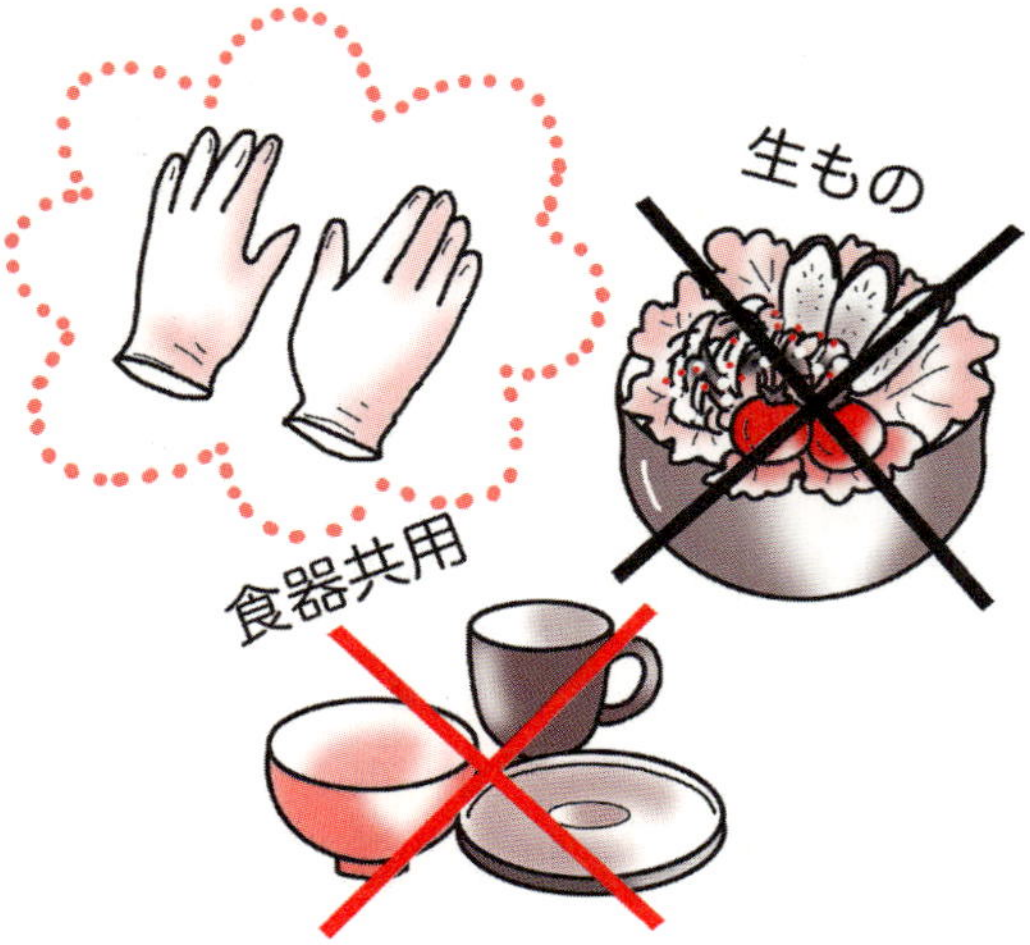

どうしても症状のある家族が食事の準備をしなければならないときは、すべての手順において手袋を着用し、サラダなどの生ものの提供は避けるようにし、食器を共用しないことも大切です。とくに症状のある家族が箸をつけた惣菜を、在宅患者さんが後から口にしないよう、あらかじめ取り分けておくよう指導しましょう。

こまめに手を洗っていただくことも大切です。とくにトイレの後とケアを開始する前には、石鹸を使って丁寧に洗うように伝えます。

また、風呂については発症者が最後に入るようにし、リネン類は共用しないようにします。ただし、どこまでやれるかは家族次第です。現場で続けられず、破綻することが明らかな対策を専門家として提案すべきではありません。ある意味、これは責任転嫁ともいえます。家族に挫折感や罪悪感を残すことがないよう、家族ごとに「可能な感染対策のレベル」と「対策疲れに陥らない期間」を見極めてください。

訪問スタッフが発症しているとき

嘔気や下痢、発熱などの症状を認めるあいだは、診断が確定しているか否かにかかわらず、症状が消失するまで仕事を休んでください。

感染対策が励行できることを前提として、症状が消失すれば就業することは可能です。すなわち、ケアの前に手を洗い、手袋を着用するなど接触感染対策を行ってください。こうした対策は、少なくとも症状が消失してから5日間は徹底するようにします。

2-27 認知症の捉え方

- 高齢者の4人に1人が認知症もしくはその予備軍、今後さらに増加していく。
- 認知症は病名ではない。症候群である。認知症の原因疾患を理解する。
- 認知症の人が問題にされる傾向があるが、認知症そのものを問題として捉えるべきである。

「認知症時代」と言っても過言でない時代

超高齢社会を迎えた日本において、認知症を患う方は増え続けています。厚生労働省によると、高齢者の462万人が認知症、400万人が軽度認知障害、高齢者の4人に1人が認知症もしくはその予備軍としています（平成24年）。さらに2025年には認知症の人は700万人を超えると推測され、今後さらなる増加が予想されています。

すなわち認知症は珍しいことではなく、ごくありふれた状態といえます。現代を「**認知症時代**」と表現しても過言ではないでしょう。

認知症時代であるならば、認知症を無用に恐れたり、不安視したりすることは、認知症にまつわる諸問題をむしろ深刻化する懸念があります。まず認知症について正しく理解することから始め、認知症への偏見や誤解を捨てましょう。

「病気」としての認知症

認知症は病気ですが、疾患名ではありません。

認知症は「認知機能が低下し日常生活に支障が出るような状態」を総称したもの、いわゆる「症候群」です。

少々わかりづらいと思いますので1つ具体例を。

例えば「お菓子」。チョコレートだったり、クッキーだったりさまざまなお菓子があります。さまざまなものを総称して「お菓子」と一括りにします。認知症に話を戻しましょう。お菓子が認知症にあたり、チョコレートやクッキーが疾患名（アルツハイマーやレビーなど）にあたります。多少、イメージが湧きましたでしょうか。

さて、「病気」としての認知症を考える場合、次の2つを意識してみてください。

- **認知症の原因疾患は何か？**
- **認知症は「もの忘れ」の病気である**

認知症の原因疾患は何か？

認知症高齢者の現状

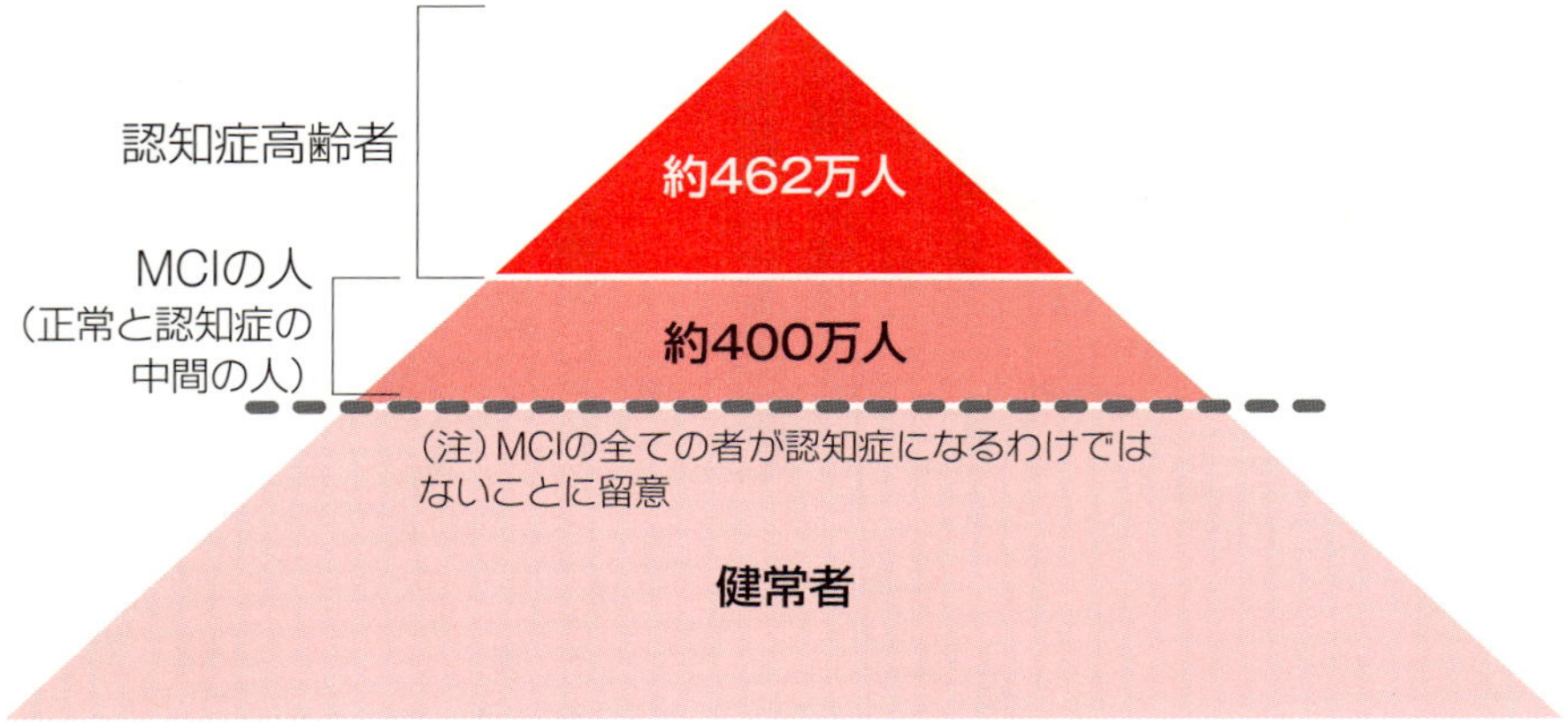

65歳以上高齢者人口3,079万人

出典：「都市部における認知症有病率と認知症の生活機能障害への対応」（H25.5報告）及び『「認知症高齢者の日常生活自立度」Ⅱ以上の高齢者数について』（H24.8公表）を引用
（第115回介護給付費分科会資料）

要介護認定データを基に、「認知症高齢者の日常生活自立度」Ⅱ以上の認知症高齢者割合を推計

将来推計（年）	平成22年（2010）	平成24年（2012）	平成27年（2015）	平成32年（2020）	平成37年（2025）
日常生活自立度Ⅱ以上	280	305	345	410	470
	9.5%	9.9%	10.2%	11.3%	12.8%

※下段は65歳以上人口に対する比率
（参考：平成24年８月24日老健局高齢者支援課認知症・虐待防止対策推進室公表資料）

病名欄に「認知症」とだけ記載されている書類を見かけたことはありませんか。

間違いではありませんが、認知症をもっと理解しようとすると物足りない記載です。

こういうとき、「どの疾患か？」を考えるようにしてください。なぜならば、認知症の原因疾患は多岐にわたり、一括りに認知症といっても疾患ごとに結構異なるからです。まるで違う病気に見えることも稀ではありません。

原因疾患のうち多数を占めるのが次の４つです。熟知しておいてください。

（詳細は次項参照）

- **アルツハイマー型認知症**
- **脳血管性認知症**
- **レビー小体型認知症**
- **前頭側頭型認知症**

認知症は「もの忘れ」の病気である

認知症の人が「忘れてしまうこと」に怒ってしまう、という話をよく耳にします。

数十回以上も同じことを尋ねられれば、いらついてしまうことには同情の余地があります。それでも、やはり怒らないでいただきたいのです。なぜなら、認知症の人が「もの忘れ」をするのは病気のせいであり、仕方がないことだからです。認知症の人は何も悪くありません。

例えば、花粉症の方が鼻水を出しているのを見つけて激怒することはまずありませんよね。認知症も同じです。認知症において「もの忘れ」は病気そのものですから、怒らないでいただきたいのです。

ごくありふれた「状態」としての認知症

認知症発症の最大のリスクの1つが加齢です。長生きすれば誰しも認知症を患う可能性があるわけです。つまり、長寿国日本では認知症はごくありふれた状態と言えるでしょう。

加齢に伴い、誰しももの忘れを経験します。この場合、「病気」と「老化」との境界は極めて曖昧です。もの忘れは病気かもしれませんが、老化に伴うごくありふれた「状態（老化現象）」かもしれないわけです。

そこで、認知症を病気ではなく「**ありふれた状態**」と捉えてみましょう。認知症を病気とみなしてどんどん治療をすることで、かえって悪化しているケースも散見されます。一方で、老化現象として静かに向き合うほうがむしろ穏やかな場合も少なくはありません。

このように、認知症を「病気」「老化現象」など多面的に解釈してみる価値があります。

なお、認知症は高齢者に発症することが多いのですが、若年発症の認知症も決して忘れてはいけません。

認知症の人を問題にしない

認知症はいまだ誤解や偏見がある病気ではないでしょうか。

認知症が病気とすれば差別するなんてもってのほかです。高血圧症の方に、血圧が高いからと差別しませんよね。認知症も同じです。

認知症が老化現象とすれば、やはり差別はできません。高齢で白髪が増えた方に偏見は持ちませんよね。認知症も同じです。

認知症は何もおかしなことではありません。病気であり、ありふれた状態です。差別も偏見もすべきではありません。

もう一点強調します。

認知症の「人」を悪者にしないでください。その方が悪意をもって「もの忘れ」をしているわけではないのですから。

くり返しますが、認知症は病気であり、ありふれた状態です。認知症の「人」は悪くありません。

認知症の諸問題を考えるとき、「人」を問題とせず、認知症そのものを問題とすることをお勧めします。

最後に1つのエピソードをご紹介して本稿を閉じましょう。

とある90代の患者さんが独り言のように語られたことです。イラストのように語りました。

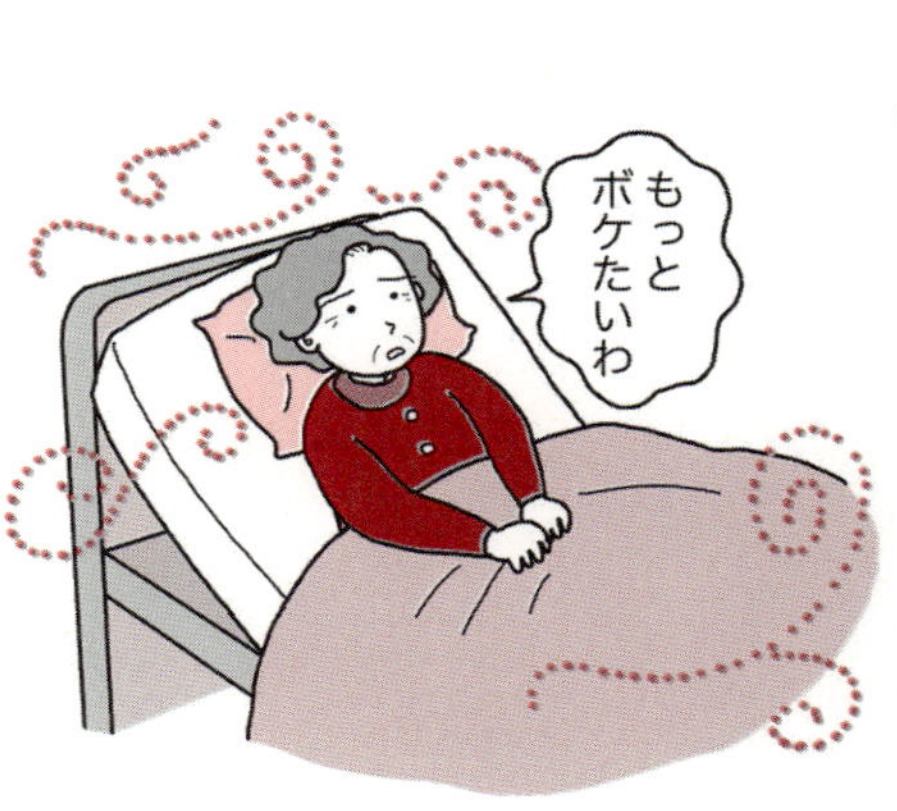

何を物語っているか、実に興味深い世界です。

2-28

認知症の種類と経過

- 認知症は「アルツハイマー型」「レビー小体型」「前頭側頭型」「脳血管型」の4タイプに大別される。
- 2つ以上の病型にまたがる場合、時間経過とともに別の病型に変化することもある。
- レビー小体型・前頭側頭型は、治療やケアが経過に影響しやすい。

アルツハイマー型認知症

普通に見えるアルツハイマー型認知症

10～20年の潜伏期を経て発症し、他のタイプに比べてゆっくりと進行する印象があります。

一緒に生活している家族からすれば、「いつの間にかずいぶんもの忘れが進んでいた」という状況で、改めてもの忘れ外来を受診するタイミングを逸しやすいともいえます。

初期の段階では一見「**普通に見える**」のが特徴です。身なりも保たれ、礼儀正しくにこやかに話をするので、内科外来で数分しか話をしない場合は主治医も気がつきにくいのがこのタイプです。

自宅での生活を丁寧に覗いてみると、押し入れに「先日買ったのにすぐに忘れて、また買ってしまったソース」が10本以上ストックしてあったり、薬がきちんと管理できずに大量の残薬があったりと、もの忘れ症状を示唆するヒントがあちこちに転がっていたりします。

ご本人に関わるあらゆる職種の人間が、総力戦で認知症を気に掛ける心配りが期待されます。

アルツハイマー型の進み具合の目安

早期ではコミュニケーション能力が保たれている面を生かして、デイサービスに参加するなどほどよい刺激が望ましいですが、自分が病気であるという病識に乏しい方が多いので、本人の尊厳を損なわないような声かけが必要です。

物を置き忘れたりなくしてしまうだけではなく、「○○さんに盗まれた」という被害妄想的な発言があるかどうかが、健忘（加齢に伴う自然なもの忘れ）と初期のアルツハイマー型を見分ける一つの目安と言えるでしょう。

久しぶりに会う親戚や近所の方から見ればいたって普通に見えるため、本人が言いふらす嫁の悪口などを真に受けてしまい、最も近い立場にいる介護者が辛い立場に立たされるということも起こりうるので、介護者への心情的な配慮も望まれます。

道に迷いやすくなるのも特徴の1つ

アルツハイマー型では記憶力の低下以外に、頭頂葉の萎縮に起因する空間認知能の低下で「**道に迷いやすくなる**」のも特徴の1つです。

基本的にはアルツハイマー型はかなり進行するまで歩行障害をきたさないため、健脚で道に迷いやすい中期のアルツハイマー型は外に出て行って戻って来られなくなる徘徊のリスクが高いといえます。

発症から平均8年ほど（個人差があります）で後期の段階に至ると、言葉がほとんど出ない、家族の顔がわからない、食事を摂る意思がなくなる、歩行ができなくなるなど終末期の段階に入ります。

活動性の低下に伴い全身の衰弱が前面に出るようになります。

アルツハイマー型認知症の進み方

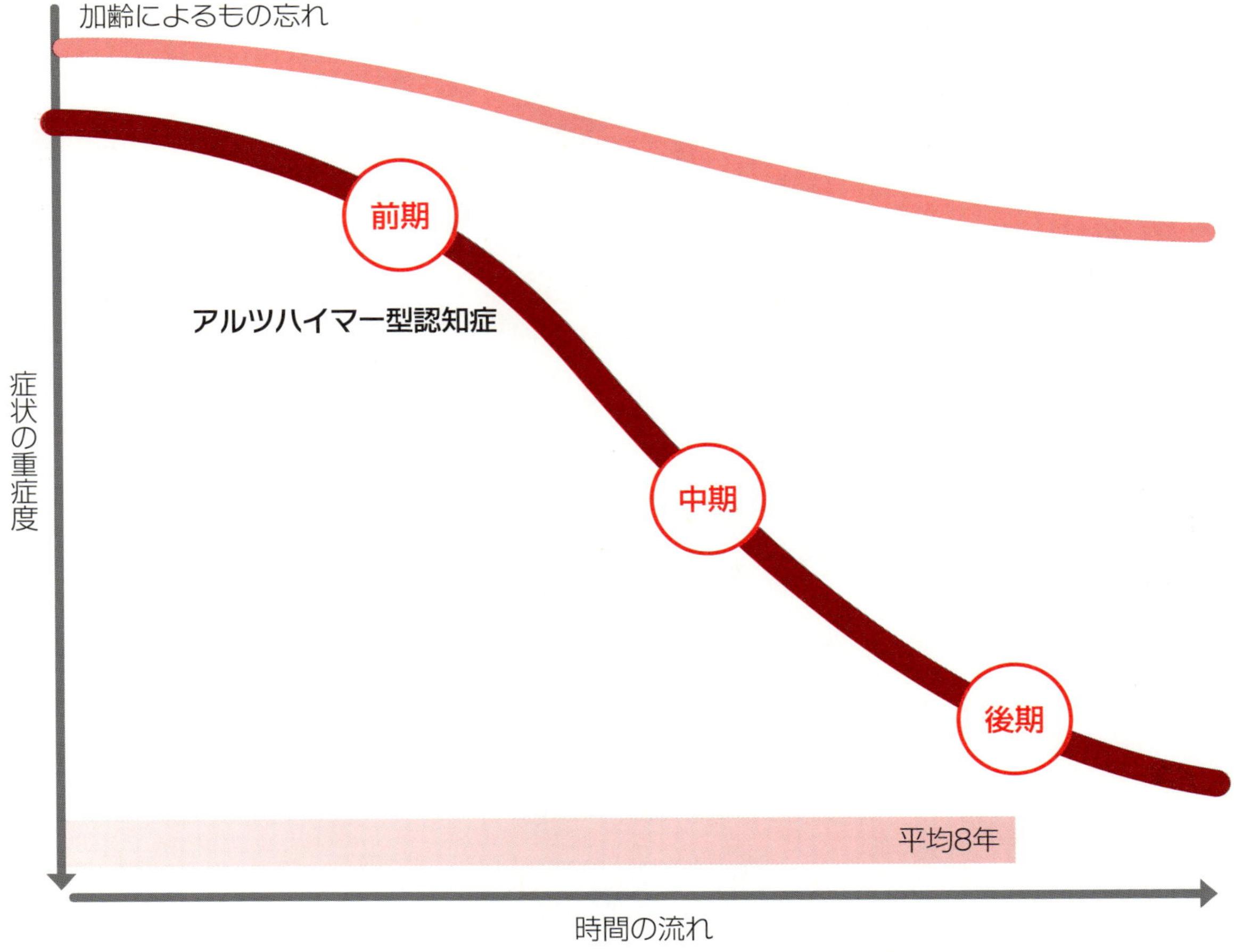

レビー小体型認知症

パーキンソン症状を伴うのが特徴

レビー小体型認知症の症状を一言で言うとすれば「**パーキンソン症状を伴った認知症**」でしょうか。歩行障害などのパーキンソン症状が先に起こり、数年たってから認知機能低下が起こることもあれば、その逆もあり、出現経過は一律ではなく、最初から診断されないこともよくあります。

パーキンソン症状によって手の震え、関節の抵抗が出現し、歩行が小刻みとなり、表情が硬く（表情が暗いため、初期にうつ病と誤診されることもあります）なります。

時間の経過と共に嚥下障害が出現し、水を飲んだ時にむせる、涎が垂れるなどの症状が現れます。自律神経症状（起立性低血圧、失神、便秘など）も身体機能の低下を加速させます。

頭の中に霧がかかったような症状

またレビー小体型は「**意識障害型認知症**」とも呼ばれ、頭の中に霧がかかったように眠い状態となります。

昼間からウトウトと傾眠状態にあることは、そのまま放置されてしまいがちですが、転倒の危険が増したり寝たきり状態に近づくこととなりますし、食事中にむせやすく誤嚥性肺炎の引き金になるなど、実は緊急事態です。

昼間のレクリエーションを増やす、声かけをするというケアも悪くはありませんが、それだけでは不十分なことが多いです。興奮系の内服薬やシチコリン注射によって目が覚めている時間が増え、活動性のアップにつながることが期待されるため、早めの医療介入が望ましいでしょう。

リアルな幻想が見えやすくなる

レビー小体型では視覚野《しかくや》がある後頭葉の血流が低下するため、リアルな幻視が見えやすくなります。

幻視の内容は人や動物、虫などさまざまです。寝入りばなや寝起きなど、健康な人でも寝ぼやけやすい時間帯に幻視が出現しやすい印象があります。

可愛い子どものお客さんが来て…など本人が苦痛を感じていない場合もありますが、男の人が何人もウロウロして…と恐怖を感じて日常生活に支障をきたしたり、ご飯の上に虫が這っていると言って食事を摂れなくなるなど、生命の危機につながることもあります。

レビー小体型は、比較的短期間の間で活動性が落ちやすいため、他のタイプにも増して体全体の状態に注意を払って見守ることが必要です。

穏やかないい状態を長く維持するために、急激に状態が悪化するリスクを避けることが大切です。

心がけたほうがよいこととして、感染症の予防、リハビリによる歩行能力の維持、嚥下リハビリや食形態の工夫による誤嚥予防、そして薬害を最小限に抑えることも非常に重要です。

薬のさじ加減が明暗を分ける！

レビー小体型認知症と診断された場合、市販薬も含め薬の内服には細心の注意を払いましょう。

市販のかぜ薬による抗ヒスタミン薬の副作用でせん妄が誘発されたり、なにげなく出されたH2ブロッカーという胃薬によって幻視が再燃したりと、常用量のありふれた薬の内服で症状が悪化する可能性があるのがレビー小体型なのです。

身体的な見た目からパーキンソン病と同じ扱いを受けやすいレビー小体型ですが、パーキンソン病との大きな違いはこの薬剤過敏性です。どの科の薬であっても、新しい薬を開始した後は近くにいる方が様子を丁寧に見守り、明らかによくない状態になっていると感じたときには処方された医療機関に連絡して薬の減量や中止を検討しましょう。

薬に過敏であるということは、裏を返せばごく少量であっても劇的に効く可能性があるということです。薬の調整次第で、数年後の状態に著しく大きな変化が出るのがレビー小体型と言えます。

レビースコア表

(　　)内数字は満点、迷ったら半分を加点。

1	市販の風邪薬などが効きすぎたということはないですか(抗生剤薬疹を除く)(2)
2	幻覚が過去に1度でもありましたか(2) 妄想が続いていますか(1)
3	意識を失ったことはありませんか(てんかんを除く)(1)
4	夜中の寝言はありますか。過去にも。ぼそぼそ(1)、叫ぶほど(2)
5	食事中むせますか。嚥下性肺炎(1)、ときどきむせる(0.5)
6	趣味もないほどすごく真面目でしたか(1)、かなり真面目(0.5)
7	昼間かなりうとうとしますか(1)、寝てばかりですか(2)
8	安静時に手が震えていませんか(1)
9	(診察)肘の歯車様《はぐるまよう》筋固縮(2)、鉛管様《えんかんよう》筋固縮(1)、最初だけ抵抗(1)
10	体が傾きますか? かなり(2)、けっこう(1)
判定	16点満点中3点以上で90% DLB(レビー小体型認知症)

※コウノメソッド(河野和彦)より

前頭側頭型認知症

60歳台後半と比較的若年で発症することが多いと言われています。

前頭側頭型変性症の分類はやや複雑ですが、ここでは前頭葉の萎縮が主のピック病と、側頭葉の萎縮が主の意味性認知症の特徴を押さえておきましょう。

ピック病

ピック病の特徴を一言で言えば（やや語弊がありますが）**「感じが悪い」**ということになるでしょうか。

前頭葉は〝理性の座〟とも言われますから、委縮することで自分勝手に見える振る舞いが目立つようになります。診察室で腕組み・足組みをしたり、つっかかるような物の言い方をする、診察の途中なのに「もういい！」と言って出て行ってしまう、机の上のカルテを勝手に手にとって広げる（使用行動）などもピック病で見られやすい症状です。

気をつけなくてはいけないのは、病初期には海馬の萎縮が見られないため記憶力が保たれていることも多く、長谷川式などの認知症スケールで高得点を取ることもあるという点です。

長谷川式だけをよりどころに診断をしようとすると「認知症ではありません」と判断され兼ねない点です。

認知症の診断がつくかつかないかは、万引きなどの犯罪行為を起こしてしまったときに罪として裁かれるかに関わってくる大切な問題です。主治医がピック病についての知識を持っているかによって、本人や家族の名誉が守られるかが決まるのです。

また、介護者が最も振り回され、疲弊しやすいのがピック病です。スイッチが入ったように怒り大声で怒鳴る、手をあげる、少しでも妻の姿が見えないと不安になり大声で呼ぶ（シャドーイング）などの陽性症状が前面に出やすいからです。

アイスクリームを一度に5個も10個も食べるなど、甘い物や特定の食べ物を過食することもあります。困り果てた家族が受診を勧めても、不機嫌に受診を拒むことも多いのです。預けた施設でも暴れてしまい、「今の状態では、うちの施設ではお預かりできません」と利用を断られてしまうことさえあるのが実情です。

ピック病は脳内のエネルギーが過剰になっている状態ですから、適切に抑制薬を使うことで脳内を凪の状態に持っていけば、それだけで「以前とは全然違う。ずいぶん良くなった」と評価されることが多いタイプです。

家庭が崩壊するより…ということで、家族を守るために抑制薬を飲み物に混ぜて飲んでもらったり、という裏技が必要となることも多くあります（本人よりも介護者を守ることを優先する考え方を**「介護者保護主義」**と言います）。

本人が穏やかでいられ、かつ薬の効きすぎによる歩行のふらつきや強い眠気が見られないちょうどいい量を保つことが、ピック病の方が自宅で穏やかに生活するために最も大切な条件だといえるでしょう。

ケアにおいて大切なことは、「常同を上手に利用する」ことです。ピック病では同じ時間に同じ行為をくり返す**「常同」**という習性があるため、これを逆手にとって散歩や入浴などの好ましいパターンをうまく生活の中に組み込むようにするとスムーズに誘導することが期待できます。

逆に本人なりのこだわり・生活習慣をかき乱されると、気持ちが乱れて暴言や暴力ととられるような行為につながることになります。

意味性認知症

側頭葉の萎縮から始まる「意味性認知症」は、言葉の意味がわからないという語義失語という症状が特徴です。

ごく基本的な日常用語を言われてポカンとしていたり、簡単な言葉が出てこなくて回りくどく説明する（ハサミを「切るやつ」と言ったりします）などの症状が特徴です。

意味性認知症の方は、アルツハイマー型と誤診されることがよくあります。（普通のいい人に見えるため）アルツハイマー型との違いは、経過の速さでしょうか。5年10年かけてなだらかに進行するアルツハイマーと違い、意味性認知症は数年以内に前頭葉に変性が広がり、ある日ピック化することがあるため、できるだけ早い段階での正確な診断・介入が望まれます。

ピックスコア表

1	意味もなく不機嫌になることが多いですか？（1）
2	最近子どもっぽくなっていませんか。イスを回すとか指をなめるとか。（1）
3	家でウロウロしませんか。落ち着かない様子で。（1）
4	（診察）FTLD 検出セット（2） ※ピック病を検出する簡単なテスト
5	家族の言葉に対して「それはどういう意味？」と聞くことはないですか？（2）
6	鼻歌とか口笛をふくようになったということはないですか？（2）
7	（診察）改訂長谷川式スケール7 点以下（1）
8	家族のおかずを間違って食べることは？ 商店で支払わずに盗ることは？（1）
9	最近甘いものばかり食べるようになっていませんか（1）
10	スイッチが入ったように急に怒ることはないですか（1）
11	家族の後ろを影のようについてきませんか、人込みで興奮しませんか（1）
12	（CT）萎縮の左右差がある（1）
13	（CT）ナイフの刃様萎縮がある（1）
判定	16点満点中4点以上なら90％ FTLD（ピック病）

※コウノメソッド（河野和彦）より

脳血管型認知症

かつての日本は脳血管性認知症が多かったようですが、高血圧の治療の普及などにより、現在は脳血管障害だけで重い認知症になる人は少なくなっています。ラクナ梗塞と呼ばれる小さな血管の梗塞が多発するタイプが多数を占めます。ラクナ梗塞は動脈硬化をベースに発症し、10年以上経過し発症します。一般的には脳卒中の再発の度に段階的に認知機能が低下していくと言われています。

特徴的な症状としては感情失禁（感情の制御がしにくくなり、涙もろくなる、泣き笑い）があります。記憶力が落ちてしまったことの自覚（病識）があることが多く、不安などから気持ちが落ち込みがちとなる（うつ状態）ことがあります。

脳血管型認知症の進み方

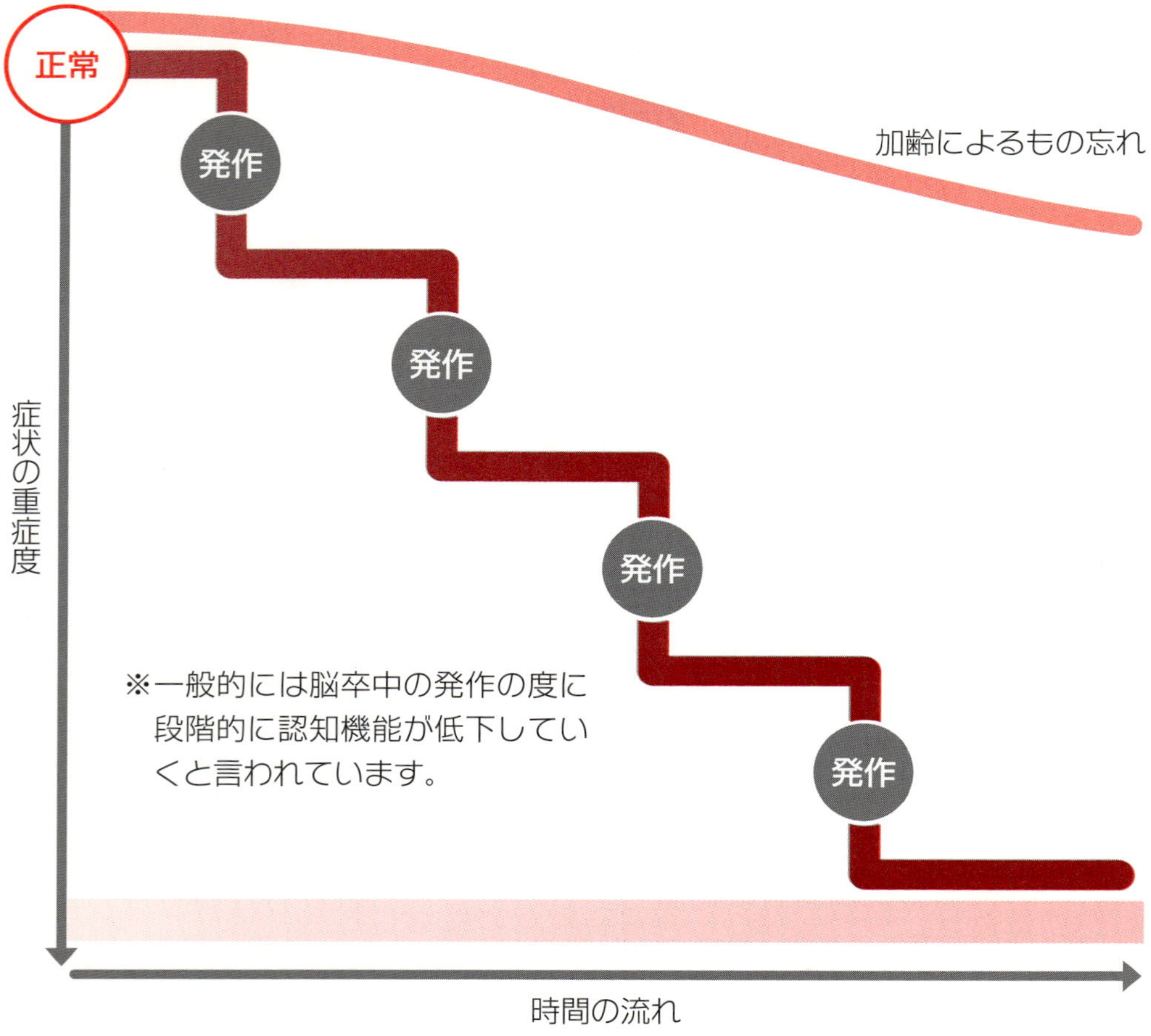

2-29 認知症の症状

- 認知症の症状は〝中核症状〟と、そこから波及して問題となる〝行動心理症状（BPSD）〟とに分けられる。
- 行動心理症状は脳内のエネルギーレベルにより〝陽性症状〟、〝陰性症状〟に二分される。
- 的確な治療を行うためには、症状の見定めが重要になる。

認知症の中核症状

中核症状とは、**記憶力や判断力の低下**、**失語**（言葉が出てこない、言われた言葉が理解できない）**失認**（知っているはずの物を認知できない）**失行**（指示された動作ができない）などを指します。認知機能が低下した人では誰にでも起こりうる症状です。

この中核症状の進行を抑える薬は2015年9月現在4種類が出ていますが、実際に薬物治療を開始するにあたって大切なポイントは、「多かれ少なかれ興奮性がある」ということです。

やや怒りっぽくもの忘れ症状がある方が、中核症状改善薬（アリセプトなど）だけを開始した場合、手がつけられないほど怒りっぽくなり（暴力を振るうようになるケースもあります）家族が疲れ切って何のために治療しているのかわからない…という状態になりかねないので注意が必要です。

怒りっぽい傾向がある方では穏やかになる薬を併用することが必須です。

（詳細は後述の「認知症の薬物治療の実際」を参照ください）

行動心理症状は「陽性症状」「陰性症状」に二分される

行動心理症状（BPSD）は、徘徊や暴言暴力、不眠、幻視妄想、食欲不振、気力の低下などさまざまな症状を含みます。以前は〝周辺症状〟とも呼ばれていましたが、介護者にとってはこの行動心理症状こそが介護負担の大きさを決定づけるほどに重要で、「全然周辺なんかではない！」ということで、最近はこの言葉は使われなくなりつつあります。

行動心理症状は、脳内のエネルギーレベルによってさらに2つに分けられます。

易怒《いど》（＝怒りっぽくなること）・徘徊《はいかい》・不眠・暴力暴言など、脳内のエネルギーが過剰で出現する症状を「**陽性症状**」、傾眠《けいみん》（＝うとうとした状態）・食欲不振・意欲や興味関心の欠如など脳内のエネルギーの減少によって出現する状態を「**陰性症状**」と呼びます。

認知症の方と接するとき、その症状

中核症状と行動心理症状

行動心理症状

陽性症状	中核症状	陰性症状
・易怒 ・徘徊 ・不眠 ・暴力暴言 ※脳内のエネルギーが過剰に出現	・記憶障害 ・失語 ・失行 ・失認 ・実行機能障害	・傾眠 ・食欲不振 ・意欲や興味関心の欠如

が「中核症状・陽性症状・陰性症状の3グループのどこに入るのか」つまり「記憶力が落ちて困っているのか、元気過ぎて困っているのか、元気がなくて困っているのか」に分けて考えると、頭が整理しやすくなります。

家族や介護スタッフが医師に症状を伝えるとき、「どのグループの症状で一番困っているか。どの症状を優先して治して欲しいのか」を明確に伝えると、かゆい所に手が届く処方をしてもらえると思います。それぞれのグループごとに対応する薬剤がある程度決まっているからです。

的確に治療するためには、症状の見定めが重要

認知症は、2種類以上のタイプが混在する混合型がよく見られ、最初に診断をしても時間の経過とともに異なるタイプに移行することもあります。

症状が出始めたばかりのころには、タイプが絞り込めないことも珍しくありません。最初の段階で診断を確定することに躍起になり、1~2カ月待ちの精密検査を終えなくては薬を処方できないとなれば、一日も早く問題を解決して欲しいと願う家族は救われません。

認知症診療の現場は『治してナンボ』。タイプが何であろうと、仮によくわからなかったとしても、何とかして欲しいという症状を改善する薬を処方してこそ家族の味方です。

まずは介護の現場に体と心の余裕をもたらしたうえで、じっくりと時の経過とともに現れる症状を見定め、どのタイプなのかな…と熟考するのがいいと思います。

注意をしたいのは、「食事を食べてくれない」という症状です。

意欲が低下している、傾眠である、進行してアパシー(呆然とした状態)に陥っている、というパターンでは陰性症状となりますが、常に陰性症状とは限りません。中には「食事に毒が盛られている」という妄想や「食事に虫がたくさんついている」という幻視症状によって食事を食べることを拒否している場合もあり、この場合には陽性症状としてエネルギーを抑える薬の使用で状況が打破できることがあります。本人の訴えに耳を傾けることが解決の糸口となり得るのです。

COLUMN

行動心理症状と環境
～二項対立のその先へ～

問題行動は介護する側の問題かも

私たち医療・介護職は、業務の進行を妨げるような行動を目にしたとき、つい「徘徊」「易怒《いど》」「暴言」という専門用語でその行為を記録し、一括りにしがちです。パターン化した記載により簡潔にまとめやすい反面、1人ひとりの心情を深く理解しようという姿勢を妨げるという弊害は、自覚するべきかもしれません。

私たちにとっては無意味に思われる「徘徊」も、働き盛りだった母親時代に戻っているAさんからすれば「早く家に戻って小さな赤ん坊の面倒を見なくちゃ」と急く気持ちの現れなのかもしれません。「入浴時に暴力行為」と記録されたBさんの行為だって、見知らぬ相手が突然現れて腕をつかまれたことで身の危険を感じてとっさに取った自衛手段なのかもしれません。

「問題行動」で問題なのは、もしかすると介護する側なのかもしれません。認知症の方は、記憶力は低下しても、その人や行為から受けた不信感や恐怖という負の感情は残ると言われています。効率を追求して心情を無視した対応をすることは、ますます行動心理症状をこじらせ、長い目で見た場合には著しく効率を落とすことになりかねません。

在宅に関わるスタッフは本人と同時に家族の見守りも

一方、全ての行動心理症状を周囲の接し方や環境に起因するとしてしまうことに抵抗を感じることも事実です。在宅でギリギリの所で介護されている家族からすれば、「家族の対応が悪いからこんな行動に出るって言うの？これ以上何をどう頑張ればいいの?!」とさらに追い込まれた気持ちになってしまうことが心配なのです。

認知症が他の疾患と異なる点は、家族の生活を丸ごと巻き込むこと。一緒にいるご家族に身体的心理的な余裕がない状態で、24時間優しい介護を求めるのはあまりにも酷です。抗精神病薬1包を入れた温かいココアを飲んでもらうことで本人が機嫌よく入浴してくれるのであれば、それはそれでいいのでは、と思います。在宅で関わるスタッフには、いつも「本人も家族も大丈夫かな？」という視点で見守っていただきたいと思います。

2-30 認知症治療の考え方

- 認知症が「悪化した」場合、まずはその原因を考え、治療の必要性を見極める。
- 本人・家族が何に困っているのかを考える。
- 認知症治療は総力戦。薬の投与だけが治療ではない。

認知症の治療にあたっては、次の10のポイントを意識するようにしましょう。

①治療が必要かどうかを見極める

②認知症を悪化させている二次的要因がないかを探る

③とにかく薬害を出さない

④本人、介護者が困っている症状を明らかにする

⑤介護者を助ける

⑥中核症状と行動心理症状に分けて考える

⑦診断に固執しない

⑧薬の至適量は1人ひとり異なる

⑨健康食品も考慮する

⑩認知症治療は総力戦

①治療が必要かどうかを見極める

患者や介護者から「認知症が悪くなった」と言われた場合、病気としての悪化なのか、老化に伴う自然経過なのかを検討します。

ただし病気と老化の見極めは簡単ではありません。むしろ、いずれの要素も絡み合っていると考えたほうが無難です。

悪化が病気による場合は治療を考慮します。一方、老化の場合は、「認知症が悪くなった」よりは「必然な流れ」と捉え、治療をせずに様子を見る勇気も検討しましょう。

結局のところ老化は避けられないのですから。

②認知症を悪化させている二次的要因がないかを探る

悪化が病気のためとすると、次に考えるのは二次的要因の有無です。

感染症などの急性疾患はもちろんのこと、便秘や頻尿など、多くの疾患や症状が認知症を悪く見せます。何でも認知症のせいにせず、忘れずに認知症以外の悪化要因を探ってみましょう。

③とにかく薬害を出さない

認知症治療で最も大事なことが薬害を出さないことです。

抗認知症薬でさらに怒りっぽくなった人、抗パーキンソン病薬で幻覚が増した人、抗精神神薬で寝たきりになった人など、薬剤でむしろ悪くなっている場合が少なからずあります。よっぽど薬がないほうがマシと言わざるを得ません。ですから、とにかく薬害を出さない、これに尽きます。そのために次の視点を意識してください。

- **そもそも薬は必要か?（薬を使わないことが薬害を防ぐ最大の防御）**
- **認知症が悪化した場合は薬を疑う**
- **薬を減らす勇気を持つ**

④本人、介護者が困っている症状を明らかにする

患者や介護者が「困っていること」に気づく努力をしましょう。医療者は中核症状に興味がいきがちですが、介護者は、怒りっぽいなど、行動心理症状（ＢＰＳＤ）を悩んでいることが多いです。患者や介護者と対話を重ね、困っていることを明らかにし、まずその困りごとに真摯に対応したいものです。

⑤介護者を助ける

「介護者を助ける」ことは決して患者軽視ではありません。

自宅で暮らし続けたいと願う方は多いですが、認知症の人も例外ではありません。進行した認知症の人の場合、自宅生活の継続には介護者の支えが必須です。介護者が介護疲れなどで不健康に陥れば、認知症の人が自宅で暮らし続けることは困難になるでしょう。つまり介護者の支援は患者の自宅生活継続に寄与しますので、介護者を優先的に助けることは決して患者軽視とは言えません。

悩める介護者は大勢います。介護者の声にも真摯に耳を傾け、支えてください。

⑥中核症状と行動心理症状を分けて考える

患者や介護者が困っている問題が中核症状によるものか、あるいはＢＰＳＤなのかを見極める必要があります。

何でも中核症状のせいにするのは早計です。例えば怒りっぽい方。中核症状のためと判断し抗認知症薬を増量すると、さらに興奮することが少なくありません。抗認知症薬には興奮性があるからです。このような場合、ＢＰＳＤのためと考え、抗認知症薬以外を検討します。

ちなみに、ＢＰＳＤが改善するだけで中核症状も軽快することが稀ではありません。認知症の有無にかかわらず、イライラしている場合、つい口を滑らせたり、物にあたったりという経験がある方もいるでしょう。

後日イライラがおさまると、「なぜあ

んなことを言ったのだろう」と冷静に判断できることも少なくありません。認知症でも同じです。例えば怒りっぽいというBPSDが軽快し冷静さを取り戻すと、もの忘れ（中核症状）が良くなったように見えるわけです。

中核症状とBPSDが併存している場合、まずはBPSDから治療することをお勧めします。BPSD軽快の後、中核症状の治療に移ります。

⑦診断に固執しない

認知症の確定診断は脳の病理検査です。この検査を生前に受けることは現実的ではありません。結局、症状や各種検査からもっともらしい診断を推測するわけです。

ここでお勧めしたいのが、「病型」に大まかに分類するというやり方。

主な病型は「アルツハイマーっぽい」「レビーっぽい」「ピックっぽい」です。症状などからいずれかに分類し、その病型に合致した治療を選択します。また次の2点を念頭においてください。

- **2つ以上の病型にまたがる場合も稀ではない**
- **時間経過とともに別の病型に変化することも稀ではない**

⑧薬の至適量は1人ひとり異なる

認知症は高齢者に多い病気です。

高齢者は、体格が小さかったり、栄養状態が良くなったり、腎機能や肝機能障害のため薬の排泄が悪かったりなど、薬に対してさまざまな制約がある場合が少なくありません。

また病型のうち「レビー」は薬剤過敏性が特徴の1つで、通常の投与量では副作用が大きく出る懸念もあります。

したがって薬剤添付文章の画一的な投与量では、効果が強すぎたり、副作用が出すぎたりなど不都合なことが起こりえます。薬の投与量については、個々人で慎重に検討しましょう。

⑨健康食品も考慮する

最近、認知症向けの健康食品が増えてきました。

健康食品は医薬品と異なり、効果が科学的に証明されているものは多くはありません。

科学的根拠に乏しいからといって健康食品を否定する必要もありません。医薬品だから良くて、健康食品が悪いという根拠はありません。良い物は良いのです。保険適応の有無で判断するのではなく、目の前の患者に良いのかどうかで判断しましょう。

健康食品とも賢くつき合ってみることをお勧めします。

⑩認知症治療は総力戦

認知症は加齢の影響を強く受けますので、認知症の人にはさまざまなことが起こりえます。足腰が弱くなったり、食べる量が減ったりさまざまです。結果、QOL（生活の質）はもちろんのことADL（日常生活動作）も落ちていきます。

このような状況では、投薬以外の治療が大きな意義を持ちます。

リハビリや栄養、環境整備、心理面の支援、介護保険サービスの有効活用など、認知症治療は投薬も含めた総力戦です。そして、総力戦においては支える側の専門職の連携も重要です。

2-31 認知症の薬の使い方

- 認知症の薬物治療は、抗認知症薬による進行抑制と、周辺症状（BPSD）の治療に分かれる。
- まずは陽性症状から対処する。
- 抗認知症薬は少量から開始して適正用量を見つける。副作用が出やすいので注意する。

認知症の薬物治療の基本

認知症の治療において最も大切なことは、症状をさらに悪化させてしまうような処方をしないことです。

例えば、アルツハイマー型認知症と診断できたとしても、怒りっぽいという陽性症状があるならばアリセプトやレミニールといった抗認知症薬は興奮系の作用があるため最初に処方してしまうことは禁忌《きんき》です。

次に、処方した薬の副作用に早く気づけるようになることです。そのためにすべての治療薬を少量から開始し漸増していくようにします。症状が改善してきて薬の効果が感じられたらその用量を維持することが重要で、特にアルツハイマー型認知症治療薬（抗認知症薬）は規定通り真面目に増量してしまうと副作用域に入りやすくなります。

陽性症状に対する薬物治療

認知症の陽性症状に対しては抑制系薬剤7種を駆使して速やかに治すことを優先し、落ち着いたら減量ないし中止するようにします。

抗認知症薬のコリンエステラーゼ阻害薬（ドネペジル・ガランタミン・リバスチグミン）はいずれも興奮系ですので、陽性症状が出てきたら速やかに半量にするかいったん中止します。

●易怒《いど》、妄想（被害妄想、嫉妬妄想）がある場合

チアプリド25mg夕～25mg×2朝夕を処方します。

14日後改善がなければ25mg×3朝昼夕まで増量するかウインタミン4mg朝＋6mg夕に変更します。

●暴言、介護抵抗など陽性症状の強い場合

ウインタミン4mg朝～6mg×2朝夕を処方します。

肝障害があってウインタミンを使用できないときは、セルシン1mg夕～1mg×2朝夕、糖尿病がなければクエチアピン12・5mg夕～12・5mg×2朝夕を開始し効果が出るまで漸増していき

認知症治療薬の使い方

1) ドネペジルは3mgではなく1mgから開始する

純粋なアルツハイマー型認知症の場合、2.5mg～8mgで効果が出てきて改訂長谷川式スケールの点数も上がってきます。レビー小体型認知症やピック病をアルツハイマー型認知症と誤診し、3mgから開始してしまうと歩行障害や興奮などさらに病状が悪化してしまいますので、必ず少量から開始します。

ドネペジルは切れ味が良く効果もわかりやすくて良い薬なのですが、副作用（易怒、歩行悪化、食欲低下、徐脈）を出さずに長期継続することが難しい薬でもあります。

診断に迷うときはどの病型にも使いやすいリバスチグミンを選択しておくほうが安心です。

2) ガランタミンは4mg×1夕から開始する

内服開始時に激しい嘔吐が出やすいため、投与開始14日間はナウゼリン10mg朝を併用します。

規定通り1日4mg×2朝夕で投与すると最初から副作用域に入ってしまう場合があります。

胃全摘後や副作用（嘔吐、傾眠、食欲低下、興奮など）が出てしまった場合はリバスチグミンに変更します。

3) リバスチグミンは2.25mgから開始する

特にレビースコア、ピックスコアが高い場合は、薬剤過敏性や陽性症状の再燃が懸念されるため4.5mgを半分に切って2.25mgから開始してください。ゆっくり増量し効果の出てきたところで維持量とします。

4.5mgから9mgまで増量した時点で易怒、傾眠、歩行悪化など副作用が出やすくなりますので、その時は４分の１カットして6.75mgに減量します。13.5mgを半分に切って使う方法もあります。皮膚が赤くかぶれたときは足底に貼るようにします。

4) メマンチンは10mgまでにしておく

メマンチンは興奮と静穏どちらに作用するか分からない薬ですので、認知症治療に慣れないうちは基本的に使用しないほうがよいでしょう。

メマンチンは副作用が出ていなければ脳神経細胞保護作用に期待し、2.5mgから10mgで維持します。

ハイテンション、めまい、傾眠、便秘など副作用が出たときは半量にするか中止してください。

ピック病の激しい陽性症状に対してはメマンチンではなくウインタミン細粒ないしコントミン錠を第一選択とします。

ます。ウインタミンに奇異反応（逆に興奮してしまうこと）を示す場合はニューレプチル3mg夕に変更します。

抑制系薬剤がいずれも無効の場合や介護者が疲弊している場合、在宅介護は困難と判断し入院加療を検討します。

●リアルな幻視がある場合

ツムラ抑肝散2・5g夕～2・5g×2朝夕を処方します。

胸焼けがあればクラシエ抑肝散加陳皮半夏3・75g夕にします。

14日後改善傾向にないときは抑肝散2・5g×3朝昼夕に増量するか、セレネース0・375mg夕～0・375mg×2朝夕を併用します。

●陽性症状が落ち着いて穏やかな状態の場合

抗認知症薬を開始しても良いでしょう。

認知症のうつ状態

まずは抗うつ薬を使用せずに治すことを意識します。

高齢者の場合、セロトニンだけを補充してもうつ状態は改善しないばかりか悪化してしまうこともあります。まずリバスチグミン4・5mgでアセチルコリンを賦活《ふかつ》します。

元気がない、意欲低下ありなら興奮系のサアミオン5mg朝～5mg×2朝昼を併用してもよいでしょう。

食事が摂れないなど危機的な状態であれば最後にジェイゾロフト25mg朝を処方します。

軽度でも意識障害がある場合は覚醒させないといけません。シチコリン注射（1000mg）やグルタチオン点滴（600mg～）を速やかに行うことができると改善率が飛躍的に高まります（※ただしいずれも保険適用外用法）。

〈抑制系薬剤の至適用量〉

・チアプリド（グラマリール錠25mg）12・5～75mg／日
・クロルプロマジン（ウインタミン細粒10%、コントミン錠12・5mg）4～75mg
・ジアゼパム（セルシン錠2mg）1～6mg
・クエチアピン（クエチアピン錠12・5mg）6・75～75mg
・プロペリシアジン（ニューレプチル錠5mg、細粒10%）2～15mg
・ハロペリドール（セレネース錠0・75mg、リントン細粒1%）0・2～1・5mg
・ツムラ抑肝散2・5～7・5g、クラシエ抑肝散加陳皮半夏3・75～7・5g

〈抗認知症薬の至適用量〉

・ドネペジル（アリセプト）0・5～8mg
・ガランタミン（レミニール）4～16mg
・リバスチグミン（リバスタッチパッチ、イクセロンパッチ）2・25～9mg
・メマンチン（メマリー）2・5～10mg

2-32 認知症を疑ったら

- 記憶障害は健常者でも見られる。これだけで認知症を疑うのは困難。
- 実行機能障害、特に服薬管理ができているかが1つのポイントになる。
- 認知症の中には治るものがある。特に薬物による認知機能障害を見逃さないこと。

認知症を疑うポイント

健常者でも、後期高齢になると記憶障害が出現してくるため、記憶障害だけで認知症を疑うのは困難です。「**実行機能障害**」の有無が重要になります。

実行機能障害とは、日常生活上で今までできたことができなくなるということです。たとえば、家事や買物ができない、公的交通手段を利用できない、服薬管理ができないなどが挙げられます。

家事の中では、料理が一番複雑で、実行機能障害の影響を受けやすいので、料理で不手際がみられるようになると、実行機能障害の可能性を疑うことができます。

しかし、在宅医療を受けている患者さんは、もともと料理をやっていない場合があります。一方、ほとんどの患者さんは服薬しているので、服薬管理の可否が認知症を疑うポイントの1つになります。

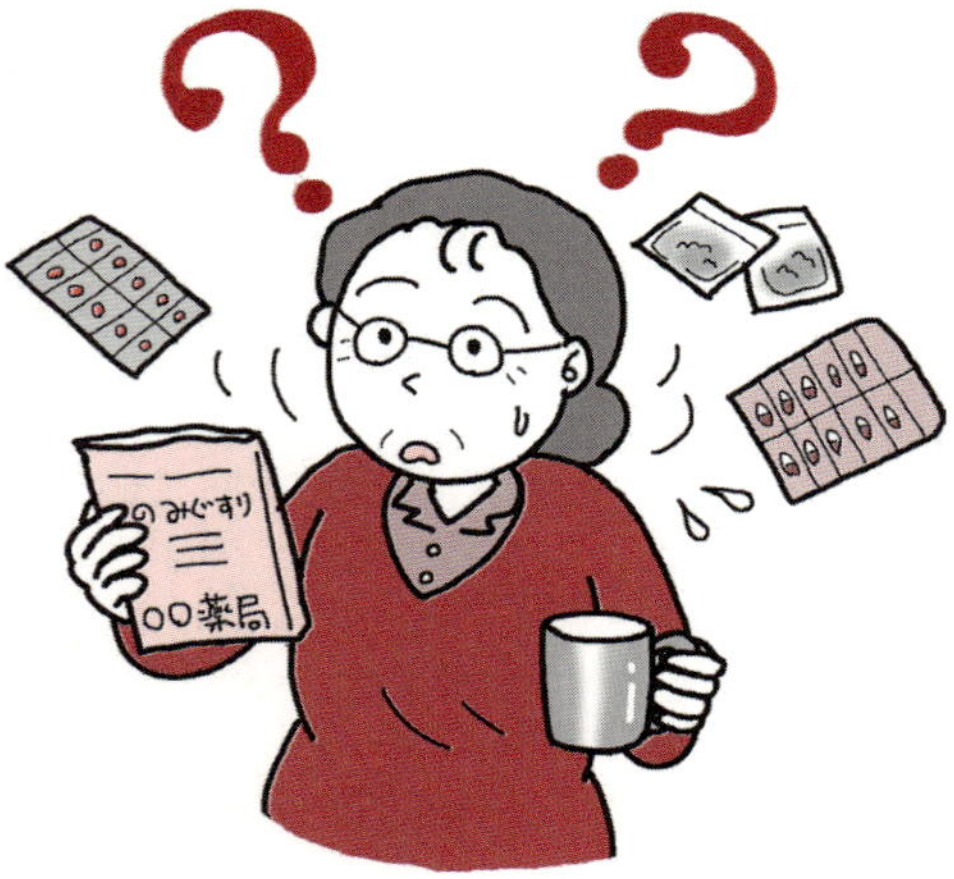

治る認知症、特に薬物による認知機能障害に注意

認知機能低下の原因として、いわゆる「**治る認知症**」と狭義の認知症疾患があります。

治る認知症には、甲状腺機能低下症、呼吸器疾患による低酸素症、糖尿病による高血糖、インスリン治療による低血糖、胃切除後のビタミンB欠乏、電解質異常などの内科的な疾患が挙げられます。

神経系の疾患としては、脳・髄膜炎、

脳腫瘍、特発性正常圧水頭症、慢性硬膜下血腫、てんかん性健忘などがあります。また、高齢者の場合は、発熱、感染、脱水でも認知機能が低下します。

しかし、一番多いのは薬物による認知機能障害です。

胃潰瘍の治療薬はいろいろありますが、中でもガスター、タガメットなどのH2ブロッカーは抗コリン作用が強いため、高齢者では認知機能低下をきたすことがあります。

アルツハイマー型認知症では、脳内の神経伝達物質であるアセチルコリンが減少します。アセチルコリンは認知機能に関係するため、この減少は認知機能の低下を招きます。したがって、抗コリン作用が重度な薬剤は、高齢者にもの忘れをきたすことになります。高齢者の潰瘍には、H2ブロッカーよりもPPI（プロトンポンプ阻害薬）が、認知機能の面では安全だといえます。

高齢者は幾つかの身体合併症を持っていることが多く、複数の薬剤を服用していることがあり、なかには10種類以上の薬剤が処方されている方もいます。

したがって、一部の高齢者は薬剤による認知機能低下を被《こうむ》りながらも、それに気づかず処方され続けられています。もの忘れ外来では、薬物を綿密に調べることは必須ですが、それにとどまらず、処方を受けている高齢者のみなさんの薬物をチェックするシステム作りが必要です。

「治る認知症」は、なるべく早く見つけて治療しなければなりません。

それによって、「もう認知症だから治らない」とあきらめていた状態が改善するわけです。

経過中にもの忘れの症状が出現したら、在宅主治医は身体所見に加えて、内服している薬剤をチェックすることが必要です。

症例：80歳代、男性

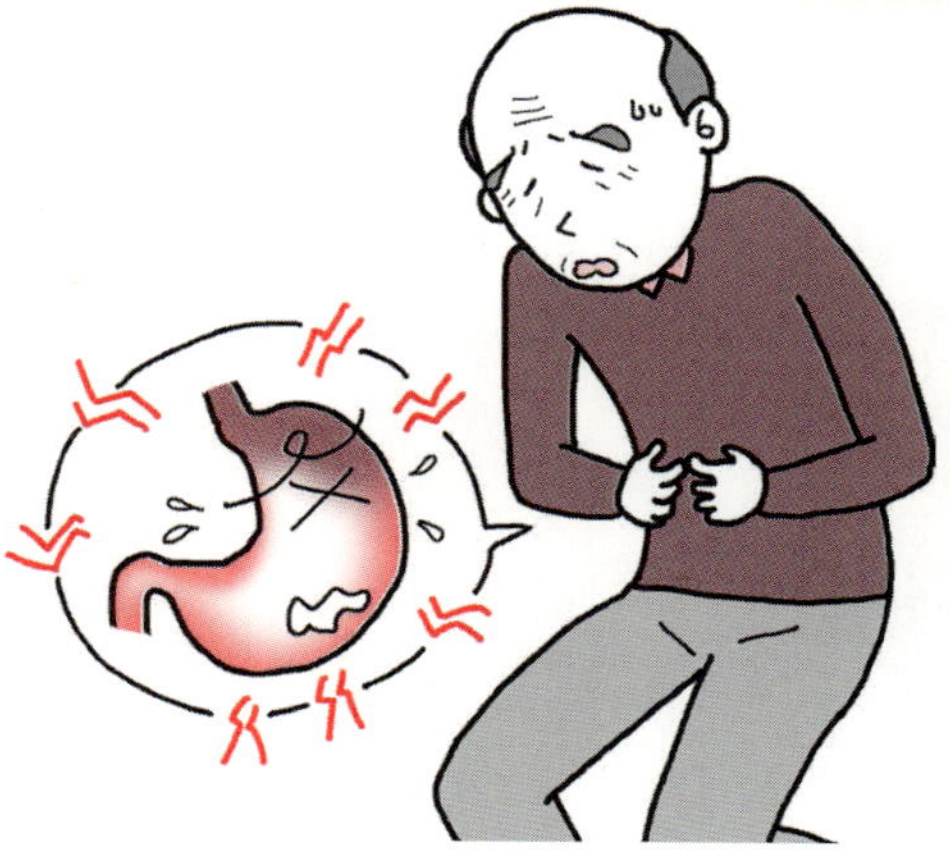

胃潰瘍のため薬剤が処方されましたが、服薬開始後1週間くらいしてから、もの忘れが目立ってきたため、当院を受診しました。認知機能検査のMini-mental state examination（MMSE）は22点（30点満点、23点以下で認知症疑い）と軽度認知症レベルでした。

血液・尿検査では大きな異常はなく、頭部MRI検査では軽度の大脳萎縮がみられましたが、年齢相応でした。服用薬を調べると、ガスターを服用していました。

そこで、プロトンポンプ阻害薬（proton pump inhibitor／PPI）に変更したところ、もの忘れは目立たなくなり、MMSEは28点になりました。

認知症と診断したら

認知症の患者さんが在宅医療を継続する上で重要なことはBPSD（行動心理症状）を起こさないことです。BPSDにより居宅生活が困難になるからです。

BPSDは、治る認知症が原因でも起こります。特に、新規の薬剤の処方の際には注意しなければなりません。

また、認知症の患者さんの場合は、疼痛《とうつう》、掻痒感《そうようかん》、持続する便秘、嘔気《おうと》、下痢、暑寒《しょかん》などと、ご本人が不快と感じる身体症状・環境でも出現します。したがって、ご家族は環境調整に気を配り、上記の症状が認められれば、速やかに訪問看護師・医師に相談する必要があります。

患者さんの認知機能低下の進行を頑なに薬剤で抑制しようとすると、BPSDが出現したり、薬剤の副作用によりQOL（生活の質）が低下したりすることがあります。

認知症高齢者では、もの忘れの緩やかな進行はやむを得ないことであり、その進行抑制に過剰にこだわるとBPSDを起こして患者さんを苦悶させ、ご家族の介護負担も増大します。

患者さんにとって、居宅で平穏に過ごせることが一番だと思います。

最後に、尼崎市で在宅医療に取り組んでおられる長尾和宏先生は著書でおっしゃっています、『家族よ、ボケと闘うな！』（ブックマン社）と。

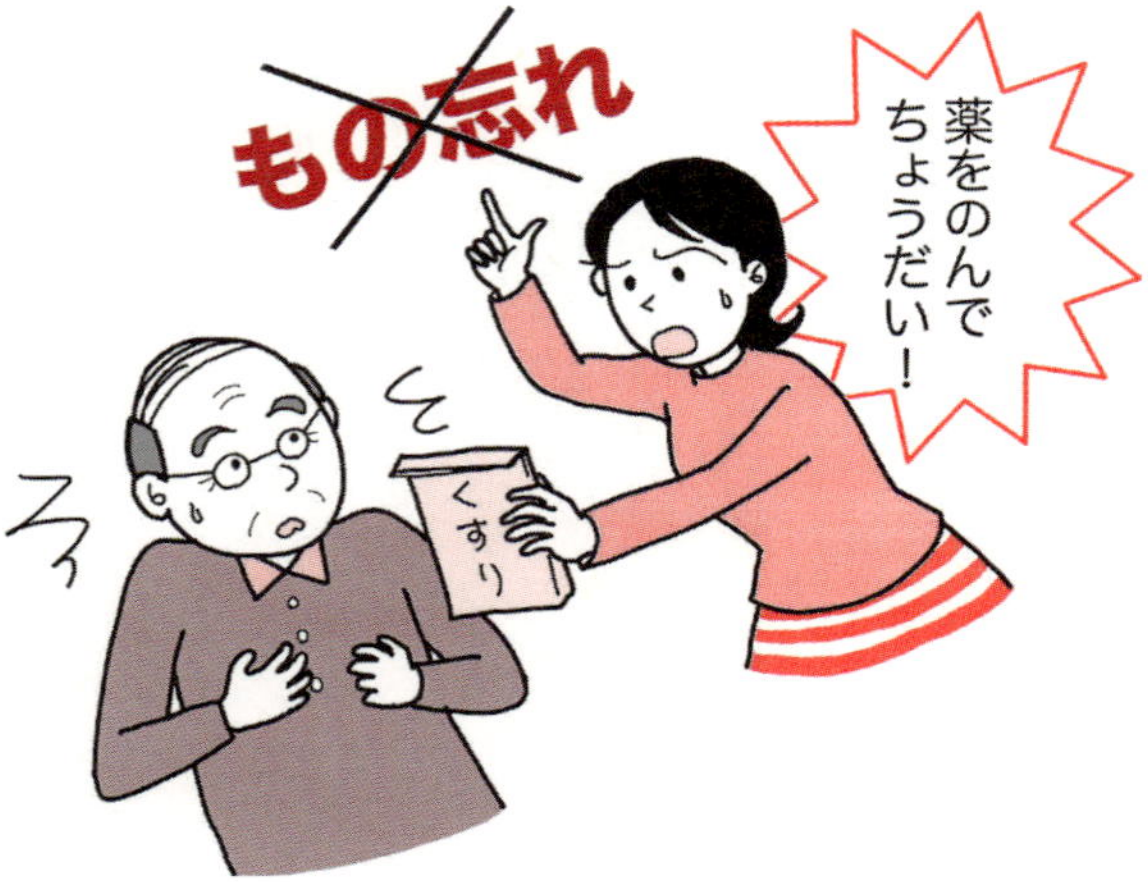

2-33
認知症に対するケアのあり方

- **介護とは療養上のお世話をすることではなく、質の高い生き方を支えること。**
- **環境と心理状態を整え、コミュニケーションを通じて認知症の人が困らない状況をつくる。**
- **その人にまだ残っている強み（ストレングス）の部分に働きかけるケアを意識する。**

CAREする人とはなにか?

介護職員100人の前で「あなたは何ができると、自分を介護の専門職として認めることができますか」と質問すると、目を合わせてくれない（または目を伏せる）人が多いです。

その人たちに施設や現場でしている一日のスケジュールを書き出してもらうとこんな文字が並びます。

「食事介助」「入浴介助」「おやつ介助」「トイレ誘導」「記録……」。

さてこれは専門職の仕事でしょうか？　私はNOと答えます。これらは「療養上のお世話」で1963年の老人福祉法の時代の発想です。現在では介護保険法という制度下でCAREを提供しているわけですが、介護保険には「療養上のお世話をしてほしい」とは書かれていません。

この仕事をしていて、まだ介護保険法を読んだことがない方はぜひ読んでほしいのですが、ごく簡単に言えば第二条二項に「軽減または悪化の防止」と書いてあります。

つまり介護保険を使う人を「①**元気にすること**」「②**それができないときは維持すること**」が求められます。もちろん高齢の方ですから「③**最後まで寄り添うこと…**」も仕事になるでしょう。やってはいけないことは「④**悪くすること…**」です。

お年寄りを施設などに集めて「世話になる高齢者」を増やしているのは④の「悪くすること」にならないでしょうか？　そうした介護は、本来ならば介護保険の報酬を受け取ってはならないと私は考えています。

つまり療養上のお世話をしているだけでは介護の仕事をしていることにはなりません。

世話に固執する介護職では専門性は発揮できない

異論はあるでしょう。

「こんなに頑張っているのです」という人もいるでしょう。しかし、それ（世話？）に固執していては介護職の専門性など出てきません。10時にお茶をだし、12時は配膳をする…誰でもできるルーティンワークをこなしているだけなら国家資格など必要ないと思うのです。

介護保険法に戻ります。第二条四項には「可能な限り、その居宅において、その有する能力に応じ自立した日常生活を営むことができるように配慮されなければならない」とあります。

つまり、医療においても介護においても最終的な目的は健康になるでもお世話になり安全に暮らすことでもありません。

「QOL（生活の質）」や**「QOD（死の質）」**につながる支援、つまりは質の高い生き方や質の高い死に方を支えることが、介護や看護を含めたCAREする人の仕事になります。

介護保険法（第二条の抜粋）

第二条

一項　介護保険は、被保険者の要介護状態又は要支援状態（以下「要介護状態等」という。）に関し、必要な保険給付を行うものとする。

二項　前項の保険給付は、要介護状態等の軽減又は悪化の防止に資するよう行われるとともに、医療との連携に十分配慮して行われなければならない。

三項　第一項の保険給付は、被保険者の心身の状況、その置かれている環境等に応じて、被保険者の選択に基づき、適切な保健医療サービス及び福祉サービスが、多様な事業者又は施設から、総合的かつ効率的に提供されるよう配慮して行われなければならない。

四項　第一項の保険給付の内容及び水準は、被保険者が要介護状態となった場合においても、可能な限り、その居宅において、その有する能力に応じ自立した日常生活を営むことができるように配慮されなければならない。

情報を圧縮して知識とする

認知症の問題は、一次障害である「短期記憶障害」「見当識障害」「理解判断力の障害」などで困っていることがほかの人から見えにくいことです。

見えるようになるのは困ったあげくに行動（周辺症状）がでてくるときです。

そして困った人扱いされてしまうことが多くみられます。結果として困っている原因への支援を受けられません。介護の専門職ですら周辺症状に働きかけることをCAREだと勘違いすることが多いのです。

たとえば……

「徘徊するから鍵を閉めよう」

「弄便するからつなぎを着せよう」

「幻覚や妄想が見られるから薬を飲ませて寝かせておこう」

……これが介護職の仕事でしょうか？

認知症を情報ではなく知識としてきちんと理解していないから、多くの現場で「自立の支援」をしなければいけないのに「支配・管理」が仕事と勘違いされて施錠や投薬が是とされてしまうのです。

介護の専門職として私たちがするべき仕事は、利用者の環境と心理状態を整えること。アセスメントなどからその人の性格や素質、職歴などを学び、それを通じたコミュニケーションをもって困っている人が困らない状況をつくることです。困っていないときの認知症の人は、普通の人なのです。

その状況をつくることができるのが、プロの介護職の専門性ではないでしょうか。

欠損部分の補填ではなく、ストレングスに働きかける支援

私はたくさんのケアプランをみる機会があります。よくあるのが、人の欠損部分に着目して「あなたは歩けないから歩行訓練が必要です」「あなたは認知症なので見守りが必要です」というものです。

体験的に、そのようなプランで回復するケースをほとんど見たことがありません。欠損部分の補填はゴール設定が遠いため回復イメージが持ちにくいのです。

それよりもその方にまだ残っている強み（ストレングス）の部分に働きかけるケアを行うことをお勧めします。難しいことではありません。生活の中でその人が得意としてきたことを見つけることができればいいのです。

認知症の人の支援で考えてみましょう。たとえば記憶の種類はおおまかに4つに分けることができると思っています。

①**意味記憶**（リンゴの画像を見てリンゴだとわかる）

②**エピソード記憶**（旅行の記憶などエピソードでのこるもの）

③**手続き記憶**（身体で覚えているもの 編み物や料理など）

④**プライミング（呼び水）記憶**（昔の写真などをみて「あの時お父さんがこう言った…」と出てくる記憶回想法などがそれにあたる）

認知症になると何もできなくなるということはほとんどありません。

たとえば、意味記憶やエピソード記憶は障害されやすい傾向にありますが、手続き記憶やプライミング記憶は残りやすい傾向になります。

わたしの事業所ではお年寄りが料理をしたり縫い物をしたり、農業をしたりしています。それらをするときに企画書や稟議書、報告書は一切必要ありません。本人がやりたいと思った時に即時的に始められることが大事です。

この活動はデモンストレーションではありません。お年寄りのストレングスや手続き記憶に働きかけたCARE

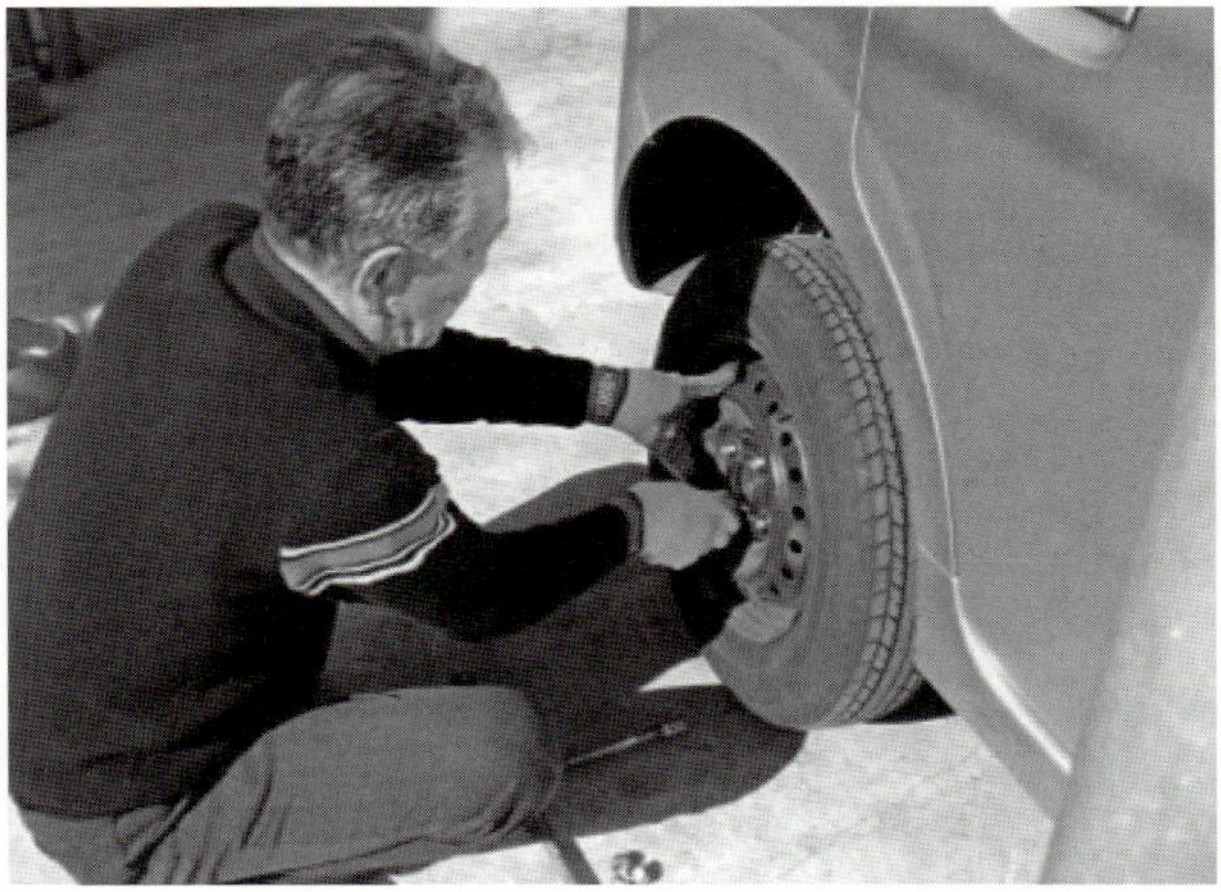

をしている結果です。

車の仕事をしていた方はタイヤのローテーション、表具師さんは丸ノコやカンナを使いこなします。手続き記憶ですから消えませんし、生活に即したリハビリですから苦になることは少ないのです。

お年寄りのポケットの中身を見せてもらうことが大事

あなたのポケットではなく相手のポケットからみつけましょう

あなたの事業所のアセスメントシートを見てみましょう。職歴や生活歴がたくさん記載されていると思います。手続き記憶やプライミング記憶の情報が見つかるはずです。情報が少ないようならご家族や地域の人から聞いてみるのも良いでしょう。なによりあなたがお話をしながら引き出すプロであるべきです。自分のポケットの中身だけ使ったケアでは折り紙やカルタ取りなどのレクのためのレクが多いのではないでしょうか？　お年寄りのポケットの中身を見せていただいて一緒に教えてもらいませんか？

それができるのは、誰かではなく「あなた」

近くに小中学校があるなら、おばあちゃんたちと雑巾を縫って寄付しにいくのもよいでしょう。雑巾を縫う技術に関して、たぶんあなたはお年寄りにかなわないと思います。

上司に「お年寄りには尊厳をもって接しよう」などと言われなくても、きっと自然に尊敬の念をもつでしょう。

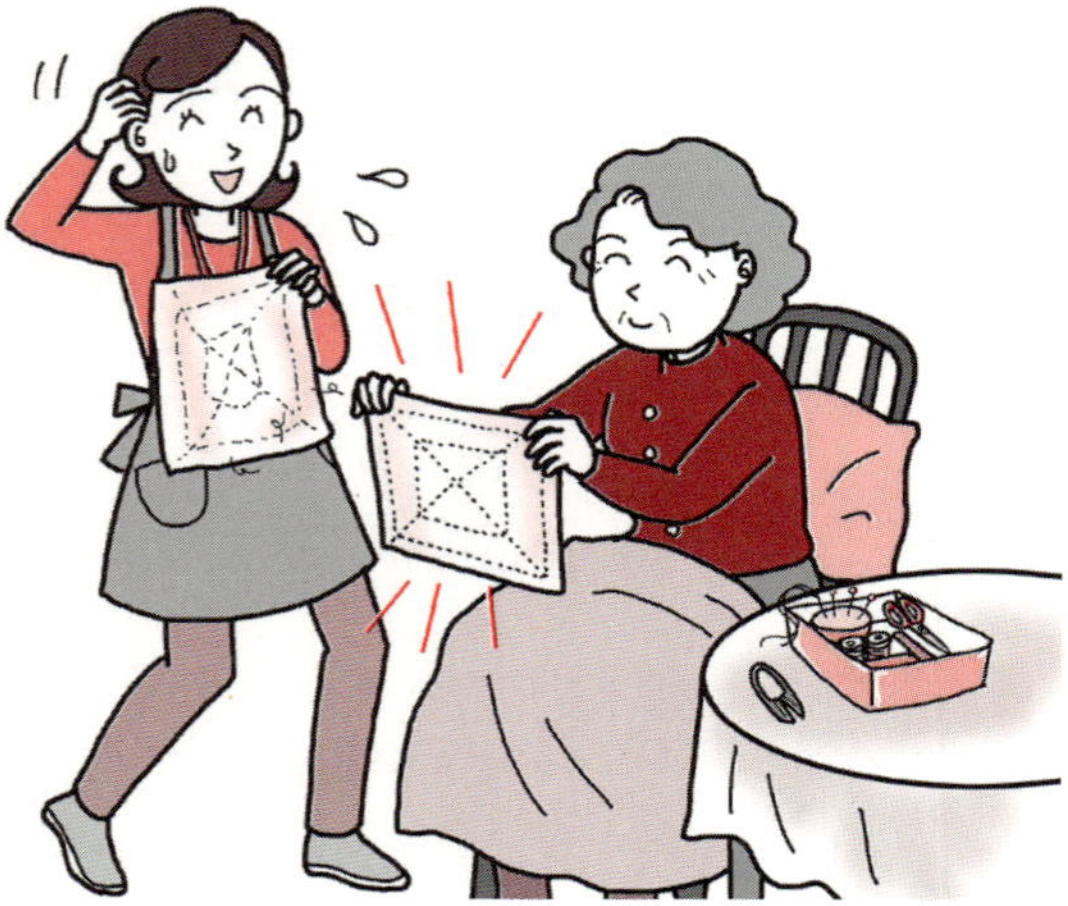

介護はおたがいがハッピーでなければすぐに破堤します。「看る人：看られる人」という関係ではどちらも不幸になります。

人は誰かの役に立っているという実感が必要です。高齢者でも認知症があっても人の役に立つことができる能力もあれば、役に立ちたいという想いも持っています。

とくにＣＡＲＥを仕事に選んだ人のほとんどは「おじいちゃんおばあちゃんが好きだから」「人の役に立ちたいから」という理由で仕事をしている人が多いと思います。その優しいマインドを持った人が「支配管理」を仕事にすればすぐに心が壊れてしまいます。２０００年の介護保険の開始時に転換できなかった日本のＣＡＲＥを変えるべき最後のチャンスです。

それができるのは誰かではなくあなたです。

2-34 認知症の原因と予防についての考察

- 認知症は病因蛋白が蓄積して発症する変性疾患とその他の認知症様疾患に分けられる。
- アルツハイマー病では、喫煙、運動不足、高血圧症、脂質異常症、糖尿病が5大リスクとなる。
- 認知症予防には意識して糖質を減らす工夫が重要。

変性疾患とその他の認知症（様疾患）に分けて考える

認知症の症状を呈する疾患は数多く存在し、その原因もさまざまです。

全体を俯瞰して、病因蛋白が蓄積して発症する変性疾患（アルツハイマー病やレビー小体病など）と、その他の認知症様疾患に分けて考えると理解しやすくなります。

変性疾患

1タウオパチー（タウ蛋白が蓄積する疾患群）

微小管結合蛋白の1つであるタウ蛋白が、リン酸化を受けて不溶性となり異常蓄積することによって起きる変性疾患の総称。

神経原線維型老年認知症（SD-NFT）、嗜《し》銀《ぎん》顆《か》粒性《りゅうせい》認知症（AGD）、ピック病（前頭側頭型認知症）、大脳皮質基底核変性症（CBD）、進行性核上性麻痺（PSP）など多数の疾患がタウオパチーに分類されます。

アルツハイマー病もタウオパチーに分類されますが、アルツハイマー病はタウのみならず、アミロイドβ（特にAβ42）の蓄積も原因とされています。

タウ蛋白には3Rタウや4Rタウといった種類があり、またどのような封入体を形成するか（老人斑やピック球など）、障害の局在（神経細胞を侵すのか、神経突起やグリア細胞を侵すのか）などで、特徴が分かれていきます。

①神経原繊維変化型老年認知症（SD-NFT）

アルツハイマー病と間違われやすい認知症です。治療が始まって数年経ってもほとんど症状の進行を認めず、人格も保たれている場合には、この認知症を疑いましょう。病理所見としては神経原線維変化のみ海馬周囲に出現し、老人斑は認めません。

②嗜銀顆粒性認知症（AGD）

80歳以上で発症、ゆっくり進行するようなタイプは嗜銀顆粒性認知症を疑いましょう。大脳辺縁系に嗜銀顆粒（4Rタウ）が蓄積する認知症ですが、記憶障害が中心の場合にはアルツハイマー病と間違われ、情動障害や性格変化が目立つ場合にはピック病と間違われます。頭部CTやMRIで側頭葉内側面の萎縮に左右差を認めるケースがあります。

③ピック病（FTLD-FTD、ただしFTDP-17を除く）

前頭側頭型認知症の代表疾患であるピック病ですが、神経細胞内樹状突起側にピック球（リン酸化タウが主成分の封入体）が蓄積し、前頭葉や側頭葉が萎縮します。

④大脳皮質基底核変性症（CBD）

大脳皮質や基底核、小脳や脳幹の神経細胞、グリア細胞（特に星細胞に）リン酸化タウが蓄積して発症します。非対称性の失行や記銘力障害など、障害部位が広範なためか、さまざまな症状を呈します。

⑤進行性核上性麻痺（PSP）

主に基底核や小脳にリン酸化タウが蓄積しますが、特に脳幹の中脳被蓋部に蓄積し同部位が萎縮することで「上下方向の眼球運動障害」が出現し、診断に繋がることがあります。

初期～中期においては、上記のCBDと鑑別困難なことが多く、臨床的には両者を皮質基底核変性症候群（CBS）という概念で捉えようという動きが広まっています。

⑥アルツハイマー病

いわゆる認知症の代名詞的疾患のアルツハイマー病ですが、アミロイドβとリン酸化タウの蓄積で発症すると考えられています。神経細胞内や神経突起内にリン酸化タウが蓄積し神経原繊維変化が起きますが、これが側頭葉内側から始まり、次第に辺縁系、大脳皮質へと拡がります。この変化に伴って、症状も記憶障害から情動障害、最終的には無為（アパシー）へと変容していきます。

2シヌクレイノパチー（α-シヌクレインが蓄積する疾患群）

シナプス小胞の伝達制御や可塑性などに関わると考えられているα-シヌクレイン蛋白が異常蓄積することで起きる変性疾患の総称。レビー小体病（LBD）と多系統萎縮症（MSA）がシヌクレイノパチーに分類されます。

①レビー小体病

パーキンソン病（PD）とレビー小体型認知症（DLB）を包括する概念。α-シヌクレインが異常蓄積した構造物であるレビー小体が、主に脳幹に蓄積して運動障害で発症するのがパーキンソン病で、大脳皮質に広範に蓄積すればレビー小体型認知症、と考えると理解しやすいと思います。

②多系統萎縮症（MSA）

α-シヌクレインの蓄積によりグリア細胞質内封入体が形成され、小脳や脳幹、基底核が障害される疾患。小脳失調が目立つMSA-Cと、パーキンソン症状が目立つMSA-Pに分類されます。

3クロイツフェルト・ヤコブ病

異常プリオン蛋白が脳に蓄積するこ

とで起きる変性疾患です。異常プリオンは伝播する性質があり、そのため五類感染症に指定されています。ただし、80％以上は孤発性と言われています。進行が早く、3～6カ月で無動性無言となり死に至る、治療方法のない難病です。

その他の認知症様疾患

1 慢性硬膜下血腫

頭部打撲後に1～2カ月かけて脳を保護している硬膜の下に血腫が形成され、脳へ圧迫が加わる病気です。主な症状として麻痺を呈することが多いのですが、中には活気の低下や頭痛だけという場合もあり、それが認知症と間違われることがあります。「最近様子がおかしいけど、そういえば先月頭をぶつけたことがあったな…」といったエピソードがあれば、脳神経外科を受診しましょう。頭部CTで診断可能で、治療（手術）も比較的容易です。

2 特発性正常圧水頭症

水頭症とは、脳脊髄液が脳室やくも膜下腔に過剰に貯留した状態のことです。原因不明（これが特発性という意味です）で髄液が貯留し、その結果①すり足歩行（足を持ち上げて歩かない）②頻尿、尿失禁③もの忘れ、このような症状を呈します。これを「正常圧水頭症の三徴候」と呼びます。全て揃わないことも多いのですが、疑った場合には神経内科や脳神経外科を受診しましょう。シャント手術で劇的に改善する可能性があります。

3 脳血管性認知症

アルツハイマー病やレビー小体型認知症と並び、3大認知症の1つに数えられる脳血管性認知症ですが、脳梗塞や脳出血、くも膜下出血などにより脳の神経細胞が障害を受けて発症する認知症です。

ここでは、単独の認知症疾患というよりも、他の認知症疾患を修飾する要素として考えてみることを提案します。例えば、アルツハイマー病の方が比較的急に抑うつ傾向になったり、無為（アパシー）を呈したりした際には、「脳梗塞を起こして脳血管性認知症の要素が加わったのでは？」といったように疑ってみることをお勧めします。

なぜ認知症になるのか？

変性疾患の認知症は、異常蛋白が蓄積することが原因です。しかし、なぜアミロイドβやタウ蛋白、α-シヌクレインが蓄積してくるのか？　そして、どの程度蓄積すれば認知症を発症するのか？

残念ながらまだ研究段階であり、異常蛋白の蓄積を確実に予防することは困難です。

しかし、異常蛋白の他にも認知症発症のリスクを高める因子はあります。そして、そのリスクを下げる工夫は可能です。アルツハイマー病を例にとると、**①喫煙②運動不足③高血圧症④脂質異常症⑤糖尿病**の5つが重大なリスク因子として挙げられますが、これらは同時に脳卒中のリスク因子でもあるため、認知症の予防を心がけることはそのまま脳卒中予防に繋がります。

認知症予防の工夫とは？

この5つのリスク因子の中でも、特に重要なのは糖尿病への対策です。

日常生活の中で摂取される糖質が過剰であればあるほど、糖尿病発症のリスクは高まります。さらに、血中の余分な糖質がインスリンによって中性脂肪に変換されると肥満に繋がり、脂質異常症発症のリスクを高めます。

また、インスリンは腎臓の尿細管に作用し、水分やナトリウムが再吸収されますが、この作用が亢進すると慢性的な体液量増加をきたし、高血圧症を発症するリスクが高まります。

このように、糖質摂取からインスリンが分泌された結果起きる一連の流れを理解すると、「糖尿病の予防が即ち脂質異常症や高血圧症の予防に繋がる」ということが良くわかると思います。

また、インスリン抵抗性の高い（インスリンが効きにくい）2型糖尿病患者は、アルツハイマー病発症のリスクが高いという報告があります。糖質の過剰摂取はインスリン抵抗性を高め、またインスリンの枯渇にも繋がります。

「糖尿病とは、糖質を有効利用できない状態」と言い換えることができますが、神経細胞が糖質を有効利用できなくなると、当然その活動性は低下します。「アルツハイマー病は第3の糖尿病である」と言われる所以は、ここにあります。

その他、慢性的な酸化ストレスは変性疾患発症のリスクとなりますが、高血糖と酸化ストレスは互いに密接に関与しているため、高血糖が変性疾患発症のリスクとなる可能性は十分に考えられます。

結局、「血糖値を上げすぎない工夫」が最も効果的で効率の良い認知症予防になると考えます。そしてその工夫とは、具体的には「糖質制限」です。

いわゆる主食と呼ばれるご飯やパン、麺類を3食全てで摂取し、間食でスイーツを食べ、同時に清涼飲料水を飲む。日本人の一般的な食生活ではどうしても糖質過多になりがちです。認知症予防のためには、意識して糖質を減らす工夫が必要です。

異常蛋白の蓄積という認知症発症の原因そのものにアプローチする治療が可能となるのは、まだまだ先の話です。それまでは、糖質制限を中心としたアプローチで認知症予防に努めましょう。

（参考文献）
http://medicalfinder.jp/doi/abs/10.11477/mf.1416100224
http://www.sciencedirect.com/science/article/pii/S0165017396000161
http://www.neurology.org/content/75/9/764.abstract
「認知症 神経心理学的アプローチ」中山書店
「コウノメソッドでみる認知症診療」日本醫事新報社

COLUMN

レビー小体型認知症と診断されてわかったこと

『私の脳で起こったこと レビー小体型認知症からの復活』著者 **樋口 直美**

私は2004年41歳の時、不眠で受診し、うつ病と誤診されました。処方薬で重い副作用が生じましたが、誤治療は続き、47歳で抗うつ剤を止めた時、初めて大きく改善。「うつ病が治った！」と周囲と喜び合いました。

2012年に幻視を自覚し、レビー小体型認知症の専門医を受診。体調不良と注意力低下で仕事も家事も満足にできない状態でした。認知機能低下は認められても心筋シンチグラフィに異常が出ず、診断も治療もなし。しかし他の病気の可能性はさらに低いと言われ、進行を遅らせるために自分にできることはと質問すると、「ない」が答えでした。

受診前にあらゆる情報を集めていましたが、医師の書く本やネット上の医療情報は、「進行が早く短命」など本人が読むことを想定しない残酷な言葉が並んでいました。

翌年、症状からレビー小体型認知症と診断され、抗認知症薬で改善し始めました。誤診され、薬の副作用で劇的に悪化した日から丸9年が経っていました。

この病気特有の薬剤過敏性に注意した治療とさまざまな努力により、今では、自律神経障害以外の多くの症状が治まっています。時間感覚と嗅覚は低下したままですが、思考力、記憶力の低下はありません。認知機能の大きな低下は、意識障害によるものだったと今は理解しています。

その体験を記録した日記を、15年夏に上梓しました。（『私の脳で起こったこと』ブックマン社。日本医学ジャーナリスト協会賞優秀賞受賞）

現在は、大学や日本認知症学会のサテライトシンポジウムでお話しさせていただくなど、体に負担のない範囲で活動をしています。

私は、自分がなってみて、この病気も認知症も医療者介護者の皆さんに大きく誤解されていることに気づきました

①低下する脳機能は部分的で思考力低下とは別もの

私は、100−7＝93と答えられない時でもこの病気に関する論文は読めました。料理や電車の乗り換えに困った時期もありましたが、思考力とは無関係とわかりました。

②レビー小体型認知症の幻視は、BPSDではない

私は、意識も思考力も精神状態も正常な時にのみ幻覚（幻視、幻聴、幻臭他）が起こりました。日中、本物と全く見分けのつかない虫等の幻視を

毎日経験しました。不審者がいると警察に通報したり棒を振り回すのは、妄想や錯乱ではなく、本物にしか見えない幻視に対して、正常な思考力で正常に反応しているだけです。

③問いかけに反応しないときでも理解している

レビー小体型認知症では、突然目つきが変わり、反応が鈍くなる時があります。この時は、脳貧血か高熱の時のような辛さを感じていて話すことができません。しかし周囲で起こっていることはすべて理解し記憶もしています。受信できても発信できない状態に一時的になっているだけです。

いろいろなことができなくなるのは、脳細胞が死滅して思考力が低下したからではなく、意識障害などによって一時的に脳機能の一部が低下するからだと感じます。これは、ストレス（人間関係をめぐる不安や恐怖）によって悪化し、安心と自信を持てるあたたかい人間関係の中で改善します。人と楽しく話し、笑い合うことで症状が劇的に改善することを体験しました。運動や東洋医学、心地よいものや心躍らせるものなども効果があります。この病気は、悪化していく一方でも、知性や人格が崩壊していくものでもありません。症状は、改善できるのです。

認知症は、深く誤解された言葉です。病気の種類も進行の度合いも無視して十把一絡げに病名のように使われ、「認知症の人」と呼ばれた瞬間、対等な人間には見られません。「認知症の人」が直面している限りなくアウエイな環境や不適切な医療こそが、病気そのもの以上に私たちを絶望させ、追い詰め、症状を悪化させています。

レビー小体型認知症は、体の状態や薬で容易にせん妄を起こしますが、処方薬や風邪薬、胃薬等の市販薬で症状が悪化していても副作用だと気づかれないのが現状です。

処方薬の種類と量を減らしただけで別人のように良くなったという体験談を医師や介護家族から数多く聞いています。

「認知症の人」は、障害と生きる普通の人です。1人の対等な人として尊ばれ、たとえ小さなことでも人の役に立つ喜びと誇りを持って生活していくことができるなら、（認知機能検査の点数に関係なく）すべての人は、BPSDなど起こすことなく、笑顔で堂々と生きることができると私は確信しています。

症状ではなく、その人のLife（暮らし、人生、いのち）を見て問題解決のヒントを探ってください。コミュニケーションでください。同じ対等な人間として一緒に笑い、共に歩んでください。コミュニケーションの壁を越え、心と心がつながり、笑い合えた時、皆さん自身のいのちにも輝きが宿るはずです。

COLUMN

どこで暮らしていても、尊厳と希望をもってよりよく暮らしていけるために認知症の本人からの提案 JDWG提案2016

日本認知症ワーキンググループ（JDWG）共同代表　佐藤　雅彦

1．本人同士が集まり、支え合いながら前向きに生きていくための拠点となる場を、すべての市区町村で一緒に作っていきましょう。何かを提供される受け身ではなく、私たちが主体的に活動できる場であることが大切です。

○医療や支援を受けていたとしても、仲間と出会え、気兼ねなく語り合える場、支え合いながら自由に活動できる場がないために、ひとりで悩み孤独に陥って状態を悪くし、必要以上の医療や介護サービスを受けざるを得ない人がたくさんいます。

○私たちは、認知症という周囲には理解してもらいにくい状態の中で生きている仲間に早く出会い、体験や知恵を分かち合いながら、希望をもって生きていきたいです。

○私たちには、自信を取り戻す場が必要です。自信を取り戻すことで、「自分」を取り戻し、自分なりの人生をよりよく生きていくことができるようになります。

○一日も早く、すべての市区町村で、私たちが集まり主体的に活動していくための拠点となる場が必要です。すでにそうした場があるなら、その活動が継続できるバックアップをしてください。

○そうした場に早くつながれば、支援を受ける立場としてではなく、主体的に活動することができる人が増えていきます。場をつくるだけでなく、本人が診断後速やかに、それらの場につながることができる流れ（しくみ）を、市区町村として整えてください。

2．私たちが外出することを過剰に危険視して監視や制止をしないでください。「安心して外出を楽しみ、無事に帰ってこられること」「地域の中で自分のやりたいことを続けること」を、すべての人があたりまえの行為として考え、ごく自然な見守りや支えができる地域社会を、一緒に作っていきましょう。

○私たち1人ひとりは、自分なりの理由や目的があって外に出かけます。見守りや声かけなどちょっとした支えがあることで、外出を楽しみ、地域とつながり、充実した生活を送れている人も増えてきています。働き続けている人もいます。

○「認知症だと外出は危険」という一律の考え方や、過剰な監視や制止は、私たちが生きる力や意欲を著しく蝕みます。それらはまた、認知症の人への社会全体の偏見を強め、これから老いを生きていく多くの人たちが、尊厳と希望をもって生きていけなくなります。

○「安心して外出を楽しみ、無事に帰ってこられること」「自分のやりたいことを続けること」を、暮らしの中の「あたりまえ」と考える人たちを一緒に増やしていきましょう。

○どんな見守りや支えがあったらいいか、その町や地域で暮らす本人や家族の具体的な声をよく聴いてください。それらをもとに、1人ひとりにあった見守りや必要な支えについて、一緒に話し合っていきましょう。

○私たちも、外出時は自ら「ヘルプカード」を持参するなど、自分なりにできることに取り組んでいきます。どこに住んでいても安心・安全に外出できる地域となるための具体的な取り組みを、本人と家族、そして地域のさまざまな人たちが力を合わせて進めていきましょう。

3．本人自身が安心・納得できる診断と治療が受けられ、診断直後に「今後の自分の暮らし」について親身になって相談にのってくれる人に私たちは出会いたいです。初期の段階で本人がその後をよりよく生きていくために必要な医療や相談に確実につながる流れ（しくみ）を、すべての市区町村で一緒に作っていきましょう。

○早期診断・治療が推進されるようになりましたが、暮らしている身近な地域で、本人が安心して受診ができ、わかりやすい（やさしい）説明を受けながら納得して治療を受けられるようにはまだなっていません。

○専門医療機関はもちろん、地域にあるすべての医療機関が、本人や家族にわかりやすく（やさしく）適切な対応をできるようになるような取り組みを拡充してください。

○医療機関を受診し診断を受けたものの、その後をどのように暮らしていっていいのか、自分のその後の暮らし方について具体的に相談できる人につないでもらえなかった人がほとんどです。

○そのため、まだまだ力のある初期の時期に、絶望してひきこもったり、よりよく暮らしていくための諸制度やその地域にある支援を知らないまま、生活や心身の具合が一気に悪くなってしまった体験をしている人がたくさんいます。

○私たちには、診断・治療も必要ですが、それと同時に親身になって話を聴いてくれ、話し合いながら1人ひとりにあった制度や支援をつないでくれる存在が不可欠です。

○特に初期の頃に、どのような医療や相談があったらいいのか、本人たちの声をよく聞いてください。本人たちが希望を失わず、その後をよりよく暮らしていけるために必要な医療や相談に確実につながれるよう、それぞれの市区町村なりの流れ（しくみ）を、丁寧に作ってください。

4．「制度やサービスがない」でおしまいにしたり、たらいまわしにせず、どうしたらよりよく暮らせるかを、まずは一緒に考えてください。私たちをひとくくりにせず、1人ひとりの思いと力を活かしながら、よりよく暮らしていくためにお互いができることを見つけ、一緒に進んでいきましょう。

○「なんでもお気軽に相談を」とうたっている行政や地域包括支援センター等の相談窓口が増えてきています。それをようやく探しあて相談に行ったとき、「利用できる制度やサービスはない」、「別のところに相談に行って」と言われてしまった人が多くいます（特に初期や年齢が若い場合）。

○あるいは、介護保険サービスの一覧をいきなり渡されて、まだ必要もない介護サービスの紹介だけをされておしまいとされた人も多くいます。

○そうした対応をされることで、私たちや家族は更に戸惑い、途方に暮れてしまいます。前向きに暮らしていけなくなると同時に、今日明日の暮らしに実際に困り果ててしまいます。

○認知症があっても、1人ひとりが違います。認知症の本人をひとくくりにしないでください。1人ひとりの困りごと、そして、できること、やりたいこと、望むことが同じではないことを、市区町村の相談にあたる人や支援の関係者、地域の人に、しっかりと浸透を図ってください。

○私たちが相談にいくのは、藁をもすがる思いです。「どうしたら私や家族が、自分たちの力を大切に活かしながら、少しでもよりよく暮らせるか」をどうか1人ひとりと一緒に考え、一緒に動いてください。

○すべての自治体で、出来上がってからではなく、作りだす過程でこそ、本人の声や力を活かしてください。認知症と共に生きている私たちの声や力を活かして、当事者に実際に役に立つ効果的な施策や取組みを、一緒に作っていきましょう。

5．すべての自治体の認知症の施策や取り組みを企画する過程で、私たちの声や力を活かしてください。私たちと一緒に進めていきましょう。

○最近、認知症ケアパスや認知症カフェ等を作る過程で、本人が委員として参加し、本人が意見を述べ、それを具体的に制度やしくみに反映させる自治体が出始め、私たちにとって大きな希望です。

○すべての自治体で、出来上がってからではなく、作りだす過程でこそ、本人の声や力を活かしてください。認知症と共に生きている私たちの声や力を活かして、当事者に実際に役に立つ効果的な施策や取り組みを、一緒に作っていきましょう。

2-35 在宅医療における臨床倫理

- 在宅医療における臨床倫理とは「患者・家族にとっての、より良い医療・尊厳を保つ医療（最善の医療）とは何かを、関係者すべてが、お互いの価値観を尊重しながら考えること」。
- 臨床倫理的問題は、日常的に存在している。
- より良い医療者・患者関係を構築するためには、温かい心に裏打ちされた真実告知と、共同作業によるアドバンス・ケア・プランニングが求められる。

医師が大きく求められるようになった倫理的素養

医師は、医学教育の中で、「最新の医療技術を投入して、心臓を1秒でも長く動かし続けることが医療者の努めである」といった姿勢を叩き込まれてきました。しかし、近年、医療者の間だけでなく、一般人の間でも、このような医療に疑問を感じ、がん以外の高齢者の看取りにおいても、温かく看取ることが大事なのではないかという考えを持つ者が増えています。このような場面においては、倫理的素養が、大きく求められてきます。

Albert R. Jonsen は、臨床倫理を「臨床医学における倫理上の問題を明らかにし、分析、解決するための体系的なアプローチを提供する実践的な学問」と説明し[1]、浅井は、「生命科学と医療技術の発達が医療現場と患者ケアにもたらした倫理・法・社会問題等を学際的に検討する生命倫理の一分野であり、個々の患者診療に関わる倫理問題を同定、分析し、どのような選択が最善かを考察することを第一義の目的とする」と説明しています[2]。

近年の高齢者医療・地域包括ケアの現場においては、多職種連携（Inter Professional Work）の概念を取り入れ、「患者・家族にとっての、より良い医療・尊厳を保つ医療（最善の医療）とは何かを、関係者すべてが、お互いの価値観を尊重しながら考えること」と説明するのが、理解が得られやすいようです。

自律尊重・無危害・善行・正義が医療論理の四原則

医療倫理の四原則は、自律尊重・無危害・善行・正義（**公平・公正**）と説明されています[3]。

つまり、患者の意向を十分に聞き、患者と、その関係者の織り成す「いのちの物語」を理解しながら（**自律尊重**）、医師はそのうえで、最も安全な治療法を提案する(**無危害**)。その選択された治療法は、患者にとって安全かつ最良の結果をもたらす治療法であり(**善行**)、健康保険制度の面からも、社会的通念に照らしても、受容可能なものであるという(**正義**)ことが望ましい医療であるということを示し、実践することは決して難しいものではないと思われます。

なによりも、患者と家族の物語を理解しようとする姿勢は、医師・患者関係を豊かにすることにつながります。

Jonsenは、この4原則を基本としながら、臨床倫理検討シート(4分割表)を利用して、患者の状況を、医学的適応・患者の意向・QOL・周囲の状況の4つに分類しながら、検討していくことにより、患者に倫理的に妥当な治療方針を見出すことができると推奨しています(**表1**)。ほかにも種々の倫理検討法がありますが、Jonsenの4分割表が広く出回っており、倫理についての初学者でも扱いやすい感があります。

表1　臨床倫理の4分割表　カッコ内は対応する臨床倫理の4原則を示す。

〈医学的適応〉(無危害・善行)	〈患者の意向〉(自律尊重)
1、患者の病歴、診断、予後はどうか? 2、治療法の選択肢は? 3、治療の効果と、予想される副作用は?	1、患者は、どのような治療を希望しているのか? 2、患者は利益とリスクについて情報を与えられ、理解し、同意しているか? 3、患者の精神的対応能力、法的判断能力は?判断能力がないという根拠は? 4、事前指示、ACP(Advance Care Planning=アドバンス・ケア・プランニング)はあったか? 5、判断能力がないとしたら、代理決定は誰か?
〈QOL〉(自律尊重・善行)	**〈周囲の状況〉(公平・正義)**
1、患者が生活の楽しみにしているものはないか? 2、治療した場合としなかった場合の患者がもとの生活にもどる可能性は? 3、治療が続けば、患者がどのような身体的、精神的、社会的不利益を被るか? 4、患者の現在や将来の状態は、患者が耐えがたいと判断するようなものか? 5、治療を中止する考えやその理由づけはあるのか? 6、患者を楽にする緩和的ケアの効果は?	1、家族や利害関係書の状況は? 2、治療の決定に影響を与える医療提供者(医師看護師)側の問題があるか? 3、財政的、経済的な問題があるか? 4、宗教的、文化的な問題があるか? 5、守秘義務を破る正当性があるか? 6、資源の不足の問題があるか? 7、治療決定の法的な意味あいは? 8、医療提供者や施設間の利益上の葛藤があるか?

Jonsen AR, Siegler M, Winslade WJ. Clinical Ethics--A practical Approach to Ethical Decisions in Clinical Medicine (3rd ed.).
McGraw-Hill, New York, 1992(邦訳:大井玄、赤林朗監訳「臨床倫理学:臨床医学における倫理的決定のための 実践的なアプローチ」新興医学出版社1997)

臨床倫理的問題は、日常的に存在しているのであるが、これらの問題に気づき、「どうしたらよいのか?」と、ふと疑問に思う、もしくは、「なんとなく、モヤモヤした感覚」を感じるところから、倫理的考察が始まる。言い換えれば、モヤモヤ感を感じなくてはいけないともいえます。

例えば、

・「この患者には、どこまで積極的に治療したらうよいのか」
・「この患者に心肺蘇生をおこなうべきなのか」
・「自宅で最期を迎えたいといっているが、病院へ連れて行かなくてよいのか」
・「患者の意向と家族の希望が異なる場合、どうすればよいのか」
・「患者の希望が自らの良心（自らが考える最善）に反する時、どうすればよいのか」
・「身寄りのない認知症患者の治療方針を誰がどう決めるのか」
・「いったん始めた延命治療は決して中止してはいけないのか」

などですが、前記の4分割表を作成し、皆で考えても、答えを導けないときには、後述の倫理コンサルテーションを利用します。

医療・介護者対患者・家族関係と臨床倫理

難しい、致死的な疾患に罹った患者に「告知する＝悪い知らせを伝える」方法として、SPIKES[4)]やSHARE[5)]と呼ばれる対話法を使い、患者の気持ちを考えながら説明を行うことが望まれます。特にSPIKES法は、**表2**に示すように、理解しやすくまとまっており、幅広い疾患に応用可能であることから、医師に限らず、すべての在宅医療関係者が一読すべき内容です。

一方、患者に真実を伝えない場面として、「悪性疾患末期である高齢患者に、悪性疾患であることを告知しない場面」が想定されますが、緩和ケアの普及により、このような場面は減少していると思います。

年老いた患者に、真実を伝えないでほしいという依頼を家族から懇願されることはありますが、患者が認知症を併発していない限り、人生の最終局面になって、「なぜこんなに具合が悪いのか？　悪性疾患でないはずなのに、なぜ治療効果が表れないのか?」と疑問を持つ患者に問い詰められ、最終的に悪性疾患であることが解ったときに「やり残したこともあったのに、なぜもっと早くに教えてくれなかったのか?」と言われるなど、患者のためを思った家族にも、後に心の傷を残すことが考えられます。

また、このような嘘を塗り固めた中での治療を押し通すことは、医療・介護スタッフの心理面にも悪影響を及ぼすものであり、「より良い医療者・患者関係」を構築するためには、温かい心に裏打ちされた真実告知と、共同作業によるアドバンス・ケア・プランニングが求められる。

事前指示(Advance Directive)とアドバンス・ケア・プランニング

自律尊重原則を、終末期の場面で表明する手段が事前指示です。

事前指示とは、「将来自らが判断能力を失った際に自分に行われる医療行為

表2　悪い知らせを伝える方法（SPIKESプロトコール[4]より）

S：Setting（場の設定）	①環境を整える ②タイミングを図る ③患者の話を聴く技術を働かせる 用例：個室で行う、患者の近くに座る、目を合わせる、挨拶（自己紹介）をする、など
P：Perception（病状認識）	・患者の病状認識を知る段階　「患者の認識」と現実の差を埋めていく作業 ・患者の教養、感情、語彙を把握する 用例：ご自分の病気をどのようにお考えでしたか？　など
I：Invitation（患者からの招待）	患者がどの程度の情報開示を求めているのか、心の準備ができているのか確認する段階 用例：病状についてどの程度知りたいですか、包み隠さず話してよろしいでしょうか？　など
K：Knowledge（情報の共有）	①伝える内容（診断・治療計画・予後・援助）を決定する ②患者の病状認識、理解度に応じて始める ③情報の提供 情報を少しずつ提示する　医学用語を日常語に翻訳しながら説明する 図を書いたり小冊子を利用する　患者の理解度を頻回に確認する 患者の言葉に耳を傾ける 用例：残念な結果なのですが…（間を取る）
E：Emotion（感情への対応）	・患者の感情をExploration（探索）し対応する段階 ・Empathy（思いやり、共感）を持って対応する ・精神的な落ち着きを保つ ・実はきわめて重要な段階 用例：今どんなお気持ちですか？　驚かれたことでしょう
S：strategy/Summary（戦略/要約）	①今後の計画を立てる ②面談のまとめを行い、質問がないか尋ねる ③今後の約束をし、面談を完了する

に対する意向を前もって意思表示すること」を指します。その方法としては、代理人指名(Proxy directive)と、内容指示(Instructional directive)に分かれます。そして、その指示した内容を文書に残したものがリビング・ウィルです。

具体的には、

・「慢性呼吸不全で療養中だが、病気が悪化したときは、人工呼吸器の使用を含め、考え得るすべての医療行為を行ってほしいと、**配偶者に伝えておく**」

・「具体的な医療行為は想像できないが、自分が判断能力のない病状に陥ってしまったら、自分に行われる医療行為に関する**すべての決定権をAという人物に任せる**と、指示しておく」

・「がんの末期状態で、治癒の見込みがなくなったら、痛みを抑える治療は十分して欲しいが、いわゆる延命治療はして欲しくないと**文書にして残しておく**」

などが、あげられます。

事前指示により、本人の望まない形の医療行為を受けることを回避できるでしょうし、逆に、本人の望む医療行為を、周囲の誤解により受けることができなくなるという危険も回避できます。

事前指示は、自己決定できなくなった場面を扱っていますが、近年普及し始めたアドバンス・ケア・プランニングは、自己決定が可能な現時点から、死を迎えるときまでを対象としており、かつ、医療行為についてだけでなく、どのような場所で、どのような生活を営み、どのようなケアを受けたいかなどについて、今のうちから考えておくものであり、「エンディングノート」「終活」ブームに乗って、今後、大きく普及する可能性を秘めており、その決定プロセスを支援することも我々医療・介護従事者に求められるでしょう(意思決定支援)。

臨床倫理コンサルテーション

倫理コンサルテーションとは、主に、医療従事者が、臨床現場において生じた倫理的問題に関する不安や対立を解消するために、個人やグループにより、助言を与えるものと定義されています[6]。

近年、各医学会等から、終末期医療に関するガイドラインが発表されていますが、すべてのガイドラインの中で、「終末期の治療方針決定においては、個人の判断に頼らず、医療チームでの判断が望ましい。

また、医療チームによる判断が困難な場合は、倫理委員会等に対して助言を求めることが望ましい」等が述べられています。つまり、臨床現場における倫理的な問題に対して、合理的な判断を提供するための支援、いわゆる、倫理コンサルテーションの必要性が求められており、病院機能評価においても、臨床における倫理的問題を解決するシステムを構築することが求められるようになってきました。

現時点で病院内に、このような倫理コンサルテーション機能を持った部署を構築している病院は少ないが[7,8]、東京慈恵会医科大学附属柏病院では、平成26年4月から運営が開始されています。当院では、院内の事例だけでなく、近隣の医療連携の中での困難事例のコンサルテーションも受け、近隣の医療・介護職の方々のための意思決定支援の役割も果たすべく体制を整えているところです。

日常診療の中に、臨床倫理の概念を取り入れることは、医療者・患者（患者家族）関係を良好に保つために必須のものであり、患者・家族には「多職種の人たちが、ここまで自分たちのことを理解しようと努めながら、最良の道を考えてくれた」という満足感につながり、信頼関係も向上し、「豊かな患者・家族—医療チーム関係」を構築することに大いに役立つでしょう。

また、副産物として、クレームや訴訟も減り、施設のリスクマネジメントにもつながるものであることを付け加えたい。

（参考文献）

1)赤林朗、蔵田信雄、児玉聡監訳：臨床倫理学第5版 Clinical ethics Fifth edition Jonsen A. R, Siegler M, Winslade W. J. 新興医学出版社 東京 2006

2)浅井篤、「臨床倫理—基礎と実践」、『シリーズ生命倫理学 臨床倫理』、丸善出版、2013、pp.2-21

3)Beauchamp T and Childress J: Principles of Biomedical Ethics. 5th ed. New York City, NY: Oxford University Press; 2001.

4)Baile W, Buckman R, Lenzi R, et al. SPIKES－A six-Step Protocol for Delivering Bad News: Application to the Patients with Cancer The Oncologist 5, 302-311, 2000

5)Fujimori M, Akechi T, Tatsuya Morita T, et al Preferences of cancer patients regarding the disclosure of bad news Psychooncology, 16: 573-581, 2007

6)Mark P. Aulisio. ETHICS COMMITTEES AND ETHICS CONSULTATION. Stephen G. Post. Edi. Encyclopedia of Bioethics: 3rd edition. Macmillan Reference. 841-847.2003

7)長尾式子，瀧本禎之、赤林朗：日本における病院倫理コンサルテーションの現状に関する調査．生命倫理，2005; 15; 101-106

8)三浦靖彦、川崎彩子、土屋晶子、佐野広美、野村幸史：一般病院における終末期の治療方針の決定—病院内倫理コンサルテーションの設立・運営について— 病院 742-746, 70(10), 2011

2-36 アドバンス・ケア・プランニングとアドバンス・ディレクティブ

- **終末期患者の7割は、自分で意思表示ができない状態にある。**
- **事前指示書は、その内容よりも、その作成を通じて自らの死生観を他者と共有していくプロセスにこそ意味がある。**
- **本人は語りたい人にしか自分の人生観を語らない。私たち1人ひとりが〝語られる存在〟であらねばならない。**

終末期の人の7割は意思表示ができない

海外では終末期となった患者の7割が自分で意思表示できない状態であると言われています。このため終末期に受けたい医療行為を事前に意思表示する必要性がありますが、万一の事態に備えて『リビングウィル』を残すことについて、日本では国民の7割が賛成しているものの実際に書いている人は5%以下です。また立法化の賛同者は2割程度に留まっています。

このため、現実には本人に代わり家族が〝本人が望んでいるであろう〟医療行為を取捨選択しなければならない実情があります。

ある家族は本人の意志が不在であったことを悔やみ、自分の選択が正しい医療判断であったか10年経っても自分を責め続けています。その医療判断を誰もが納得できうるものにしていくために、私たち医療者に何ができるのでしょうか。

エビデンスの限界

医療判断をエビデンス（医学的適用）のみで行うことはできません。

同じ「ステージ3」でも患者の年齢や医療を受ける本人の価値観によって、どの医療判断が適切かは異なります。このため実際は、「**①医学的適用（エビデンス）**」の他に、「**②QOL（EBM＋NBM）**」「**③患者の意向（ナラティブ）**」「**④周囲の状況（ナラティブ）**」を勘案して医療方針は決定されていきます。

医療上の倫理的判断においてエビデンスが果たす役割は1／4でしかありません。医療者には、患者自身から語り掛けられるナラティブ（物語）を見つめる眼差しが求められます。

事前指示書は『患者の意向（ナラティブ）』足りえるか

医療機関は、患者が受けたい医療行為の内容を自ら選択できる『事前指示書（アドバンス・ディレクティブ Advance Directive）』を取得します。しかし、現実問題として、あらゆる事態を想定し事柄の詳細を決めていくことは不可能です。

また、事前指示に基づく紙切れがある日突然、箪笥の奥から出てきたとして、その紙切れ一枚の情報からはそのとき本人がどのような文脈の中でその事前指示書を書いたのか背景が全く見えてこないため、いつの気持ちを本人の気持ちと認めていいものなのか、また、果たして現在も同じ価値観に基づいて本人がその医療判断を望むだろうか、という戸惑いが周囲の関係者に生じることとなります。

事前指示書は、「①どのような死生観に基づいて書かれ」、「②どのような文脈によって書かれたものなのか」という情報が付随してはじめて意味を持ちます。

だからこそ、誰とも相談することなく事前指示書を1人で書いてはいけないし、エンディングノートを埋めることを目的にしてはいけないのです。

事前指示書に〝記入する〟という行為を通じて、自分の死生観が他者と共有されていく、この〝過程〟にこそ意味があり、これを大切に育んでいった先に〝患者の意向〟が実体化します。これこそ、物語と対話による医療(NBM: Narrative-based Medicine)であり、根拠に基づいた医療(EBM: Evidence-based Medicine)を補完し患者本位の医療判断を実現するものです。

ナラティブ(物語)とは何か

ナラティブの発想は、エビデンスでは測りきれない患者の物語性を重視することで総合的な医療判断を可能にします。

それは例えば、次のような言説を通じて立ち現れてきます。「確かに事前指示書には自分の意向を書いたけれど、本当にその通りに実行されるなら空欄でいたい」というそのときの本人の気持ちをも大切にしていきたい。あるいは、〝病気になった時点〟でその都度変わり続ける本人の戸惑いも正面から受け止めたうえで、患者に寄り添った医療判断を行いたい。

この意味で、患者に「何歳まで生きようと思っているのか」と問いかけることは、その人の人生観に触れる良いきっかけを作り出してくれます。「死ぬまでにどう生きたいか」という本人の物語(ナラティブ)は、そっくりそのまま「そこまで考えているなら、この医療行為を受けていまできることをしていこうよ」という医療判断の適用に繋がるからです。

人間は死に方を選ぶことはできません。選べるのは生き方だけです。

その生き方を取捨選択するのは紛れもなく本人であり、人間の価値観は容易に変容しうるものです。加えて、現実問題として、本人を支えて行く周囲の人間が〝どこまで本人の介護に耐えられるか〟という状況理解も医療判断には含まれます。

これらはエビデンスでは示されない個別具体性を有しており、それらすべての状況設定全体が、本人から物語られるナラティブ(エビデンスのみでなく、私の物語をそのまま診てほしい)の問いかけなのです。

アドバンス・ケア・プランニング

エンディングノートは、〝記入する〟という行為を通じて自らの死生観を他者と共有していくプロセスにこそ意味があります。対話というプロセスを経て本人の死生観(価値観)を共有してきたからこそ、事前指示書1枚では測り得ない予想外のことが起きても、本人の気持ちを斟酌した医療判断ができるのです。

アドバンス・ケア・プランニング(Advance Care Planning)は、常に現在進行形の対話の積み重ねから事前指示内容を計画していくという点において、ナラティブの受け皿として期待されている考え方です。対話といっても、本人は語りたい人にしか自分の人生観を語ることはありません。ナラティブが実践されるためには、福祉に携わる私たち1人ひとりが本人から〝語られる存在〟であらねばなりません。本人から相談を受けた場面で〝答え〟られなくてもよい、語ることの侵襲性《しんしゅうせい》(生体を傷つけること)を意識し、患者本人が感じ取った嬉しい気持ちや悲しい気持ちを受け止めて〝応える〟だけでよいのです。対話に基づいた〝死生観の共有〟の積み重ねこそが、後の終末期において、意思決定の倫理的適切を担保することになるのです。

ちなみに、本人が直筆した『事前指示書』を『誓約書』と同じ取り扱いにしてしまうと、前言撤回できないが故にそこで切り捨てられる本人の思いが出て来てしまいます。

大切なのは、そのとき感じている本人の思いであり、それがどのような文脈で示されたものなのかが、後で振り返ってわかるようにしたためておくことが重要です。このため『誓約書』とするよりは、その時々の死生観の変化に伴いいつでも内容を変更できる『覚書』として位置づけておくのが望ましいと思います。

介護現場におけるナラティブの醸成

たった1つの医療判断が遺族にその後何十年と禍根を残すこともあります。医療者が〝エビデンス/ナラティブ〟の眼差しをもって医療判断を行うこと、終末期という時期に囚われることなく、本人や家族と死生観にまつわる対話をくり返していくことの意義を見つめ直す必要があります。

アドバンス・ケア・プランニングは、本人が他者とどのような文脈において死生観を共有してきたかという歴史(ナラティブ)の積み重ねを重視している点において、介護の領域にも関わりの深い概念です。第1に、それはケアマネジャーのみがプランニングの担い手であるというよりも、家族や介護職員までをも含めた人的広がりを持った概念として提唱されていること。第2に、本人の日常生活を間近で支えているのは紛れもなく家族であり介護従事者であることによります。

家族と対話する機会を設けることで、過去に本人が家族に語り掛けた死生観を聴き取り、意見交換することもできます。第三者の目が介在し、複数の意見が交わることで、本人のナラティブ(物語)を相互に認め合い、理解を深めていくことが可能になります。

また、わたしが関わる介護現場では各入居者に担当職員を配置していますが、この制度を活用して担当職員が担当入居者本人から〝死生観を語られる存在〟になることを各職員の責務としていきたいと考えています。

3～10年というタイムスパンで高齢者の人生（物語）に介入する介護職員であればこそ、終末期医療において問いかけられる介護職員からの投げかけは、誇りと尊厳を持って本人のナラティブの代弁者としての機能を果たし得ると考えます。

その人が今日までどのような生き方をしてきた方なのか、あるいは現在、毎日の日常生活の中のどの場面に満足して生活しているのか、私たちが日常的に接している何気ない出来事や会話は全て、本人から発信される物語【ナラティブ】の一部です。対話は非言語から発信されることもあります。

私たちは日々、言語・非言語に拠らず対話を通じて示された本人の価値観の抽出に努め、それらを本人のナラティブの文脈に組み込み、自らの記憶に留めていくことを職務とすべきです。

それは後の終末期において、本人本位の意思決定を行う際の倫理的適切を担保することになるのです。

参考：【E-FIELD】人生の最終段階における医療にかかる相談員の研修会　資料（国立長寿医療研究センター）

COLUMN

アドバンス・ケア・プランニングのタイミング

日本では「死」に関する話をすることに抵抗を感じる人が少なくありません。アドバンス・ケア・プランニングには、本人、家族が抵抗なく話を受け入れられるタイミングを見つけることが重要です。

病院では入院時、診断時、侵襲の大きな治療を行う時、病状説明時に行われることが多いですが、在宅医療においては生活の中でそのタイミングを見計らっていく必要があります。

- **訪問診療導入時**
- **退院直後の診察時**
- **療養場所の変更時（施設入居時など）**
- **親戚や知人が亡くなり、そのことが話題になったとき**
- **有名人の死亡や事故・災害など、死に関するニュースが話題になったとき**
- **会話の中で死に関するキーワード（「あの時は死ぬかと思った」など）があったとき**

このようなタイミングは、自分の人生や最期の時間の過ごし方を考えるきっかけとして不自然さが少なく、アドバンス・ケア・プランニングの入口としてスムーズかもしれません。

2-37 意思決定支援

- 意思決定支援とは、患者の意思決定を困難にしている〝真の課題〟を抽出し、納得できる解決方法を共に考えること。
- すべての望みをかなえることは困難。だからこそ、自分で納得して意思決定することが重要になる。
- 意思決定支援は、看護師の役割が大きく、今後重要度を増していく。

意思決定支援の定義

意思決定支援について、楽患ねっとでは次のように定義しています。

「患者の意思決定を困難にしている〝真の課題〟を抽出し、納得できる解決方法を共に考えること」。

明確な手順に基づいて行う支援であり、とりわけ看護師の役割の中で非常に重要な位置を占める支援であると思います。診療の補助業務は、医療が進歩していく中で看護師の業務から多職種へ移譲していく部分が増えていくと考えられますが、意思決定支援に関しては、看護師の役割の中でも重要度を増していくと考えています。

意思決定支援が必要な方は課題を持っています。その課題が何であるのかを探ることが意思決定支援の要です。課題が明らかになれば意思決定に必要な事はおのずと明らかになるのです。そのために、図1にある4つの視点から課題を探っていきます。

①知識、**②価値観**、**③手段**、**④感情**の、どの部分がひっかかって意思決定ができないのかを患者さんのお話にじっくりと耳を傾けながら探っていきます。

①知識

知識に課題がある場合は、情報提供が必要になります。一般的な情報とその人固有の状況に関連する情報の提供が必要になります。

一般的な情報に関しては、できるだけ患者さん個人の状況に落とし込んで情報提供します。

また、固有の状況に関連する情報は、主治医から情報提供された内容を振り返り、過去の出来事や現状に紐付かせて説明します。説明されていても、自分ごととして理解できていないことは多いものです。

いっぽう、新たな情報が必要な際は、主治医から説明を受ける場をセッティングしたり、セカンドオピニオンを活用する、などが考えられます。

②価値観

価値観に課題がある場合は、その人

図1　患者が納得のいく治療や療養方針を決めるための推奨手順

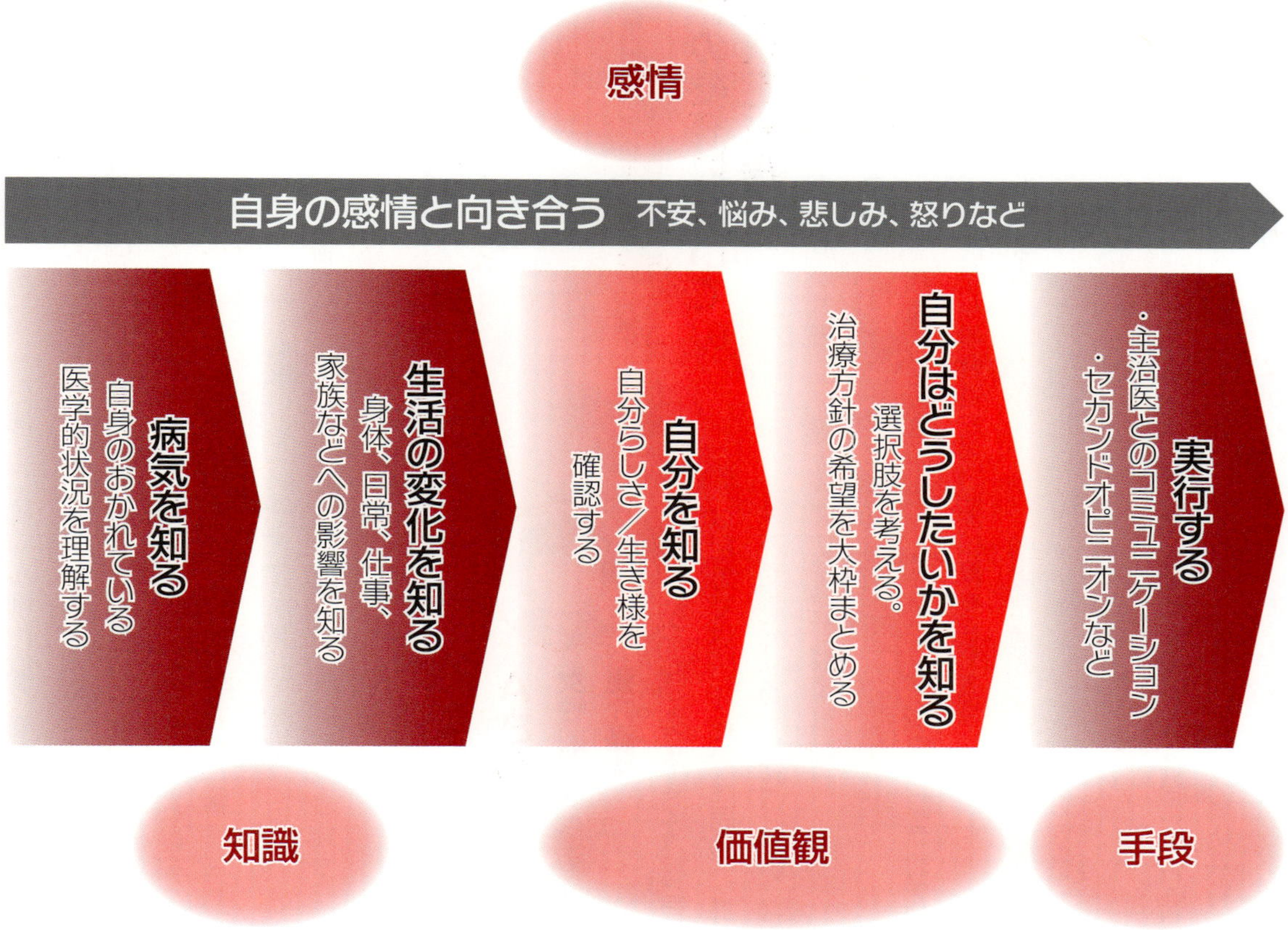
感情
自身の感情と向き合う　不安、悩み、悲しみ、怒りなど
病気を知る
自身のおかれている医学的状況を理解する
生活の変化を知る
身体、日常、仕事、家族などへの影響を知る
自分を知る
自分らしさ／生き様を確認する
自分はどうしたいかを知る
選択肢を考える。治療方針の希望を大枠まとめる
実行する
・主治医とのコミュニケーション
・セカンドオピニオンなど
知識
価値観
手段

の生き様、大切にしていること、どう生きていきたいのか、などを語ってもらいます。

意思決定は専門家にお任せする、というのもその人の価値観であると思います。その人らしさがはっきりしない、何を大切に生きているのかがわからない、自分はどうしたいのかがわからない人は、意思決定が困難です。

③手段

手段に課題がある場合は、具体的な方法を考えます。家族の手を借りる、介護サービス利用を計画する、医師へ手紙を書く、意思決定支援者に医師の説明の場への同席を依頼する、などの打ち手を考えます。

④感情

頭ではわかっていても気持ちがついていかない、時間が必要な場合も多々あります。感情に向き合う事が大切であることを伝え、なるべく表出できるように務めます。

また、抑うつがある場合には意思決定に影響がある（正しい意思決定が困難）となる場合がありますので、意思決定をする前に医療を受ける必要性がないかどうかを判断することも必要となります。

在宅で関わることの多い意思決定の場面における支援の事例について、2つの場面をご紹介します。1つ目は、治療の継続についての意思決定支援。2つ目は、療養場所の選択についての意思決定支援です。

事例① 治療の継続についての意思決定支援

昨今、抗がん剤の治療が外来で行われることが主流となってきました。

外来通院しながら点滴で抗がん剤治療を受ける方や、経口抗がん剤を処方されて内服中の方もいます。

また、ポートやドレーン、気管切開の管理などの医療処置を患者自身が在宅で行う必要性も高まっています。

体調の管理、異常の早期発見、医療処置の管理など、在宅療養をしながら抗がん剤治療を安心・安全・安楽に行っていくことができるよう、治療中の患者さんが訪問看護を利用される例も増えてきています。それに伴い、患者さんが抗がん剤治療の継続が困難になってきた時、いわゆる「治療のやめどき」を考える場面に寄り添うことも多くなってきました。

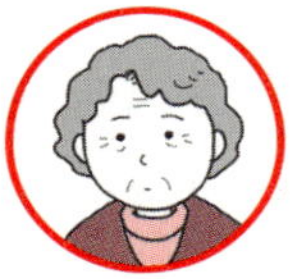

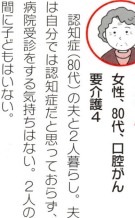

Aさん
女性、80代、口腔がん
要介護4

認知症（80代）の夫と2人暮らし。夫は自分では認知症だと思っておらず、病院受診をする気持ちはない。2人の間に子どもはいない。

Aさんは、がんの影響で気管切開および胃ろうを造設していました。

80歳を過ぎていましたが、気管切開からの吸引も、胃ろうの管理も全て自分自身で行っていました。

話ができないとは思えないほど豊かな表情をお持ちで、身振り手振りに小さなメモを交えると、まるで会話をしているかのような錯覚に陥るほどでした。若いころは役者志望で劇団にいらしたと聞いたことがありますが、さすがの表現力でした。

Aさんは、経口抗がん剤を服用しながら外来通院をしていました。定期的な受診は車いすを利用していましたが、自宅内ではゆっくりと歩行し、身の回りのことをこなしていました。ただ、病気の影響で食べることができません、味見をすることもできません。また、治療の副作用で吐き気もありました。しかし、大好きな夫を喜ばせるために体調の良い日は台所に立って料理をすることが、数少ない彼女の楽しみとなっていました。

Aさんの今の一番の心配事は、夫の認知症でした。「忘れっぽい」では片付けられない物忘れが続いていました。Aさんには子どもがいないことから、自分がいなくなったら夫は1人でどうやって生きていくのか、心配でたまらないとのことでした。

しかし夫は自分が認知症であるとは

全く思っておらず、病院に行くつもりはありません。時に、物忘れが原因で喧嘩をしながらも、何とか2人暮らしを続けていました。

そんなAさんの体調が悪化してきたのは、在宅生活にやっと慣れてきたころでした。倦怠感と手に力が入らないことから、胃ろうの注入が難しくなってきました。夫がサポートしようと申し出ましたが、Aさんはそれを拒んでいました。

ヘルパーの手を借りることや訪問看護で行うことも検討しましたが、Aさんはあくまでも「自分でやること」にこだわりました。

ある日、Aさんを訪問すると昨日の外来の様子を伝えてくれました。

その日は体調が悪く、経口の抗がん剤は処方されなかったとのことでした。病院主治医からは、いったん入院して体調を整えて、その後に再び在宅療養しながら経口抗がん剤の使用を再開しようと提案されたとのことでした。

「先生は必ず良くなるって言っているから、いったん入院するつもり。そして良くなったらまた戻ってくる」とAさんは言います。とはいえ病状を考えると、いったん入院した後に良くなって退院する、抗がん剤を再開する、という願いは叶えられない可能性もある状況でした。

今回入院したら良くなって退院することはできないかもしれない、抗がん剤の再開はできないかもしれない、それであれば、このまま治療はせず自宅療養を続けるという選択もあると私は考えました。主治医にその旨を伝えると、「本人が治療を望んでいる」とおっしゃいます。

そこでAさんと今後の見通しや、治療に対する思い、療養場所の希望について話し合うことにしました。

Aさんは、できるだけ自宅にいたい、でも、夫の認知面が心配で、最後まで家にいることはできないのではないかと思っています。

「吸引も胃ろうもあるし、自分で自分のことができなくなったら入院しなければいけないだろう。今はだるくても何とか自分のことはできる。まだ家にいたい。今回はがっくり体力が低下して、自分でも衰弱していることを自覚している。けれど病院の医師はいったん入院して体制を立て直してまた治療ができると言ってくれている。諦めてはいけないのではないかと思う」と言います。

また夫は、「とにかく先生が治療できると言っているのだから入院することが良いことだと思う」と言います。

「こんなに急に悪くなるなんて信じられない。僕にもいろいろと手伝わせて欲しいのに何もさせてくれないし。自宅に医師が来てくれれば安心だと思う。何かあったら病院の外来に駆け込む、という今の状態は不安。それなら入院して欲しい」とのことです。

Aさんは私に「どうしたらいい？ 入院したら退院はできないのかな？ 先生は大丈夫って言うけど、自分では今回は退院することは無理な気がするの……」と言いました。

この時Aさんは、どんな課題を抱えており、前述の図のどの段階での支援を必要としているでしょうか？

□Aさんの課題□

1点目は、在宅での生活を続けたいが、支援体制が整わないという点(本人の拒否と夫の認知面の問題)。

2点目は、医師の提示する方針に対して、それを実現できる身体状況でないのではないかと本人が感じていること。

□支援内容□

知識……自身の病気に関する情報が不足している。主治医からはポジティブな情報提供しかなされておらず、ネガティブな情報が提供されていない。

価値観……他人の手を借りたくない。自宅にたくさんの人に出入りして欲しくない。しかし入院はできるだけしたくない、という間で葛藤している。

手段……不足している知識を補足するために病院の主治医と話し合いが必要だが、通院できる体力はなく、医師の説明によると入院が必要な状況。在宅診療は受けていない。

感情……家にいたい、でもそのためには価値観から外れたことをしなくてはいけないために葛藤している。自分自身で感じる身体の状況と、医師が話す内容に乖離があり、ネガティブな情報を聞きたくないけれど、そのことを考えなくてはいけないというプレッシャーの中で葛藤している。

□まとめ□

この事例は、意思決定支援がうまくいかなかった事例です。意思決定をするために必要な正しい知識のインプットが不足していたために、意思決定ができないまま亡くなられてしまいました。

意思決定するためには、自分自身の状況を正しく判断できる材料がなければ、何を目標とするのかも決められず、葛藤を解消することはできません。

そのためAさんは、気は進まないけれど、まずは入院をして医師ともう一度話し合ってくるという選択をしました。その代わり、自分の誕生日まではどうしても家にいたい、と主張し、ぎりぎりの体調の中、誕生日を夫婦2人で祝い、その次の日に寝台車で入院となりました。

そして、そのまま体調は回復することなく、病院で看取りを迎えました。グリーフケアに伺った際、夫は「あんなに入院したくないと言っていたのに、病院で死んだのは本当に残念だった」と振り返りました。

外来で抗がん剤治療をされている方の多くは、体調のコントロールがうまくいかなくなり、治療は限界だと感じる時期がやってきて、やがて治療の中止を医師からも促されます。

一方、ご本人も医師もまだ治療は続けられる、と思っているが、実態は体調が急激に悪化している、という場合も少なからずあります。その変化が急激であると、治療中止の意思決定が間に合わず、死亡に至ってしまうことがあるのです。

訪問看護師は、外来で治療をされている医師や看護師よりも回数多く患者と対面し、体調の変化を把握できる状況にあります。

体調の悪化、抗がん剤がメリットよりもデメリットが大きく現れる時期に入ったことをいち早く気づくことができる立場にいるのです。そのため、時期を逸しないように治療の中止を視野にいれた意思決定ができるよう、本人に必要な情報がインプットできるような体制を病院と連携することが重要です。そのために、日ごろより病院のスタッフとの連携体制の確立、積極的な治療から一歩引く意思決定を含んだ在宅診療医の導入の時期について意識して関わることが必要になります。

事例② 療養場所の選択についての意思決定支援

在宅において一番多い意思決定は療養場所についてでしょう。

看取りの場所をどこにするのか、治療中などの早い段階から意思決定される方もいらっしゃれば、医師から退院の話が出て初めて考える、という方もいらっしゃいます。

また、在宅療養を続けてきたのだけれど、体力が低下して、自分のことが自分でできなくなる時期に、どこで最期を迎えるのかを改めて考える方もいます。そして、家族の介護が困難になった時も、療養場所を再検討する大きなきっかけになります。

このように、一口に療養場所の決定とはいえ、患者さんの病状、ADL、介護力の変化などによって、何度も同じテーマで意思決定をくり返すという特徴があります。

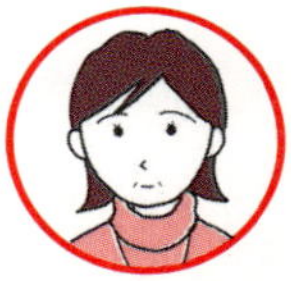

Bさん
女性、60代、悪性リンパ腫
要介護2

息子と暮らしているが、息子は忙しく、昼間は独居で夜も1人になることが多い。遠方に住む娘さんが時々訪ねて来ては買い物など細かいサポートを行っている。

Bさんは、元ヘルパー。寝たきりの夫の介護を10年以上もの長い間、1人で支える傍らフルタイムで働いていました。性格は明るく、話好き、感謝の言葉を常に口にする、社交的な方でした。70歳近いとは思えない軽やかな足取りで、お孫さんと近くの公園を散歩するのが楽しみでした。

そんなBさんががんになり、病気の進行に伴って見かけが変わっていきました。大きな腫瘤が顔の近くにできたため、話すことも、食べることもままならなくなりました。

真っ直ぐ座ることも難しくなるころには、社交的だったBさんも、人に会いたいとは思わなくなってきました。腫瘤が日々大きくなっていく様は、病気の進行を目の当たりにさせられます。「何の因果で私はこんな病気になってしまったんだろう」ぽつりと語った後に涙を流すこともありました。

病院主治医は、このまま病気はかなり早いスピードで進行し、食事が取れなくなり、呼吸をすることもままならなくなる、と告げました。

「息苦しさに困ったらいつでも入院して良い」と言われたことが、Bさんにとってはお守りとなりました。

緩和ケアが専門の訪問診療医による疼痛管理がうまく機能していることもあり、「苦しくなったら、辛くなったら行く場所がある。それまで自分はできる限り自宅で過ごしたい。」と訪問看護師に語りました。

平日はほとんど1人で過ごす毎日。そんなBさんの寂しさを埋めるように、お子さんたちはできるだけ休暇を取って家族旅行を計画しました。

小さいときの思い出の地、新しく出来た東京の名所、季節を楽しむための外出。「これまでできなかった親孝行を必死でしてくれているのよ」と、Bさんは嬉しそうに話していました。でも話の終わりには小さな声で、「でも、疲れるのよね……」とも呟いていました。

徐々に外出が辛くなってきてからのBさんの気晴らしは、お孫さんの来訪とおしゃべりでした。看護師に対しても時間の許す限り、自分の出生やこれまでの苦労、幼少期の引き上げ船の話など、生き生きと語っておられました。「何度も同じ話をするから、家族はもう聞いてくれないの！　忙しいのに話につき合わせてごめんね」と言いながら、同じ話を何度もくり返し語るのでした。

看護師はBさんに折にふれて、今後の療養の場について聞いてきました。体調が安定している時期のBさんの答えは「いつでも病院に帰れるのだから、できるだけ家でがんばる」「悪くなったときのことは考えない」でした。

いよいよBさんの体調が悪化してくる前兆が現れてきました。

最後の場所を決めるためにBさんともう一度話し合いが必要となってきました。看護師がBさんに「今以上に体調が悪くなったらどうしたいですか？」と聞くと「もう少し悪くなったら入院する」と答えます。「では、どうなったら入院したいですか」と聞くと、「歩けなくなったら、かな？」と答えます。

ある日、看護師が訪問するとBさんがベッドで横になっていました。これまでは、いつも座って出迎えてくださったBさん。

昨夜から、1人でトイレに行くことが難しくなった、とのことでした。看護師が「病院に行くタイミングだと思いますか？」と問うと、Bさんは考え込みました。「子どもたちは、病院に行ったほうがよいと言うの。でも、私は行きたくないけど、苦しくなったらどうしたらよいのかわからない。私みたいな人が家にいることはできますか？」と問うてきます。

さらに、「私は夫を10年以上介護してきました。ヘルパーもやっていました。介護がいかに大変かは身にしみています。子どもたちは、自分たちのことを優先して生活して欲しい。子どもの手を借りないで家にいることができるなら、家にいたい。でも、そんなことができるのでしょうか？」とも問うてきます。

この時Bさんは、どんな課題を抱えており、前述の図のどの段階での支援を必要としているでしょうか？

□Bさんの課題□

亡くなる直前には鎮静が必要となるほどの苦しさが予想される、と医師から聞いており、介護が必要となることが予測される。一方、長期間の介護に子どもが実質的な時間を割くことを親子共に望んでいない。しかしそれさえなければ、独居でもサービスを整えて自宅看取りができるはず。最後まで家にいたい、という2つの気持ちの間で揺れていました。

□支援内容□

知識……鎮静になった場合、ならない場合の家族介護の量と期間について、訪問診療医、病院主治医の両者に確認。本人・家族が知りたいと思う範囲で伝える。

手段……長期間でない場合の介護を誰が、どの程度担えるのかを子どもたち同士と親子で話し合うことを勧める。また、不明な点があれば看護師と一緒に話し合う。

感情……家にいたい、という思いを叶えるために、どの程度までの負担を子どもに求めて良いのか？　負担して欲しいという気持ちを伝えても良いのか？　というBさんの葛藤の気持ちを傾聴して寄り添う。必要な部分を子どもたちへ伝える手助けをする、もしくは看護師が間に入って伝える。

家にいたい思いを実現するために、鎮静という状況になれば家族の手が必要になる。そのときどうしたいか、なにができるか、を現実的に話し合うことが、納得できる意思決定への一歩となりました。

Bさんとお子さんたちは、看取りまでの時間は長く、介護生活も長期間になるだろうとイメージしていました。そこで、余命をはっきりと伝え、家族が現実的な介護のスケジュールを組めたことが、意思決定に大きく関与しました。

家族間の話し合いの結果、娘さんがまずはできるところまで介護のために付き添う、無理になったらまた考える、という方針に至りました。そしてほどなく、浅い鎮静を自宅で始めることになりました。鎮静のための最初の座薬を入れて半日、Bさんはトロトロと眠り始めました。

ある日、様子を伺いに訪問した看護師(私)が帰る素振りを見せると、Bさんは急に半身を起こして「羊羹を食べろ」とゼスチャーを始めました。

これまでは、「ヘルパーも看護師さんも患者さんのお宅で食べたり飲んだりしてはいけないのよね。でも、本当は食べていって欲しいのよ」と言っていたBさん。横に寄り添うお孫さんが羊羹を食べていたのを見て、パッケージを開けようとしますがうまくいきません。私はその手から羊羹を取り、袋を開けて食べました。

私が「美味しい」と言うと、Bさんは満足そうに頷いて、また眠りに入っていきました。それから数時間後、お孫さんが散歩に出掛けている最中に、Bさんは娘さんの腕に抱かれながら息を引き取りました。

訪問診療医による死亡確認がされた後、私がエンゼルケアに伺いました。脱水気味だったせいか、大きくなっていた腫瘍も少し縮んで、曲がっていた首を真っ直ぐにすることができたことにご家族は喜んでおられました。お孫さんが泣きじゃくる中、本当に綺麗な笑顔での旅立ちでした。

今回のように、辛くなったら行く場所がある、という安心感は、在宅療養をされている患者さんの大切なお守りになります。療養場所の選択は、できるだけ選択肢を多く持っておくことが安心に繋がり、その安心が冷静な意思決定を生み、結果として在宅看取りへ繋がる、ということが多いように感じます。

そして、いよいよ家族の介護力が必要となり、周囲の人たちの負担感が増し、本人が周囲に迷惑を掛けたくない、と思うほどに体が動かなくなる時期が近づいたとき、重要なことは、現実的な見通しです。

①の事例と同様に、その方が今後どのように亡くなっていくのか、見通しが立つことで、本人も周囲の人も本音の話し合いが出来ます(もちろん、見通しを知りたくない、という方々には伝えない、という原則を大切にすることは大前提です)。

見通しを立てる際に厳しい情報を伝えなければならないこともあります。

〝Bad News〟というのは、伝えられる本人、家族と共に、伝える医療者も辛いものです。だからこそ、その役割を担う人を周囲の人間が支え、当事者を最期まで支援していくのだという気持ちで繋がったチームとして多職種が成り立つことが必要です。意思決定支援にはこのチーム力もまた重要な要素なのです。

高齢化、疾病の複雑化、これらにより現代の病気は治療すれば元の状態に戻るということは期待できません。治療法や療養場所の選択はいくつかあるが、どれをとっても一長一短、患者のすべての望みをかなえるのは困難です。だからこそ、自分で納得して意思決定することが大事なのだと思います。なにより自分で選んだことは、そうでない場合よりもクオリティが上がるものです。

2-38 スピリチュアルケアとの援助的コミュニケーション

- スピリチュアルケアを実践するうえで、欠かせないのが援助的コミュニケーション。
- 苦しんでいる人は、自分のこと（苦しみ）を理解してくれる人、わかってくれる人がいるとうれしい。
- 将来の夢、支えとなる関係、選ぶことのできる自由といった相手の支えを理解することが大切。

スピリチュアルケアとの援助的コミュニケーション①

苦しむ人への援助と5つの課題

難しいからこそ、援助を言葉にすることが大切

スピリチュアルケアとは何かと聞かれて、わかりやすく説明できる人は多くはありません。

在宅の現場では、必ずしも医療を専門とする人だけではなく、介護職や家族を交えた多職種連携が必要になります。そこで、誰でもわかる言葉で、スピリチュアルケアを表現できる必要性があります。

まもなくお迎えが来る人、今までできていたことが1つひとつできなくなっていく苦しみ、何でこんな病気になったのであろうかと訴える患者さんや家族を前にして、具体的な関わり方をなるべくシンプルな図で表現したものが、苦しむ人への援助と5つの課題です（**図1**）。

第1の課題 援助的コミュニケーション

スピリチュアルケアを実践するうえで、欠かせないのが援助的コミュニケーションです。

どれほど痛みを和らげる知識を持っていたとしても、どれほど悪い知らせを誠実に伝えたとしても、援助的コミュニケーションがなければ、スピリチュアルケアは実践できません。スピリチュアルケアが成立する条件として、〝**苦しんでいる人は、自分の苦しみをわかってくれる人がいるとうれしい**〟という原則があります。今まで、1人でできていたことが、1つひとつできなくなっていく苦しみの中で、信頼できる相手に、自らのことをゆだねていくことが求められます。どんな私たちであれば、苦しむ人からみて、わかってくれる人、理解者になれるかが、第1の課題です。

第2の課題 相手の苦しみをキャッチ

苦しみをキャッチすることは、簡単

図1　苦しむ人への援助と5つの課題（全体像）

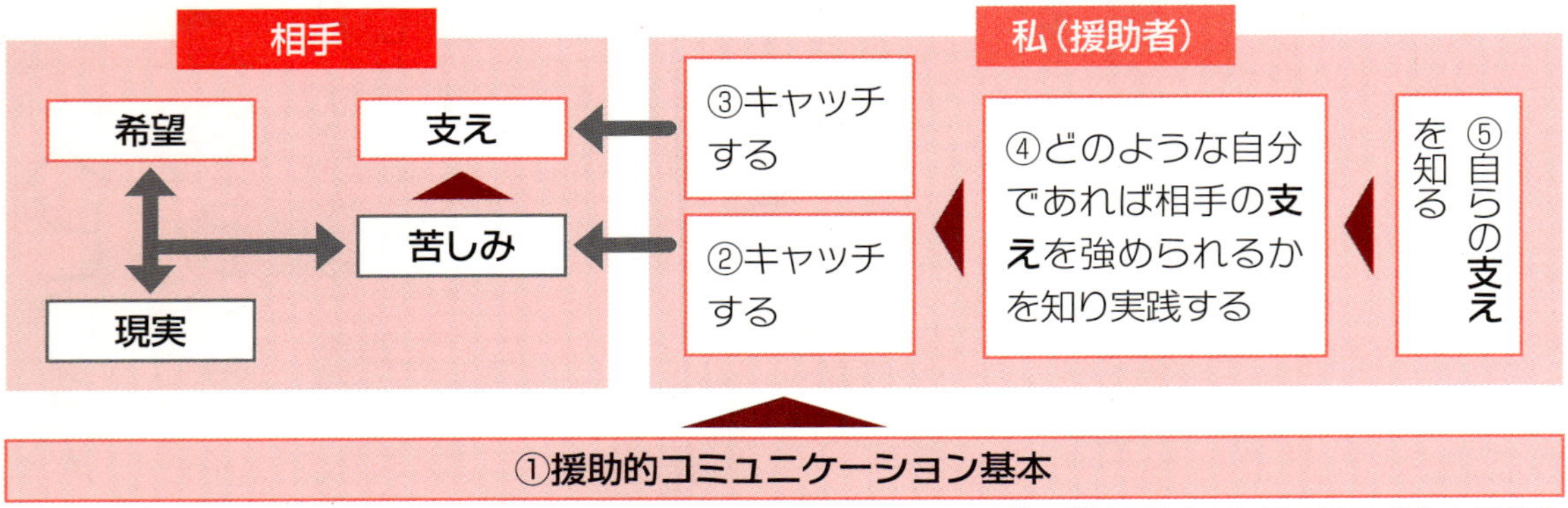

©一般社団法人エンドオブライフ・ケア協会

ではありません。相手の苦しみをキャッチする感性を養っていく必要があります。苦しみは、希望と現実の開きであることを意識すると、何気ない相手の言葉や態度に含まれる苦しみに気づく感性が養われていくことでしょう。

第3の課題　相手の支えをキャッチする

どれほど医学が発達しても、すべての苦しみをゼロにすることはできません。しかし、人は、苦しみを通して今まで気づかなかった自らの支えに気づくことがあります。すると、苦しみを抱えながらも、穏やかさを取り戻すことができます。支えには、将来の夢（**時間存在**）、支えとなる関係（**関係存在**）、選ぶことができる自由（**自律存在**）があります。

第4の課題　どのような自分であれば、相手の支えを強めることができるのかを知り実践する

第3の課題で得られた支えをどのような自分であれば強めることができるかが課題となります。

苦しみを抱えた人の援助は、何も医療の資格のある医師や看護師だけが行える援助ではありません。相手の支えを強めることができるのであれば、職種を問わず、すべての人が関われる援助です。たとえ寝たきり状態であったとしても、生まれ故郷の話を聴いてくれ、わかってくれる人がいたならば、きっと穏やかさを取り戻すでしょう。たとえまもなくお迎えがくる状況であったとしても、人生において支えとなった家族の話について、わかってくれる人がいるだけで、その場の雰囲気は変わるでしょう。

第5の課題　支えようとする自らの支えを知る

臨床の現場は、決してきれい事だけではありません。どれほど心を込めて援助にあたっても、無力感にさいなまれることがあります。本当の力とは、すべての問題を解決できる力ではありません。たとえ力になれなくても逃げないで最後まで関わり続ける力です。

そのために求められることは、支えようとする自らの支えが必要になります。

苦しむ人への援助と5つの課題の魅力

「苦しむ人への援助と5つの課題」の図1の特徴は、1対1の会話の場面でも、多職種連携で行う事例検討でも、意思決定支援においても、さらにはグリーフケアを行ううえでも、援助を共通の図で示すことができることです。

援助的コミュニケーションを基本としたうえで、苦しみのキャッチ、支えのキャッチ、支えを強める方策、そして援助者自らの支えは、対人援助の基本となります。

引用　エンドオブライフ・ケア協会（エンドオブライフ・ケア援助者養成基礎講座より）

スピリチュアルケアとの援助的コミュニケーション②
苦しんでいる人は、わかってくれる人がいるとうれしい

援助的コミュニケーションは、〝**苦しんでいる人は、自分のこと（苦しみ）を理解してくれる人、わかってくれる人がいるとうれしい**〟という対人援助の基本です。どんな私たちであれば、理解してくれる人になるのでしょうか？

私が相手を理解することと、私が相手の理解者になることは異なる

一般的に苦しむ人を前に、私は、相手を観察して理解しようとします。しかし、どれほど経験を積んでも、相手を100%理解することはできません。

「トイレに1人で行けなくなりました。家族に下の世話になるなんて思っていませんでした。なんでこんな身体になったのでしょう。悔しくて仕方がありません」

このように訴える患者さんの苦しみを他人である私たちは100%理解することはできません。苦しむ人の力になりたいと思いながら、相手の苦しみをすべて理解できない私はどうしたらよいのでしょうか？

図2　私を理解者と思ってもらう大切さ

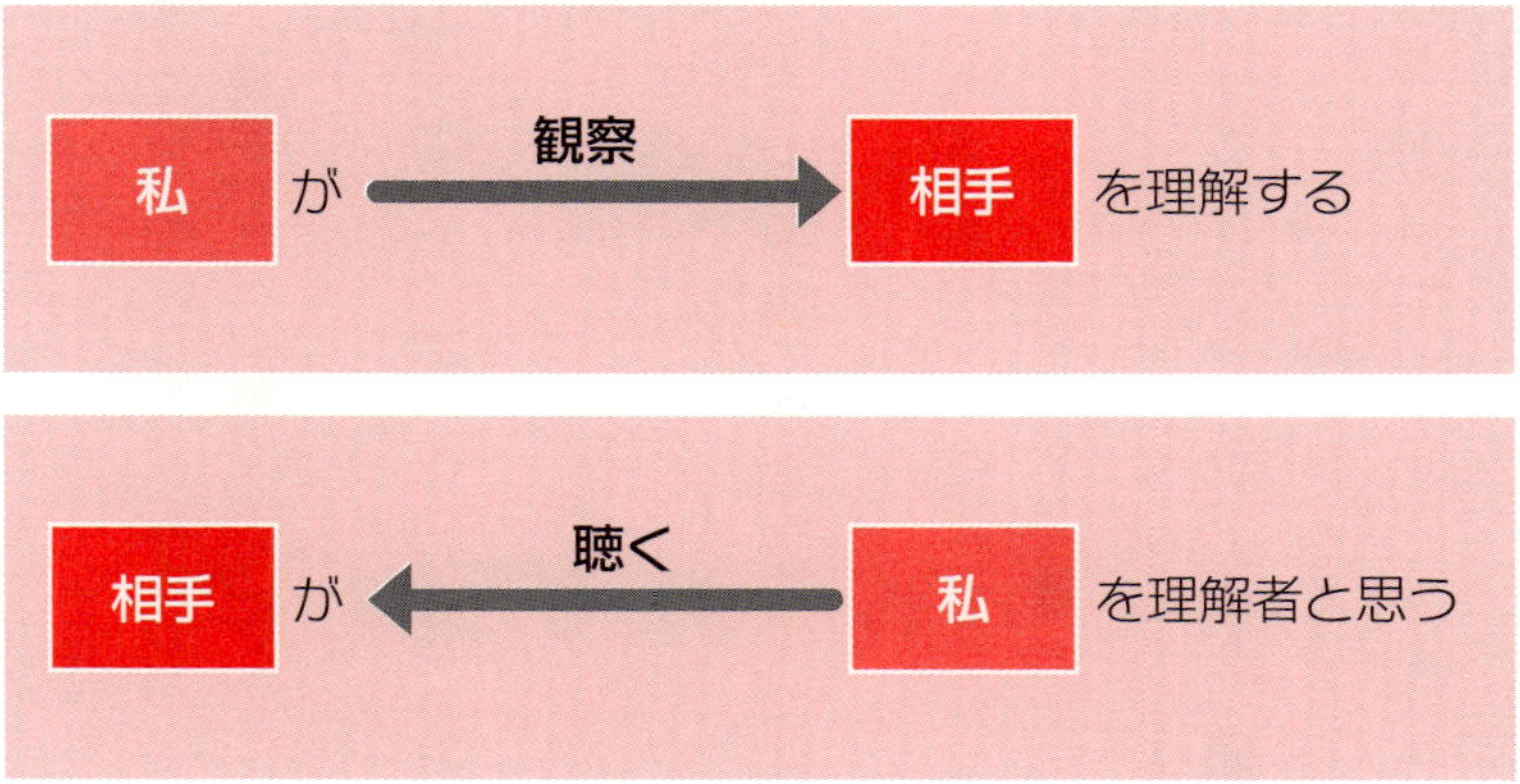

そこで、主語を変えます。誰が理解するのかと考えると、私が相手を理解することはできなくても、相手が、私を理解者と思うことは可能性として残ります。どんな私であれば、苦しむ人からみて、理解者になれるのでしょうか。それは、励ます人や、説明する人ではなく、聴いてくれる私です。

ここで最も大切なことは、**〝苦しんでいる人（相手）は、自分の苦しみを理解してくれる人、わかってくれる人がいるとうれしい〟**ということを意識して、ていねいに聴くことです（**図2**）。

聴くことの難しさ

聴くことは、簡単なようで、とても難しいことです。なぜならば、相手を理解したと思ったとき、相手の話を聴かなくなるからです。

特に医療・介護の現場では、さまざまな情報があふれています。申し送りなども含めいろいろな情報があるため、あらかじめ理解したと思って関わると、ていねいに相手の話を聴かなくなる危険性があります。大切なことは、私が相手を理解することではなく、相手が私を理解者（わかってくれる人）と思うことです。

●援助的コミュニケーション① 相手の伝えたいメッセージをキャッチする

では、どのように聴くと私は、相手の理解者になれるのでしょうか。まずは、相手の伝えたいメッセージをキャッチすることが最初です。これは、簡単なようで、なかなか難しいです。というのも、苦しんでいる人は、話をする相手を選ぶからです。わかってくれそうな人しか、本当の苦しみを打ち明けることはないでしょう。相手が伝えたいメッセージは、必ずしも言葉とは限りません。顔の表情であったり、あるいは、その人が生きてきた人生で大切にされていた何かであったりします。介護の現場では、必ずしも普通の会話ができる相手とコミュニケーションをするとは限りません。会話ができないから、コミュニケーションはしなくても良いと思わずに、相手の伝えたいメッセージを大切にキャッチする意識をしたいと思います。

●援助的コミュニケーション② 相手が伝えたいメッセージを言葉にする

相手が伝えたいメッセージをキャッチできたならば、それを言葉にします。特に相手の会話の中に含まれる言葉には、事実を表す〝ことがら〟と、〝感情〟を表す言葉があります。特に嬉しい、悲しい、寂しいなどの感情を表す言葉は、意識して大切にしたいメッセージです。

●援助的コミュニケーション③ 伝えたいメッセージを、相手に返す（反復）

相手の伝えたいメッセージをキャッチできたら、相手に返してみましょう。たとえ相手が長い言葉であったとしても、あなたが伝えたいことは、こういうことですねと短く要約して反復できれば良いでしょう。

●援助的コミュニケーション④ 相手の心が準備できるのを待つ（沈黙）

相手のメッセージを言葉にして返したあと、しばらく相手から言葉がでてこないことがあります。これは相手の心の準備ができるのを待つ大切な時間です。この沈黙の時間は、聴く人は長く感じていても、相手からは、それほど長く感じません。

援助的コミュニケーションの基本

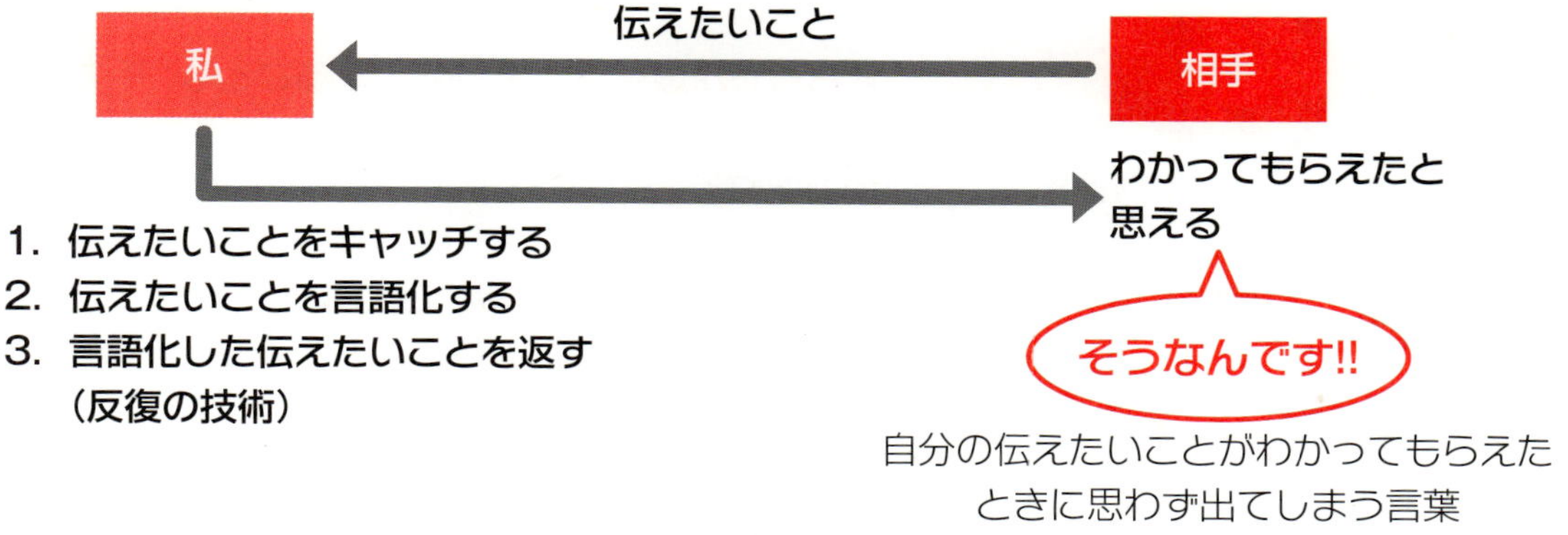
伝えたいこと
私
相手
わかってもらえたと
思える
1. 伝えたいことをキャッチする
2. 伝えたいことを言語化する
3. 言語化した伝えたいことを返す
（反復の技術）
そうなんです!!
自分の伝えたいことがわかってもらえた
ときに思わず出てしまう言葉

●援助的コミュニケーション⑤ 相手の支えを意識してたずねる（問いかけ）

反復と沈黙は訓練をすれば初心者でも行うことができます。しかし、問いかけは、信頼関係を築いてから、行う高度な技法です。

1対1の会話において、気がかりをていねいに反復と沈黙を使いながら聴いていきます。会話が始まって間もないころに問いかけを行っても、信頼関係が構築できていなければ、自らの大切な支えについて話すことは難しいでしょう。

意識して、会話のはじめは、相手の苦しみを共に味わう感覚が必要です。その中で、闘病中の支えや、人生で大切にしてきたことなどを問いかけると、苦しみを抱えながらも、穏やかさを取り戻していくでしょう。

スピリチュアルケアとの援助的コミュニケーション③

相手の苦しみをキャッチする感性を養う

相手の苦しみに気づく感性を養う

何気ない相手の苦しみに気がつく感性をどのようにしたら養うことができるでしょうか？　次の3人の苦しみの共通点を通して考えてみましょう。

苦しみは、希望と現実の開き

事例A～Cさんの3人の苦しみの共通点は、希望と現実の開きであると紹介することができます。

Aさんの希望は、孫の結婚式に出ることです。しかし、現実は、この1年で急に歩けなくなってきています。そのため、来年の春の孫の結婚式に行けるかどうかわからないとの思いが、苦しみとなります。

Bさんの希望は、覚えていたいです。しかし、現実は、右を向いて左を向くと、すぐに忘れてしまう。この開きが苦しみです。

そして、Cさんの希望は、これからも1人でトイレに歩いて行きたいのですが、現実は、杖で歩ける程度で、これからの将来、1人でトイレまで歩けるかはわからないという苦しみです。

希望と現実を意識すると、何気ない言葉や態度に含まれる苦しみを感じる力が養われることでしょう。

4つの苦しみとスピリチュアルペイン

苦しみは希望と現実の開きです（**図4**）。さらにこの苦しみを4つにわけることがあります。

●身体的な苦しみ

痛み、呼吸困難感、倦怠感などを指し、適切な薬剤や環境整備などで対応が可能です。

●精神的な苦しみ

不眠、抑うつ、夜間せん妄などを指します。この苦しみも、薬剤や環境整備やコミュニケーションなどで対応が可能です。

●社会的な苦しみ

経済的な困窮や社会的な役割喪失から生まれる苦しみなどを指します。と

3人の苦しみの事例

Aさん（92歳男性）：私が気になることは、孫のこと。来年の春に結婚するのですが、どうも私の体調が悪くて、無事に結婚式に行くことができるか心配です。去年までは1人で散歩もできていたのに、今年になって急に歩けなくなり、最近では、部屋の中を歩くのが精一杯、こんな身体じゃ、来年までもつかどうか。

Bさん（85歳女性）：私が今気になっていることは、最近のことを忘れてしまうことです。右を向いて、左を向くとすぐに忘れてしまう。若い頃は、歴史が好きで、一度読めば、何でも覚えていたのに。

Cさん（80歳女性）：私が気になることは、トイレに1人で行けなくなることです。今は杖をついて歩くことができます。でもいつまでできることやら。もし、1人でトイレに行くことができない身体になるようなら、いっそのことすっとお迎えが来ればよいかと思います。

図4　苦しみの構造

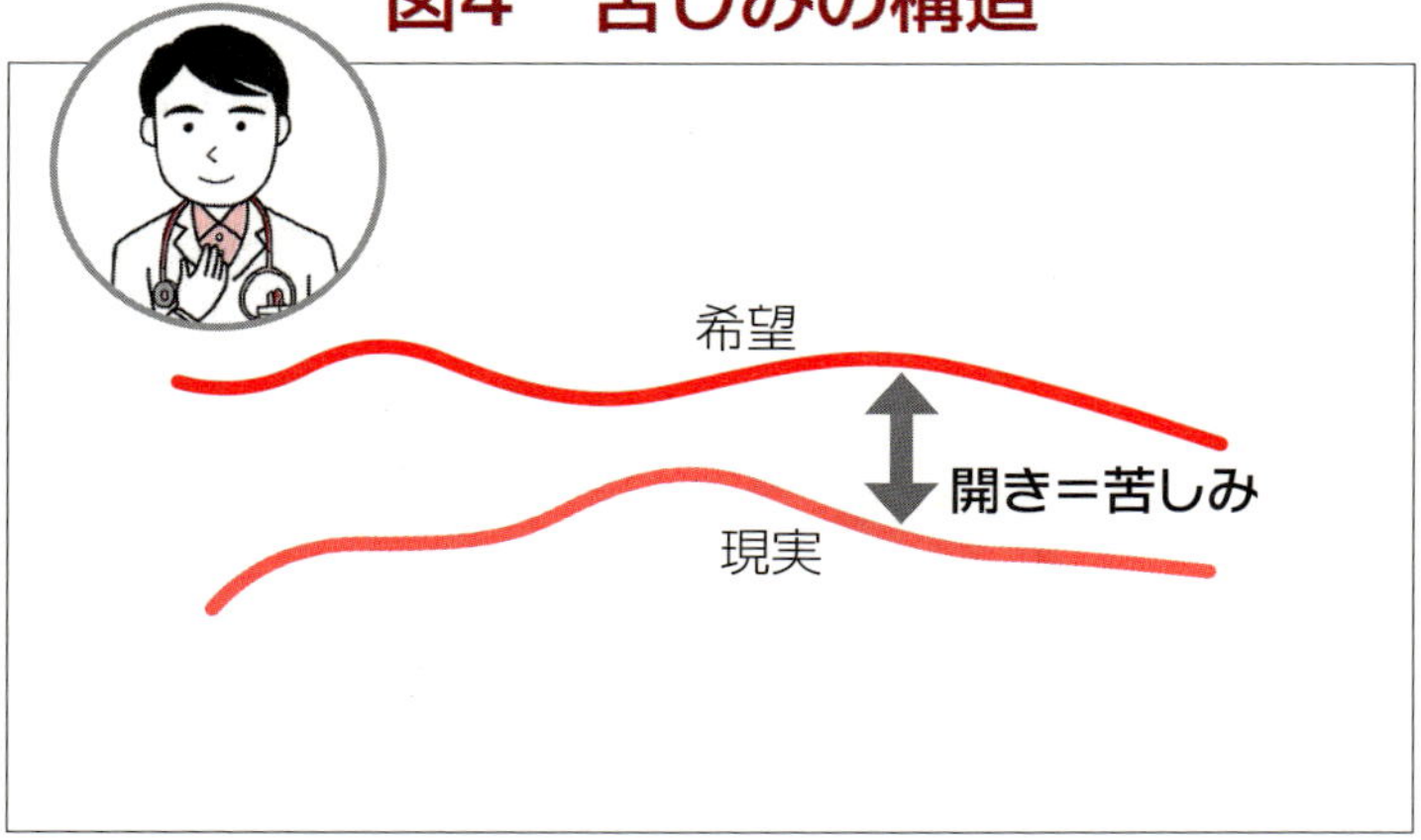

ても広い範囲をカバーする苦しみですが、社会保障制度、フォーマル、インフォーマルなサービスを利用して対応が可能です。

●スピリチュアルな苦しみ

存在と意味の消滅から生じる苦しみと紹介します。存在はいのちを表し、意味は生きる意味を指します。そして、いのちや生きる意味が消滅するような状況が起こると、誰も答えることができない問いかけ〝何で私がこのような苦しみを味わうのか?〟が生じます。

40代半ばの男性が、毎年健康診断で異常なくタバコやお酒も飲まず、がん家系ではないにもかかわらず、ある日体調不良で病院を受診すると、がんの末期状態と診断されます。そして、怒りのような思いになります。

「なぜ他の人でなく、この私なのですか?」、この問いかけには、誰も答えることはできません。

この苦しみは、身体的・精神的・社会的な苦しみと異なり、どれほど医学や科学が発達しても、答えることのできない苦しみです。この〝答えられない〟を強調して紹介する理由は、私たちは、苦しむ人を前にすると、力になりたいとの思いから、相手の訴えに答えようとします。

対応できる苦しみであればよいですが、スピリチュアルな苦しみから発する問いにも答えようとすると、大切な信頼関係を失う恐れがあります。

スピリチュアルケアとの援助的コミュニケーション④
3つの支え（将来の夢・支えとなる関係・選ぶことのできる自由）

苦しみから学ぶこと

スピリチュアルな苦しみから生じる問いかけは、誰にも答えることはできません。しかし、人はただ苦しむだけではありません。苦しむ前には気づかなかった大切な支えを、苦しみを通して気づくことがあります。すると、たとえ解決が困難な苦しみを抱えたとしても、人は穏やかさを取り戻す可能性が見えてきます。

相手の支えをキャッチする

●将来の夢

過去の出来事から生まれた将来の夢に向けて、今を生きようとする力を将来の夢として紹介します。たとえ困難を抱えたとしても、将来の夢を持つと、人は強くなれます。

第一志望校入学をめざして苦手科目を勉強しようとする力も将来の夢です。この将来の夢は、地上だけとは限りません。死を越えた将来の夢も支えとなります。

もしお迎えが来たとしても、まだ行ったことのない天国から大切な家族を見守ることができると思えたならば、死という苦しみを前にしながらも、将来の夢という支えは、大きな力となります。

●支えとなる関係

人は1人ではとても弱い存在かもしれません。しかし、その人のことを心から認めてくれる相手（人やペットや自然や神・仏など）との支えとなる関係が与えられると、一転して強くなります。

支えとなる関係は、手で触れたり、目で見えたりするだけではありません。たとえお迎えが来て、目に見えない存在になったとしても、心と心の絆がしっかりつながっていれば、支えとして成立します。大切な人を亡くした家族へのケアの可能性としても、支えとなる関係は大切です。

●選ぶことのできる自由

選ぶことができる自由は、基本的人権に関わる大切な支えです。医療・介護の世界でも、今までは医療者から一方的に治療方針が決められていた時代から、1人ひとりの最善を選ぶための意思決定支援が重要になってきました。

具体的には、療養場所を選べること（自宅、介護施設、入院など）、心が穏やかになれる環境（お気に入りの写真、好きな音楽など）、尊厳（「ディグニティー

相手の支えをキャッチする

1．将来の夢（時間存在）

過去の出来事から生まれた将来の夢にむけて、今を生きようとする力

例：資格を取るために勉強に励む、死んだら戦友にあってお礼を言いたい、など。

2．支えとなる関係（関係存在）

自分を認めてくれる相手の支えとなる関係が与えられると、人は強くなる

例：闘病中に支えとなったのは家族、自然や神・仏とのつながりなど。

3．選ぶことができる自由（自律存在）

1人の人間として選ぶことができるとき、穏やかさを取り戻す

例：療養場所を選べること（自宅、介護施設、入院など）、心が穏やかになれる環境（お気に入りの写真、好きな音楽など）、尊厳（「ディグニティーセラピーで用いられる問い」を参照）、本人の希望（今やりたいことなど）、保清《ほせい》の維持（1人でトイレやお風呂に行くのか、誰かにお願いするか）、栄養摂取の方法（経口、経管栄養、点滴など）、役割（子どもや孫に料理のレシピを教えることができるなど）、ゆだねる・手放す（下の世話を介護の人にゆだねることができる）。

セラピーで用いられる問い」を参照）、本人の希望（今やりたいことなど）、保清の維持（1人でトイレやお風呂に行くのか、誰かにお願いするか）、栄養摂取の方法（経口、経管栄養、点滴など）、役割（子どもや孫に料理のレシピを教えることができるなど）、ゆだねることなどを考慮しながら、どんな選択肢を選ぶことができれば、本人の最善になるのかを、1人で決めず、医療者だけに任せず、1回で決めず、みんなで悩みながら、選ぶことができれば良いケアになるでしょう。

選ぶことのできる自由の中でしばしば課題となる1つに、排泄の問題があります。その理由として、1人でトイレの移動ができなくなると、しばしば「早くお迎えが来ないか」との訴えを聴くからです。

ここでのアプローチは、1人でトイレに行けない人が、排泄について、何を選ぶのか？　という視点を大切にします。自分で行うこと、家族や介護に負担をかけたくないと希望されれば、その思いを応援するしかありません。

一方で、この人であれば、下の世話をお願いして良いと思えたならば、選ぶことのできる自由の支えは失いません。しかし、誰にでも下の世話をゆだねるわけではありません。信頼関係が必要です。その信頼関係を築くために求められるスキルが、苦しむ人への援助と5つの課題の中で第1の課題に挙げた援助的コミュニケーションです。

苦しんでいる人は、自分の苦しみをわかってくれる人、理解してくれる人を信頼します。この基本的となる援助的コミュニケーションがなければ、ゆだねられる相手として認めていただけないでしょう。

スピリチュアルな苦しみは、誰も答えることのできない苦しみです。しかし、苦しみを通して気づく自分の本当の支えに気がつくと、穏やかさを取り戻す可能性があります。その気づきを応援するために私たちに求められることは、励ましではなく、説明ではなく、聴いてくれる私たちです。その上で、できていたことができなくなる苦しみの中で、信頼できる相手に手放すこと、ゆだねることができれば、穏やかさを取り戻すことでしょう。

スピリチュアルケアとの援助的コミュニケーション⑤
支えを強めるためにできること

多職種連携で援助を言葉にする（マクロ）

具体的に多職種連携でどのように支えを強めて行くことできるのかについて、事例を通して考えましょう。

Aさん82歳女性です。本人が気になることについての情報を読んで、どのような支援を多職種連携で行うことができるでしょうか？　ここでは、医学的な診療情報を共有してという連携ではなく、スピリチュアルケアを意識した多職種連携を考えていきます。

どれほど医学や科学が発達しても、

Aさん（82歳・女性）の事例

- 病状…肺がん末期、骨転移
- 家族構成…87歳になるご主人との2人暮らし

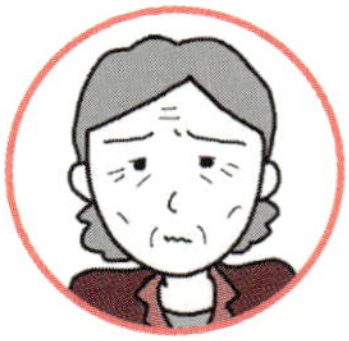

気になることは……

- 動くと息切れと痛みがあること
- 今までは自分が、高齢の夫の面倒をみてきた。これからも面倒をみたいが、たぶん自分のほうが夫より先に逝くだろう。すると、どうしたら夫がこれからを安心して暮らしていけるだろうか？
- 花壇の手入れ（今までずっと花壇の手入れを自分でしていたが、今はできなくなっている）

↓

みなさんであれば、このような相談を受けたとき、どのように関わるとよいか、簡単にアドバイスできるでしょうか？

本人の気がかりや苦しみをすべてゼロにすることはできません。そのうえで、これからどのような援助があれば、穏やかになれるかを意識します。苦しむ人への援助と5つの課題を1つずつ行っていきます。

まずは、援助的コミュニケーションを行い本人との信頼関係を築きます。そのうえで、今の苦しみ（希望と現実の開き）をキャッチします。具体的には気がかりを伺えば、苦しみをキャッチすることができるでしょう。改善ができる苦しみは、改善ができるように配慮していきます。しかし、すべての苦しみをゼロにはできません。

支えをキャッチする方法

苦しみを抱えながらも人が穏やかさを取り戻すことができるとすれば、支えがあるからです。その相手の支えをキャッチする方法は、「どんなとき、相手が穏やかになるのか？」を意識すると、相手の支えをキャッチして、言葉にすることができます。Aさんが穏やかになる理由は、表に表しました。

息切れや痛みがないこと

これは症状緩和を行うことで対応が可能です。医師、看護師、薬剤師を中心としたチームで適切な薬剤を中心に症状緩和を提供できることで、穏やかさを保つことができます。

「病気が進んだとしても、自宅で過ごせること、大好きな庭を眺めたり花壇を楽しむこと、近くに住む息子夫婦と孫達が仲良く暮らしていけること、孫の成長を見守ること、できれば心優しい大人になってほしいこと、生まれ故郷の話をすること、結婚した当時を振り返り、子どもたちを育ててきたころの話をすること、お風呂に入るとき、好きなふるさとの民謡や、懐メロを歌うとき」

これらの支えを強めることができるのでは、一部の医療職だけではありません。医療・介護だけではなく、友人や家族を含む、関わるすべての人が行うことができる援助です。

相手の苦しみと支えを言葉にするこ

とで、援助を抽象的な概念から、具体的な行動に示すことができます。すると、今まで行ってきたことが、これで良かったのだと実感でき、これから私にできることがあるという予感が明確にされることで、解決が困難な苦しみを抱えた人への援助を、自信をもって関わることができるでしょう。

事例　Aさんが穏やかになるときは?

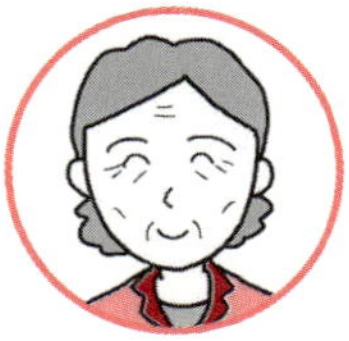

・ご主人が安心してこれから過ごせること
・息切れや痛みがないこと
・病気が進んだとしても、自宅で過ごせること
・大好きな庭を眺めたり花壇を楽しむこと
・近くに住む息子夫婦と孫たちが仲良く暮らしていけること
・孫の成長を見守ること、できれば心優しい大人になってほしいこと
・生まれ故郷の話をすること
・結婚した当時を振り返り、子どもたちを育ててきたころの話をすること
・お風呂に入るとき
・好きなふるさとの民謡や、懐メロを歌うとき

↓

・穏やかになる条件＝支え
・支えを強めることができるのは医療だけでなく、関わる全ての職種
・1人ひとりが自分にできることがあると、援助を言葉にできるとき、自信を持って関わることができます。

支えようとする自らの支えを知る

苦しむ人の援助と5つの課題で最も難しいテーマが、自らの支えを知ることです。

決して実際の現場では良いことだけではありません。力になりたくても力になれないことがあります。生きていたいという希望と徐々に病状が進むという現実の開きがあまりにも大きいとき、関わる援助者が怒りの矛先になることがあります。どれほど心を込めて関わっても力になれないとき、逃げたい思いになるかもしれません。

力になれない苦しみから、私たちは何を学ぶのでしょう。それは、私たち自身の支えです。決して1人だけで援助を行うのではありません。今まで気づかなかった自らの支えに気づきます。それは、ともに志を持つ仲間であったり、支えてくれる家族や友人であったり、今まで出会ってきた患者さん・家族であったりします。

すると、何もできない自分であったとしても、ありのままの自分で良いと自己肯定をすることができたとき、苦しむ人のそばから逃げないでとどまることができるでしょう。誰かの支えになろうとする人こそ、一番、支えを必要としています。

これに気づけば、看取りという困難を抱えた現場でも、継続性を持って援助にあたることができるでしょう。

2-39

病院から在宅まで、切れ目のない緩和ケア

- 患者・家族のトータルペインに焦点をあて、その人らしい人生を支えるのが緩和ケア。
- 多職種で「辛さ」に気づき、評価し、共有することが重要。
- 切れ目のない緩和ケアには、「辛さ」や「価値観」の共有が不可欠。

緩和ケアは特定の医療者だけが提供するものではない

緩和ケアというと、本邦ではがん患者に対して提供されるイメージが強くありますが、本当はがんに限ったものではありません。

治癒が望めない全ての病を抱える患者・家族に対して、辛さに焦点をあて、その苦痛を緩和することでＱＯＬ（生活の質）を改善する取り組みのことを意味します。

そして、緩和ケアは特定の医療者のみが提供するものではなく、患者・家族に関わるすべての医療・介護者が日常的に持つべき心得のようなものです。特に在宅で過ごされる患者においては、治癒が望めない病を抱えることが多く、緩和ケアは非常に重要な取り組みといえます。

トータルペインという考え方

緩和ケアを必要とする患者・家族が抱える辛さは、身体的なものばかりではありません。

不安や抑うつなど、精神的な辛さ。仕事や家族のこと、経済的なことなど社会的な辛さ。そして、生きる意味の喪失などスピリチュアルな辛さ。このようなさまざまな種類の辛さが合わさり、「辛さ」として表出されているとする、トータルペインという考え方が、緩和ケアの基盤になっています。

身体的な辛さばかりに気が向いていては、患者・家族の抱える「辛さ」の緩和は望めません。

その人らしさを支える緩和ケア

もし、治らない病を抱えることになったら、どう過ごしたいでしょうか？より具体的にいうと、余命半年のがんと宣告されたら、どう過ごしたいですか？

その回答は人によって異なります。仕事を大切にしたいという人もいるでしょう。家族とともに過ごす時間を大切にしたい人もいるでしょう。少しでも延命を求めて治療に邁進する人もいるでしょう。

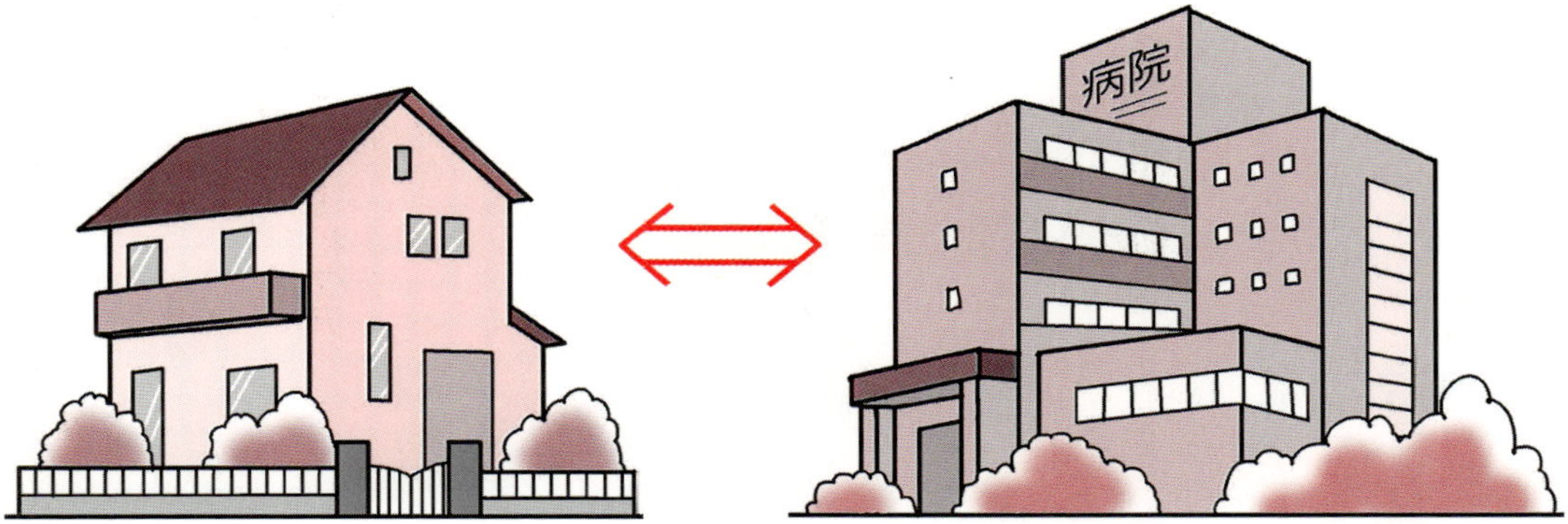

自宅　　病院

その価値観はその人それぞれ。その人らしい人生を過ごさせてあげることが、緩和ケアにおいて重要な目標になるのは間違いありません。

大切なのは、

・「今後の見通しについて継続して話し合うこと」
・「限りある人生としたらどのように過ごしたいか共有すること」
・「そして、さまざまな価値観があることを医療・介護者も認め、こちらの価値観を押し付けないこと」

たとえば、できるだけ自宅で過ごしたいという考えの患者・家族の場合は、それを精一杯支える必要がありますし、逆に要介護状態にて自宅で過ごすことの負担を感じる患者・家族の場合は、病院・施設との連携を深める必要があります。

緩和ケアにおける多職種の役割

対象となるのは身体的な苦痛だけでなく、幅広い観点から緩和ケアの取り組みが必要であることを説明しました。このような取り組みは、医師1人の力だけで成し遂げることはできません。特に在宅医療においては、「生活」をしている患者が対象となります。

この「生活」において表出される辛さをいかに気づけるかは、看護師や介護に関わる方の役割が重要です。どのようなときに、どのような辛さを抱えているか。気づき、評価し、多職種で共有する必要があります。医師の診療においても、非常に重要な情報となります。

辛さを緩和するために薬剤を要する場合、薬剤師の関わりが重要です。

薬は処方されるだけでは宝の持ち腐れであり、どう使うか、そしてその効果や副作用の評価にかかっています。そして、その情報を医師・看護師・介護者と共有する必要があります。

ただ宅配に徹するだけの訪問薬剤師では、多職種連携しているとは言えません。

そして、その人らしい人生を過ごすための支援は職種に関係ありません。

関わるすべての人が、患者・家族と接していく中で得られた情報を共有し、その人らしく過ごすために力を出し合うことが求められています。

病院と在宅の切れ目ない緩和ケア

緩和ケアを必要とする患者が、病院から自宅へ退院してくる、または自宅から病院へ入院する、このように療養の場は変わっていきます。その際、最も重要なことは「切れ目のない」緩和ケアを提供することです。

病院の医療者が提供してきた緩和ケア、すなわち患者・家族の抱える辛さへの関わり、その人らしい人生を過ごすうえで大切にしていることを、自宅で支える医療・介護者に引き継ぐ必要があります。治療内容の申し送りだけでは不十分です。患者・家族が何に困っていて、これからどう過ごしたいと思っているかを引き継ぐことで初めて、「切れ目ない緩和ケア」ということができるでしょう。

自宅から病院へ入院する際も同様です。救急搬送になったとしても、治療経過の書かれた紹介状だけでは「切れ目のない緩和ケア」とはいえません。

在宅医療で医療・介護者が支えてきた辛さ、価値観や今後の希望について、しっかりと病院と共有しなければなりません。

そして大切なのは、病院と在宅の医療・介護者がそこまで共有ができていることを、患者・家族が実感することです。その実感が得られて初めて、患者・家族は安心することができるはずです。

在宅でも病院と同等以上の苦痛緩和を！

身体的な苦痛が強くなり、入院を選択されることもあります。

ただ、もし苦痛が最低限であれば自宅で過ごしたいという患者の場合、在宅医療でも病院と同等以上の苦痛緩和を講じなければなりません。在宅では病院と異なり、医療者が常時みているわけではなく、苦痛が見逃されやすい環境になりがちです。

間違っても、自宅で最期まで過ごせたものの、苦しみ抜いての最期だった……ということのないように、必要であれば医療用麻薬を注射も含めて適切に使用し、苦痛緩和のための鎮静も迅速に行える体制であることが求められます。

2-40 病院での看取りは現実的な選択肢

- 今後の見通しを共有し、療養の場・看取りの場を考える。
- 介護負担が増えるなど自宅療養が難しい場合、病院での看取りは有力な選択肢。
- 病院での看取りを希望する場合、事前の準備や連携が重要。

緩和ケアを対象とする患者、特に治癒が望めない病を抱える患者の場合、看取りの話題から避けて通るわけにはいきません。病によって、いつごろ看取りとなるのか、どのような身体の変化が生じるのか、どこで看取るのかを考える必要があります。

住み慣れた自宅で最期まで過ごしたい、自宅で看取られたいと願う患者がいる一方で、自宅での看取りを望まない、もしくは望んでも叶えられない患者・家族も少なくありません。

本項では、そのように病院での看取りを考える患者・家族との関わりについて、在宅で医療・介護者がどう支えるべきかをまとめます。

疾病モデルごとに見通しを立てる

いつごろに看取りを迎えるのか、どのような経過で迎えるのか、事前に見通しを立てておくことは重要です。患者・家族の心の準備も必要ですが、特に病院での看取りを考える場合、適切な時期に病院へスムーズに入院できるよう、事前の準備が求められるからです。

がん末期患者の場合、最期の1~2カ月に急激に身体機能が低下することから、特に事前の準備が重要です。食事が十分に摂れなくなり、自宅内でも排泄に介護を要するようになると、残されている時間は1カ月以内である可能性が高くなります。

心不全・呼吸不全といった臓器不全、認知症の場合、一時的な病院での治療により、在宅医療に復帰できるチャンスもありますが、不可逆的な状況も訪れます。いまの状況が、どこに位置するのか、医療・介護者、そして患者・家族が共有することが重要です。

療養の場、看取りの場を考える

治らない病を抱える患者の場合、これからどこで過ごしたいか、どこで最期を迎えたいか、継続して話し合う必要があります。自宅で過ごしたいという希望がある一方、最期を自宅で迎えるのは難しいと考えていることも多くあります。最期は病院のほうが良いのでは、という漠然とした不安に対しては、在宅医療を受けることで最期まで自宅で過ごせる可能性を知ることができますが、一方で家族・介護者の不足、または不安などから病院での看取りを希望されることは多くあります。

病院での看取りは有力な選択肢

がん末期患者をはじめ、看取りが迫る患者には、最期の1カ月にさまざまな変化が生じます。自分でトイレに行けなくなったり、点滴や痰吸引が必要になったり、せん妄症状が悪化するなど、介護する側の負担が多くなります。そのような時期に、病院へ療養の場を移すこと、病院での看取りを選択されることは、何ら悪いことではありません。最期まで自宅で介護できないことに罪悪感をもつ家族もいますが、可能な限り自宅で看病され、どうしても負担の増える最期の短期間のみ病院を選択されるのは、現実的な選択肢です。自宅で負担のかかる介護を強いられ、患者が十分なケアを受けられない、または家族が疲弊して倒れてしまうようでは、ベストな選択とはいえません。

病院の準備、緩和ケア病棟という選択

病院での看取りを希望したいとなったとき、どの病院にするかを決めておく必要があります。治療を受けていた病院が入院させてくれれば問題ありませんが、大学病院や高度専門病院など、急性期医療を担う病院の場合、看取り目的の入院を受け入れない場合も少なくありません。事前にソーシャルワーカーやケアマネジャーと相談しておく必要があります。事前の準備をせず、困ったときに救急車を呼ぶという後手の対応では、在宅医療を引き継いだ形での、希望の終末期医療を受けられる保証はありません。

その中で、特にがん末期患者においては、**緩和ケア病棟**（ホスピス）という選択肢があります。国の施設基準に準拠した恵まれた環境の中で、終末期の苦痛に対して専門的な緩和ケアを受けることができます。一般病棟に比べて、きめ細かな看護を受けることができ、また面会時間などの制限も少ない施設が多く、自宅と同じように快適に過ごせるよう工夫されています。ただ本邦では、緩和ケア病棟の需要に対して、供給が追い付いていない状況であり、事前に申し込みをしておかなければ入院できないことがネックになっています。将来的に緩和ケア病棟を希望される場合は、まだ元気なうちから準備されることをお勧めしています。

いつ入院するかをイメージしておく

最期は病院に入院しようと決めたとします。でも、いつ入院すればよいか。明確な答えはなく、人それぞれですが、事前にイメージし、共有しておくことが重要です。トイレに自分で行けなくなったら、食事がほとんど摂れなくなったら、など具体的なイメージを持っておくと準備をしやすいです。その時期にスムーズに入院できるかは、病院の受け入れ態勢にもよりますので、入院時期については病院とも綿密に連携しておく必要があります。緊急入院での受け入れも可能か、事前に確認しておいたほうがよいでしょう。

2-41 がんによる痛み（がん性疼痛）の評価

- がん性疼痛の治療を早期から行うことは患者の生活の質を上げるだけではなく生命予後も改善する。
- 患者の感じている苦痛を多職種で評価し情報を共有することによって質の高い疼痛治療を行うことができる。
- 痛みの治療の目標は患者の生活の質の向上である。

がんによる痛み（がん性疼痛）の治療というとどんな状況を思い浮かべるでしょうか。もはや、がんに対する治療方法がなくなり、死を間近にして痛みに耐えながらベッドでモルヒネの点滴をされている姿でしょうか。現在、がん性疼痛に対する治療は、がんそのものに対する治療と並行して行われることによって生活の質を向上させ、生命予後も改善すると考えられています。在宅医療では多職種で患者の苦痛を評価し情報共有することにより、より質の高い疼痛治療を目指します。

がん性疼痛とは全人的な痛み

がんによる苦痛は身体の痛みだけではなく全人的な苦痛として理解されます。たとえば「がん」と診断された瞬間、不安や恐怖、苛立ちといった精神的な苦痛を感じることもあるでしょう。また治療のために仕事を休んだり、家族の負担が増えることによる社会的な苦痛、さらには生きていく意味や価値を見失ってしまうようなスピリチュアルな苦痛を訴えることもあります。ここでは主にがんに伴う身体の痛みの治療に対して考えていきますが、がん患者の背景にはある全人的な苦痛を理解したうえで、患者ごとの治療方法や治療目標を考えていく必要があります。

がん性疼痛の治療はがんの治療と並行して行われる

以前はモルヒネを用いた痛みの治療というと終末期の患者に対して行われるものといったイメージがありました。しかし現在はがんに対する治療と並行して、積極的に痛みの治療も行われるべきという考えに変わってきています。例えば抗がん剤による副作用で痺《しび》れがあります。また放射線治療の副作用や手術の後の痛みが残ることもあります。こうした治療に伴う苦痛は患者の生活の質を下げるだけでなく、治療意欲を低下させ継続が困難になることも少なくありません。このようながんの治療に伴う苦痛もがん性疼痛としてとらえ、がんの治療期から積極的に治療を行うことで患者の生命予後を改善することがわかってきています。

がんによる身体の痛みは大きく3つに分けられる

①体性痛

皮膚や筋、骨などの組織の炎症や機械的刺激が原因で起こる痛みです。例えば、骨転移による痛み等が挙げられます。多くの場合、痛みの場所がはっきりしており、押したり、動かすことによって痛みが増強します。

②内臓痛

消化管のような管腔臓器が進展したり、肝臓、膵臓、腎臓といった臓器の炎症等によって起こる痛みです。例えば、腸閉塞のとき腹痛や膵臓がんの背部痛です。身体の奥から生じる、鈍い、局在が不明瞭な、重苦しい痛みを訴えます。時に吐き気や冷や汗を伴うことがあります。

③神経障害性疼痛

痛みを伝える神経を直接的に損傷されたり、神経そのものの疾患によっておこる、病的な痛みです。障害された神経が支配している身体の領域に、電気が走るような痛み、灼熱感等を認めます。触っていることがわからないような知覚低下、普段なら痛みとは感じない程度の刺激で強い痛みを感じるような痛覚過敏(アロディニア)、運動障害等を伴うこともあります。

ただし、これら3種類の痛みは明確に分けられないことも多く、神経障害性疼痛の要素と体性痛の要素が重なり、治療が困難となっていることも少なくありません。

痛みの評価を多職種で共有すれば質の高い疼痛管理ができる

がんの痛みは病状の進行や治療の効果により日々変化していきます。今までなかったような痛みが出現したときには骨折や感染が合併していることも少なくなく早期に対処しなくてはならない場合もあります。

多職種で情報を共有していくことによって質の高い疼痛治療を行うことができます。

では具体的にどのように痛みを評価していけばよいでしょうか。

①痛みの場所……「どこが痛みますか?」

患者が痛みの場所を示せる場合もあれば場所がはっきりしない場合もあります。痛みのある場所がわかれば視診や触診で身体的な所見をとることが大切です。皮膚の異常、圧迫による痛みの増強がないか確認します。骨転移があれば叩打痛《こうだつう》を認めます。神経障害性疼痛であれば感覚の低下や痛覚過敏があったりします。

②痛みの性状……「どのような痛みですか?」

痛みの性状から痛みの種類を想定します。答えにつまる場合は具体的に「重苦しいような痛みですか」「焼けるような痛みですか」「電気が走るような痛みですか」などと質問します。

③痛みの経過……「いつから痛いですか?」「楽になる時間や辛くなる時間はありますか?」

新たな痛みであれば原因を確認する必要があります。以前からの痛みについては痛みの経時的な変化を評価し、ある特定の時間に増悪するようであればその時間に鎮痛薬が増えるように内服のタイミングを変えるなどの対応ができます。

④痛みの強さ
……「どのくらい痛みますか？」

よく使われているのは、痛みの強さを数字で表すNRSや100㎜の線の中で痛みを視覚的に表すVASです。痛みを数値化することで患者の主観的な痛みを周囲の人間と共有することができます。ただし数値にとらわれすぎてはいけません。痛みの治療で大切なことはこの数値をゼロにすることではなく患者の生活の質を上げることです。患者の訴えるNRSが10点から3点になったとしても生活に支障が出ているままでは治療がうまくいっているとは言えません。逆に8点が7点になっただけでも「眠れるようになった」「ベッドから出られるようになった」「少し散歩に行けるようになった」というような行動の変化を評価することが正しい痛みの評価です。

⑤痛みの増強因子および緩和因子
……「こうすると痛みが良くなったり、悪くなったりすることはありますか？」

痛みの増強因子をなるべく取り除き、緩和因子を治療に取り入れていきます。患者が自分の痛みを客観的にとらえることにより精神的に余裕を作ることができれば、さらに痛みの緩和につながります。

⑥生活への影響
……「痛みのためにできなくて困っていることはありますか？」

痛みのために寝返りを打てない、痛みのために食べることができないなど、痛みは生活の質を著しく落とします。特に睡眠と疼痛は相関関係が強く、痛みのために睡眠障害が起こるとそれがさらに痛みを増悪させる因子になります。痛みが強い場合には「夜は眠れていますか」という質問から始めてみるのも良いでしょう。また「痛みが半分になったら何がしたいですか」という質問は痛みの治療のゴールを定める手助けになります。

痛みの治療のゴールとは

何度もくり返しますが、痛みの治療の成功とは生活の質を上げることに他なりません。在宅医療では患者の実生活を目の当たりにする機会に恵まれます。痛みによってできなくなっていることは何か、どうしたら改善できるか、ということを評価するには病院で治療を受けるよりもむしろアドバンテージがあります。

また患者はさまざまな要因で身体の苦痛を訴えます。経験上、がん患者の身体的な苦痛は身体的な原因だけでないことも少なくありません。患者あるいは家族は病院の医師には言いづらい苦痛を、自宅に帰ると看護師や介護士、薬剤師に話してくれることは多くみられます。そういった苦痛を多職種で共有し患者に共感しながら、患者ごとの治療のゴールを設定することが大切です。

2-42 がん性疼痛の治療の実際

- がんの強い痛みは麻薬性鎮痛薬を中心に治療される。
- 麻薬性鎮痛薬の副作用は共通する症状が多く、早期に介入することが大切。
- 麻薬性鎮痛薬の効きにくい痛みには鎮痛補助薬の併用や神経ブロックが有用なことがある。

WHO（世界保健機関）は1986年にがん性疼痛の治療についてのガイドラインを発表し、1996年には第2版を発表しました。このガイドラインでは治療薬を選択する順序としての3段階ラダーを推奨しています。この章ではがん性疼痛の治療の中心となる麻薬性鎮痛薬（オピオイド）による治療と、それ以外の治療についてまとめます。

WHOの3段階ラダー

ラダーとは、はしごを意味しており、痛みの強さに応じてはしごを上がるように鎮痛薬の強さを上げていきます。痛みが強い場合には第2段階を経ずに第3段階の強オピオイドを開始することも少なくありません。

第1段階（軽度の痛み）……非ステロイド性鎮痛薬（セレコックスやロキソニン等）やアセトアミノフェン（カロナール）

第2段階（中等度の痛み）……リン酸コデインやトラマドール（トラマール、ワントラム）の弱オピオイド

第3段階（強い痛み）……モルヒネ、オキシコドン、フェンタニル等の強オピオイド

薬物治療には5原則があります。

①**経口から内服する**……患者自身あるいは家族による内服管理や用量調整が容易になります。

②**時間を決めて内服する**……血中濃度を安定させることで安定した効果を得られます。

③**除痛ラダーに沿って行う**……最初から強力な鎮痛薬を使うことによって副作用でQOLが下がることを予防します。

④**患者ごとの用量を設定する**……鎮痛効果や副作用は患者ごとに異なります。それらを確認しながら用量調整を行います。

⑤**そのうえで細かい配慮を行う**……鎮痛効果だけでなく患者の生活の質に対する効果を評価します。

非ステロイド性鎮痛薬（NSAIDs）の投与には消化管の粘膜障害や腎機能障害に気をつけましょう。

軽度の痛みにはNSAIDsが用いられます。抗炎症作用を持ち、体動時痛にも効果があります。がん以外の痛みにも頻繁に使われているためロキソニンやボルタレンといった薬は馴染みがあると思われます。よく知られているように長期的な投与で胃潰瘍等の消化管の粘膜障害を起こすことが知られています。COX-2選択性の高いセレコックスやハイペンといった薬は比較的そうした副作用が少ないと言われていますが、サイトテックやムコスタなどの予防薬を併用するほうがよいでしょう。腎機能障害のある患者でも使用は避けるべきです。

アセトアミノフェンは過量投与には注意が必要です。

NSAIDsと同じく軽度の痛みに用いられますが、消化管粘膜障害の頻度や腎機能障害の頻度はとても低く安全性の高い薬剤です。ただし1日3～4回と内服回数が多くなることや、鎮痛効果をあげるには1回量が多くなることが患者の内服負担を増やしてしまうというデメリットもあります。また風邪薬等にも含まれていることが多く、気がつかないうちに過量投与になった結果、肝機能障害をきたすことがあり注意が必要です。

弱オピオイドは、高齢者の多い在宅医療でも安心して用いることができます。

がん性疼痛の治療に用いられる弱オピオイドにはコデイン、トラマール（トラマール、ワントラム）があります。

トラマドールは弱オピオイドとしての作用に加えて、抗鬱薬のような痛みの神経伝達を抑制する作用があり、神経障害性疼痛に対する効果も期待できます。オピオイドの重篤な副作用である呼吸抑制作用が非常に弱く、安全に使用できるオピオイドです。高齢者や全身状態のあまり良くない患者ではトラマドールから開始し、痛みに対する効果に合わせて漸増しながら1日量が200mg～300mgになった時点で強オピオイドへ切り替えることで副作用も少なく安全に移行することができます。

代表的な強オピオイドにはモルヒネ、フェンタニル、オキシコンチンがあります。

内服薬（錠剤、粉薬、液剤）、経皮貼付剤、坐剤、注射剤等さまざまな剤型があります。このうち経皮貼付剤や口腔粘膜吸収剤があるのはフェンタニルのみです。患者の病状に応じて剤型や種類を使い分けていきます。個々の薬剤の特性については割愛しますが、作用点は共通しているため複数の強オピオイドを併用することはあまり行われません。

強オピオイドは徐放製剤と速放製剤を組み合わせて使います。

がん性疼痛には持続する痛み（持続痛）と急に強くなる痛み（突出痛）があります。このうち持続痛に対しては徐放製剤を使います。徐放製剤の1日量をベースドーズといいます。突出痛についてはより早く効く速放製剤によるレスキューを使うことにより疼痛コントロールを行います。1回のレスキューに用いる量をレスキュードーズといい、ベースドーズの4分の1〜6分の1の量を用います。一般的にレスキューの回数が1日4回〜5回と増える場合はベースドーズを1・5倍程度に増量します。

オピオイドに共通する代表的な副作用に対処しましょう。

オピオイドの副作用は患者の生活の質を損ねるだけでなく、オピオイドに対する恐怖感を生じさせることもあるため、開始時や増量時には副作用の発現に対して早期に介入することが非常に大切です。

以下頻度の多い副作用をまとめます。

●悪心・嘔吐……開始直後より認められるため、初回は制吐剤を併用することが推奨されます。ただし徐々に耐性が形成されるため、制吐剤の併用は不要になることが多いです。悪心が改善しない場合は、オピオイド以外の原因（消化管の閉塞、脳転移、高カルシウム血症等）も検索したほうがよいでしょう。

●便秘……耐性ができない副作用の1つです。下剤を使用して対処する必要があります。もちろん消化管の閉塞が起こっていないかを確認することも大切です。フェンタニルは他の2剤と比較し便秘になりにくいことがわかっています。

●眠気……内服開始直後より認められます。軽度の眠気であれば数日で耐性ができます。しかし過鎮静（声をかけても目を覚まさない、覚ましてもすぐに寝てしまう）になっている場合には過量投与を疑わなくてはなりません。過鎮静とともに呼吸数が減少している（10回／分未満）、瞳孔が縮瞳《しゅくどう》している（3㎜未満）の場合は呼吸抑制を生じる可能性もあるため、速やかに投与を減量あるいは中止する必要があります。

●呼吸抑制……オピオイドの過量投与により生じます。一般的にはがんの痛みの治療を目的として適切に使用していれば起こることはまれです。しかし全身状態が悪化し肝機能や腎機能が急速に悪化した場合には体内に蓄積し、いつの間にか過量投与になっていることがあり注意を要します。

●せん妄……意識の清明度が低下し、見当識障害、注意力、思考力の低下を伴う認知機能障害を認めます。特に高齢者ではもともと認知機能が低下していることが多く容易に発症します。抗コリン作用薬、ベンゾジアゼピン系の睡眠薬や抗不安薬との併用でも発症しやすくなるため、これらの減量や中止が必要です。症状が改善しない場合は抗精神薬で治療します。薬剤以外の原因（電解質異常や脳転移、肝機能障害、低酸素血症など）を検索することも大切です。

●その他　ミオクローヌス、排尿障害、掻痒感、口腔内乾燥といった副作用があります。

経口投与ができない場合はフェンタニルの経皮貼付剤や持続注射等を使いましょう。

病気の部位が消化管や上気道にある場合は病状の進行に伴い経口投与が困難になることが多く、早い段階からの経皮貼付剤や持続注射への移行が望まれます。在宅医療の現場で持続注射を行う場合、気が付かない間に過量投与となり呼吸抑制が生じる可能性もあるため、家族や介護担当者にも十分な説明を行い、訪問看護師や訪問薬剤師と連携しながら安全な監視体制を作ることが大切です。

強オピオイドが効きにくい疼痛もあります。

終末期のがんの痛みの治療において、オピオイドは上限なく使用して良いことになっています。しかしオピオイドが効きにくい痛みの場合、オピオイドの量を増やしても効果がないばかりか、耐性が形成されたり、副作用の発現によりＡＤＬが低下する原因となります。

・レスキュードーズの効果がない
・オピオイドを増量しても疼痛は変わらず嘔気や眠気だけが増強する

このような場合、オピオイドが効いていない可能性を考えます。特に「経口モルヒネ換算で１日１２０㎎以上」になる場合は、やみくもに増量せずに痛みを再評価しオピオイド以外の治療の併用も検討していく必要があります。

適切な鎮痛補助薬を選択しましょう。

難治性のがんの痛みに対し、鎮痛効果を高めるために鎮痛薬と併用して使われる薬剤のことを鎮痛補助薬と呼んでいます。どのような鎮痛補助薬を選択するかは痛みの原因や随伴する症状によって異なります。

神経障害性疼痛：オピオイドに加え、リリカ（末梢神経障害治療薬）、トリプタノール（抗うつ薬）等で治療されます。

脳腫瘍や脳転移による頭痛：オピオイドは無効です。高浸透圧性利尿薬の点滴やコルチコステロイドで治療されます。

骨転移による痛み：NSAIDsとオピオイドの併用で治療されますが、効果不十分な場合はコルチコステロイドや骨粗鬆症治療薬のビスフォスフォネート製剤が用いられることがあります。

神経ブロックや持続くも膜下鎮痛法による鎮痛は難治性の疼痛に有用です。

神経ブロックとは局所麻酔薬や神経破壊薬を用いて、神経の痛みの伝達を遮断することにより鎮痛効果を得ます。ただしブロックに伴う合併症も多く、適応としては薬物療法により十分な鎮痛効果の得られない患者や副作用が強く薬物療法が継続できない患者に対して行われます。

持続くも膜下鎮痛法はくも膜下腔にカテーテルを留置し持続的にモルヒネを投与する鎮痛方法です。モルヒネはくも膜下腔に投与されると、脊髄液中を拡散し脊髄や脳に直接作用するため経口モルヒネの１００倍以上の効果を得られます。モルヒネの必要量を抑えることが可能となり副作用も軽減することができます。しかし長期間カテーテルを留置するためには皮下に注入用のポートを埋め込む処置が必要なため病院で開始する必要があること、感染した場合には抜去が必要となるといったデメリットもあり適応は慎重に選ぶ必要があります。

2-43 嘔気・嘔吐への対応

- 嘔気・嘔吐は末期がん患者の20～50％に出現し、複数の要因で生じることも多い。
- 症状が出現した場合は、安楽かつ誤嚥や窒息を防ぐ体勢をとる。
- 治療は薬物療法が中心となる。

患者が嘔吐を訴えたら

患者は嘔気《おうき》を気持ち悪い、ムカムカする、苦しい、吐きそうなどと表現をします。嘔吐《おうと》は予期できることもあれば、前触れなく突然おこることもあります。

症状の訴えがあれば、状況に合わせて声かけをし、安楽かつ誤嚥や窒息を防ぐような体勢をとらせ、希望に応じて背中をさするなどします。

症状の評価としては、嘔気の強さや持続時間、嘔吐は回数や量などを目安に行います。嘔吐した場合には吐物の色や量などを確認します。

現疾患から原因を推定し、消化管の閉塞や胃の内容物の停滞といった消化管に関連するものと、高カルシウム血症や低ナトリウム血症などの電解質異常、代謝異常、オピオイドをはじめとした薬剤、脳転移による頭蓋内圧亢進や、がん性髄膜炎などを考えますが、複数の要因により生じていることも多く、症状緩和の方法としては薬物治療が中心となります。

また、症状によっては補液量の減量を検討し、経口摂取については症状があっても継続するのか、控えるかについての希望を考慮し対応します。

代表的な病態と対処法

○上部消化管閉塞

胃がんの増大や、肝転移巣の増大による圧迫のために生じます。種々の制吐剤に加え、閉塞の解除を期待しステロイドを用いることもあります。しかし、消化液の貯留により薬物療法で効果がない場合や、完全に閉塞した場合には経鼻胃管の挿入を検討します。すでに胃ろうが造設されている場合には開放とします。ただし、経鼻胃管については留置時の違和感が強く、挿入時の負担もあることから導入に至らないことも多いです。

○下部消化管閉塞

がんの増大やがん性腹膜炎で生じます。吐物が便汁の場合や便臭のあることが特徴で、腹部膨満を来すことや疼痛が出現することが多いです。

薬物療法として中枢性の制吐剤やステロイド、オクトレオチド（サンドスタチン®）の投与を検討します。オクトレオチドは持続皮下注射による投与が基本ですが、中心静脈栄養を行っている患者の場合には輸液に混ぜ投与することもあります。完全閉塞が疑われる場合には、蠕動《ぜんどう》により症状を増悪させる可能性があるため、蠕動促進薬のメトクロプラミド（プリンペラン®）は使用しません。

なお、腸管蠕動の低下から便秘となり嘔気・嘔吐が出現することもあるため、普段からの排便コントロールは重要です。

○電解質異常

高カルシウム血症の出現が多い。嘔気・嘔吐の他に多尿や口渇、傾眠傾向などがみられます。採血で確認し、ゾレドロン酸（ゾメタ®）などのビスホスホネート製剤の投与を行います。

○脳転移による頭蓋内圧亢進やがん性髄膜炎

これまでの経過で指摘されていない場合には、診断のために画像検査がほぼ必須であり、在宅で診断を下すのは難しい。治療介入が可能であれば、紹介元へ相談し対応を検討します。必要に応じて、ステロイドの投与などを行います。

○薬剤性

医療用麻薬（オピオイド）をはじめとし、種々の薬剤により症状が出現する可能性があります。オピオイドの定時内服を開始する場合には制吐剤の併用（ノバミンなど）が望ましく、改善しない場合にはオピオイドローテーションを検討します。

○感染性胃腸炎

いわゆる食あたりであり、全身状態が不良のときに罹患すると、容易に脱水症を来し重篤な状態となる可能性があります。

使用薬剤と副作用について

○腸管蠕動促進薬

メトクロプラミド（プリンペラン®）、ドンペリドン（ナウゼリン®）は、消化管の蠕動を促進させます。腸管内圧が上昇し穿孔の危険性があるため、腸管完全閉塞の場合には使用しません。また、プリンペランの副作用としては錐体外路症状*には注意が必要です。

○中枢性制吐薬

プロクロルペラジン（ノバミン®）は定時オピオイド内服時に併用することが多い。眠気は少ないが錐体外路症状に注意が必要です。リスペリドン（リスパダール®）はプロクロルペラジンほどではありませんが、錐体外路症状に注意します。

オランザピン（ジプレキサ®）やクエチアピン（セロクエル®）での錐体外路症状は少ないですが眠気は出現しやすく、糖尿病患者には禁忌です。吐き気止めと睡眠を目的とし使用することもあります。

上記のような抗精神病薬には適応症が統合失調症と記載されていますが、制吐目的に使用していることをご理解いただきたい。

○抗ヒスタミン薬

ヒドロキシジン（アタラックスP®）やジフェンヒドラミン（トラベルミン®）は前庭由来の体動に伴う嘔気・嘔吐に効果的です。副作用として眠気があります。

○ベンゾジアゼピン系抗不安薬

精神的な要因により出現するものには、ロラゼパム（ワイパックス®）を用います。副作用は、眠気やめまい、ふらつき、口渇などがあります。

○ステロイド

ベタメタゾン（リンデロン®）4～6mgから開始し、効果があれば徐々に減量します。数日使用し効果がみられない場合は中止します。副作用対策として胃潰瘍や感染症の予防が必要です。また、せん妄を惹起する可能性があるため使用後の変化に注意します。

○薬物療法以外

口腔ケア、換気などによる臭気の軽減、精神的援助を行います。

＊錐体外路症状

・**パーキンソニズム**：手足が震える、動作が遅くなる
・**アカシジア**：そわそわする、じっとしていられない
・**ジストニア**：筋肉がつっぱる
・**ジスキネジア**：口がモグモグしてしまう

2-44 呼吸困難感への対応

- 呼吸困難感とは主観的な症状である（客観的に測定できるものはない）。
- 症状が改善する姿勢を探り、原因検索と治療を検討する。
- 酸素や薬剤投与を必要に応じ十分行ったうえで、改善しないときは鎮静を考慮する。

患者から呼吸困難の訴えがあったら

呼吸困難感は主観的な症状であり、呼吸不全・低酸素血症がみられない（SpO_2＝経皮的動脈血酸素飽和度の値はよいのに息苦しい）こともあります。また、安静時の呼吸困難感は、Palliative Prognostic Index（ＰＰＩ＝２４１ページ）の一項目であり、予後不良因子とも考えられます。

患者から呼吸困難感や息苦しさといった症状の訴えがあれば、自力で動けない場合に安楽になる姿勢がないかを探ります。そのうえで、医療者が原因検索を行いますが、全身状態から治療・処置を行うことが困難な場合も多く、積極的な治療介入で改善の見込みがあるかは予後を考慮し判断します。

原因の治療により症状の改善をはかることと併行し、対症療法も行います。

特に酸素投与は、SpO_2の値に変化がなくとも呼吸困難感が改善することがあります。ただし、酸素投与時の鼻カヌラやマスクの装着に違和感が生じる方もおり、酸素投与による症状改善と違和感を勘案して継続を判断します。なお、慢性閉塞性肺疾患などの場合には高流量酸素投与によりCO_2ナルコーシスが生じ意識レベルが低下することがあるため注意が必要です。

呼吸困難の原因と治療法

原因と治療については、**表1**に記載の通りですが、治療についてはすべてが在宅で施行できるものではありません。例えば、胸水貯留による場合は全身状態と手技の面を考慮し、胸腔穿刺・胸水排液によりメリットが見込める場合には施行します。しかし在宅医療の場において手技の面で対応が困難な場合があり、利尿剤で経過をみることも多いです。

ステロイド投与については、ベタメタゾン（リンデロン®）４mgから開始し、漸減を考慮します。数日使用し効果がみられない場合には中止します。他のさまざまな症状にも使用されることが多く胃潰瘍の予防が必要です。また、長期投与され抗生剤の予防投与が行われていない場合には、結核やニューモシスチス肺炎などの日和見感染に注意が必要です。発症された場合には治療が困難となります。

喀痰排出が難しいことによる呼吸困難は、去痰薬の内服や吸入、また痰の吸引による痰の除去や、補液量の減量や薬剤による痰の減少を試みます。

原因に対する治療や酸素投与の検討を行い、症状の改善が見られない場合には医療用麻薬の使用を開始します。はじめはモルヒネを少量（2～2・5㎎）の頓用とするのが望ましいでしょう。経口摂取が困難な場合には、坐薬や24時間皮下に投与する持続皮下注射を行います。なお、フェンタニルは効果が乏しいとされます。

上記をはじめとしたさまざまな方法でも症状緩和が困難な場合には鎮静を考慮します。

在宅で行う場合には、ブロマゼパム（セニラン®）、ジアゼパム（ダイアップ®）、フェノバルビタール（ワコビタール®）の坐薬を用いることが多いですが、フェノバルビタール（フェノバール®）の24時間皮下投与で対応することも可能です。

表1　呼吸困難の原因と治療法

原因	治療
胸水・腹水・心嚢水	ドレナージ、利尿剤
感染症	抗生剤
うっ血性心不全	利尿剤、強心剤
がん性リンパ管症	ステロイド
気道閉塞	ステロイド、ステント、放射線照射
上大静脈症候群	ステロイド、放射線照射
貧血	輸血
気管支喘息・慢性閉塞性肺疾患	気管支拡張薬、ステロイド
気胸	胸腔ドレナージ
肺塞栓	抗凝固剤、下大静脈フィルター留置
疼痛	鎮痛剤、神経ブロック
不安	抗不安薬、精神的援助

表2　全身状態の評価尺度①（Palliative Prognostic Index=PPI）

各項目の合計点で予後を判断する。

<table>
<tr><td rowspan="2">Palliative Performance Scale（下の表）</td><td>10～20%</td><td>4.0</td></tr>
<tr><td>30～50%</td><td>2.5</td></tr>
<tr><td rowspan="2">経口摂取#</td><td>著明に低下</td><td>2.5</td></tr>
<tr><td>中等度に低下</td><td>1.0</td></tr>
<tr><td>安静時呼吸困難</td><td>あり</td><td>3.5</td></tr>
<tr><td>浮腫</td><td>あり</td><td>1.0</td></tr>
<tr><td>せん妄##</td><td>あり</td><td>4.0</td></tr>
</table>

#消化管閉塞により高カロリー輸液を行っている場合は0点　##薬物単独が原因の場合は除外
PPIが6.5点以上：予後が3週間以内の可能性が高い（感度80%、特異度85%、陽性反応的中度71%、陰性反応的中度90%）

表3　全身状態の評価尺度②（Palliative Performance Scale=PPS）

左側がより優先度が高く、総合的に患者にあてはまるものを決定する。

<table>
<tr><th>%</th><th>起居</th><th>活動と症状</th><th>ADL</th><th>経口摂取</th><th>意識レベル</th></tr>
<tr><td>100</td><td rowspan="3">100%
起居している</td><td>・正常の活動が可能
・症状なし</td><td rowspan="4">自立</td><td rowspan="2">正常</td><td rowspan="4">清明</td></tr>
<tr><td>90</td><td>・正常の活動が可能
・いくらかの症状がある</td></tr>
<tr><td>80</td><td>・いくらかの症状はあるが、努力すれば正常の活動が可能</td><td rowspan="5">正常
または
減少</td></tr>
<tr><td>70</td><td rowspan="2">ほとんど
起居している</td><td>・何らかの症状があり通常の仕事や業務が困難</td></tr>
<tr><td>60</td><td>・明らかな症状があり趣味や家事を行うことが困難</td><td>時に介助</td><td rowspan="2">清明
または混乱</td></tr>
<tr><td>50</td><td>ほとんど座位か臥床</td><td rowspan="5">・著明な症状がありどんな仕事もすることが困難</td><td>しばしば介助</td></tr>
<tr><td>40</td><td>ほとんど臥床</td><td>ほとんど介助</td><td rowspan="3">清明
または混乱
または傾眠</td></tr>
<tr><td>30</td><td rowspan="3">常に臥床</td><td rowspan="3">全介助</td><td>減少</td></tr>
<tr><td>20</td><td>数口以下</td></tr>
<tr><td>10</td><td>マウスケアのみ</td><td>傾眠または昏睡</td></tr>
</table>

第3章

在宅医療を活用する

3-1

在宅医療（訪問診療）とは？

- 医師が通院困難な方の自宅を定期的に訪問する。
- 安全な療養生活が送れるよう予防医学的な支援を行うとともに、緊急時は24時間対応する。
- 病気や障害があっても最期までその人らしく生きられるよう、多職種と連携しながら支援する。

在宅医療（訪問診療）とは、具合が悪くなったときだけ医師が診察に伺うものではありません。

お1人で通院が困難な患者さんのお宅に、日ごろから定期的に医師がお伺いし、計画的に健康管理を行うものです。定期訪問に加え、緊急時には365日×24時間体制で対応、必要に応じて臨時往診や入院の手配なども行います。

訪問診療の目的は病気の治療だけではありません。転倒や廃用症候群の予防、肺炎や褥瘡《じょくそう》などの予防、栄養状態の管理など、予測されるリスクを回避し、入院が必要な状態を未然に防ぐことも重要な役割です。

また、インフルエンザや肺炎球菌などのワクチンの接種、熱中症やヒートショックなど季節ごとの危険を最小限にするための環境の調整なども行います。

こうした在宅医療を提供する医療機関を「**在宅療養支援診療所**」といいます。在宅療養支援診療所は、地域の病院や介護事業者と連携・協力しながら、患者さんが在宅で最期まで安心して療養生活を続けられるよう、総合的・包括的に支援します。

介護サービスとの連携

在宅医療においては、病気の治療よりも生活機能の支援と療養環境の整備がより重要です。

どんなに考えられた治療も、患者さんが安心して療養できる環境・確実に治療が管理できる環境がなければ、治療効果が期待できないばかりか、有害事象のリスクを増大させます。

在宅療養支援診療所は、病院とは異なり「**在宅介護の現場を知る医療機関**」です。ご家族や介護事業者との積極的な協力関係を通じ、チームでよりよい療養環境づくりをサポートします。

- **主治医意見書の作成**
- **居宅療養管理指導（ケアマネジャーやご家族への診療情報の提供）**
- **ケアプランに合わせた診療計画の調整**
- **サービス担当者会議・退院時共同指導への参加**

・難病申請・公費助成・成年後見の診断書作成など

後方支援病院との連携

在宅で安心して療養を続けるためには、万が一の際に入院や精密検査で協力してくれる病院が必要です。

在宅療養支援診療所は、患者さんごとに地域の後方支援病院と連携し、緊急時のバックアップ体制を確保するように努めます。

・**緊急時の入院受け入れ**
・**CT／MRIなどの画像診断、内視鏡検査など在宅で実施**

在宅医療（訪問診療）とは？

・医師が定期的に訪問する　・緊急時は365日×24時間対応　・自宅で緩和ケア・自宅で看取り　・入院や精密検査が必要な時は受診先病院を手配　・必要時は介護サービスを手配　・医療情報を一元管理

このような状況に	このようなことが期待できる
通院困難で治療が中断しがちだった	➡継続的な診療が受けられる
すぐに具合が悪くなり、入退院をくり返していた	➡予防医学的支援で入退院が減った
夜中に急変して救急車を呼ぶことが多かった	➡まずは在宅医に電話で相談、必要時は往診
眼科や整形外科など、いろんな科を受診	➡治療のムラやムダがなくなるように調整できる
認知症の家族をどう介護すればよいのか悩んでいる	➡必要なアドバイスや治療を提供できる
がんの末期、つらい症状に悩んでいる	➡自宅で緩和医療が提供できる
自宅で最期まで過ごしたい……	➡自宅で看取りができる

在宅医療の費用

在宅医療は外来扱いとなり、健康保険（医療保険）が適用されます。
費用の目安は、1カ月あたり6,000円程度です（1割負担の方の場合）。

●在宅医療の費用の内訳

訪問診療料	医師が訪問して診察をする費用	8,330円／回
在宅時医学総合管理料	24時間体制で継続的な医学管理を行う費用	6,600～54,000円
施設入居時等医学総合管理料		6,600～39,000円

※診療体制や患者さんの状態などにより異なります。
※検査や処置、電話再診・往診、医療機器の使用などを行う場合には、別途費用が加算されます。

●診療費の自己負担には上限があります（1カ月の上限）

	所得区分		1カ月の負担の上限額
70歳未満の場合	上位所得者	年収約1,160万円～	252,600円＋（総医療費－842,000円）×1％
		年収約770～約1,160万円	167,400円＋（総医療費－558,000円）×1％
	一般所得者	年収約370～約770万円	80,100円＋（総医療費－267,000円）×1％
		年収～約370万円	57,600円
	低所得者		35,400円

	所得区分	外来（個人ごと）	外来＋入院（世帯ごと）
70歳以上の場合	現役並み所得者	44,400円	80,100円＋（総医療費－267,000円）×1％
	一般所得者	12,000円	44,400円
	低所得者Ⅱ	8,000円	24,600円
	低所得者Ⅰ		15,000円

・対象は70～74歳の国民健康保険加入者と75歳以上の後期高齢者医療制度加入者
・現役並み所得者とは課税所得が145万円以上（健康保険加入者の場合、標準報酬月額が28万円以上）あり、年収が夫婦世帯は520万円以上、単身世帯は383万円以上の世帯の被保険者と被扶養者
・低所得者Ⅱは住民税非課税者、低所得者Ⅰは年金収入80万円以下などの人

3-2 在宅医の役割と使命

- 治療は「目的」ではなく、生活を支えるための「手段」であるということを忘れない。
- 在宅医療の使命を理解し、総合的な人間力と診療対応能力を身につける努力が必要。
- 自らの専門性とそれぞれの多職種の専門性を理解し、地域というチームの一員としての意識を持つ。

在宅医のプロフェッションとは?

在宅医療の使命は「本人のニーズに応じた人生の支援」です。

患者本人（および家族）の本当のニーズがどこにあるのか、それを見つけ出すのは、在宅医療・在宅ケアに関わる全ての職種がそれぞれの立場から行うものです。そのニーズに単独で応えることができる専門職はいません。地域の多職種の持つ専門性を組み合わせなければ、そのニーズに対するソリューションを提供することはできません。在宅医療が多職種連携の上に成り立つ所以です。

その中で、在宅医のプロフェッション（専門性）は大きく3つあると思います。それは「**①疾病の治療**」「**②残存機能の評価**」「**③療養環境の評価**」です。

①疾病の治療

在宅医療の対象となる患者の多くは、多系統にわたる複数の疾患や障害を持っています。それらは継続的な医学管理を要するものが大部分です。

医学管理とは、必ずしも薬を処方して治療することではありません。

診療ガイドラインの多くは64歳未満を対象としたエビデンスに基づいて策定されています。これを厳格に適用することは避けなければなりません。高齢者に対するポリファーマシー（多剤処方）の危険性は明らかにされていますし、服用を避けるべき薬剤のリストも明確化されています。

薬を飲まなければ命や健康を守ることができない病気はもちろん治療が必要です。しかし、高齢者に対して、数年後の重症化を避けるための治療、長期合併症を予防するための治療、あるいは慢性疾患で病状の進行を遅らせるための治療はどこまで必要でしょうか。治療はあくまでその人の生活を、人生を支えるための「手段」である、ということを意識します。

人生の最終段階が近づくにつれ、病気や障害の程度も進行していきますが、治療の必要性や妥当性は相対的に低下していきます。

その人に対して、治療することのメ

リットとデメリットを個別に判断する必要があります。治療のためにその人の生活や人生の質が落ちるようなことは避けなければなりません。

②残存機能の評価

介護の使命は、あくまで「自立支援」です。「生活を支える」というのは、その人の生活機能を丸抱えすることではありません。介護と目的・使命を共有する在宅医療においてもこれは同様です。まずはその人の残存機能をきちんと評価することが重要です。

そのうえで、守れる部分はしっかり守る、伸ばせる部分はしっかり伸ばしながら、その人の生活能力を引き出していくことを考えます。生活支援していくうえで、決定的に不足している機能があれば、そこは介護サービスやデバイス（機器）で補完します。

③療養環境の評価

療養環境とは、その人の身体に直接的に関わるデバイスや室内環境だけでなく、その人の介護に関わる家族の介護力や人間関係、社会的・経済的状況なども含みます。

残存機能・療養環境の評価を合わせて、その人の生活を支えるために必要な支援を考えます。具体的な支援においては、在宅医以外の多職種がそれぞれの専門性を発揮します。

しかし、科学的根拠に基づいた有意義な支援を行うためには、在宅医が、その人の残存機能や療養環境をきちんとアセスメントし、必要な専門職につなぐことが必要です。

その人の人生のステージに応じた支援と看取り

在宅医療を受ける患者さんはさまざまです。その人ごとに、在宅医療に対するニーズも異なります。

病気や障害があっても、適切な支援があれば機能を回復・補完できる人については、生活の質を高め、社会参加を目指すべきでしょう。

老衰や不可逆な病気の進行により、適切な支援によってもそれを止めることができない場合には、生活機能の維持が目標になるかもしれません。また、身体機能の低下に伴い、増大していく急変リスクをできるだけ小さくするための工夫も求められます。

人生の最終段階が近づいてきたら、生活機能が一部犠牲になったとしても、できるだけ穏やかに過ごせることを優先しなければならないタイミングが訪れるかもしれません。

その人の人生に応じて、在宅医療に求められるものは変化していきます。

タイミングを逃さず、適切に支援の方向を微調整していく必要があります。

そして、その連続した支援の延長上に看取りがあります。

在宅医に求められるスキルと知識

在宅医療はただ弱っていく患者さんを見守るという消極的な医療ではありません。必要な治療を適切な形で提供しながら、その人の残存機能や療養環境をアセスメントし、急変のリスクを最小化する。そして生活や参加につなげていく。科学的根拠に基づいた介入と、その人の生活歴や価値観の整合性を保ちながら、その人の「生きることの全体」を健康にしていく専門性の高い医療です。

現在の医学教育のカリキュラムでは、在宅医療を大学や病院で学ぶことはできません。

プライマリケア全般の総合的な対応能力（特に加齢医学）、認知症、緩和医療・終末期ケアまで、幅広い領域の専門的知識とスキルが必要です。特に認知症の人への対応、緩和医療や看取り支援においては、医療者としてのみならず、人としての奥行やコミュニケーション能力も求められます。

在宅医がプロとして単独で提供できるのは治療とアセスメントだけです。実効的な予防医学的支援をするためには、栄養管理、リハビリテーション、歯科・口腔衛生など、さらに幅広い周辺領域の知識を有し、必要なタイミングで必要な専門職につなぐという「**連携力**」が必須です。

そのためにはそれぞれの職種の専門性を理解するとともに、地域にどのようなリソースが存在するのかを把握しておく必要もあります。

継続的な学びの姿勢と、地域の一員としての謙虚な自覚がなければ、患者さんにとって最適な在宅医療を提供することはできないと思います。

在宅医療の「師」は現場にいる

在宅医療をどのように学べばよいのか。質問されることがよくあります。

教科書を読む、先輩ドクターに教えてもらう、いずれも大切ですが、一番の「師」は、いま目の前にいる患者さんとご家族、そしてそこに関わる地域の専門職だと思います。

まずは医師としてその場所で何を求められているのか、自分の頭で考えてみることが必要だと思います。

1人ひとりの患者さんの継続的な診療を通じて、その都度必要とされている知識やスキルを少しずつ身につけていってはいかがでしょうか。

認知症や緩和ケア、栄養と運動機能、褥瘡の予防と治療など、体系的に学ぶべき領域もあります。これらの領域については勉強会や講演会が数多く開催されています。トッププランナーが語るエッセンスは、そこから先の学習の必要性を再確認し、その後の学習プランを立てるのに役に立ちます。積極的に参加されることをお勧めします。

治療医学ができれば在宅医療ができる、というわけではない

在宅医療は誰にでもできる簡単な医療ではありません。

適性があると思いますし、在宅患者さんによりよい人生を提供するためには、新たに学ばなければならないこともたくさんあります。

病気を治すということに使命感を強く感じる、病気や障害を持って生きることは不幸だ、と考えている医師は、急性期病院に勤務したほうが、ご本人も患者さんも幸せかもしれません。

在宅患者さんの病気や障害の多くは治癒困難であり、ここにＩＣＩＤＨ（国際障害分類）的な健康観を押し付けることは、患者さんを救いがたい状況に閉じ込めてしまうことになります。

また、自分のこれまでの専門性とキャリアにこだわりを持ち、他の分野にあまり興味のない医師も、在宅主治医は不向きな仕事だと思います。副主治

医として補助的に関われる可能性はありますが、在宅で専門性を発揮できるのは一部の分野に限られます。

そうした専門性を発揮するためには、医療以外の多職種と連携し、患者さんの療養環境を理解する必要があります。

孤立しないように注意すること

在宅医療の現場は孤独です。病院で勤務している時のように、気軽に同僚や先輩に相談することができません。どうしたらいいのか悩みながら進めて行かざるを得ない状況が起こることがあります。

また、患者さんに思うような支援ができなかったり、思い入れのある患者さんが逝去されたり、ということが続くと、精神的にも落ち込んでしまうことがあります。こんなとき、1人で抱えこまないようにしましょう。

在宅医療で活躍しているメンバーの多くは、フェイスブックなどのSNSを通じて自分以外の同職種・多職種と空間を超えてつながっています。興味のある活動をしている人を見つけたら、物おじせずにメッセージを送りましょう。SNS上で友人を増やし、互いの体験を共有する、悩みを打ち明ける、新しい考え方に触れることで、モチベーションやヒントをもらうことができます。また、勉強会や講演会の多くもSNS上に告知されています。実際に会に参加することでリアルなつながりになっていきます。

在宅医の仕事とは？

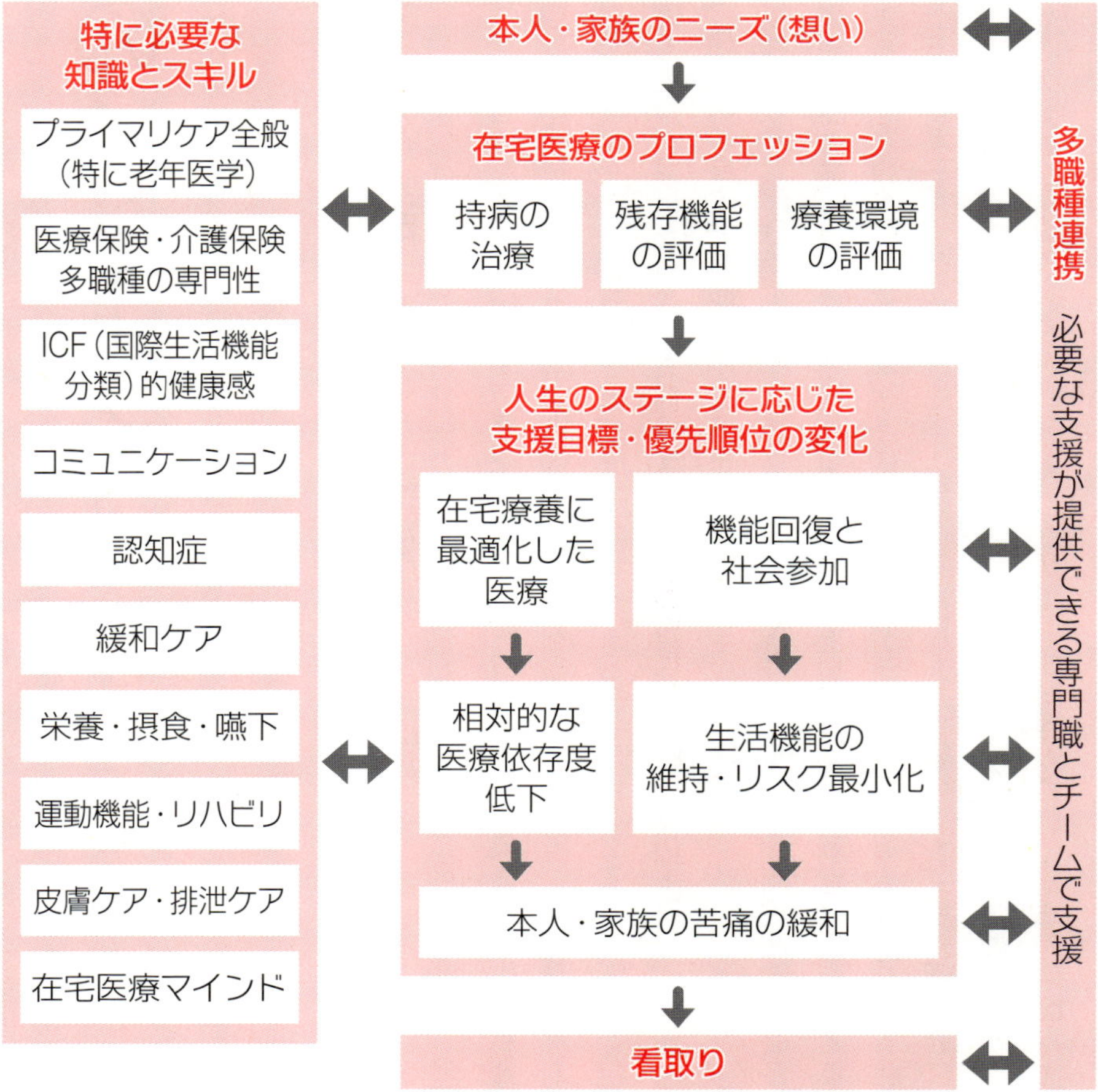

3-3 在宅患者さんのイメージ

- 在宅医療の対象となる患者さんは大きく2つのグループに分かれる。
- 老衰・非がん患者さんの介護依存度と医療依存度は必ずしも比例しない。
- がん患者さんは変化が急激であり、在宅療養を継続するためには多職種の密な連携が不可欠。

在宅患者さんのイメージ

在宅医療の対象となる患者さんは、経過の違いから大きく2つのグループに分けることができます。

それぞれ在宅医療の関わり方、医療への依存度の変化も大きく異なります。

〔1〕変化が緩徐なグループ（主に老衰・非がん疾患の場合）

老衰や非がん疾患の患者さんは、変化のスピードが緩徐です。要介護状態になってからも生活機能の低下はゆっくりと進み、概ね5～10年の経過で亡くなります。

在宅医療の利用期間も長く、年単位のお付き合いになる方もいます。医療者ともじっくりと信頼関係を醸成することができます。病状の悪化により一時的に入院が必要になることもありますが、穏やかに自宅で最期まで生活を続けられる方が大部分です。

老衰や病気の進行により生活機能が低下すると、介護への依存度は徐々に高まっていきます。

一方で、医療により改善しうる余地は徐々に小さくなっていくため、医療への依存度は相対的に低下していきます。

人生の最終段階は介護（ケア）がサービスの主体となります。医療の役割は、そこから先の経過のイメージを本人・家族・多職種と共有すること、体調変化への対応、そして最後の死亡診断となります。

〔2〕変化が急激なグループ（主にがんの場合）

がん患者さんおよび間質性肺炎など急激に進行し不可逆的な経過をたどる一部の非がん疾患の患者さんは、変化のスピードが急峻です。要介護状態になってから亡くなるまでの期間が短く、在宅医療が導入されてからの期間も大変短くなります。がん患者さんの場合、平均的な在宅医療利用期間は1～2カ月程度です。

この短い期間中に、医療者と信頼関係を作るには努力とスキルが必要です。患者さんの中には経過の見通しを説明

在宅医療を受ける患者さんは大きく２つに分かれる

　老衰や非がん疾患は、穏やかに進行するため、支援も比較的容易である。

　また介護依存度の増大に伴い、医療依存度は低下していく傾向にある。

　終末期における支援はケアが主体となり、在宅医療の主たる使命は、経過の見通しを共有し、本人・家族・協働する多職種が安心してケアされる・ケアできる環境を作ることにある。

　がんの場合には、症状が急激に進行し、加速していく。急激な体調変化に並行して、医療依存度・介護依存度ともに増大していく。終末期における支援は、緩和医療とケアが密に連携していく必要がある。

●老衰・非がん疾患の場合

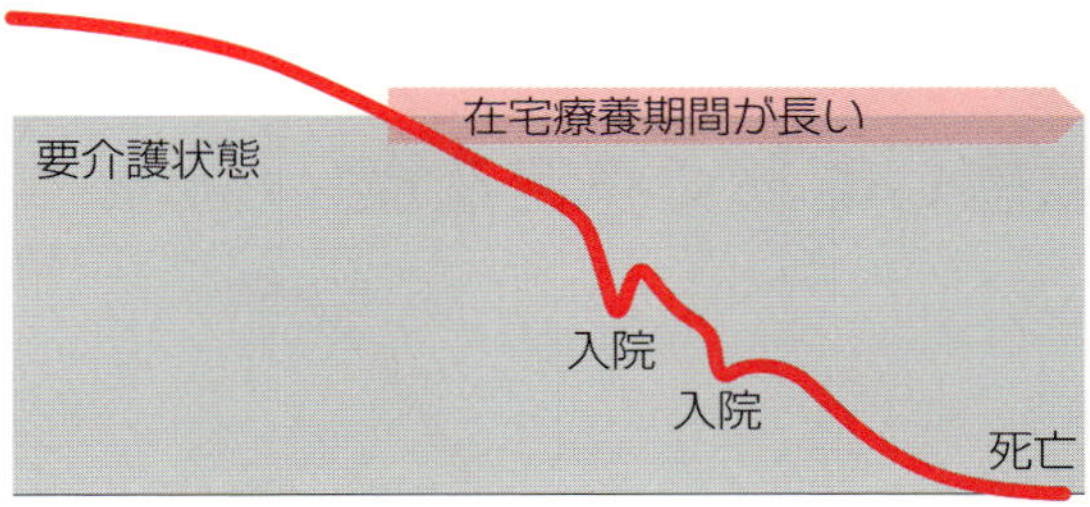

　老衰や非がん疾患（がん以外の病気）は、徐々に衰弱が進行していくため、要介護状態になってから亡くなるまでの期間が長い。
　体調の変化は穏やかなので、経過の見通しを立てやすい。
　経過中、体調の急変で入院が必要になることがある。

　身体機能の低下に伴い、介護依存度は増大していくが、最終段階が近づくと医療でできることは少なくなって行く。

　また疾病治療の重要性も相対的に低下していく。

　したがって、実は医療依存度は低下していく。

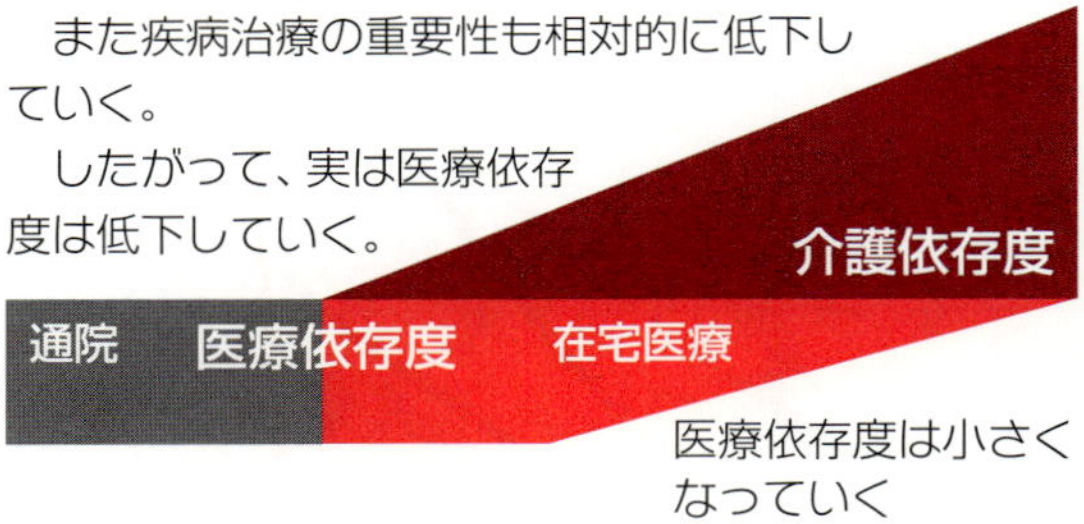

●がんの場合

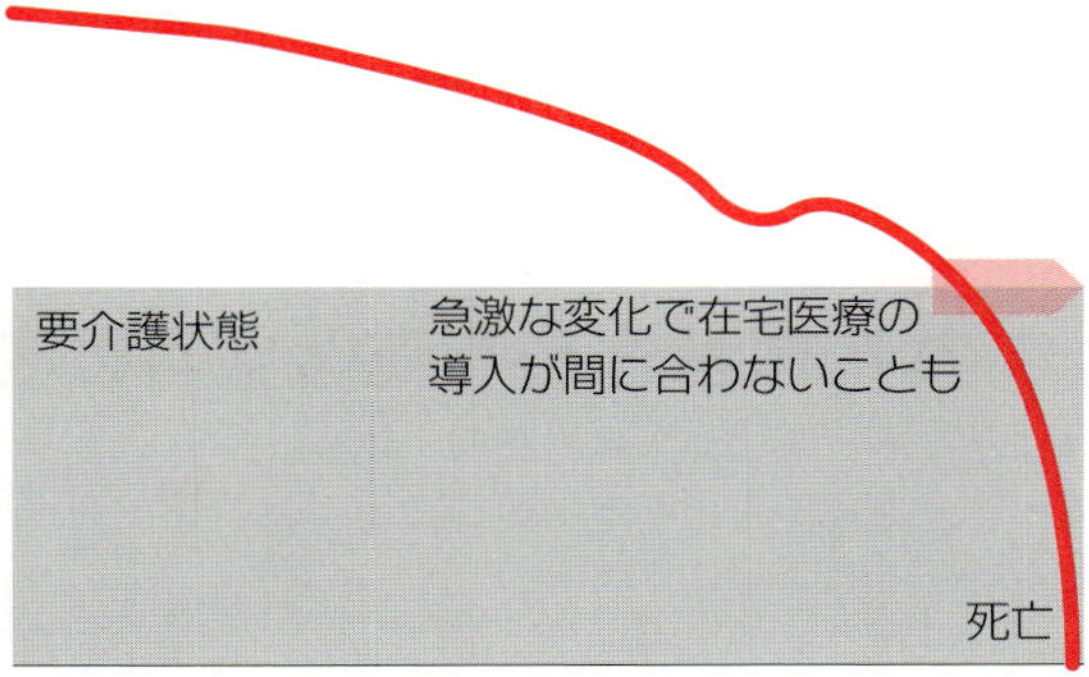

　がん及び一部の非がん疾患（間質性肺炎など）は、急激に衰弱が進行する。
　予期せぬタイミングで、要介護状態になり、そのまま死亡するまで変化が加速していく。
　体調の変化がいつ起こるのか、どのくらいの速度で進行するのか見積もることが難しく、在宅医療や在宅介護の準備が間に合わないこともある。

　身体苦悩の急激な低下に伴い介護依存度も急激に増大する。

　もともと医療依存度は高く、医療機器やオピオイドなど医学管理を要する状態の人も少なくない。

　最終段階に近づくにつれ、症状は多彩になっていき、必要な緩和医療の種類や量も増えていく。

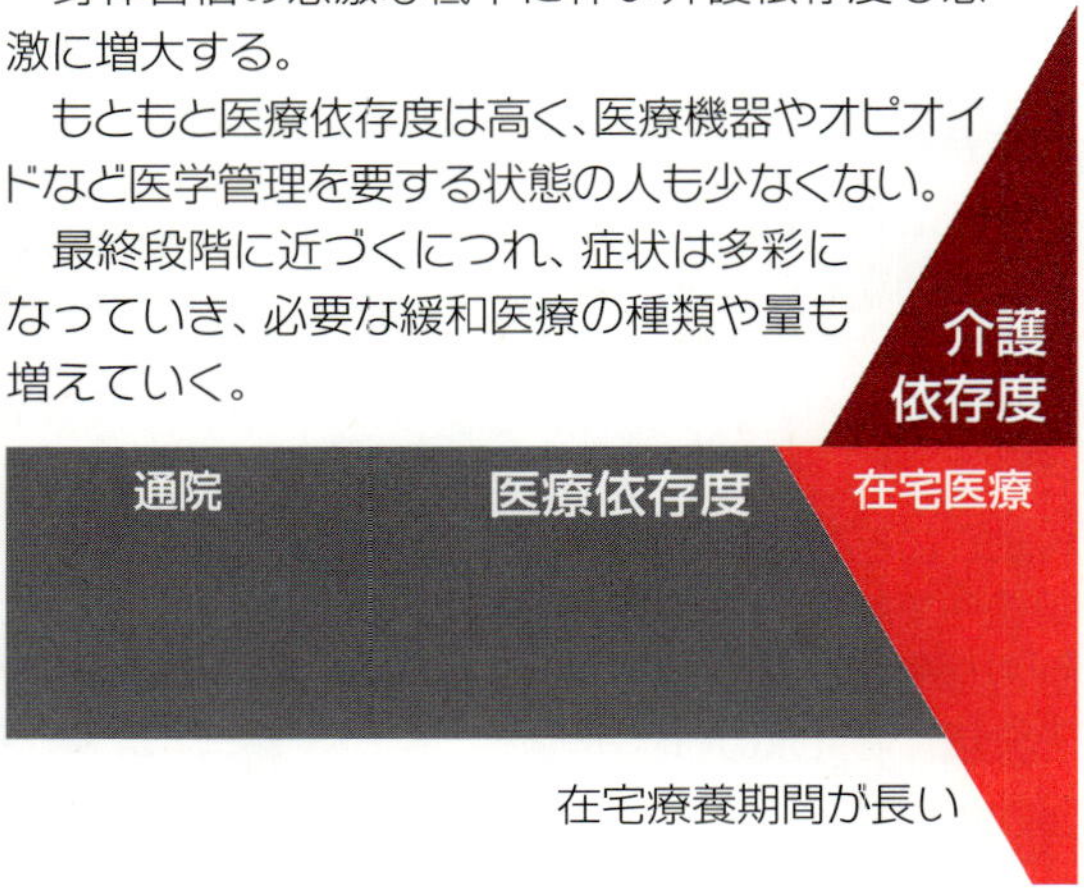

されていない（理解されていない）人も少なくありません。穏やかな最期を過ごしてもらうためには、限られた時間の中で、濃密な関わりが求められます。がんの症状は終末期に急激に出現します。緩和ケアに対する十分なスキルがあれば、これらの症状を在宅でも緩和することができます。

苦痛の緩和に困難が予想される場合には、必要時、緩和ケア病棟への入院が可能となるよう、あらかじめ手配（病院での事前面談など）を行っておく必要があります。医療への依存度は、緩和ケアを含め、高まっていきます。

特に苦痛の緩和はできるだけタイムラグなく提供できるよう、必要な専門職（訪問看護師・訪問薬剤師など）と密な連携が必要です。

症状の出現に合わせて、介護依存度も急激に高まります。変化の見通しを多職種で共有できていないと、増大する介護負担にタイムリーに対応することができません。

支援体制が整わなければ、家族が介護負担に耐え切れず、在宅療養生活が継続できなくなることもあります。特にケアプランを担当するケアマネジャー、多職種の中でもフレキシブルに動ける訪問看護師とは病状経過の見通しを密に共有していく必要があります。

がん患者さんを支援するときに意識しておくべきこと

がんに伴う症状は、痛みを除き、亡くなる1カ月くらい前から急激に出現する。

亡くなる1～2カ月くらい前から体力の低下やだるさなどのために通院に困難さを感じる人が急激に増えていく。

その後、食欲不振、不眠・便秘、呼吸困難、嘔気・嘔吐、腸閉塞・腹水などの症状が高い頻度で急激に出現してくる。

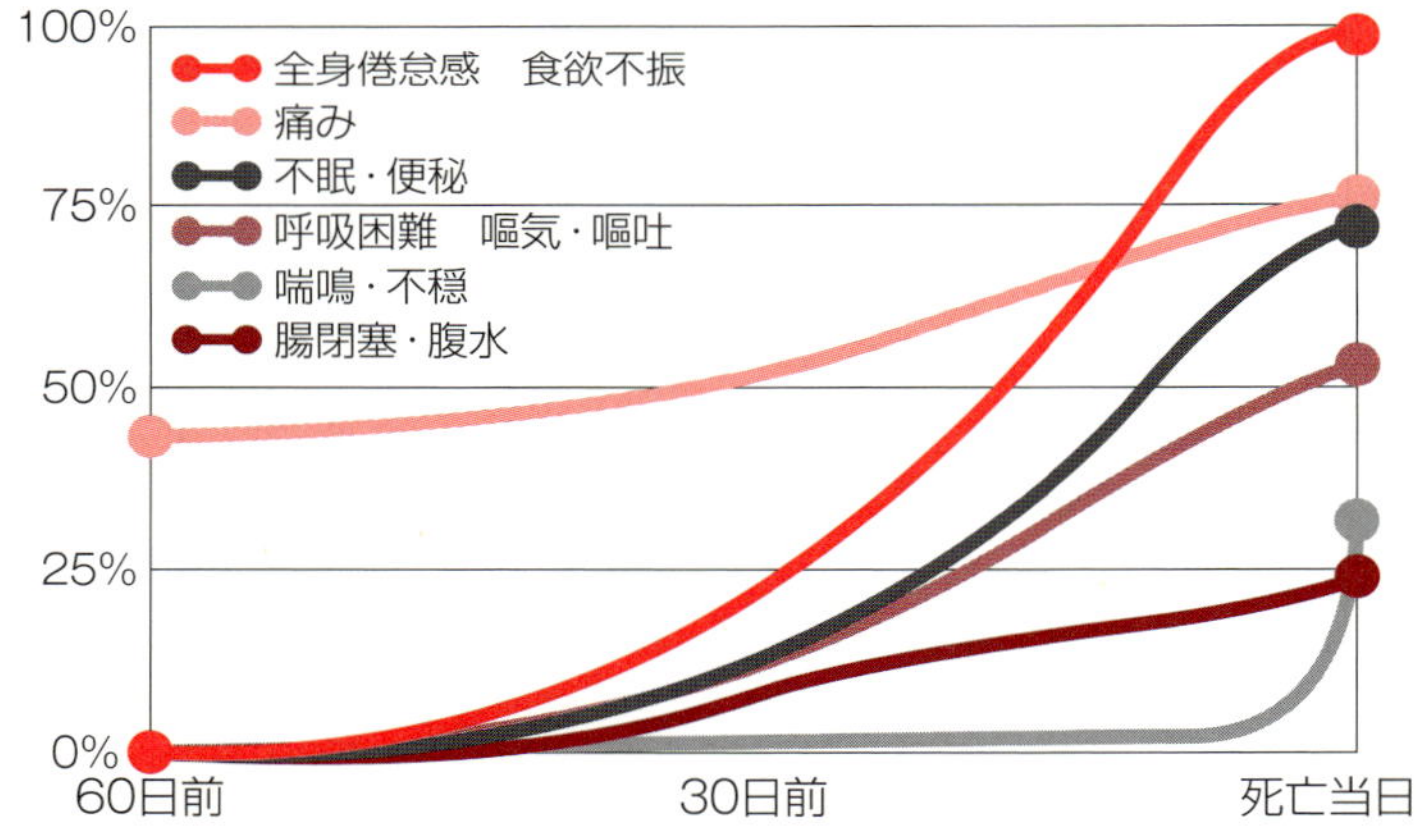

各症状の出現に伴い、介護依存度も急激に上昇していく。

亡くなる2週間くらい前から移動介助が必要になり、その後、排便介助、排尿介助、食事介助、飲水介助などを要するようになる。

ここに苦痛緩和のための医療処置も加わる。最期の2週間は急激な要介護度の上昇に耐えうる介護体制が求められる。

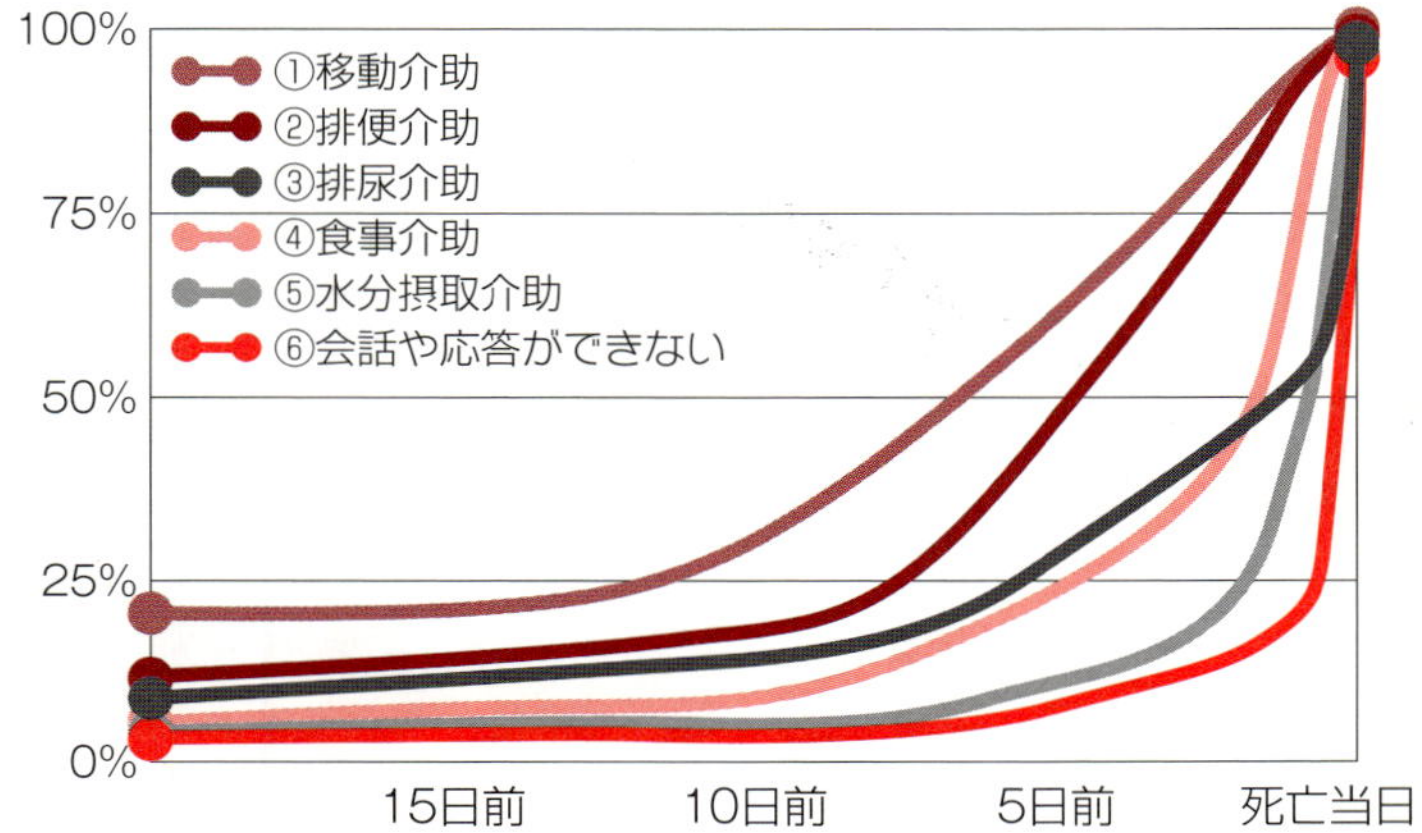

3-4

病院から在宅医療へ ～在宅医療を利用する

- 人生のフェイズに応じて、医療に求められるものは変化していく。
- 病院は「病気の治療」を、在宅医療は「生活の支援」を主たる使命とする。
- 二者択一ではなく、それぞれの医療をバランスよく適切に使い分けることが重要。

人生のタイムラインと医療

私たちは通院が可能であれば、病院に通院し、必要な医療を受けます。

しかし、老衰や病気の進行などにより通院が困難になると、治療が中断しがちです。必要な医学管理が行われず病状が悪化すれば、いずれ急変し、救急車で病院に運ばれることになります。実際、救急搬送される高齢者の割合は近年増加しており、その多くが必要な治療や指導を受けていません。

救急搬送された病院で治療を受けて回復しても、療養環境が変わらなければ、同じことをくり返します。そして入退院をくり返しながら、あるとき、病院で治療を受けながら亡くなります。大部分の日本人がこのような人生の最期を送っています。

だから必要な在宅医療

・通院が困難になっても必要な治療を継続的に受けられること。
・それにより、病状の悪化を防ぎ、救急車を呼ばなければならないような急変が発生するリスクをできるだけ小さくすること。
・そして、最期の瞬間まで自宅で生活できること。

在宅医療はこのようなニーズに応えるために生まれました。

老衰や病気が進行すると、医療に求められる役割も変化していきます。

若い人には、そこから先の長い人生をより安全に過ごすために、緻密な医学管理が求められます。

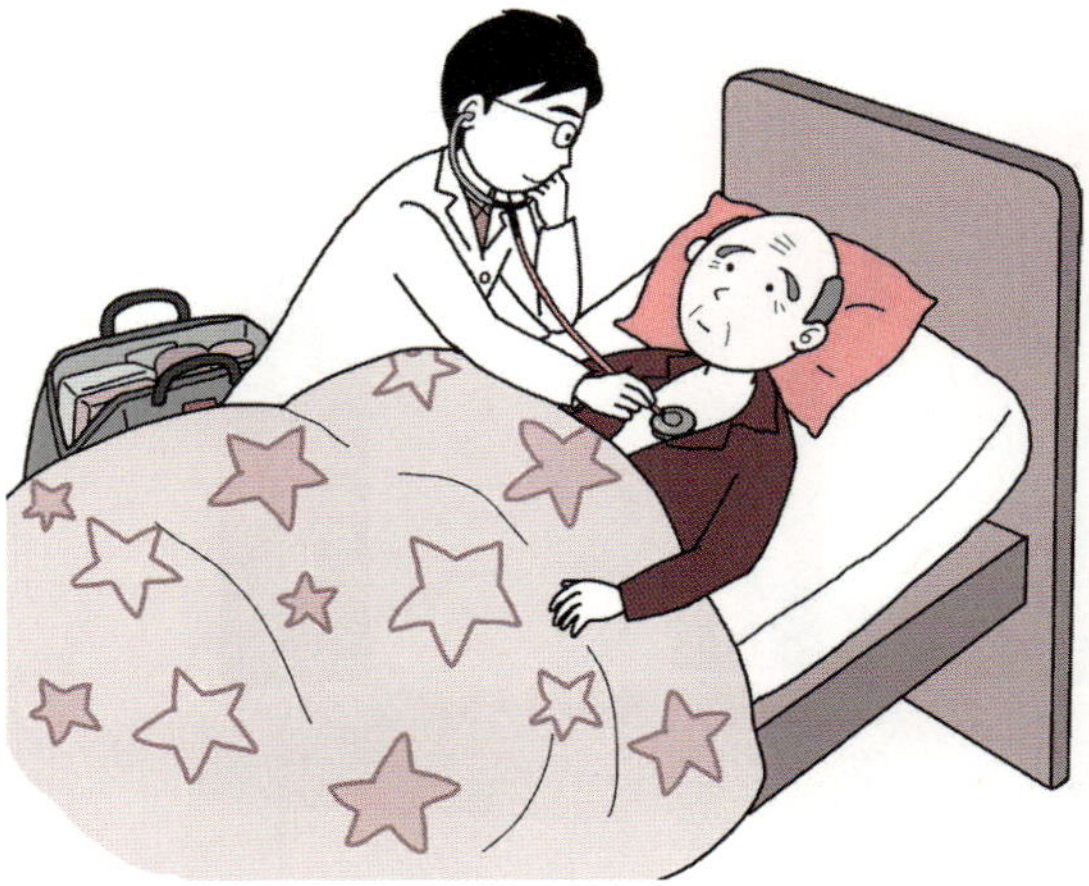

しかし、残された時間が長くない人には、長期的な目標（将来の合併症を防ぐ）のための厳格な治療の必要性は相対的に低下します。それよりも、生活を充実させるための短期的な目標を優先すべきかもしれません。

病院医療は「命」を、在宅医療は「いのち」を守るための医療

病院は、病気を治療することを社会的使命としています。病院では、病気を治すために、患者は医師の指示に原則として従わなければなりません。病院がフォーカスするのは、主にその人の病気が罹患している「臓器」です。血液データや画像診断を通じて、病状を評価しながら治療を提供します。

佐藤伸彦（医療法人ナラティブホーム理事長）先生の言葉を借りれば、病院はBiologicalな「命」を治療対象にしているということになります。

在宅は、そもそも生活の場です。在宅医療は、その人の生活の中で健康を支えるために必要な医療を提供します。その人にとって、医療の優先順位はさ

人生のタイムラインと医療

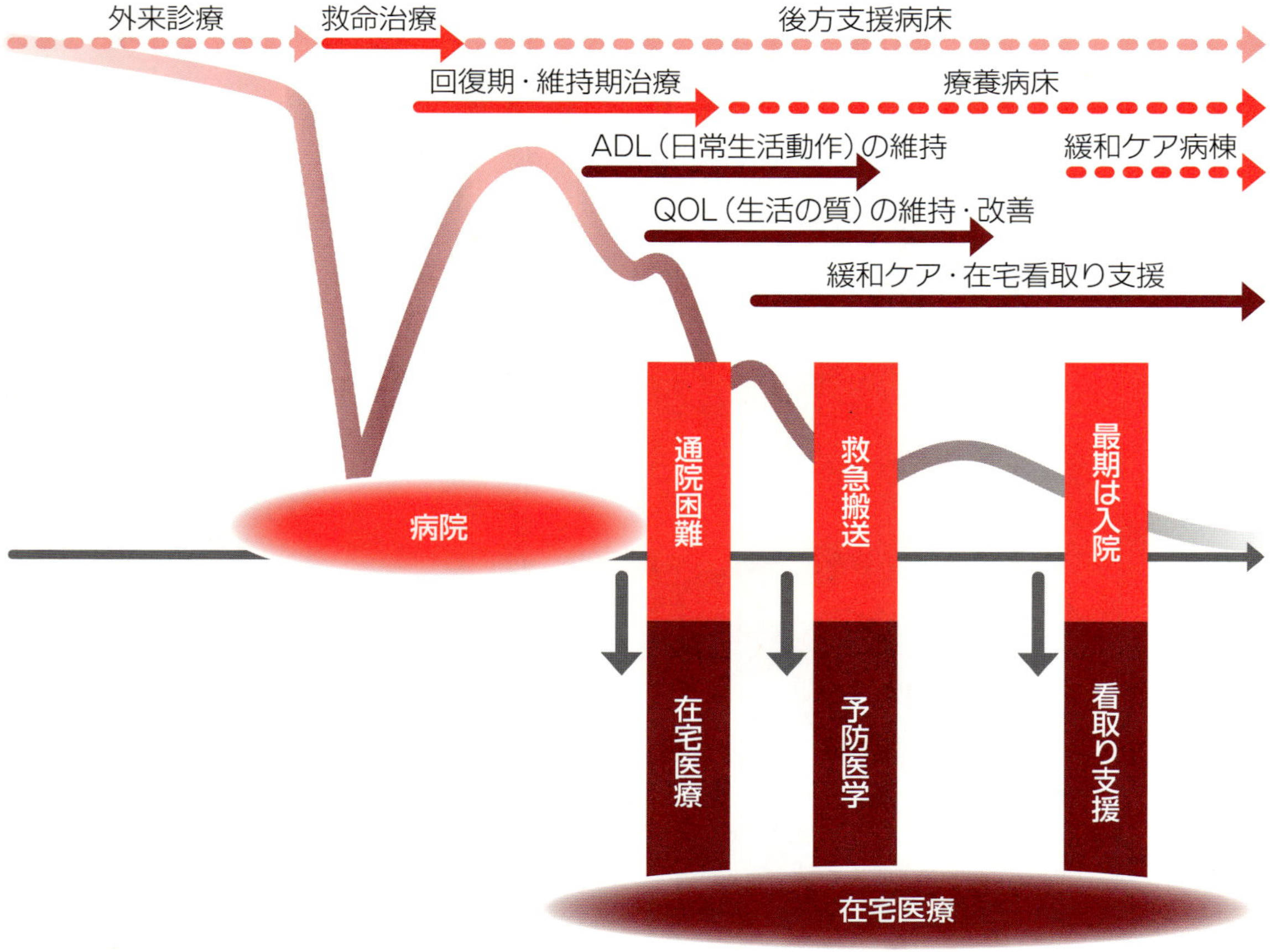

制作協力：一般社団法人ダイアローグ・メソッド・アソシエーション

まざまです。命を守ることよりも大切なことがあれば、時に医療を中断することもあります。

在宅において、医師は患者の想いに寄り添い、その人がその人らしい人生を全うできるようサポートします。つまり、在宅医療が治療対象としているのは「その人」そのもの。そして、その人を構成している心身の機能、家庭や地域などその人の周囲の環境です。

つまり、在宅はよりBiographicalな「いのち」にバランスをとった医療と言えるかもしれません。

もちろん在宅医療は「命」を軽視するわけではありません。

病気に対しては在宅での適切な医学管理を行うとともに、必要に応じて病院と連携し急性期治療を行います。

しかし、在宅医療は、治療の提供にあたり、その人の生活・人生を支援するという視点を忘れません。その人の「いのち」の延長線上で、必要な医療をバランスよく提供できるようコーディネートすること。それが在宅医療の役割です。

病院（急性期医療）は、病気の治療を最優先としたアプローチ

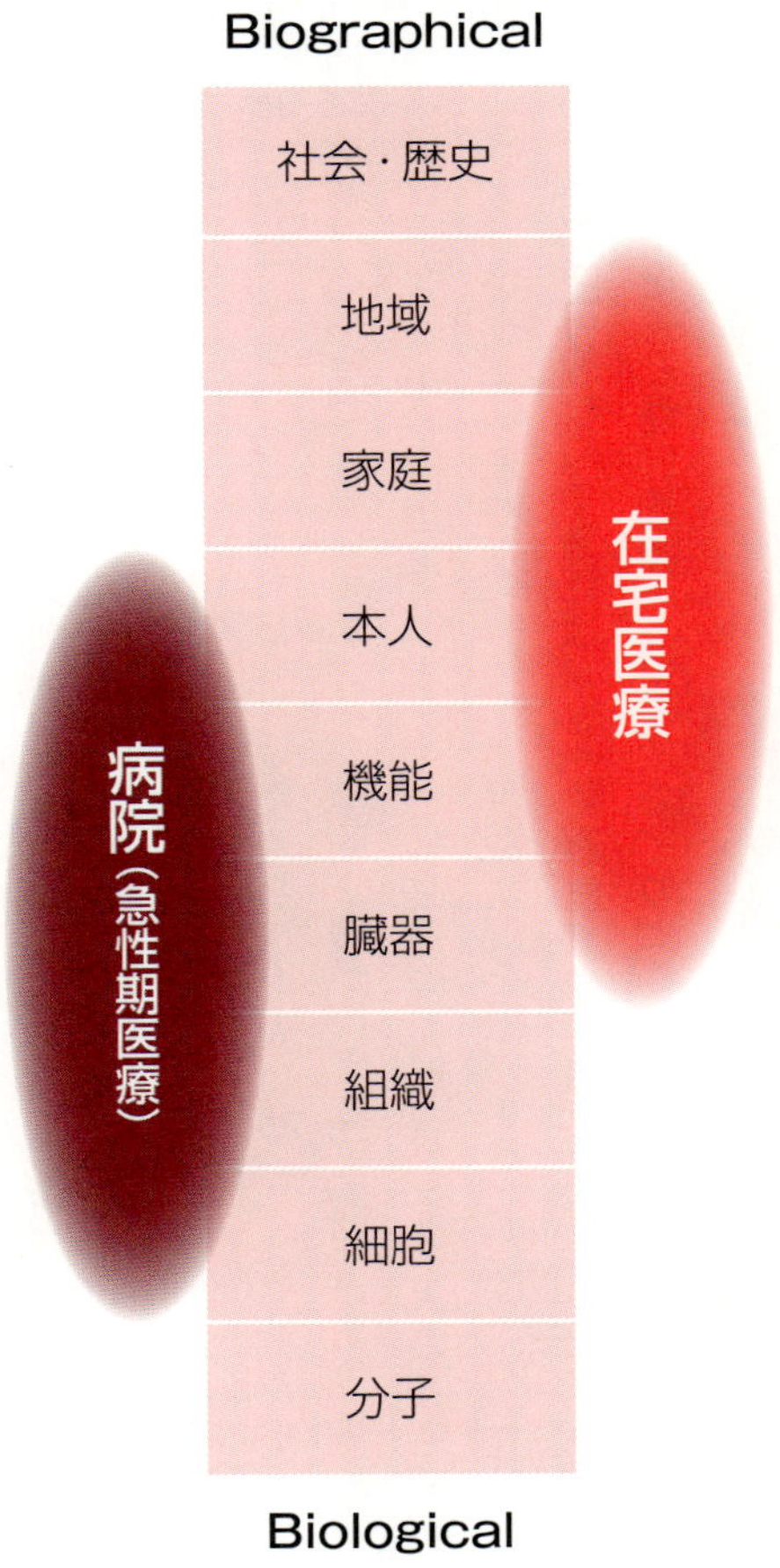

在宅医療は、本人と家族を中心としたアプローチ。

生活を支援するという視点で、必要な医療を提供する。残存機能を評価し、地域のリソースにつなぎ、不足した部分を補完する。

病気の治療については、本人の生活支援の位置づけの中で必要性を再評価する。

病院（急性期医療）は、病気の治療を最優先としたアプローチ。

通院や入院の原因となっている疾患を効果的に治療するために科学的根拠に基づいた医療を提供する。

本人の向こう側にあるものについては治療の段階においてはアセスメントに含まれないことがある。

3-5

通院から在宅医療へ

- 在宅医療を導入するきっかけは、ほぼ100%が外部からのアドバイス。
- 在宅医療への移行を検討すべきタイミングがある。
- 状況によっては、病院通院を継続することのデメリットが大きくなってくることがある。

主体的に在宅医療を選択する患者さんは少ない

在宅医療を導入するきっかけは、ほぼ100%が外部からのアドバイスです。患者さんやご家族の多くは在宅医療の存在を知りません。病院や介護職による働きかけが多く、外来通院が難しい、療養環境を知る医療者の介入が望ましいと判断される場合に、それを判断した人が、在宅医療導入をご本人・ご家族に勧めることになります。

なんとか病院への通院を続けている患者さんの中には、通院を終了することに抵抗を感じる方もいます。通院が困難だからといって、病院への通院をあきらめるべきでしょうか。

病院でしか治療できない疾患があり、治療の効果が期待できる状態であり、本人も治療の継続を望むのであれば、病院に通院を続けるべきだと思います。

また、通院が貴重な外出の機会になっているという人もいます。車椅子など軽度の介助で外出が可能なのであれば、本人・家族が無理を感じない範囲で通院を続けてもよいと思います。

在宅医療の導入を検討すべきタイミング

しかし、通院が困難であるということは、生活能力や認知機能が相応に低下していると考えられます。そのような状態では、その人の生命や健康を守るためにも、治療の継続以前に、安全な生活環境の確保を優先すべきかもしれません。このようなケースは在宅医療を導入したほうが、より効果的な医学的支援が行える可能性があります。

外来通院の場合、その人の在宅での生活状況を把握することはできません。診察室では従順な患者さんが、ご自宅でどのように振る舞っているかを推測することもできません。

在宅介護サービスを利用し始める前後が、在宅医療の導入を検討する1つのタイミングかもしれません。

ちなみに、通院困難であると判断する客観的な指標は現在のところありません。要介護度や医療依存度を参考にしようという意見もありますが、現状は医師の主観により判断されています。

在宅医療は慢性的な病気や障害、機能低下などにより継続的な支援が必要な状態の方が対象です。一時的な病気（風邪など）で具合が悪いという方は訪問診療の対象にはなりません。ただし、生活能力や認知機能が低下してきており、健康管理のために医学的な管理支援が必要な状態であれば、訪問診療の導入を検討することがあります。

通院継続のメリットとデメリット

在宅医療の導入に難色を示す患者さんは少なくありません。長くかかっていた病院の先生との付き合いを切りたくない、何かあったときに病院に通院していないと心配（主に入院を想定して）という方がいます。病院には多くの専門医と検査機器、そして入院設備があります。確かに病院とつながっている安心感は大きいでしょう。

しかし、通院が困難な状況で、病院通院を継続することにはデメリットもあります。通院を継続することのメリットとデメリットをしっかりと比較してもらうことは、患者さんの判断を助ける材料になります。

①ポリファーマシー（多剤処方）による有害事象のリスク

病院では臓器別に専門性の高い治療が行われることが一般的です。高齢者は多系統に渡る複数の疾患を持っていますので「循環器から4種類、整形外科から5種類、内科から2種類……」というように、たくさんの薬が処方されていきます。しかし、加齢に伴い薬を代謝する能力も低下していきます。単独での副作用や、それぞれの薬物の相互作用で有害事象が発生してしまうリスクが大きくなります。

②アドヒアランス（患者の治療参加）に配慮しない治療が行われるリスク

病院のドクターは患者さんの自宅での生活状況がわかりません。薬がきちんと飲めている、きちんと食事ができている、衛生的な生活が送れているという前提で治療が行われています。

診察室ではどの患者さんもある程度しゃきっとした対応をしますので、在宅療養環境とマッチしない内容になっていることも少なくありません。

患者さんのお宅に飲み忘れの薬が目立ち始めたら、訪問診療導入を検討する1つのタイミングだと思います。

③通院支援にかかる社会的コスト

1人で通院ができないと、誰かが付き添う必要があります。ヘルパーが付き添う、ご家族が仕事を休んで付き添うなど、社会全体の生産性を考えると、最適な形ではないかもしれません。

在宅医療を始めたら、もう病院には行けないというわけではありません。在宅で対応できない状況が発生したら、病院に後方支援してもらう。これが在宅医療の基本形です。専門的な疾患の治療が必要な場合には、病院への通院を低い頻度で継続していただくこともあります。

病院と在宅を併用しながら、徐々に在宅にシフトしていくこともできます。この場合は互いの役割（検査・処方など）を明確にしておく必要があります。

3-6

入院から在宅医療へ

- 入院前～入院中の状況および退院後の見通しによって、退院時に在宅医療の導入を検討する。
- 「退院時共同指導」を活用し、入院療養環境から在宅療養環境へのスムーズな移行を目指す。
- 病院は在宅療養の後方支援を継続する。

退院後に在宅医療の導入を検討すべき場合

入院する以前から通院困難により日頃の健康管理が十分に行われず、それが入院の要因になったケース、入院中に廃用症候群や治療の合併症によりＡＤＬ（日常生活動作）が低下し、退院後の通院が困難と予想されるケースは、退院時に在宅医療の導入を検討します。

この場合、退院前に在宅主治医を決めてから退院になります。入院前からケアマネジャーがついているケースは問題ありませんが、在宅介護も同時に導入される場合には、ケアマネや訪問看護も同時に手配します。

病院から紹介されて在宅医療が導入されるケースは、在宅介護から紹介されるケースに比べて重症度の高いケースが多く、在宅療養に移行した後も、より高度な支援と連携が求められます。

そのため、病院から在宅への移行にあたっては**「退院時共同指導」**を開催します。

入院から在宅へのスムーズな移行のために

入院管理されている患者さんを安全に在宅に移行し、必要な治療を継続していくためにはどうすればいいのか。

まずはその人のそこから先の経過を予測します（予測される予後はどのくらいか、機能回復の可能性はあるか、など）。

その上で現在の残存機能や自宅の療養環境（家族の介護力を含む）をきちんと評価し、どのような支援が必要なのかをアセスメントします。

さらに、入院中の治療内容を、在宅での療養目標に応じたものに少しずつ擦り合わせていきます。

これを退院後にやるのは大変です。入院中に在宅での管理体制に合わせてもらうことができれば、よりスムーズに在宅での受け入れが可能になります。

退院時共同指導とは？

入院している病院の主治医・病棟看護師らが、入院中の患者さんの同意を得て、退院後の在宅での療養上必要な説明・指導を、この患者さんの退院後の在宅療養を担当する在宅医、訪問看護師やケアマネジャーなどと共同して行うことを「退院時共同指導」といいます。

この場を通じて、病院側は、在宅での療養環境と受け入れ体制を確認します。また在宅側は、病院入院中の治療経過と現在の治療内容、病状説明の内容などを把握します。また、急変時に病院での再入院の受け入れが可能なのかも確認しておきます。

入院から在宅へのスムーズな移行のために非常に重要なチャンスなので、在宅医、訪問看護師やケアマネジャーは必ず出席すべきです。

ちなみに、退院時共同指導の内容を文書化し共有することで、病院側も在宅側も「在宅時共同指導料」を算定することができます。次ページでその文例を示します。

ケース・スタディ

入院中の処置を大幅に簡素化し、在宅復帰した88歳男性

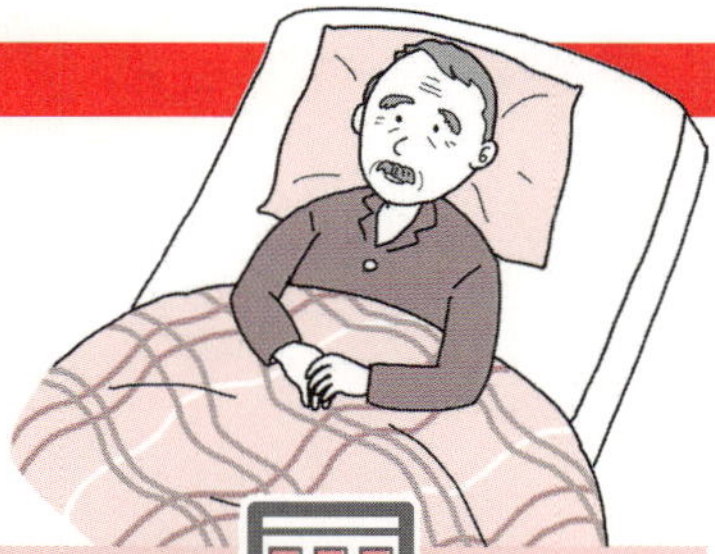

ご本人●88歳男性。誤嚥性肺炎で入院。摂食障害となり経鼻経管栄養を導入。

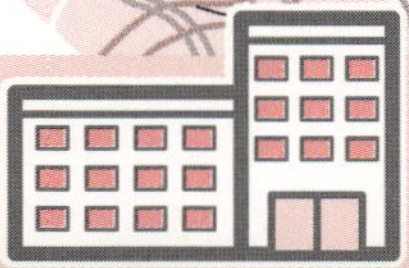

【入院中】

・毎日抗菌薬の点滴を実施。
・経管栄養は逆流が認められたため、1日4回に分けて1回300mlを2時間かけて実施。
・糖尿病あり、インスリンは速効型を1日3回・各6単位、就寝前に長時間作用型を6単位皮下注射。
・血糖測定は1日3回。
・仙骨部の褥瘡（φ5cm・3度）は毎日洗浄・ゲーベンクリーム塗布・ガーゼ保護。

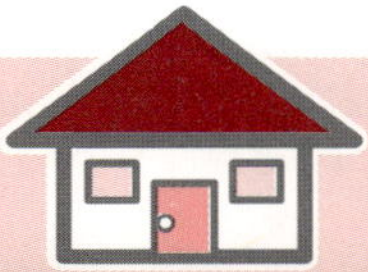

【退院後】

・抗菌薬の点滴は終了。内服に切り替え。
・経管栄養は半固形化製剤を活用。1日2回・1回600mlを2時間かけて実施。
・インスリンは長時間作用型を1日1回14単位。
・褥瘡は浸出液が少なくなっているため、ドレッシング剤で保護、週3回の交換。
・現在、特に増悪やトラブルなく順調に経過している。

在宅医療を成功させるために必要な関係者の協力

●ケアマネジャーのみなさんへ

（退院を思いとどまるように説得するケアマネジャーの方へ）

こんなに具合の悪い人を在宅で支援する自信がない、という理由で、帰宅を望む患者さんに転院や施設入所を勧めるケアマネジャーがいるという話を、ある病院のソーシャルワーカーからお聞きしました。

ケアマネを責めることは簡単ですが、チーム全体でケアマネさんの負担を支えることができれば、ケアマネも受け入れる勇気を持つことができたかもしれません。

このようなケースを防ぐためにも、退院前共同指導はぜひ開催してほしいと思います。

●病院の関係者のみなさんへ

（自宅に帰してもいいか心配する方へ）

病院関係者の多くは、退院前の患者さんに対し、このような思いを抱いたことがあるでしょう。

このような心配をよそに、退院した患者さんは、多くの場合、入院中よりも元気になります。

もしも患者さんが退院を望んでいるのなら、「こんなに具合悪いのに退院させられない」ではなく「このまま入院を続けたらどんどん具合が悪くなるから早く退院させなければ」と発想を転換していくことが必要だと思います。

●在宅医療関係者へ

（退院時処方の見直しのススメ）

病院で処方された薬だから安心。そう思っていませんか？

病院では患者さんたちは強い緊張状態にさらされています。夜間帯の不眠や不穏（せん妄）に対し、過量の入眠導入剤や安定剤、向精神薬が投薬されているケースが少なくありません。

在宅復帰後、緊張が解けると、これらの薬が効きすぎて「過鎮静」という状態になることがあります。

傾眠が強い、呂律がいま一つ回らない、むせやすい、ふらふらして転倒しやすい、などは薬の影響かもしれません。早めに見直しを進めましょう。

3-7 在宅療養支援診療所を選ぶ

- 在宅医療を提供しているのは、主に「在宅療養支援診療所（在支診）」。
- 診療体制や実績によって「機能強化型」として届が出ているところも。
- 自分のニーズにあった主治医を選ぶことが大切だが、主治医と介護事業者との相性も重要。

在宅医療を提供してくれるクリニックを選ぶ

在宅医療の導入を決めたら、在宅医療を提供してくれるクリニック＝在宅療養支援診療所を選択します。

在宅主治医は、その人の人生の伴走者になります。クリニック選びは大切なポイントです。

自分のニーズにあった診療サービスを提供してくれるクリニック、自分を理解しようとしてくれる主治医と巡り合えることができれば、在宅療養生活はより安心なものになります。

もちろん相性が合わないと思ったら、在宅医療開始後であっても、クリニック（主治医）を変更することもできます。

クリニックを選択したら、訪問診療が可能か問い合わせてみましょう。

ここを主治医にしたいと思っても、そのクリニックが診療を受け入れできない可能性もあります。第3候補くらいまで選んでおくとよいでしょう。

クリニック選択のポイント

（1）自宅からの距離

訪問診療の範囲には半径16キロ以内という制限がありますが、都内で16キロとなるとルートと時間帯によっては移動に半日かかってしまうこともあるかもしれません。クリニックと自宅は30分以内で行き来できる範囲が望ましいと思います。

人口密度の多い都市部においては、半径2キロ程度で活動しているクリニックも少なくありません。クリニックは自宅に近いほうが何かと利点は大きくなります。

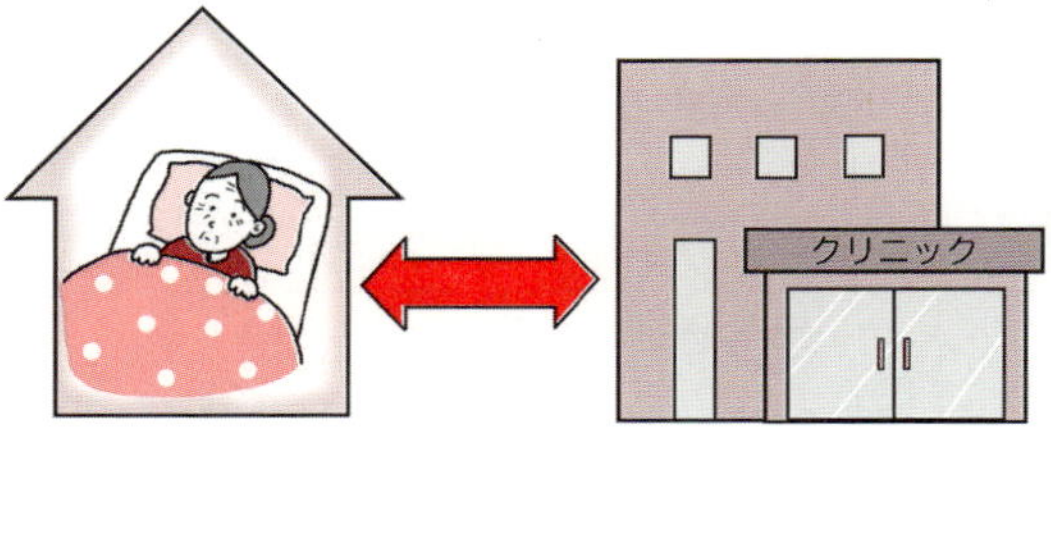

〔2〕診療体制と実績

主に次の項目を確認します。

多くのクリニックはホームページでこれらの実績を公表しています。

診療体制や実績がしっかりしていると当然ながら安心感があります。

一方、新しく開業したばかりのドクターには診療実績はありませんが、その分、情熱的に頑張ってくれる傾向があります。特に開業当初の患者さんたちには強い思い入れをもって対応してくれることが期待できるかもしれません。

新しいクリニックに診療を申し込む場合は、まずはドクターと直接面談してみることをお勧めします。

その人の意気込みや相性の良さで判断してはいかがでしょうか。

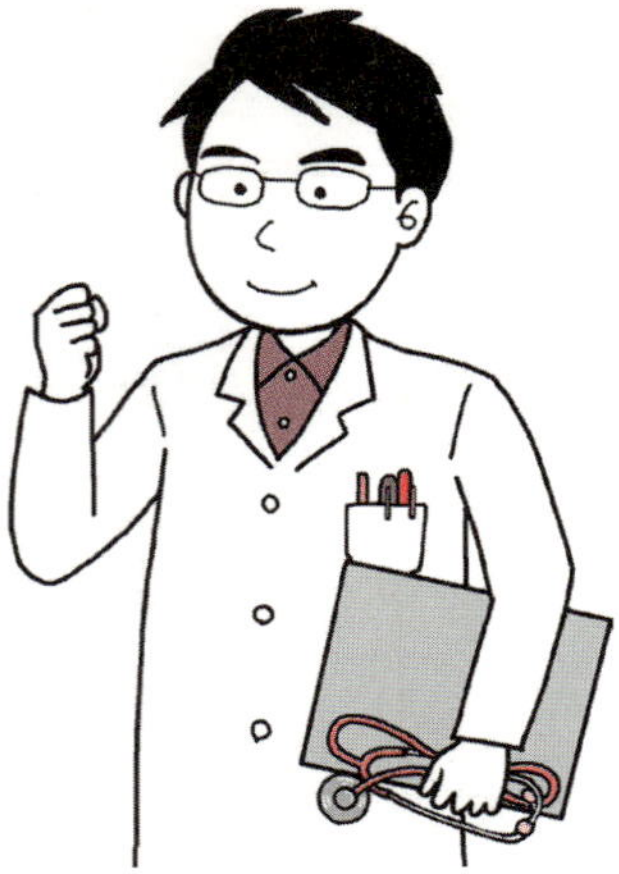

クリニックの診療規模に応じた緊急対応体制が整っているかもチェックすべき項目です。

少数の在宅患者であれば、1人の医師で管理し続けることができるかもしれません。しかし、例えば100人を超える在宅患者を院長が1人で夜間管理している体制は持続可能性に不安がないとは言えません。院長が倒れてしまったらどうするのでしょうか。

深夜も週末も、急変した時は主治医に対応してほしい、というのは患者さんやご家族の願いであることは重々承知していますが、1人の人間が24時間働き続けることは不可能です。

逆に曜日によって当直医が入っている、常勤医師が持ち回りでオンコールに対応している、複数のクリニックでオンコールを輪番で担当している、などの工夫をしている在支診のほうが、確実な24時間対応という意味では安心感があります。

在宅で最期まで過ごしたい、と考えている人は、看取りの実績の乏しいところを選択すべきではないと思います。

クリニックの運営体制と実績

在宅医療に専従する医師数	常勤医師3名以上が「機能強化型」の要件
往診実績	年間5件以上が「機能強化型」の要件
看取りの実績	年間2件以上が「機能強化型」の要件
コメディカルの同行	医師以外の医療職（看護師など）がアシストする
電子カルテの有無	情報共有がリアルタイム、緊急時にスムーズな対応
休日・夜間の緊急対応体制	夜間対応を担当する医師がいる（連携等の工夫による場合もある）

逆に看取り率が100％に近いクリニックもあります。100％の患者さんが在宅で看取りを希望しているわけでは必ずしもありません。院長先生の信念かもしれませんが、在宅死を強いられるのは不本意という患者さんもいるはずです。

在宅看取りに積極的に取り組んでいる在支診の看取り率は概ね5～7割くらいです。

なお、一部公表されている統計には、施設での看取りが含まれていないこともあり、評価の際には注意が必要です。

〔3〕介護事業者の評判

多職種で連携を組むことの多い介護事業者（地元のケアマネや訪問看護ステーションなど）の意見を聞いてみるのも有用です。

連携しにくい、話がしにくい、書類をなかなか書いてくれない、夜中に電話してもなかなかつながらない、往診を頼んでもなかなか来てくれない、誰が責任者なのかわからない……このような在支診は避けたほうがよいでしょう。

多職種チームがうまく機能しないと、在宅生活に支障が発生する可能性があります。

★フリーアクセス

ケアマネジャーやソーシャルワーカーの多くは「お勧めのクリニック」があります。

特定のクリニックを利用するように誘導することは、医療のフリーアクセス（患者の医療機関を選択する権利）の観点から望ましくないという見解もあります。しかし、在宅医療は多職種の連携の上に成り立つもの。すでにその患者さんに関わっている事業者が連携しやすいクリニックを選ぶことは、必ずしも患者さんにとって不利益ではないかもしれません。

どのクリニックを利用するのか選択するのは患者さんの権利です。

最終的には患者さん本人（あるいはご家族）の意思で選択すべきです。

★在宅医療専門クリニック

在宅療養支援診療所の大部分は、1人の医師が外来と在宅医療の両方を担当している小規模なクリニックです。

一方で、在宅医療にほぼ専門的に取り組んでいる大規模な在宅療養支援診療所もあります。

看取りの実績のない在支診が実は過半数であり、現状、重症患者さんの受け入れや看取りの多くが実は在宅医療専門クリニックによって行われています。

患者さんにとって一番の安心は、これまでの主治医が最期まで診療を続けてくれることではないでしょうか。現状、在宅看取りを望む患者さんは、途中で主治医を変更せざるを得ないのが実情です。

医師数の少ない小規模なクリニックにとって24時間対応は困難を伴いますが、休日・夜間は地域の在宅医療専門クリニックと連携するなどの工夫で、在宅看取りに取り組む開業医も増えてきています。

来る多死時代に備えるためにも、地域の小規模なクリニックがより積極的に在宅医療や在宅看取りに取り組むことが望まれます。

3-8

患者さんが訪問診療を申し込むとき

- 在宅療養支援診療所を選んだら、訪問診療が受け入れ可能かを確認する。
- 問い合わせにあたり、診療情報提供書、健康保険証・介護保険証などを準備する。
- 初診の前に、医師やソーシャルワーカーによる事前面談を行うクリニックもある。

1 訪問診療を利用する（したい）ということを主治医に申し出る

病院から訪問診療に切り替えるにあたり、これまでの治療経過を把握することが必要です。

これまでの履歴や現在の治療内容などをまとめた「**診療情報提供書**」を作成してもらいましょう。

かかりつけ医がいない場合には、これまでの健康診断の結果、おくすり手帳、既往疾患に関するメモなどを準備します。

2 クリニックに受け入れ可能かを問い合わせる

年齢・性別・住所などの基本的情報に加え、大まかな病状についてクリニックに伝えます。

診療範囲や重症度、疾患名、治療内容（使用している医療機器）などによっては断られることもあるかもしれません。

クリニックによっては、この段階で診療情報提供書を求められることがあります。

〔受け入れの判断基準〕

クリニックが受け入れを断るのは主に次の３つの理由です。

①すでに多数の在宅患者を受け入れており、現状対応できるキャパシティがない。

②病気の在宅管理に求められる専門性に対応できない。

③クリニックが設定している診療圏外（または重症度と距離との相関関係）

3
受け入れOK ➡診療申し込み

通常の外来診療であれば、クリニックを受診すれば診察を拒否されることはありませんが、訪問診療の場合は、医師に自宅に来てもらう必要があるので、事前申し込みが必要になります。

申し込みについては、電話で要件を伝えるだけで済むところもあれば、クリニックごとに指定の用紙が準備されているところもあります。ここはクリニックの指示に従います。

4
事前訪問・相談受診など

初診を急がなければならない場合を除き、初診前にクリニックからソーシャルワーカーや医師が患者さんのお宅を訪問して、診療受け入れの準備を行うことが多いようです。

クリニックによっては、本人・家族に一度外来を受診していただき、そこで相談をする場合もあります。

ここでは、クリニック側から、これまでの生活歴や治療歴などについてある程度詳しく聴取されます。

患者さんの側も逆にクリニックに次の内容を再確認しておきましょう。

〔クリニック側から確認されること〕
①現病歴・既往歴・家族歴（家庭の状況）・生活歴
②要介護度・介護サービスの利用状況
　病気や今後の経過に対するイメージや希望
③急変時や終末期の方針（決まっているか否かを含め）

〔患者側が再確認しておくこと〕
①クリニックの診療体制
　誰が主治医になるのか／主治医のプロフィール
②緊急時の連絡方法と対応体制
③連携病院（入院が必要な時に希望する病院／行きたくない病院）

5
初診の日程を設定する

初診の日程は、患者さんの病状やケアプランに応じて設定します。

病状が不安定で、初診を急ぐ必要がある場合には、最短、問い合わせ当日から始まることもあります。

あとは主治医の訪問を待つだけです。

3-9 在宅医療（訪問診療）を開始する

- 初診。患者さんと新しい主治医の関係が始まる。
- 在宅主治医は患者さんの人生の全体像と現在の状況を把握し、支援計画を考える。
- 訪問診療を通じてそこから先の患者さんの人生に伴走する。

1 初診：まず、その人の全体像を把握し、共有する

まずは患者さんのこれまでの人生を知ることから始めます。

患者さんとご家族の話をじっくり聴きましょう。そして、現在の心身の状態、病気の治療状況などを確認していきます。

初診時に必ずしもすべての情報を整理することができるわけではありませんが、可能な範囲でアセスメントを行い、診療計画を立てます。

在宅医は自分の考えを押し付けないように注意します。一通りの診察を終えて、患者さんやご家族が「この新しい主治医は、自分たちのことを理解しようとしてくれている」という印象を持ってもらえれば、次の一歩に進むことができます。

そのためには、特に初対面のイメージは非常に重要です。患者さんはこれから先の健康管理を預けることになる新しい主治医との顔合わせです。

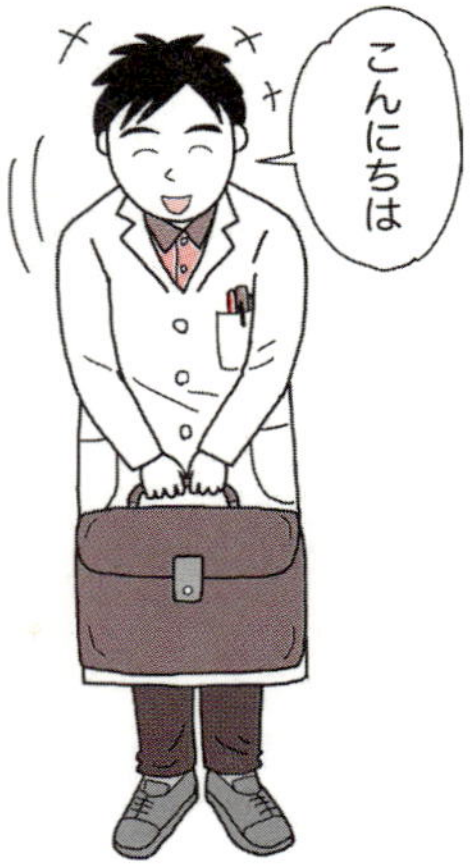

ご自宅に上がらせていただく在宅医の側には、最低限の身だしなみと礼儀作法が必要でしょう。生活状況はさまざまですが、そこは患者さんにとってプライバシーと思い出の詰まった大切な生活空間です。ずかずかと土足で上がり込むような言動や所作は当然避けるべきです。

●初診時のアセスメント

初診時のアセスメントを次の２つの次元で考えます。

①時間軸のイメージ

これまでの既往歴・現病歴・生活歴を含めた人生の推移と、そこから先の経過の見通しを含むもの。第１章（1-6）では「療養の山」という名称でご紹介し

ました。

②断面像のイメージ

現時点での心身の状態と治療内容。

診療の計画を立てるにあたり、この2つのイメージを患者さん・ご家族と共有します。

時間軸のイメージが共有できれば、どの時点まで積極的治療を希望するのか、どの段階でどのような支援が必要になるのかを、あらかじめ明らかにしておくことができます。

断面像のイメージを共有できれば、その人に残されている力、失われた力を明確化し、そこを補強・補完するためにどのような支援が必要か、どのような優先順位で支援を行うかを一緒に考えていくことができます。

患者さんとご家族が一通りの説明を受けただけで理解することは難しいこともあるかもしれません。

説明はわかりやすく、患者さんとご家族のペースに合わせて行うことが大切です。

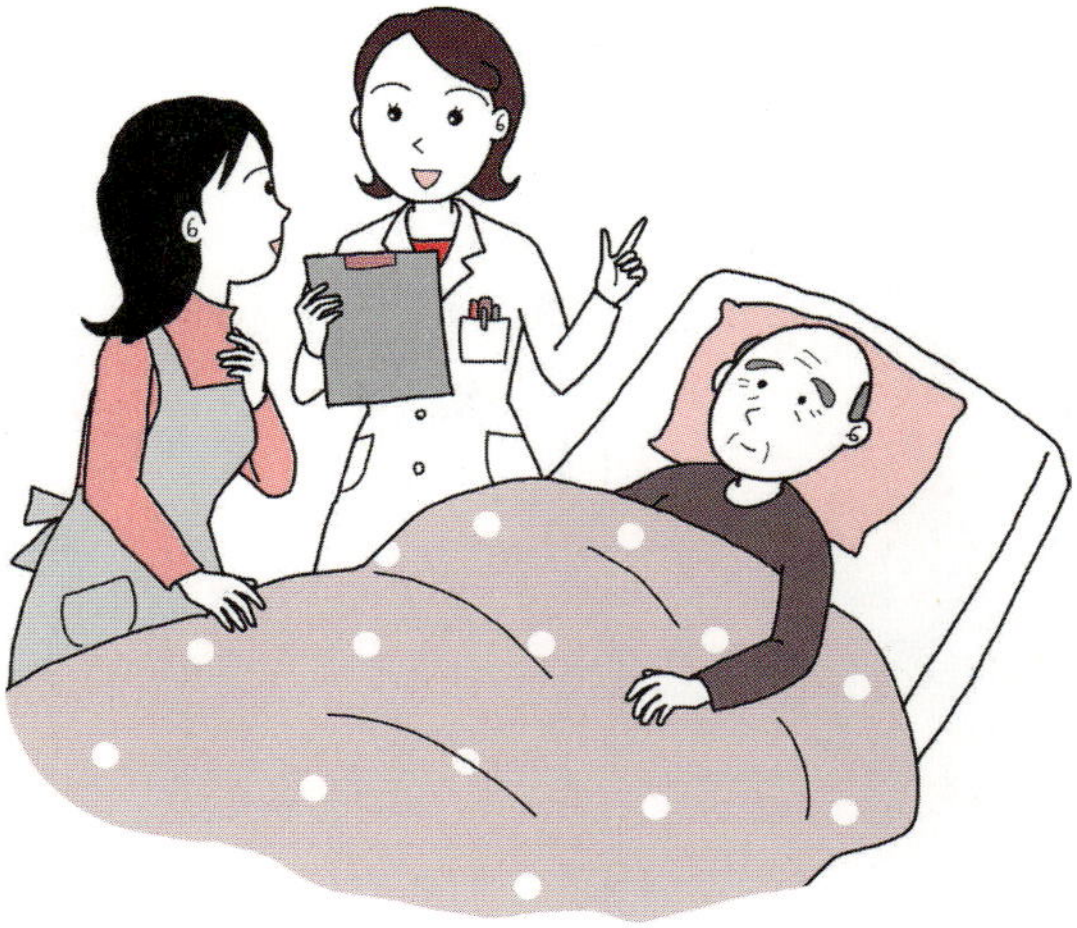

2 支援計画：診療（療養支援）の目標を決める

全体像の把握を進めながら、診療（療養支援）の計画を立てます。

「安全に生きること」は、あくまでその人が人生を生きる（生活を楽しむ、社会に参加する）ための手段であって目的ではありません。在宅医療を必要とする患者さんにはさまざまなリスクを抱えていますが、リスクのコントロールには、生活や参加の制限を伴います。

その人のニーズ、人生における優先順位を意識しながら、バランスのとれた療養支援を意識します。

3 訪問診療：定期的にフォローする

医師は2週間に一度ずつ訪問するのが基本です。

訪問した際は、断面像のイメージがどのように変化しているのかを中心に診察をしながら、その変化が時間軸のイメージにどのように影響しているのかを考えます。

在宅医療導入直後や、病状が不安定な時、終末期が近づいてきたときなど、変化のスピードが速くなってきた場合には、適宜診療頻度を調整し、週に1回、週に複数回など診療頻度を増やして対応します。

4 緊急対応

不安な健康変化はいつ起こるかわかりません。

特に在宅医療導入直後、終末期には高頻度な体調変化を経験します。

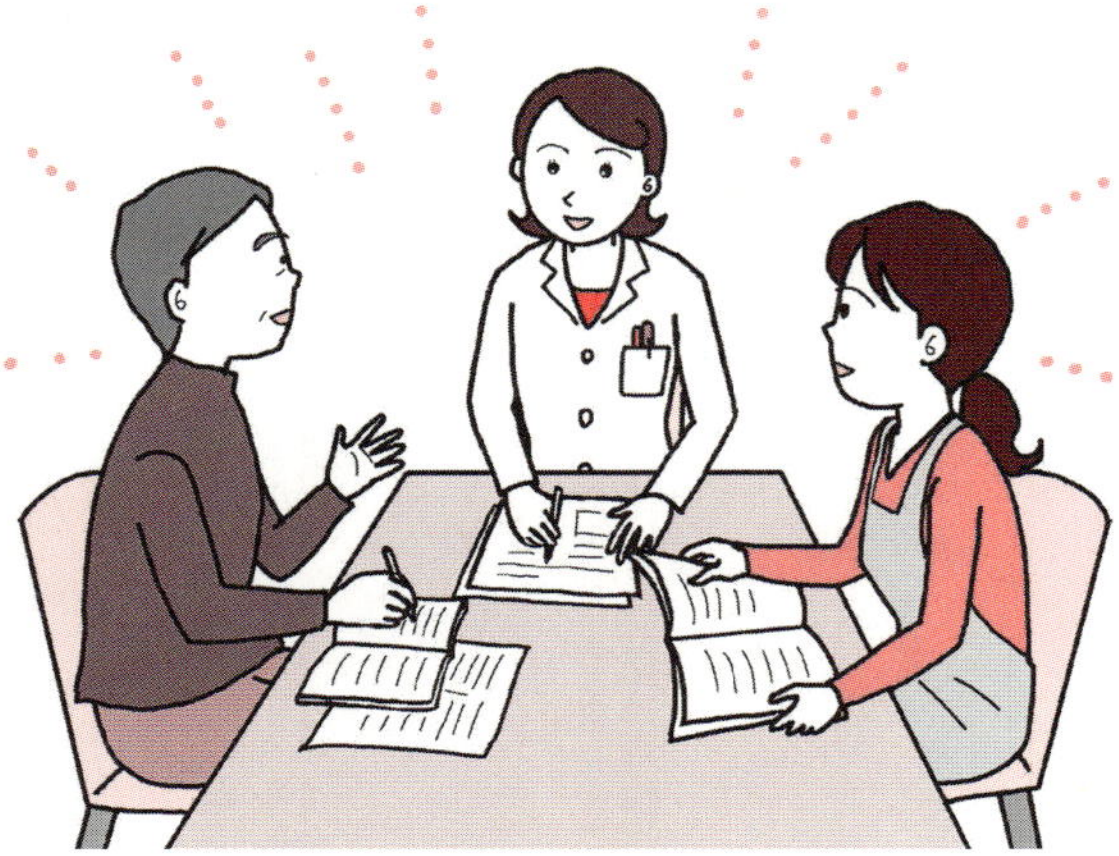

患者さんの求めに応じて３６５日×24時間体制で緊急対応（電話再診・往診）し、必要があれば救急搬送、後方支援病院への入院を手配します。

5 多職種連携

患者さんやご家族の療養支援において、在宅医が直接的に提供できる支援は限定的です。

病気の治療と療養生活上の指導（アドバイス）を除けば、具体的な支援を行うのは、それぞれの分野の専門職です。

在宅医には、支援の必要性に気付くこと、適切な優先順位で専門職につなぐことです。

また在宅で多職種が活躍するためには、原則として医師・歯科医師の具体的な指示が必要になります。在宅医は、それぞれの多職種の専門性と地域において活用可能なリソースを熟知していく必要があります。

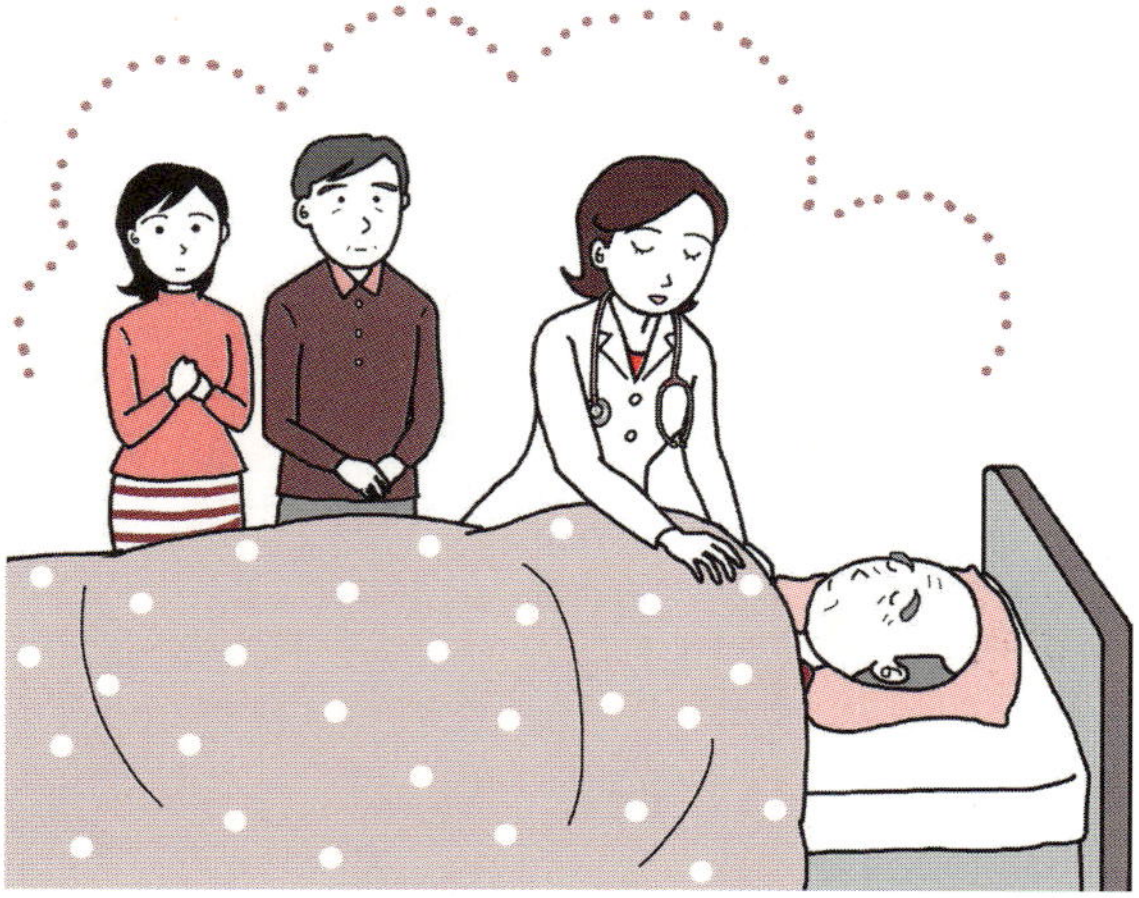

6 看取り支援

看取りとは、自宅で死亡診断書を書くことではありません。

残された時間を、その人らしく生きられるよう支援することです。

人生の最終段階（終末期）においては、症状緩和を除けば、医療にできることは限定的です。

しかし、在宅医がその人の人生に最期まで伴走することは、患者さん・ご家族にとって非常に心強く感じるはずです。

死は生活の延長線上にあるものです。その時がきたら、在宅医は患者さんの死亡診断を行います。

そして、残されたご家族とこれまでの患者さんの人生と自分たちの関わりを振り返ります。

１つひとつの意思決定のプロセスを共有することは、大切な家族との別れを穏やかに受容するためにも重要なことです。

3-10

初診①：患者さんの人生を時間軸で把握する

- 在宅医療は、その人の人生に伴走する医療。その人の人生を知ることから始まる。
- その人は、これまでどのように生きてきて、この先どのような人生を送りたいのか。
- まずは患者本人の話をきちんと聴くこと。診療情報提供書を鵜呑みにしないこと。

「患者」としてのAさんと、「人」としてのAさん

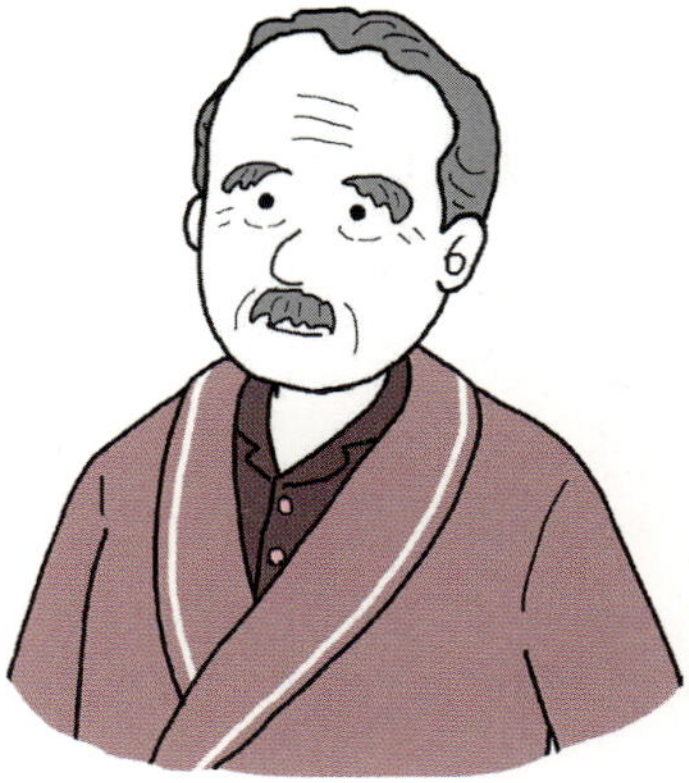

わたしたちは一通りの診察をして、現病歴と既往歴、そして治療内容を確認して満足してしまいがちです。

しかし、これでは十分とは言えません。在宅医療の目的は、その人の生活を支えることです。その人がそこから先の人生をどう考えているのか、どのように送りたいのか、そのために必要なサポートはなにか。その人の目的地はこれまでの人生の軌跡の先にあります。

目的地を明確にできなければ、診療計画を立てることもできません。

「患者さん」として目の前にいるその人には、当然、患者として以外の部分がたくさんあります。むしろそちらのほうが圧倒的に大きいはずです。その人のこれまでの生活歴を紐解くことを省略することはできません。

まずは「その人の人生を知ること」を第一の目標として初診に臨みます。

患者さん本人の話を聴くことが大切

患者さんに会う前に「先入観を持たない」ことが大切です。

診療情報提供書は重要な情報源ですが、それはその人の全体像ではありません。情報提供者の主観に左右されないように注意が必要です。先入観を持って初診にあたると、患者さんの言葉や身体所見が違う形で見えてしまうことがあります。

患者さんは、話す元気があまりないかもしれません。認知症と診断され、その人の言葉には意味がない、と思われているかもしれません。しかし、在

宅支援の主役はその人です。その人の言葉を聴かずして、支援の計画を立てることはできません。

つい家族やケアスタッフの話を聞いてわかったような気になってしまいますが、必ず本人の言葉を待ちましょう。小さな一言にも大きな意味が秘められていることがあります。

感受性を持ちましょう。

初診時に患者が医師に伝えておくべきこと

何に困っているのか。そして今後どのような生活を送りたいのか。

患者さん側は、初診の時に、この2点をきちんと伝えることができれば、在宅医も役割をはっきりと認識することができますし、医師だけでは十分サポートできない部分について、適切なサービスにつなぎます。

退院直後や病状が変化しているタイミングでは、何に苦しんでいるのか、自分自身でもはっきり認識できていない患者さんやご家族も少なくありません。

時間的な余裕があるのであれば、在宅医療を始めてから一緒に考えていく、ということでもよいと思います。

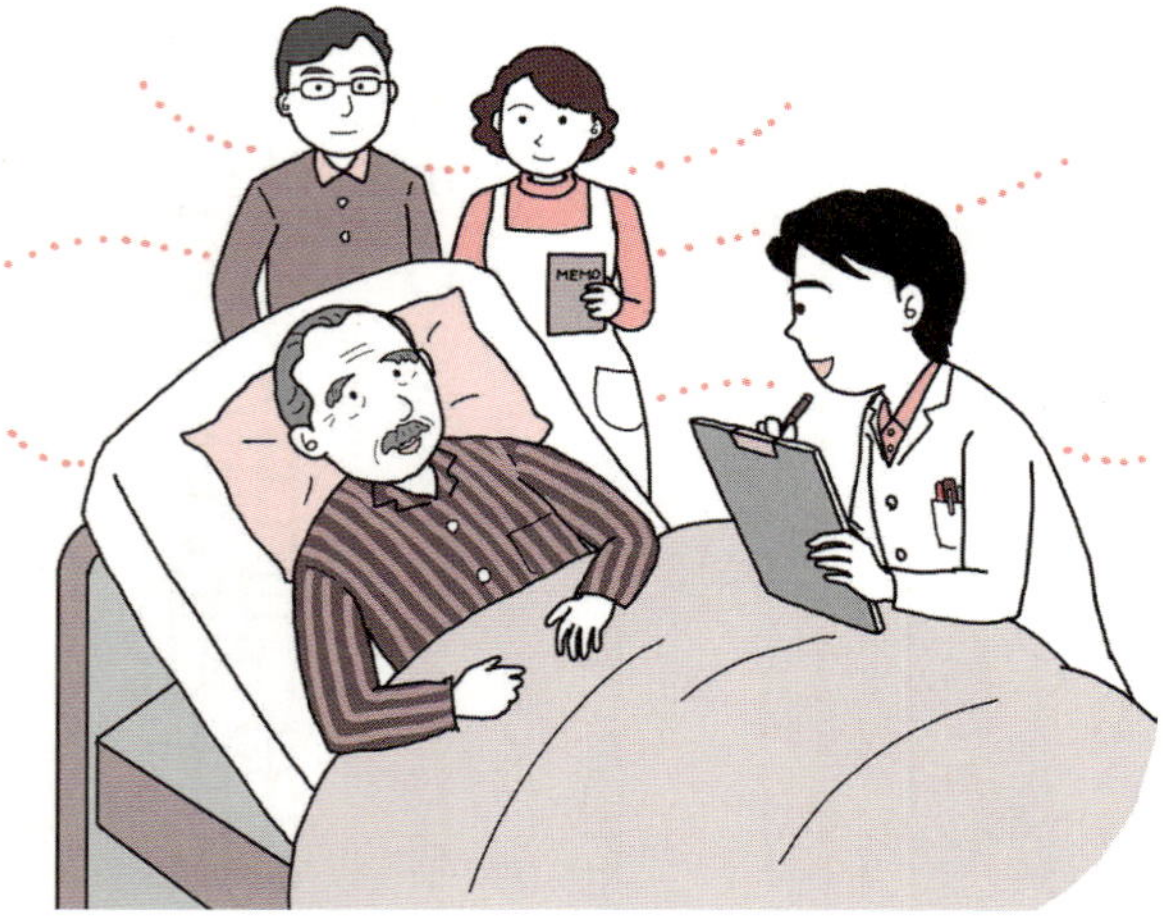

逆に病歴が長い方の中には、急変したとき、終末期に近づいたときはこのように対応してほしい、という具体的なイメージをもっていらっしゃる方もいます。このような場合には、この時点で要望を伝えておくことが望ましいと思います。もちろん病状経過に応じて方針を変えることはいつでもできます。

一番大切なのは本人の本当の意思を知ること。そしてそれを共有することです。

初診の時には、患者さんのみならず、なるべくご家族にもご同席いただくのがよいと思います。

ご家族が患者さんの意思だと思っていたことが実は違っていた、というようなことが明らかになることもあります。

患者さんを時間軸で把握する（例）

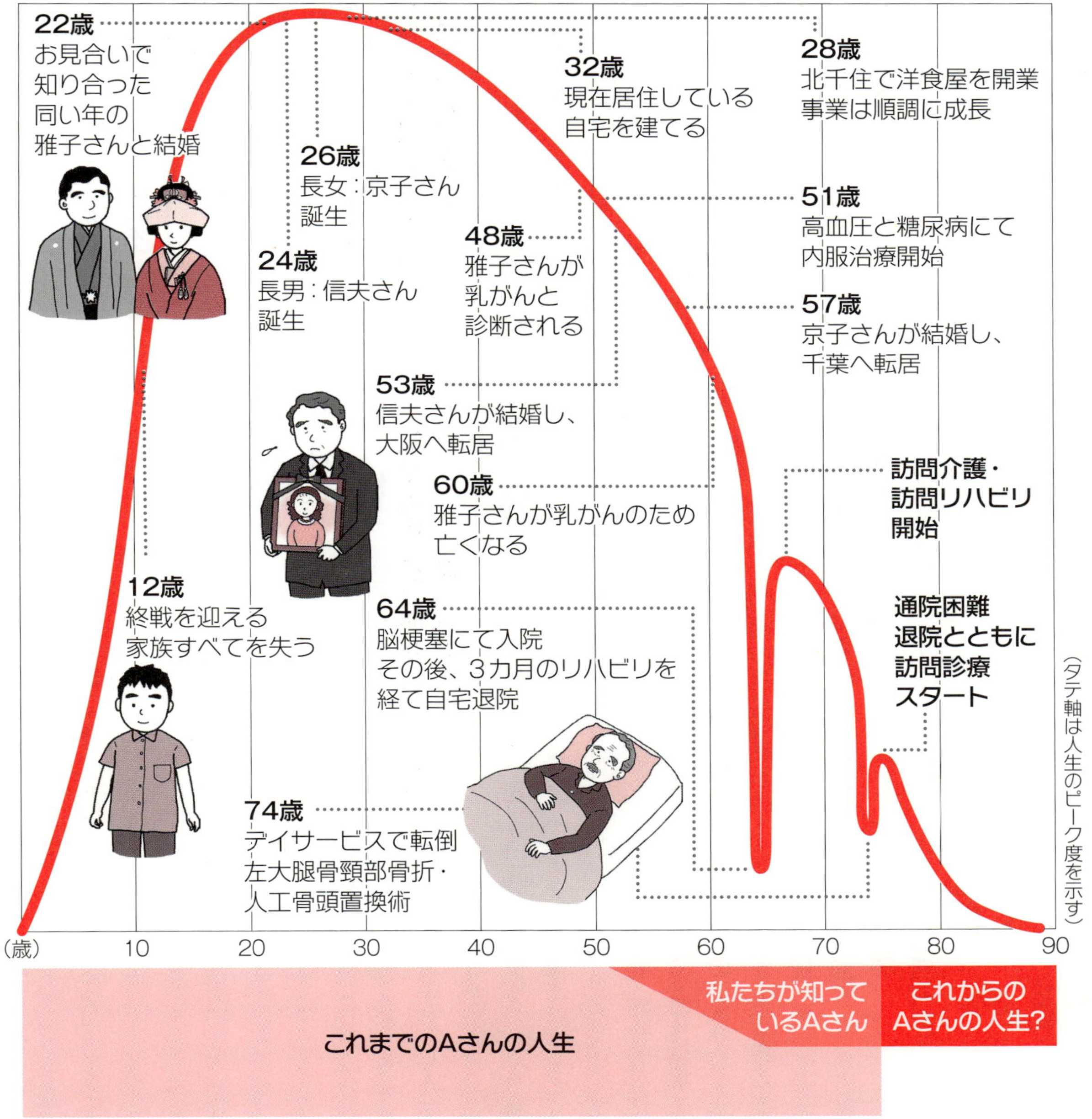

病歴だけでは、その人の人生を知ることはできない。

そして、その人の人生はどこに向かっているのか（どこに向かうべきなのか）も理解できない。

その人がどのような生活を送ってきたのか、そこから、その人の価値観や人生観が見えてくることがある。

見えている部分だけをどんなに細かくケアしても、見えていない部分を無視していたら、その人に対する本当の支援はできない。

3-11

初診②：患者さんの現在の状態を断面像で把握する

- 在宅医療は、その人の生活を支える医療。その人の断面像から必要な支援を考える。
- 治療内容を確認し、療養状況に合わせて最適化する。
- 残存機能と療養環境をアセスメントし、ビジュアルなイメージで捉える。

治療内容を確認し、その人の状態に合わせて調整する

まずは既往疾患と原病に対する治療内容を確認し、その人の状態に合わせて調整します。

疾病の治療については、後期高齢者に対するエビデンスは十分ではありません。若年者に対するエビデンスをそのまま高齢者に適用することのリスクは小さくありません。疾病を薬物治療しないことのリスクよりも、薬物治療による有害事象のリスクのほうが大きいこともあります。

個別に慎重に判断していく必要があります。

その人の現在の状態をビジュアルなイメージ（断面像）で捉える

通常の外来診療では、その人の身体所見と治療内容が主たるフォーカスとなりますが、在宅医療の場合には、それだけでは適切な支援計画を立てることができません。

在宅医療におけるＥＢＭは、疾病の治療というよりは、残存機能の維持・向上すること、それを通じて将来のリスクを最小化することにあります。特に低栄養、サルコペニア、フレイルはリスクの背景要因として大きな存在感があります。それ自体も、その結果も、その人のＱＯＬを低下させ、急変のリスクを高めます。

特に次の８項目については、きちんと観察しておく必要があります。

これらを把握するのに、それほどの時間はかかりません。初診の時にできるだけ丁寧な診察をするように心がけましょう。

- □**認知機能・精神的な状態**
- □**生活機能・療養環境・介護状況**
- □**社会とのつながり**
- □**既往疾患・原疾患の治療状況**
- □**運動機能**
- □**感覚機能**
- □**栄養状態**
- □**口腔機能（口腔内の状態、嚥下機能など）**

その人の現在の状態をビジュアルなイメージで把握できれば、具体的にど

のような支援がその人の状態を安定化させるのかを理解しやすくなると思います。具体的な支援は、それぞれの専門職が担当します。

在宅医に求められるのは、支援が必要であることに気づくこと、そして、それを適切な優先順位で専門職につないでいくことです。

患者さんを断面像で把握する（例）

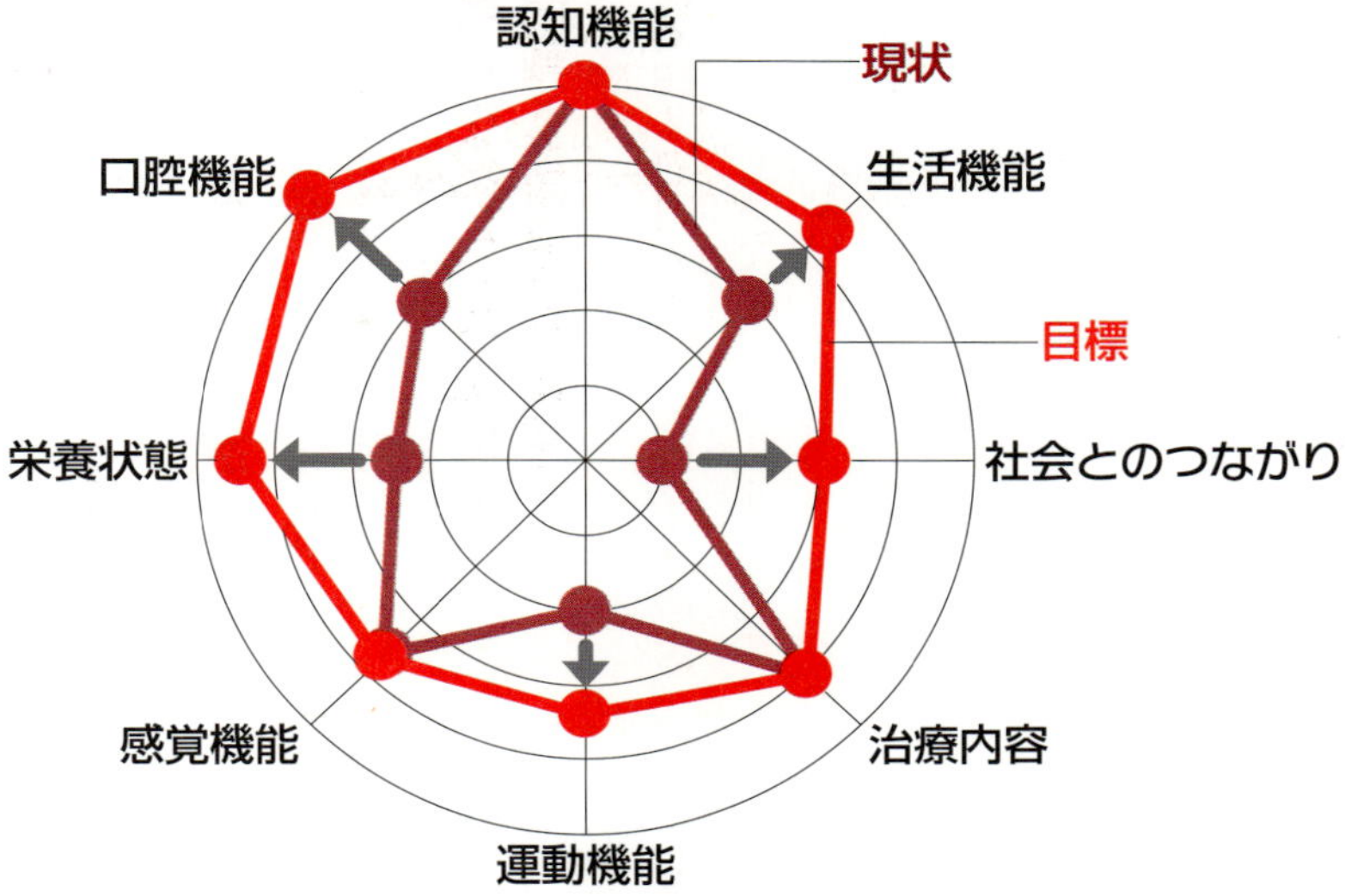

●認知機能

認知機能は問題なし！

➡糖尿病の治療継続、脳梗塞の再発防止、社会とのつながりの再活性化でケアしていこう。

●生活機能

介助で車いすに移乗している

トイレはパッドを使用している

➡ベッドに手すりがあれば、左上肢の拘縮緩和とリハビリで、自力で車椅子に乗れそうだ。そうすれば、トイレも自力で移れるかもしれない。

●社会とのつながり

自宅から出ることはほとんどない

将棋の名手だったとのこと

➡団地内の将棋倶楽部は車椅子のまま参加できる。週に1回これに参加してみてはどうだろう。長時間座っても疲れないように、車椅子のシーティングを考えてあげたほうがよさそう。福祉用具コーディネーターに相談しよう。

●治療内容

糖尿病と高血圧で内服治療中

その他の内臓機能は問題なし

➡糖尿病はこのまま治療を続けて、これ以上あがらない程度のコントロールを目指そう。収縮期血圧が110台まで下がっているので、カルシウム拮抗薬を少し減らそう。

●運動機能

脳梗塞後の左の片麻痺がある

左上肢は一部拘縮傾向あるが、完全麻痺ではない

➡左下肢は廃用症候群の関与も強そうだ。栄養管理と訪問リハビリテーションを組み合わせれば、機能回復の余地は大きそうだ。

●感覚機能

軽度の白内障がある。難聴はなし

左上下肢に軽度の感覚障害あり

➡日常生活には支障はなさそう。左上下肢の感覚低下には、定期的な観察とケアが必要。

●栄養状態

糖尿病で食事制限をかなり気にしていたのか、食事量を少なく抑えていたようだ。食事はタンパク質の摂取量がかなり少ない

➡リハビリのことを考えても、最低1g／kgくらいのタンパク質は摂取すべき。宅配食だけだと、どうしても糖質が多くなってしまうようだ。一度、管理栄養士さんに相談しよう。

●口腔機能

義歯の不適合あり、固い物が食べにくい

➡口腔ケアは自分でできる。ただ、義歯の不適合がある。このままだと食事がしっかりとれないし、かみ合わせが悪いと、転倒のリスクにもつながりかねない。まずは入れ歯を治そう。

3-12

診療（療養支援）の計画を立てる

- 時間軸と断面像から、その人の全体像を把握し、共有する。
- 多職種連携を通じて、可逆的な部分の強化と、不可逆な部分の補完を提案する。
- 患者さんとご家族のペースに合わせ、悩み、立ち止まりながら、一緒に考え、一緒に進む。

患者さんの人生の全体像を時間軸×断面像で把握する

①**時間軸**＝その人が、これまでどのように生きてきて、ここから先をどのように生きたいのか。

②**断面像**＝その人が、現在どのような状態で、どの部分が可逆的で、どの部分が不可逆なのか。

この2つを組み合わせて、その人の全体像をイメージしてみましょう。

診療（療養支援）計画の原則

診療計画は、単に持病に対してどのような治療をするのか、というものではありません。その人が住み慣れたところで安心して暮らし続けることを支援するものです。

ただ安全に生きていくことが最終目標では少し寂しいです。限られた身体機能、限られた時間であっても、その人らしく生活を楽しみ、社会に参加できる。そんな療養支援を目指したいと思います。

もちろん、その人のニーズはさまざまですし、利用できる資源（介護給付、地域のリソース）は限られています。

その人ごとに優先順位をつけて考えていく必要があります。

【原則1】その人のニーズがどこにあるのかを考える

その人の在宅医療へのニーズは、その人の状況や人生のステージによって異なります。

機能回復の余地が大きい状況であれば、よりよい人生を実現するために、積極的な支援が求められるでしょう。

老衰や病気の進行により、徐々に衰弱が進行していく状況であれば、機能回復よりも生活の質の維持を目標にすべきかもしれません。

人生の最終段階であれば、平穏に苦痛なく過ごせることを最優先すべきかもしれません。

支援はニーズに応じたものでなければなりません。

しかし、実際には、患者さん本人が自分の本当のニーズに気がついていな

時間軸に応じた人生の支援

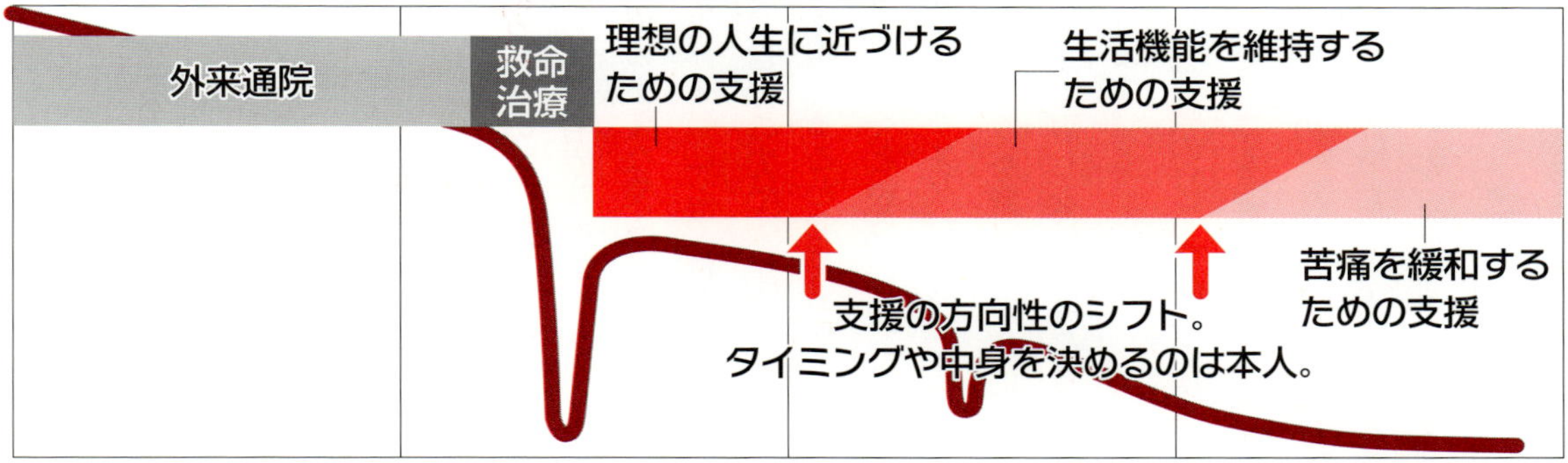

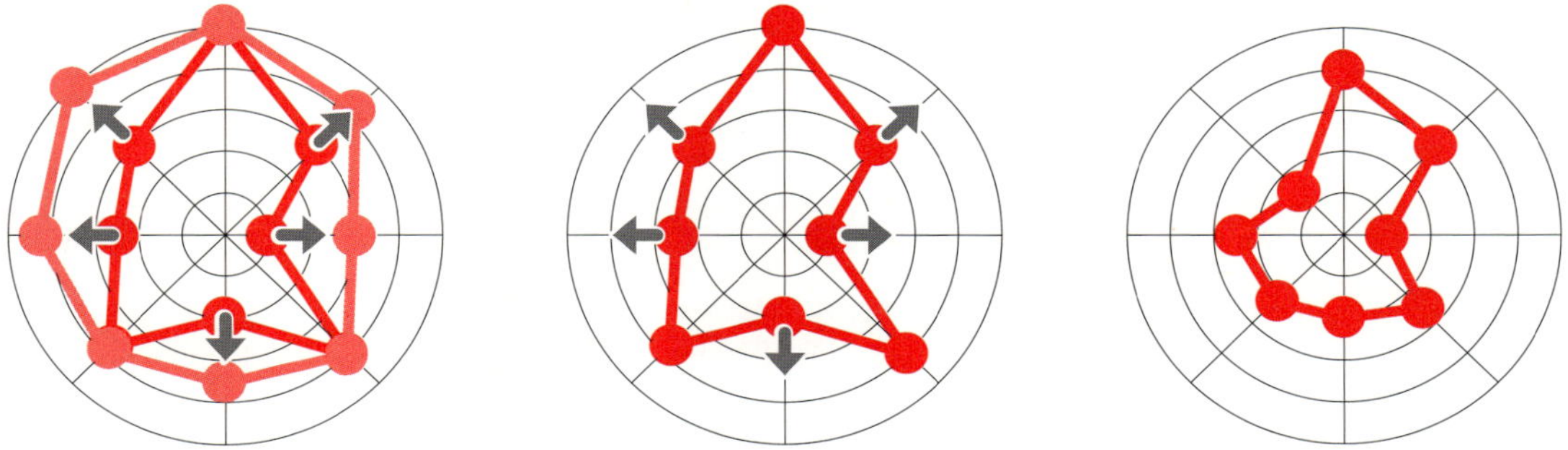

①理想の人生に近づけるための支援
病気や障害が治らなくても、生活や参加を充実させることはできます。大切なのはICF的な視点。残存機能を伸ばす、不足した機能を補完することで、その人が理想と考える人生に近づけるための支援をします。

②生活機能を維持するための支援
最大限の機能回復が実現できたとしても、心身の機能は加齢や病気の進行により徐々に低下していきます。ADLの改善へのアプローチが限界点を迎えたら、現在の生活機能・QOLの維持を支援の目標にします。

③苦痛を緩和するための支援
心身の機能低下がさらに進むと、生活のレベルを維持することが難しくなっていきます。失われていく機能、新たに出現してくる症状と、それに伴う苦痛に対し、身体・精神・社会・スピリチュアルな側面からの緩和的支援を意識します。


いことがあります。

また、ニーズに基づいて提供されているはずの支援に患者さんやご家族が違和感を表出することもあります。

このような場合は、本当のニーズがどこにあるのか、一緒に考えていく必要があります。

【原則2】必要な支援を、適切な優先順位で提案する

在宅医療そのものは、病気の治療と療養生活上の指導（アドバイス）以外の支援ができません。

その人を実際に支援するのは、地域の多職種（専門職）です。

残念ながらその人に対する支援は有限です。

介護保険の給付は要介護度に応じて制限され、年齢や疾病によっては介護保険が使えない場合もあります。

地域によってはその人に最適なサービスが提供できるプロフェッショナルが不在、ということもあるかもしれません。

このような制約の中で、その人にと

って最適な支援を、適切な優先順位で提案します。

優先順位を決めるという作業は非常に重要なものです。このプロセスは、患者さん本人・ご家族、そして地域の多職種（特にケアマネジャーや訪問看護師）と共有することが重要です。

【原則3】その人の持つ力を大切にする

安全な在宅療養環境を作ることは在宅医療の重要な使命ですが、それは「安全に生かす」ことではありません。その人が自分の力で人生を生きられるように支援することです。

生きていくというプロセスにおいて、さまざまなリスクが伴います。

そのリスクを避けるために、その人の人生を制限しなければならないこともあります。

でも、誤嚥のリスクのある患者が、自分の口で食事を楽しみたいと希望したら？　転倒のリスクの高い患者が、自らの意思で動きたいと希望したら？　全身状態の不安定な患者が、どうしても入浴したいと希望したら？

安全を守るための制限が、その人の生きることの価値を損なうものである場合には、リスクを最小化することと、人生を生きることのバランスを誰かが決めなければなりません。

リスクを承知したうえで、患者さん自身が判断することは許されるべきだと思います。この場合、在宅医がご家族や介護職を説得しなければならないこともあるかもしれません。

在宅医に必要な発想は、「危険だから制限する」ということだけではありません。残存機能を科学的に評価し、守れる機能を守る、伸ばせる機能を伸ばす、失われた機能を補完することで、可能な範囲でリスクを最小化すべく、多職種とともに必要な支援を考えます。

少なくとも在宅医が自らの保身のために、患者の人生を制限することはあってはならないと思います。

3-13 訪問診療（定期診療）

- 主治医が定期的に患者さんの自宅を訪問する。
- 診療（療養支援）計画に基づき、継続的にフォローする。
- 療養生活のフェイズに応じて、診療計画を調整していく。

患者さんの状態の観察と継続的な療養計画の見直し

在宅医は、患者さんの自宅を定期的に訪問します。安定期の訪問頻度は通常2週間に1回程度です。

訪問診療を通じて、病気の治療を行うとともに、患者さんの全身状態や療養状況を継続的に観察し、患者さんの断面像がどのように変化しているか、患者さんの療養生活が、患者さんの人生の時間軸のうえにどのように進んでいるかを確認します。

（1）在宅での病気の治療

在宅医は主治医としてプライマリケア全般に対応します。

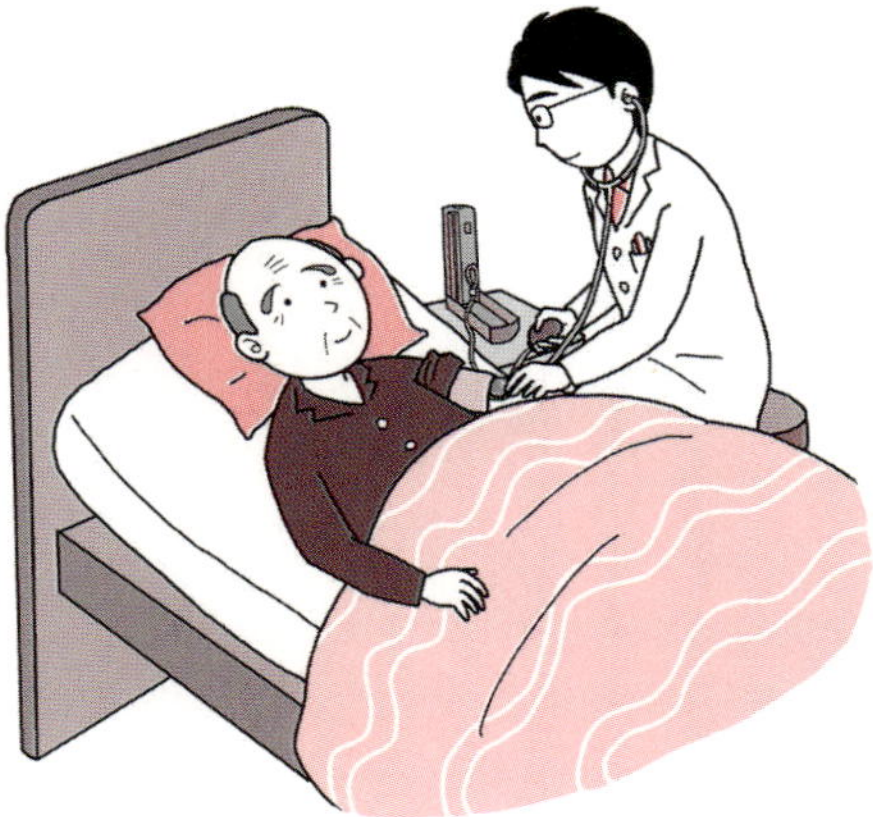

多くの在宅高齢者は多系統にわたる複数の疾患を有していますが、それぞれの疾患を臓器別にEBM（エビデンス＝根拠に基づく医療）に基づいて治療するというよりは、患者さんの全身状態や人生のステージに応じて治療内容をカスタマイズできることが重要です。

高い専門性を求められる疾患（およびその治療）が、その患者さんのADLやQOLに重大な影響を与えうる場合には、専門医と連携した診療を行います。訪問可能な専門医を確保することができなければ、その疾患についてのみ病院受診を継続してもらうこともあります。

病院受診を継続する場合には、病院主治医に在宅での療養状況を定期的に報告し、必要に応じて治療内容に反映させてもらうようにします。

褥瘡《じょくそう》などの皮膚トラブル、便秘や排尿障害などの排泄トラブルは、ケアの提供とも密に関わる問題であり、在宅医が対応すべき分野です。

〔2〕在宅での認知症への対応

認知症については、すでに原因疾患の確定診断がついている患者さんが大部分ですが、経過中に認知症が明らかになるケース、すでにつけられている診断が正しくないケースもあります。臨床経過や症状から暫定的な診断がつけられることが必要です。

認知症は治療の対象となることがありますが、不適切な治療薬の投与は、逆に病状や予後を悪化させる可能性があります。一方BPSD（行動・心理症状）を薬物でコントロールせざるを得ない状況も少なくありません。

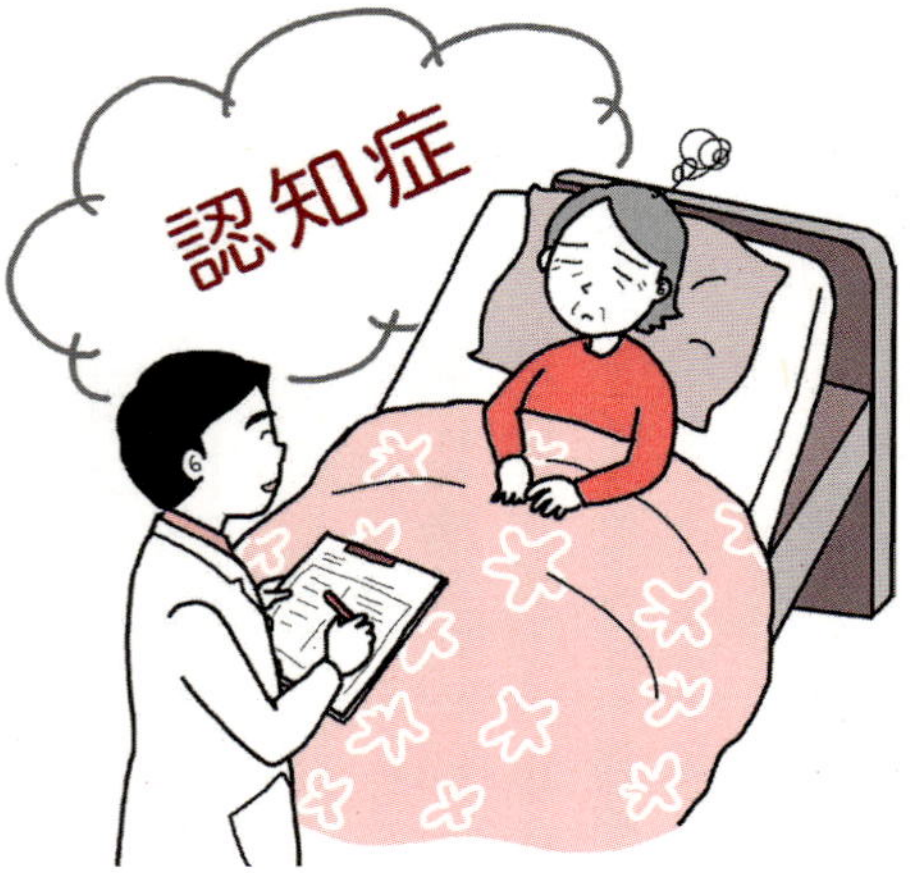

他医・前医の処方についての相談を受けることもあります。精神科医のバックアップが必要になることもありますが、在宅医は認知症の治療に用いられる基本的な薬物の使い方については熟知しておくべきだと思います。

認知症においては、治療よりもケアがより重要になります。ケアの部分に在宅医が直接的に関わることは多くはありませんが、ご家族や介護者への適切なアドバイスが求められます。認知症に対する考え方はここ数年、急激に変化してきています。在宅医は認知症のケアのあり方について、しっかりキャリアアップしていく必要があります。

〔3〕在宅での緩和ケア・終末期ケア

緩和ケア・終末期ケアへの対応能力も必須です。

オピオイドの使い方、疼痛以外の苦痛の緩和などの技術的な面はもちろん、スピリチュアルペインへの対応力も求められます。

終末期においては医療者の関わり方、コミュニケーションそのものが援助になります。これらは技術として身につけておくべきです。

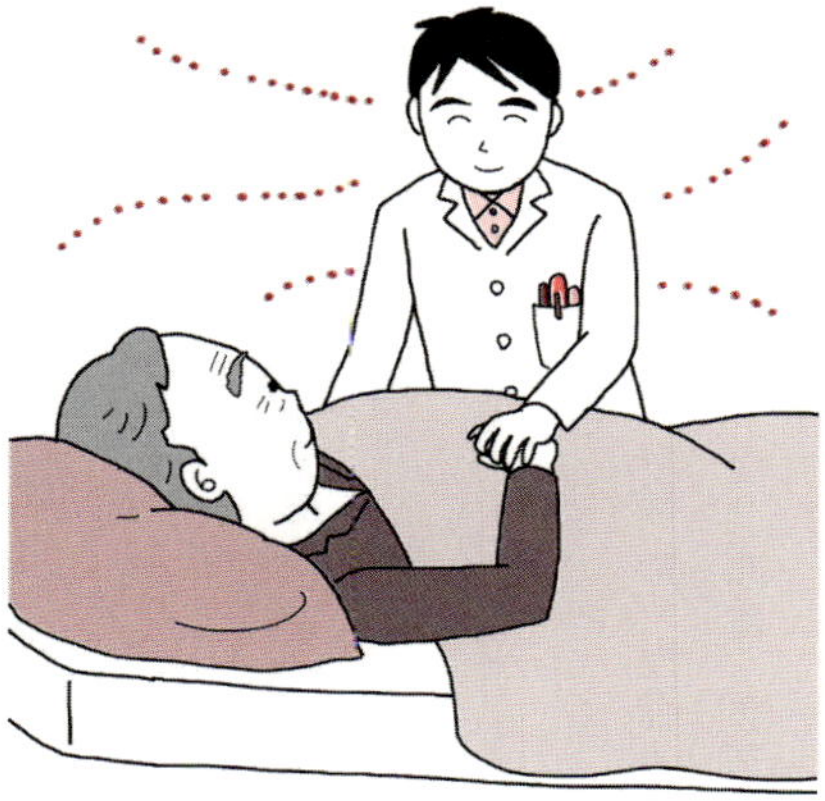

在宅では看取りまで対応します。病院に行くことを禁止して、無理やり自宅で看取るだけなら簡単です。

しかし、患者さんも残される家族もみんなが納得する形で見送るためには、そこに至るプロセスを大切にしなければなりません。

苦痛の緩和がきちんと行われること、終末期という運命をみんなが受け入れ、その上で残された時間を大切に過ごせること。

在宅医に求められるのは、1つひと

つの意思決定を丁寧に重ねていくお手伝いをすることなのかもしれません。

（4）日常生活上のアドバイス

安全な療養生活を送る上での指導を行います。

食事の状況、体重の変化、衛生管理、運動機能、外出機会など、その時々の患者さんのコンディションを断面像で総合的にイメージしながら、予測されるリスクを最小化できるよう、適切なアドバイスを行います。家族の介護負担にも留意し、必要に応じて多職種につなぎます。

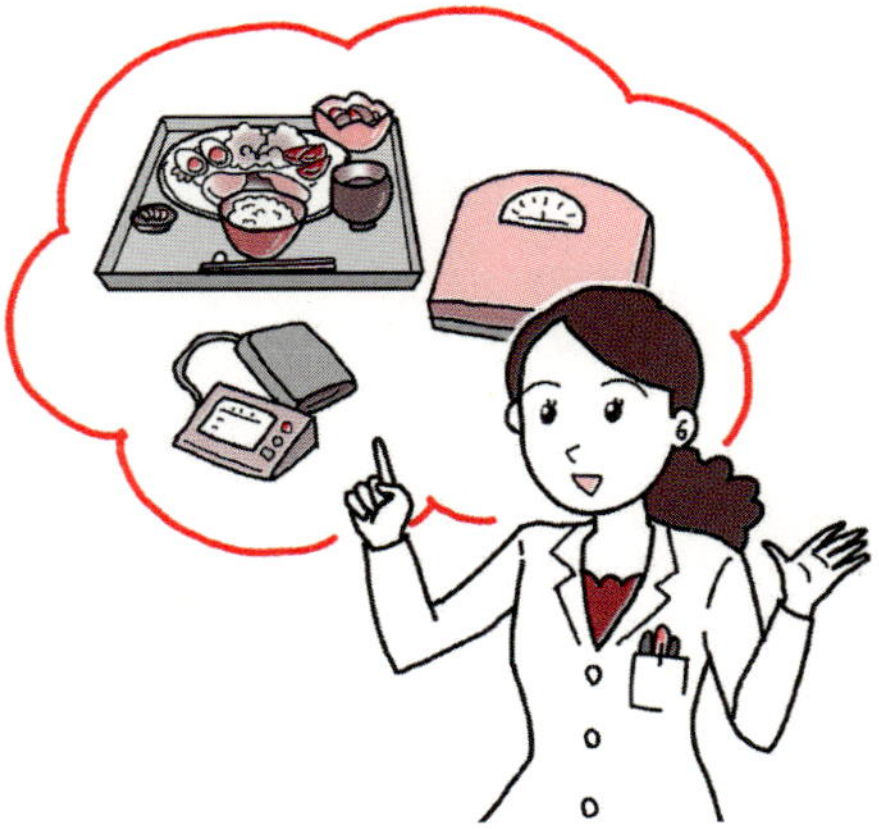

予想される体調変化に対しては、あらかじめ説明し、レスキューオーダーも準備しておきます。これにより、変化が起こったときにも、患者さんやご家族が強い不安を感じることなく、落ち着いて自宅で対処することができます。

また、入浴やデイサービスの利用が安全に行えるよう、それぞれの支援担当者に患者さんごとの利用条件を伝えます。

（5）Narrative Based Medicine（対話による医療）

人生が最終段階に近づくと、医療がその人の人生に及ぼす影響は小さく（医療によって予後を大幅に改善することは難しく）なっていきます。

どのような医療をどの時期まで提供するのか。それを決めるのは患者さんご本人です。

本人がそれを決定するための材料になるのは、これまでのその人の人生と、そしてそこから先の見通しです。

在宅医は、この先の経過の見通しを本人と共有するとともに、その人にとってどのような選択が一番なのか、一緒に考えます。

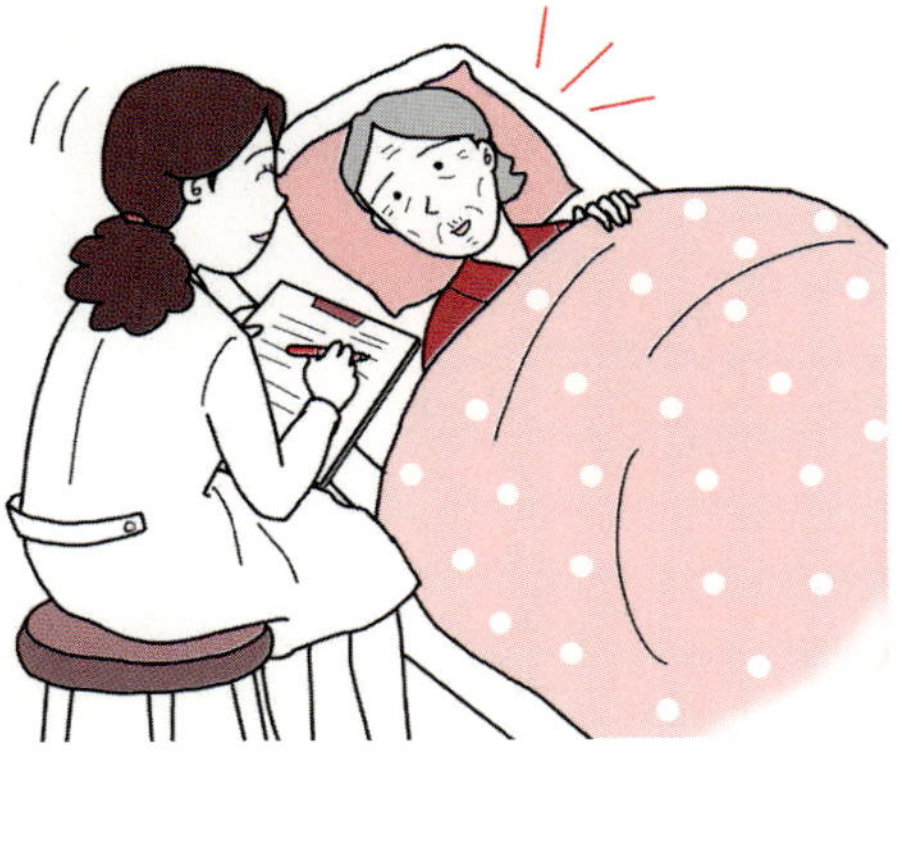

自分の人生は自分で決めろ、という考え方もあるかもしれません。しかし、在宅医は主治医として関わり始めた時点で、すでにその人の人生の一部です。同時に、その患者さんやご家族の存在も、すでに私たちの中にあります。

治療者と被治療者ではなく、その人に関わる1人の人間としてともに考えることは、援助者としての私たち自身の成長のためにも必要なプロセスだと思います。

療養生活のフェイズは変化していく

時間の流れとともに変化していくの

は、患者さんの身体状況だけではありません。

在宅療養生活そのものに対する患者さんやご家族の受け入れ方、考え方も徐々に変化していきます。

それに合わせて、在宅医療に対するニーズや支援のあり方も変わっていきます。

①導入期

在宅医療が導入された直後は、患者さん本人もご家族も不安がいっぱいです。

病院の入院・通院を終了したこと、急変時に病院に救急車で行くという選択がしにくくなったこと、新しい主治医、介護保険によるサービスの導入……退院と同時に在宅医療が導入されたケースにおいては、入院前とは異なる患者さんの心身のコンディションに対する違和感も加わります。

この時期は、患者さんもご家族も不慣れな状況を少しずつ克服していかなければなりません。

不安から時間外に電話がかかってくることも多いですが、1つひとつ丁寧に課題を解決していきます。

不安定な状況では、先のことを落ち着いて考えることはできません。在宅医は先を急がず、まずは療養生活を安定化させることに注力します。状況によっては高頻度な訪問診療を設定します。

②安定期

導入期を乗り切ると、「アマチュア」だった患者さんもご家族も、徐々に「プロ」になっていきます。患者さんもご家族も、一通りの状況に自分たちで対処することができるようになるのです。そこから先の人生がどのように変化していくのか、考え、受け入れる精神的なゆとりも出てきます。

在宅医は月に2回程度の訪問診療を通じて、患者さんやご家族の療養生活を見守ります。

療養生活が安定すると、初診時とはニーズが変化してきます。

入院から在宅療養に移行した患者さんは、入院中や退院直後よりも体調が回復していることを実感します。

急変時・終末期は病院に、と希望していたご家族が、これなら最期まで在宅で看られる、という自信を持つことも少なくありません。

もちろん予期せぬ体調変化が発生すれば緊急対応が必要になります。状況によっては再入院が必要になることもあるかもしれません。しかし、在宅療養環境が整っていれば、速やかな退院と、退院後の安定軌道への復帰もスムーズです。

③終末期

終末期に入ると、患者さんは衰弱が進んでいきます。

状態に応じた生活支援は必要になりますが、終末期においては医療の役割は相対的に低下していきます。

治療的に対応可能な状況は少なくなりますが、一方で、さまざまな症状が出現し、患者さんやご家族の不安は強くなります。

この段階において、もっとも重要な在宅医の仕事は、現在の状況と今後の経過の見通しをこまやかに共有するこ

療養生活のフェイズに応じた関わり方

●老衰・非がん疾患の場合

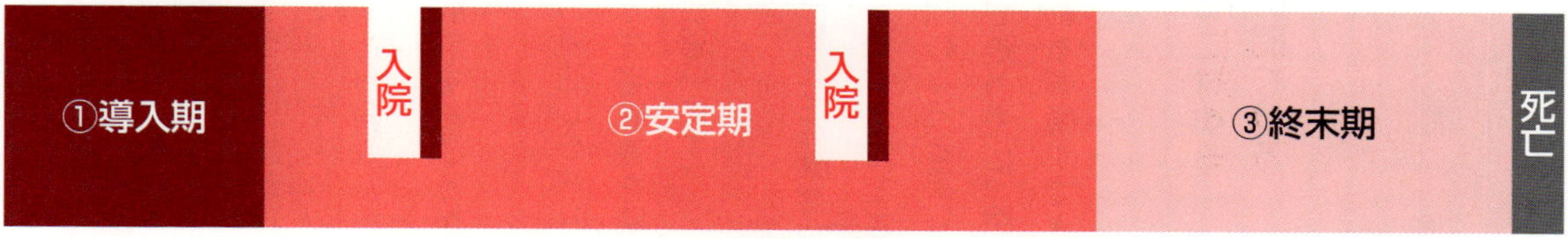
①導入期
入院
②安定期
入院
③終末期
死亡

●がんの場合

導入期
終末期
死亡

●がんの場合

がんの場合、在宅医療の導入期にすでに病状としては終末期である場合が少なくありません。

がんの終末期は急激に病状が変化します。患者さんやご家族が「アマチュア」の状態で看取りまで一気に進んでしまうことがあります。

このような場合においては、より安全で穏やかな療養生活を先導するよう心がけます。

限られた距離であっても、できる限り、患者さんとご家族にルートを選択してもらう。

限られた時間であっても、できる限り、患者さんとご家族のペースを尊重する。

そうすることで、療養期間が短くても、多職種による濃厚かつ計画的な支援で、ソフトランディングを目指すことができるはずです。

と。在宅医は、患者さんとご家族、そして関わる多職種と、今後出現しうる症状やそれに対する考え方、対処法をあらかじめきちんと伝えておきます。

もちろん症状緩和のために必要な医療は、最少のタイムラグで提供できるように心がけます。

最期の時は、日々の生活の延長上に訪れます。

在宅医は患者さんのご自宅を訪問し、死亡を確認します。

在宅医療の最大の治療対象は「不安」

「このまま自宅で様子を見ていてよいのだろうか」、「病院に行ったほうがよいのではないだろうか」、「本当に最期まで看きれるだろうか」、「何か怖いことが起こったらどうしよう」……患者さんやご家族は医療・介護のプロではありません。自宅で療養を続けることには当然不安が伴います。この不安を放置すべきではありません。これは在宅療養生活の質を低下、時に中断させる重大な要因となります。

不安の大部分は「先が見えないこと」、「理由がわからないこと」に起因しています。

時間軸で経過の見通しを共有し、なぜそのような現象が起こるのかが理解できれば、不安は少なくなります。また不安があったとしても、それを自分たちで解消することができるようになります。

経過の見通しを共有しておくことは、安心して在宅療養を続けるための必要条件だと思います。

「自立した在宅療養」ができること。

これが患者さんとご家族にとっての療養目標になると思います。

そしてその先に、然るべきゴールを受け入れる準備ができていくのだと思います。

「不安」に対する医師の関わり方

医師が訪問することで、患者さんやご家族の不安感は一時的に緩和されます。しかし、不安の要因が解消されなければ、何度医師が訪問しても根本的な解決にはなりません。患者さんやご家族は医師への依存を強めていくことになります。

何かあればいつも駆けつけてくれる医師がいれば、そのこと自体は患者さんやご家族にとっては大きな安心感かもしれませんが、それは本当の優しさとはいえないかもしれません。

理想の在宅医とは、不安な時にいつでも駆けつけてくれる医師ではなく、不安なく過ごせるように事前にしっかりとサポートしてくれる医師ではないでしょうか。

もちろん、必要な時に往診できることは大切ですが、患者さんが不安にさらされる状況を最小限に抑えるためにも、不安への対応は腰を据えて行っていくべきだと思います。

患者さん・介護事業者の方へ

訪問診療は、訪問介護や看護のように、時間を決めて提供されるサービスではありません。

病状によっては、診療に時間がかかる場合もあります。予定どおりには回らないことがあるということを理解しておいていただく必要があります（もしも自分が逆の立場だったら？　次の患者さんの予定があるから、と途中で診療を切り上げられたらどう思いますか？）。

また、特定の時間帯の訪問を指定されると、非効率な移動を強いられることもあります。在宅医はまだまだ少数です。1人でも多くの患者さんに在宅医療を提供するために、ご理解とご協力をお願いしたいと思います。

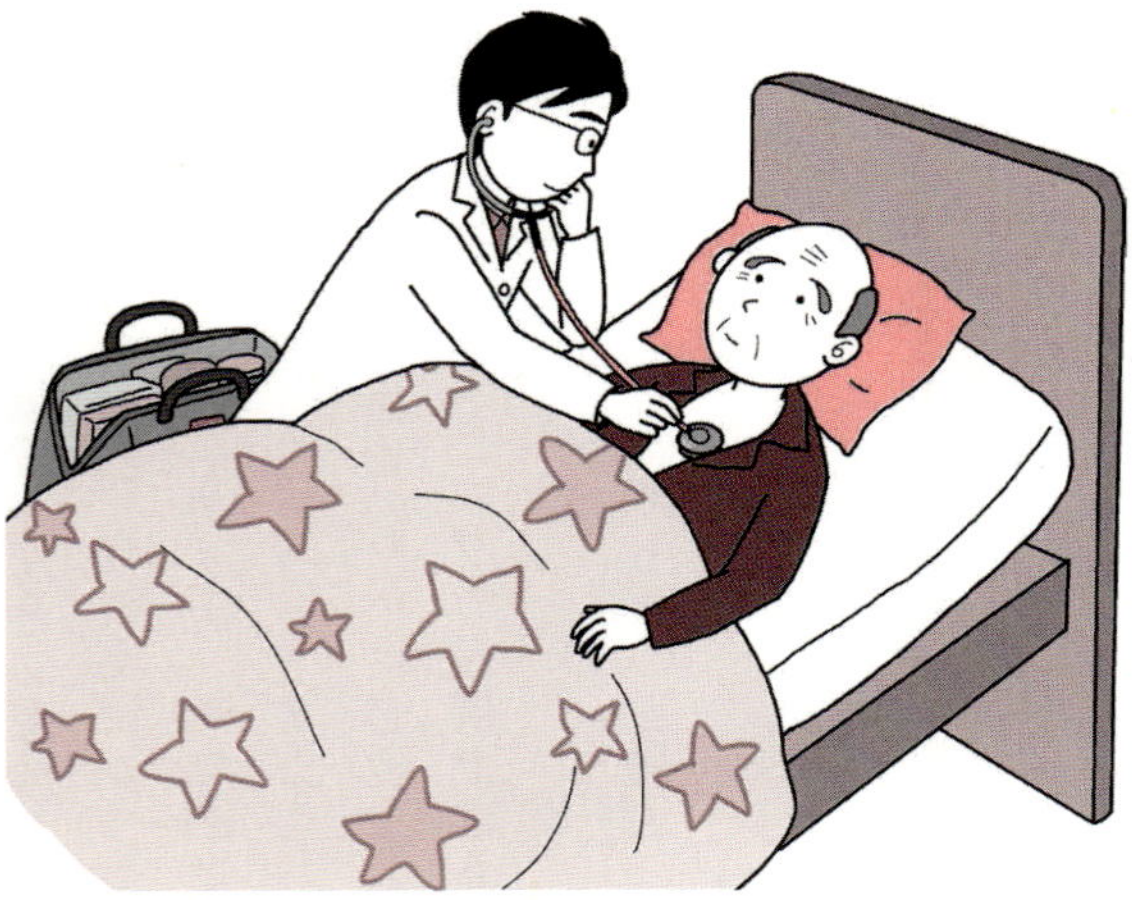

3-14 在宅での診察

- もともと機能低下や障害がある場合、その人にとっての平時の状態を把握し、変化を診ていく。
- 患者さんは症状が出にくく、病状があっても訴えないことがあるので、システムレビューが原則。
- 主介護者が変わりない、と自信をもって答えてくれる場合は、それを信頼することも大事です。

話を聴く

患者さんに「体調はどうですか?」と問いかけると、たいてい「大丈夫」と返事が帰ってきます。この返事は必ずしもあてになりません。クローズドクエスチョンは望ましくないとされていますが、観察対象項目については、個別に確認していくことが重要です。

また、会話の内容のみならず、顔色や表情などにも注意します。「いつもよりも受け答えに元気がない」という目立たない変化が、肺炎や心不全の唯一の他覚症状であることもあります。

話を聴くというプロセスは、必ずしも「問診」だけを意味するものではありません。患者さんやご家族とのコミュニケーションを通じて、病状の経過をどのように捉えているのか、在宅療養をするうえでの不安や課題が隠れていないか、などに留意します。

診察する

自分で体調不良をきちんと訴えることができる人は少ないので、基本的には毎回システムレビューを行います。

自分の体調変化をきちんと伝えられる人については、ある程度フォーカスした診療を行うこともあります。

高齢者は既往疾患や原疾患、そして老年症候群により、心雑音、肺雑音、関節や骨格の変形・疼痛、慢性的な腫脹《しゅちょう》や浮腫、手術瘢痕《はんこん》・皮膚所見など、さまざまな身体所見を呈しています。

そのすべてを治療対象にすることはありません。その人の短期的予後に関わるもの、ADLやQOLに関わるものに対し、優先的に介入します。

治療対象にならない所見については、変化の有無を観察対象にします。

治らない病気や障害をもった患者さんは、医師が毎回、聴診器をあてたり、お腹を触診したりするプロセスは、自分ときちんと向き合ってくれている証しとして捉えられていることも多いようです。非言語コミュニケーションの1つとしても「丁寧に診察する」というプロセスは非常に重要だと思います。

検査／処置する

在宅においても、一定の範囲で検査や処置が可能です。CTやMRIなどの画像診断、内視鏡検査などについては、病院での精査受診を手配します。

【在宅で可能な検査】

・血液検査・尿検査・便検査などの検体検査（血液ガス分析は難しいこともあり）
・超音波検査（腹部・心臓・体表）
・心電図検査（12誘導・ホルター心電図検査）
・骨塩定量
・エックス線検査
・睡眠時無呼吸検査
・動脈硬化検査　など

【在宅で可能な処置】

・皮下注射・筋肉注射・静脈注射
・点滴　・予防接種
・関節内注射・神経ブロック・トリガーポイント
・インスリン自己注射・血糖測定
・在宅酸素療法
・人工呼吸器　・気管切開
・経管栄養（胃瘻・経鼻経管栄養など）
・中心静脈栄養
・尿道留置カテーテル・膀胱瘻・腎瘻
・心臓ペースメーカー
・外傷や褥瘡などの皮膚科・形成外科的処置
・胸水や腹水の穿刺・排液
・疼痛の治療・医療用麻薬の管理など
・胆道ドレナージチューブの管理
・輸血
・抗がん剤治療・細胞免疫療法などの支援

在宅での輸血

慢性骨髄性白血病、骨髄異形成症候群など生命を維持するために定期的な輸血が必要な慢性造血器疾患や慢性消耗性疾患に対して、輸血の頻度が高く、通院の負担が大きく、患者さん・ご家族が輸血を在宅で行うことのリスクを承諾されている場合、在宅での輸血を行うことがあります。

事前にクロスマッチ用の採血と輸血用濃厚赤血球の手配が必要です。また輸血開始時、実施中、終了後に全身状態の観察、緊急時の対応準備が必要になります。患者さんごとに実施体制は異なりますが、通常の訪問診療・訪問看護だけでは十分なサポート体制が提供できないこともあり、このあたりも含めて、患者さんやご家族にあらかじめ十分な説明と同意を得ておく必要があります。消化管出血など、一過性の貧血に対し必要とされる輸血については、原則として病院で実施すべきです。

在宅での抗癌剤の投与

内服薬やホルモン療法は在宅でも実施することが珍しくありませんが、注射薬による抗癌剤治療についても、継続的な外来化学療法を受けている患者さんで、比較的安全に治療が行えている人に対し、病院主治医の指示に基づき、在宅で治療を実施することがあります。また、病院で抗癌剤投与を行い、在宅で副作用のモニタリングのための定期採血等を分担することもあります。

抗癌剤の投与には急激な病状変化を伴うことがあり、在宅で新規の抗癌剤治療を開始することはありません。

3-15

在宅での薬の処方

- 院外処方が主流。在宅で処方箋を発行する。
- 服薬管理に支援が必要であれば、訪問薬剤師（訪問服薬指導）を積極的に活用する。
- 服薬アドヒアランスの改善のため、用法調整に加え、一包化・粉砕などの工夫を行う。

在宅で処方が必要な場合

院外処方の場合には、在宅で処方箋を発行します。実際には定期処方をあらかじめプリントして準備しておき、訂正があれば手書きで修正し、患者さん宅でお渡しするという形が一般的です。

プリンタを携行し、その場で出力するというスタイルのクリニックもあります。

処方を家族や介護者が取りに行けない場合、専門家による服薬管理の支援が必要な場合には、訪問服薬指導の導入を検討します。訪問服薬指導を利用すると、訪問薬剤師が患者さんのお宅にお薬を届けてくれます。

一番確実な用法は「1日1回昼食後」

薬を出しても、飲んでもらえなければ治療にはなりません。

きちんと治療しようと細かな用法を指定すると、逆に服薬が難しくなり、コントロールが悪化することもあります。

薬を確実に体内に届けることを最優先に、薬の用法用量を調整します。

朝食をきちんと食べない、起床時間が遅く昼食が最初の食事になる患者さんが多いので、確実に服薬させたければ、1日1回昼食後という用法がお勧めです。

複数の薬剤を処方する場合には、薬局に一包化（ワンドーズパック）を依頼します。

服薬状況の確認のためには、パッケージに日付をプリントしてもらう、服薬カレンダーに配薬し飲み終わったパッケージをカレンダーに戻してもらう、などの工夫があります。

嚥下機能に応じて剤型の調整（細粒・粉砕など）が必要になることは言うまでもありません。剤型調整できないものについては、同効薬への変更を行います。

処方薬は5種類以内を目安に、処方内容は毎回見直す

その薬は何のために処方されている

のでしょうか？

何のためにいつから処方されているのかわからないけど、前医の診療情報に記載されていたのでそのまま処方している。そんな薬が多いのではないでしょうか。

長く処方されていた薬を中止することに、患者も医師も不安を感じるものです。しかし、高齢者においては多剤併用が有害事象の危険を高めることは明らかになっています。内服を続けることの危険性も考えながら、冷静に減薬を進めていきましょう。

高血圧、糖尿病、脂質代謝異常症など、生活習慣病に対する治療の位置づけは加齢とともに変化していきます。長期的な合併症が高齢者の生命予後を悪化させることはありませんが、血圧の低下は転倒リスクを増大し、低血糖は認知症を進行させます。治療の目的および治療目標の見直しが必要です。

上部消化管症状やアレルギー性疾患の既往、ＮＳＡＩＤｓの副作用対策として、漫然と処方されている抗ヒスタミン薬はありませんか？　入眠導入剤や安定剤は本当に必要でしょうか？　これらの薬剤は認知機能に影響を及ぼしたり、嚥下機能に悪影響を及ぼしたりすることがあります。ＳＴＯＰＰリスト（高齢者に対して特に慎重な投与を要する薬物のリスト）に一度は目を通しておきましょう。

患者さんに処方箋を渡すときに、一緒に処方内容を読み合わせる癖をつけるとよいかもしれません。何のために出ているのか、この患者さんのいまの状態に本当に必要な薬なのか、この2点は毎回留意すべきポイントです。

訪問服薬指導を導入するタイミング

訪問服薬指導の本当の使命は、薬を届けることではありません。

薬局に薬を取りに来るのが大変だから、ということではなく、薬剤師という専門職に、現在の薬物治療が、その患者さんの療養環境や現在の状況にマッチしているのか、ダブルチェックしてもらうことが、その目的です。

以下のような状況の場合、訪問服薬指導（薬剤師による定期的な支援）の導入を検討します。

- 処方薬を薬局に取りに行くことが難しい
- 処方日数と残薬がいつも合わない
- 処方薬剤数が多く副作用や相互作用のリスクが高い
- 特殊な薬剤や注射薬を使用している
- 疼痛緩和など頻回な処方内容の調整が予想される

訪問服薬指導の導入にあたっては、ケアマネジャーに連絡が必要です。

訪問服薬指導は介護保険により居宅療養管理指導を算定します。薬局は患者さんに文書による説明を行い、介護保険の請求を行います。

なお、２０１６年の診療報酬の改定に合わせ、患者さんが薬剤師を自分の「かかりつけ」に指名できるしくみが創設されました。入院から在宅の流れが１つ加わりました。

3-16 薬物治療とポリファーマシー

- ポリファーマシーとは多剤併用のこと。高齢者は6種類以上の服薬で有害事象が増加することが知られている。
- 複数疾患、アドヒアランスの低下、副作用に対する投薬などが薬剤数を増やす要因になる。
- 高齢者に対する不適切処方を検出するための基準がある。

ポリファーマシーとは?

ポリファーマシーとは、一般的には使用薬剤が多いことを指しますが、その他にもその患者さんにとって不適切な処方が含まれていること、同効薬が重複していること、本来必要な薬剤が処方されていないこともポリファーマシーの定義として挙げられています。

ポリファーマシーが生じる背景には、高齢化が密接に関係しています。つまり、高齢化によって複数の疾患を合併し、それに伴って複数の診療科・医療機関を受診することや、薬剤の副作用に対して新たな薬剤を追加することが結果的にポリファーマシーに繋がります。

また、高齢者は若年者と比べて薬剤の有害事象が生じやすい点にも注意が必要です。ポリファーマシーによって生じる問題点として、薬剤の有害事象の増大、薬物相互作用の増大、アドヒアランスの低下、残薬の増加、医療費の増大、死亡率の上昇が挙げられ、超高齢社会の日本では重要な課題です。

STOPP/START criteriaとは?

STOPP/START criteriaは2008年に発表された、65歳以上の高齢者に対する不適切処方を検出するための基準です[1]。STOPP criteriaは特定の疾患・病態によって注意すべき処方で、65項目から成っています。

またSTART criteriaは特定の疾患・病態によって開始を考慮すべき処方で、22項目から成っています。ポリファーマシーを検出するためのツールとしてはアメリカで発表されたbeers criteriaがよく知られていますが、STOPP/START criteriaは循環器系、中枢神経系、呼吸器系等、系統別に分かれており、患者背景と薬剤の組み合わせで判断する点が特徴です。STOPP/START criteriaについては2014年に改訂版(version 2)が発表されています[2]。STOPP/START version 2の一部を表1に示します。

ポリファーマシーに対するSTOPPを用いた介入

表1　STOPP criteria version 2の例

系統	criteria
薬剤の適応	エビデンスに基づいた臨床的な適応のない薬剤
	同系統の薬剤の重複、例えばNSAIDs、SSRI、ループ利尿薬、ACE阻害薬、抗凝固剤（新しい薬剤を考慮する前に、同一系統内の単剤治療の最適化を遵守すべきである）
心血管系	心室収縮機能を維持している心不全におけるジゴキシンの使用（ベネフィットに関する明確なエビデンスがない）
	高カリウム血症患者に対してACE阻害薬またはARBの使用
凝固系	初発の深部静脈血栓症に対するビタミンK拮抗薬、直接的トロンビン阻害薬またはXa因子阻害薬の6カ月以上の使用、ただし継続を示唆するリスク因子がある場合を除く（追加のベネフィットが証明されていない）
	NSAIDとビタミンK拮抗薬、直接的トロンビン阻害薬またはXa因子阻害薬の併用（消化管出血のリスク）
中枢神経系	認知症、閉塞隅角緑内障、心伝導系障害、前立腺症、尿閉の既往がある場合の三環系抗うつ薬の使用（これらの状態を悪化させるリスク）
	4週以上のベンゾジアゼピンの使用（長期治療の適応がない、鎮静の持続・混乱・バランスの障害・転倒・交通事故のリスク；急に中止した場合ベンゾジアゼピン退薬症候群を引き起こすリスクがあるため、全てのベンゾジアゼピンは2週以上服用した場合徐々に休薬すべきである）
	せん妄や認知症の患者における抗コリン薬／抗ムスカリン薬の使用（認知障害の悪化のリスク）
腎臓系	eGFR<15ml/min/1.73m2の場合における、Xa因子阻害薬（例：リバーロキサバン、アピキサバン）の使用（出血のリスク）
	eGFR<50ml/min/1.73m2の場合における、NSAIDsの使用（腎機能悪化のリスク）

STOPP criteriaは65歳以上の高齢者を対象としていますが、若年者に対して有用な例も多いため、神戸大学医学部附属病院では、このSTOPP criteriaを用いたポリファーマシーに対する介入を実施しています。方法としては、入院患者の服用薬確認時にSTOPP criteriaを用いて薬剤師が不適切処方をチェックし、該当薬剤は患者背景を踏まえ主治医と協議し、状況に応じて中止・変更を行っています。

図1に介入の具体例を示します。

STOPPは系統別に分かれ、各項目の内容もかなり具体的に記載されており、不適切となる理由も明確に示されているため、実際の臨床現場で使用しやすい基準です。ただし、なかには判断に迷う場合もあり、機械的な適用は避けたほうがよいと考えられます。そのような場合には主治医や患者さんとよく協議した上で意思決定を行う必要があります。

まずはSTOPP criteriaを参照していただき、可能であればそれぞれの立場からポリファーマシーの是正に取り組んでいただきたいと思います。

（参考文献）

1) Gallagher P. STOPP (Screening Tool of Older Person's Prescriptions) and START (Screening Tool to Alert doctors to Right Treatment). Consensus validation, Int J Clin Pharmacol Ther, 2008, 46, 72-83

2) O'Mahony D. STOPP/START criteria for potentially inappropriate prescribing in older people: version 2. Age Ageing. 2015, 44, 213-8.

図1　STOPPに基づく介入の例

患者背景

80代、女性。 他院で右人工股関節置換術施行。術後理解力の低下あり、自己にてトイレに行った際に転倒・骨折し、手術目的に当院を紹介、入院となった。

処方内容

- ランソプラゾールOD（15mg）1錠　朝食後
- アムロジピンOD（5mg）1錠 朝食後
- ワンアルファ（0.25μg）2錠 朝食後
- セルベックス（50mg）3cap　分3朝昼夕食後
- コンスタン（0.4mg）3錠　分3毎食後
- ハルシオン（0.25mg）1錠　就寝前
- リリカカプセル（75mg）1cap　就寝前

STOPP criteria version 2該当項目

コンスタン、ハルシオン

- 4週以上のベンゾジアゼピンの使用（長期治療の適応がない、鎮静の持続・混乱・バランスの障害・転倒・交通事故のリスク；急に中止した場合ベンゾジアゼピン退薬症候群を引き起こすリスクが有るため、全てのベンゾジアゼピンは2週以上服用した場合徐々に休薬すべきである）
- 高齢者において転倒のリスクを増加させることが予想される薬剤 ベンゾジアゼピン（鎮静がかかり、感覚が低下しバランスが障害される可能性）

変更内容

- ハルシオン→中止
- コンスタン→入院中に徐々に減量し、最終的にコンスタン（0.4mg）1錠　分1夕食後に変更

入院後の経過

入院時やや傾眠傾向であったが、薬剤の減量後日中の覚醒は良好となった。ふらつきはやや見られるが、転倒はなく退院となった。

3-17

高齢者の生活習慣病に対する薬物治療の留意点

- 生活習慣病治療の多くは、長期合併症を予防するためのもの。
- 高齢者の生活習慣病に対する薬物療養の有用性に関するエビデンスは少ない。
- 薬物治療の開始や継続にあたっては転倒や誤嚥など、有害事象による合併症のリスクを考慮すべきである。

複数の生活習慣病をかかえる在宅高齢者

在宅高齢者の多くは複数の生活習慣病を有しており、それぞれ長期間にわたる投薬が行われているケースも少なくありません。

医師としては、それぞれの疾患をしっかりと治療したいと考えるのは当然のことですが、加齢とともに病名は増えていき、それぞれに対する治療を行っていけば、当然、投薬される薬の種類も増えていきます。投与される薬物の種類が増えれば、当然、副作用や相互作用が発生するリスクも高くなります。身体機能や代謝機能の低下により、過剰作用による有害事象が発生するリスクも高くなります。

現在の生活習慣病治療薬の多くは、65歳未満の若い患者を対象とした臨床試験によりその効能効果が認められています。65歳以上の高齢者に対する薬物治療の有用性に関するエビデンスは少なく、一方で誤嚥や転倒などの原因に薬物が関係していると推定されるケースも少なくありません。高血圧の厳格な治療が起立性低血圧を引き起こし転倒による骨折が発生する、糖尿病の厳格な治療で重度の低血糖をくり返し認知機能の低下が進行する、いずれも在宅医療や施設などで散見される現象です。

生活習慣病治療の多くは、長期的な合併症の発症リスクを抑制するために行われるものです。例えば、予後の見通しによっては、生活習慣病治療の優先順位は大きく低下する可能性があります。

薬物治療に対し、在宅医はその人の生活能力や予後の見通しを含めたバランス感覚が求められます。

高齢者の薬物治療のコツ

食前食後と就寝前、1日7回の服薬指導に従える高齢者がどれくらいいるでしょうか。

アドヒアランスの低下は、単に残薬を増やすのみならず、薬物治療の効果の評価を難しくし、過誤による過剰服用によるリスクも増大させます。

　患者さんの生活リズムに合わせて、確実な服薬支援ができるタイミングに用法用量を調整していく工夫が必要です。医師にとっては気軽な気持ちで指示した「1日3回食後服用」の指示が、患者さんのご家族に大きな負担を強い、時に服薬支援のためのヘルパーを手配するという薬剤費よりも圧倒的な経済的負担を強いることもあります。

　最低限の介入（投薬量・服薬回数）で最大限の成果を引き出す。これこそが在宅医の腕の見せ所です。

　1日1回確実に服薬してもらうことで、最低限の治療ができる形を目指しましょう。朝1回の服用は簡単なようで難しいものです。その人にとって一番確実なタイミングで服用してもらえるような工夫も必要かもしれません。

循環器疾患

　抗血栓薬を服用している高齢者が多いですが、高齢であることは大出血の危険因子です。

　複数の抗血栓薬の服用は大出血のリスクを増大させます。長期間の併用療法は原則として行わないこと（12カ月以内）とされています。ダビガトランやリバーロキサバンは、いずれも高齢者においてはワーファリンと同等の出血リスク、アビキサバンのみリスクが低いとされています。抗凝固薬よりも安全という印象のある抗血小板剤ですが、抗凝固薬と出血のリスクが同等であることから、より有効性の高い抗凝固薬の投与が推奨されています。何のために飲んでいるのかわからないアスピリンは中止したほうがよいかもしれません。

　症状の改善や再発予防など、効果が明らかでないにもかかわらず、漫然と投与されている抗不整脈薬は中止を検討すべきであるという報告あります。また、ジゴキシンは少量投与（0.125mg／日以下）に、COPD患者にはベータ遮断薬を控えること（それ以外の高齢者でも慎重投与）が推奨されています。浮腫などに対し、比較的気軽に処方される傾向のある利尿剤ですが、ループ利尿薬もスピロノラクトンも有害事象が多いことから高齢者では低用量にとどめることとされています。

心不全に対するACE阻害薬は高齢者に対しても有用という信頼度の高いエビデンスがありますが、ARBとの併用は避けること（ARBはACEが使用できないときの代替案として使用すること）とされています。

高血圧

　血圧には日内変動があります。医師の診察時には140くらいの収縮期血圧が自宅でくつろいでいる時には120くらい、食後には100くらいまで低下する、というケースも少なくありません。高齢者の血圧のコントロールの目標としては、動脈瘤や脳出血の既往などのケースを除けば、家庭血圧で140～160くらいが安心かもしれません。

　高齢者の高血圧の治療については、短時間作用型のニフェジピンは原則として使用しないこと、β遮断薬は特に慎重に投与することとされています。高齢者の降圧治療は、開始早期に転倒リスクの増加と関連します。転倒リスクの高い高齢者には、α遮断薬の使用は避け、使用する場合は少量より漸増します。起立性低血圧を有する場合には、利尿剤の中止または減量を考慮すべきとされています。

誤嚥性肺炎の既往のある患者にはＡＣＥ阻害剤、骨粗鬆症患者ではサイアザイド系利尿剤が推奨されています。

糖尿病

一般的に糖尿病の治療は合併症予防の観点からHbA1c7以下が推奨されていますが、後期高齢者およびフレイルの高齢者に対する糖尿病の治療としては、HbA1c8前後がひとつの目安になります。これは長期的な合併症治療の重要性が相対的に低下する一方で、重篤な低血糖による合併症を防ぐこと、食事量が不安定なことなどを考慮したものです。

認知症の患者さんのアドヒアランス（服薬遵守）の低下は、単に「服用できない」というシチュエーションだけではありません。過剰摂取のリスクについても考慮しておく必要があります。シックデイ（病気の日）を起こしやすいことも意識しておく必要があります。

内服治療を行う場合、高齢者にもっとも使いやすいのは血糖に依存し、比較的ゆるやかに作用するＤＰＰ－４阻害薬でしょう。これだけでコントロールできない場合にも、なるべくＳＵ薬を避けるようにします。特にグリベンクラミド（オイグルコン・ダオニール）は低血糖が有意に多く注意が必要です。ビグアナイド薬は、特に後期高齢者は慎重に、特に新規の投薬開始は推奨されていません。チアゾリジン薬は骨粗鬆症や骨折（特に女性）、心不全のリスクを高めます。

インスリン治療が必要なケースにおいては、なるべく注射の回数が少なくなるようにすること。1型糖尿病を除き、強化インスリン療法は原則として避けるべきです。

認知症や不眠症に対し、リスペリドンやオランザピン（ジプレキサ）、クレチアピン（セロクエル）などが処方されている方もいますが、これらの非定型抗精神病薬は血糖値を上昇させる可能性があり、できれば整理すべきです。

脂質代謝異常症

多くの高齢者がスタチン系の薬剤を服用しています。通常、脂質代謝異常症は、心血管系イベントと関連するため、動脈硬化性疾患予防ガイドラインが提唱する包括的リスク評価に従って治療方針を決めることが多いですが、後期高齢者の一次予防では、リスクチャートによる絶対的リスク評価は適用されないとされています。絶対リスクが高く、高ＬＤＬ血症を有する場合にはスタチンが第一選択となります。

長くにわたってスタチンを服用している高齢者は生活習慣の変化（特に食事量の減少など）によって、服薬が必要ないレベルまで低下しているケースも少なくありません。脂質代謝異常症に対する治療を行っている高齢者に対しては、一度、見直しをしてみるとよいのかもしれません。

骨《こつ》粗《そ》鬆《しょう》症《しょう》

高齢者のＡＤＬ低下の大きな要因の

1つは骨折です。骨折を予防するために重要なのが骨粗鬆症に対するアプローチですが、近年、骨粗鬆症に対しては効果の高い治療法がいくつも出てきています。

古典的に行われているのは、カルシウムとビタミンDの投与ですが、この2つを併用することで高カルシウム血症のリスクが高くなり、定期的な血中のカルシウム濃度、または尿中カルシウム/クレアチニン比のモニタリングが必要です。ビタミンKについては骨粗鬆症に対する有効性は明確ではありません。カルシトニンは疼痛に対しては有効です。

ビスホスホネート、SERM(選択的エストロゲン受容体モジュレータ)、副甲状腺ホルモンなどは効果的です。特にビスホスホネートは高齢者に対しても高い骨折予防効果があり、なかでもアレンドロン酸やリセドロン酸は椎体骨折のみならず、非椎体骨折の予防にも効果があります。ただし、ビスホスホネートは服薬に難しさがあり(起床時の服用など)アドヒアランスに課題がありました。

在宅高齢者に対して現在もっとも使いやすいのは抗RANKL抗体(デスノマブ)かもしれません。半年に1度の皮下注射で骨折のリスクを大きく軽減します(2年間の投薬で椎体骨・長管骨ともに3分の1に)。投与を開始すると低カルシウム血症を起こす危険が高いため、高値でない限りはカルシウムとビタミンDの補充を行います。

不眠症

高齢者の多くが不眠を訴えますが、実際には睡眠リズムと生活リズムの不一致が不眠という形で表現されていることが多いようです。

高齢者施設などでは、介護上の理由から、午後8時には入眠導入剤とともに就寝するという高齢者が珍しくありませんが、高齢者の生理的な睡眠時間は平均4~5時間程度です。午前1時に目が覚めるというのはやむを得ない生理的現象です。これを薬物でコントロールするという考えは基本的には誤りでしょう。高齢者の不眠症に対しては、まずは非薬物療法から取り組むべきです。たとえ薬物療法が必要になったとしても、非薬物療法を併用したほうが効果は高いことが示されています。

多くの高齢者はベンゾジアゼピン系薬物を服用していますが、これらは認知機能低下、転倒・骨折、日中の倦怠感や傾眠などのリスクがあるので、使用はできる限り控えるべきです。特に長時間作用型の使用は避けるべきです。トリアゾラム(ハルシオン)は短時間作用型ですが、服用時の健忘や遅延再生の障害に注意が必要です。

ゾルピデムなどの非ベンゾジアゼピン系薬物でも転倒・骨折のリスクはあり、同様に慎重に投与すべきです。ラメルテオン(ロゼレム)はベンゾジアゼピン系に比べて安全であるとされています。

認知症に対する薬物治療については第2章を参照してください。

高齢者の薬物治療については、「高齢者の安全な薬物療法ガイドライン2015(日本老年医学会)」を一度ご一読ください。

ウェブサイト上にて公開されており、無料でダウンロードできます。

3-18

経過に応じた療養生活のアドバイス

- 在宅医が患者さんに提供できるもっとも効果的な支援は「説明と指導」。
- 「病気を治療する」という観点は「生活や参加を充実させる」という視点の中に含まれる。
- 受け入れやすい適切なタイミングで、理解しやすい適切な表現で行う。

在宅医による療養生活の支援とは？

在宅医の立場から患者さんの療養生活を支援するためにできることは何でしょうか？

病気の治療はもちろん必要ですが、それよりも重要なのは、経過の見通しと目標を患者さん・ご家族・多職種と共有することだと思います。在宅医療における「病気の治療」はこの、より大きな価値観の中に含まれます。

目標は大きな方向性を示すものと、それを支えるテーマ別のものに分かれます。

掛け声だけで大きな目標を実現する

目標の立て方（例）

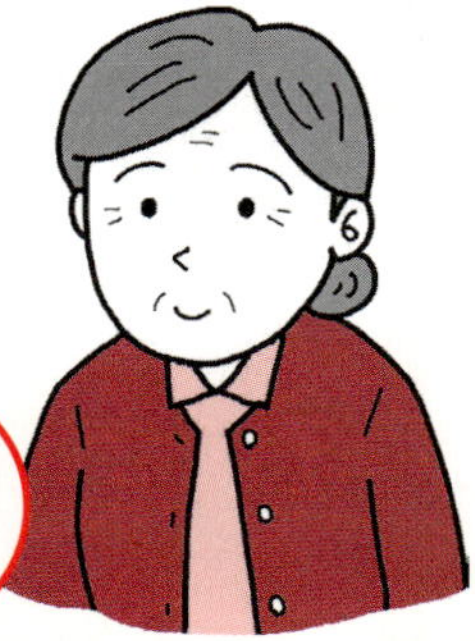

目標			
大きな目標	最期まで自宅でできるだけ自由に生活を続ける。	＝	本人の望む生活？
小さな目標	最期まで自分の口で食べたい。	＝	誤嚥させないために食事を制限
	できるだけトイレは他人の世話になりたくない。	＝	転倒させないために歩行を制限

ことはできません。それを実現するためには、具体的な支援が必要になります。

在宅医は支援そのものを提供することはできません。在宅医にできることは残存機能と療養環境のアセスメント、そのうえで本人のニーズを具体的な目標に置き換えていくこと、そしてその目標を実現するために具体的な支援ができる専門職につないでいくことです。

目標は、本人の人生を価値あるものにするためのものでなければなりません。

医師は、医療的判断という言葉で、本人の自由や希望を制限することができます。

リスクの最小化は、本人が求める生活の範囲内にあるべきで、リスク管理のために本人の目標を拒絶することはできるだけ避けるよう努力すべきです。

わかりやすい言葉で確実に伝える

在宅医に求められるもっとも重要なスキルの1つにコミュニケーション能力があげられます。

患者さんの思いやニーズをくみ取り、わかりやすく言語化する力。

経過の見通しや目標、療養生活上のアドバイスを、わかりやすく説明し、確実に伝える力。

特に話しにくいテーマ、難しいテーマについては、説明のタイミング、説明のセッティングや医師の態度も重要になります。

これらによって、伝えたい内容の伝わり方が180度変わることもあります。

事実は同じでも言葉によって違う印象に

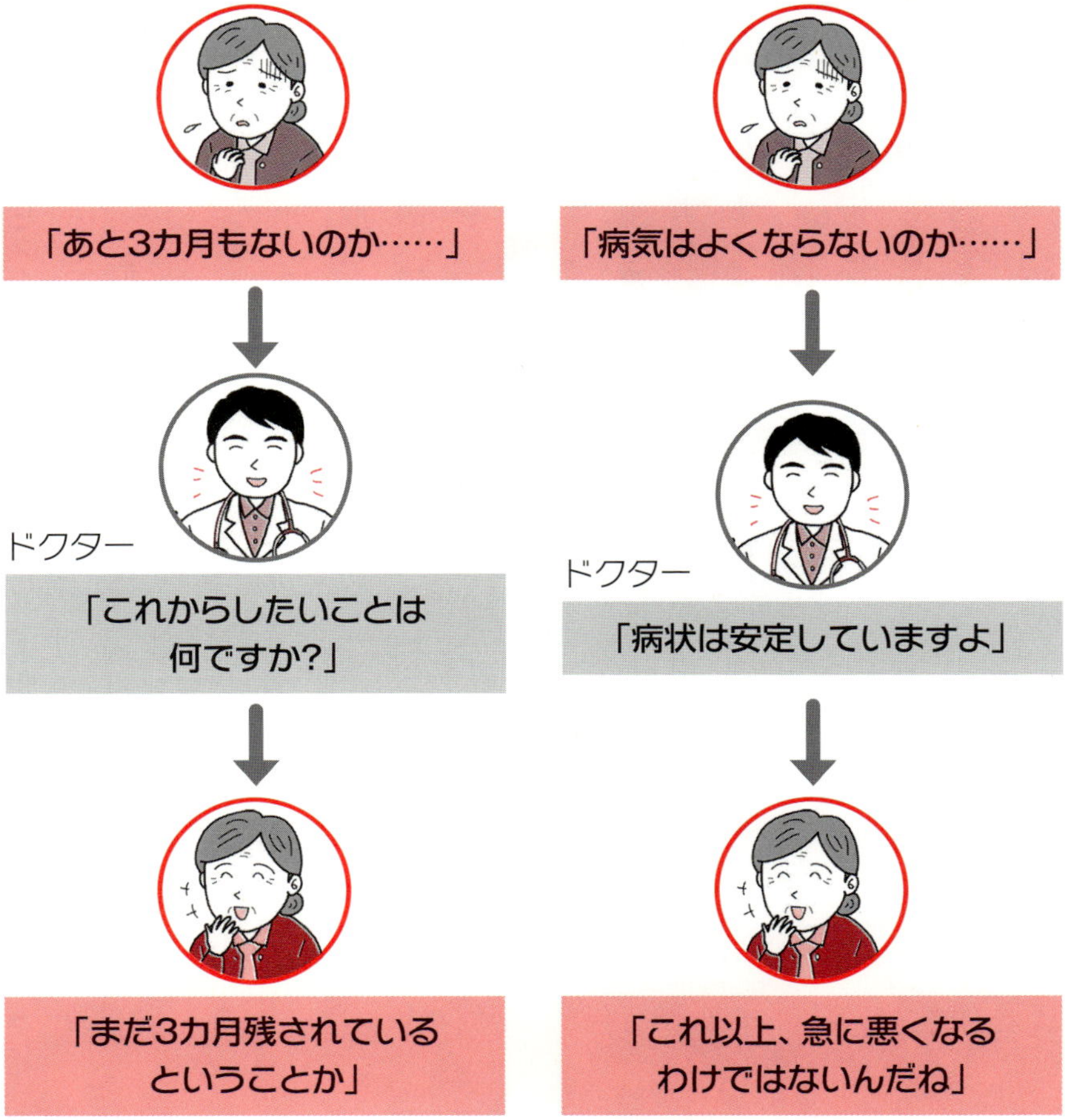
「病気はよくならないのか……」
ドクター
「病状は安定していますよ」
「これ以上、急に悪くなるわけではないんだね」
「あと3カ月もないのか……」
ドクター
「これからしたいことは何ですか?」
「まだ3カ月残されているということか」

説明の対象は、患者さんとご家族だけではありません。

チームで関わる多職種も対象です。多職種はそれぞれ異なる教育・研修の上に、異なる専門性をもった集団です。それぞれ得意とする言語や状況判断の価値基準も異なります。

ファックスを送るだけでは情報共有にはなりません。**このような多様な集団の中で情報共有を確実にしていくためには、まずはチーム内での目的共有と信頼関係が必要です。**

在宅医が行う 居宅療養管理指導

「**居宅療養管理指導**」とは、通院が困難な在宅患者さんに対して、医師、歯科医師、薬剤師、歯科衛生士、管理栄養士などが患者さんの家庭を訪問し、心身の状況、置かれている環境等を把握して療養上の管理や指導を行うものです。

計画的かつ継続的な医学的管理に基づいて、ケアマネやその他の事業者が介護サービスを計画するうえで必要な情報提供と、患者さん（またはご家族）に対して介護サービスを利用するうえでの留意点や介護方法等についての指導や助言を行うものです。

在宅医が患者さんやご家族、関わる多職種に対して適切なアドバイスをすることは、訪問診療上、在宅医の重要な使命ですが、介護保険を利用している患者さんについては、それとは別に介護保険で、居宅療養管理指導料を請求することができます。

居宅療養管理指導を算定する場合には、ケアマネに対する文書による情報提供が必要になります。

居宅療養管理指導にはケアマネ等への診療情報の提供を伴い、提供にあたっては患者さんの同意が必要です。

介護保険によるサービスですが、例外的にケアプランのなかには含まれず、限度基準額の対象にはなりません。また、介護保険を利用していない患者さんには算定しません。

3-19 在宅医療機器の管理支援

- 医療機器を用いて療養生活を送っている患者さんが増えている。
- 医療機器を在宅で安全に使用するためには、正しい使用法についての指導と衛生材料が必要。
- 医療機器の操作は医行為となるため、原則として介護職は取り扱うことはできない。

在宅で利用する頻度の高い医療機器

①尿道留置カテーテル／導尿カテーテル（3-20）
②吸引療法（3-21）
③経管栄養（3-22）
④中心静脈栄養（3-23）
⑤在宅酸素療法（3-24）
⑥人工呼吸器（気管切開／マスク型）
⑦インスリン自己注射・自己血糖測定

その他、在宅腹膜透析、在宅血液透析、植込型脳・脊髄刺激装置などがありますが、頻度は少なくなります。

医療機器の安全な管理と使用料

在宅医療機器を在宅で安全に管理するためには、正しい使用法を理解し、在宅で管理していくための衛生材料、そして管理を支援してくれる医療職の支援体制が必要です。一般的には在宅医が医療機器を手配し、在宅医療機器の管理のための指導を行うとともに、必要な衛生材料の提供を行います。また、訪問診療と本人・家族だけで安全な管理が難しい場合には、訪問看護を手配し、看護師による管理支援を行います。

医療機器は原則として医療機関が手配します。特に在宅酸素や人工呼吸器は高額な機械の手配が必要になりますが、これらを患者さんが買い取る必要はありません。多くは医療機関が医療機器メーカーから買い取り（またはレンタル）し、患者さんのお宅に配置します。医療機器の使用料は診療報酬として請求されます。ガーゼやカテーテル類なども原則として在宅医が保険請求する医療機器の管理料に含まれます。

医療機器の管理には高額な診療報酬が発生しますが、在宅医療は外来診療扱いとなるため、自己負担額の上限も低くなっています。複数の医療機器を使用しても、この自己負担額の上限を超えることはありません。

ただし、喀痰吸引に使用する吸引器は健康保険でカバーされていません。患者さんが個別にレンタル（または購入）していただく必要があります。吸引に必要なチューブ類や綿などは在宅医療機関から無償で提供されます。

3-20

①尿道留置カテーテル

- 排尿障害や褥瘡処置（皮膚の湿度コントロール）、介護負担軽減などの際に留置が検討される。
- 入院時に留置され、そのまま必要性の再評価がされず留置継続されているケースも多い。
- 細菌尿は必発（一定の条件下で必ず発生すること）。尿路感染症のリスクと留置の必要性を常に意識する。

生理的な排尿

尿は腎臓で生成され、尿道を通って膀胱《ぼうこう》に蓄えられます。

通常、膀胱に150mlから200ml尿がたまると尿意を感じると言われています。ちなみに膀胱には250mlから600ml程度、蓄尿が可能と言われています。排尿すると残尿がゼロになります。

尿道留置カテーテルの適応

尿道留置カテーテルは、主に以下の2つの目的で使用されます。

①膀胱からの尿の流出路を確保する

留置カテーテルのしくみ

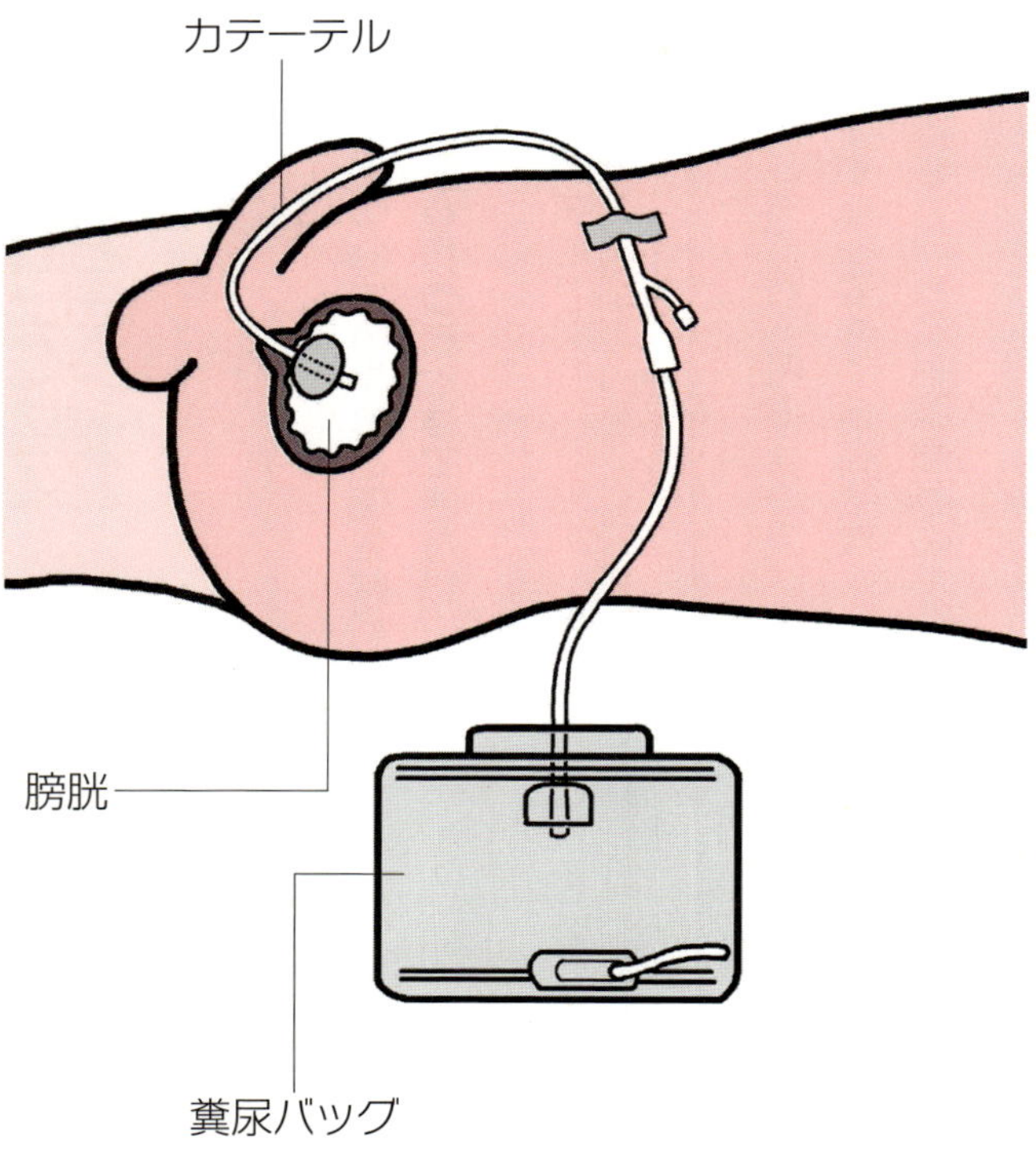

前立腺肥大、神経因性膀胱、尿道腫瘍などによる残尿、排尿障害への対応として。

②尿失禁による皮膚の湿潤や汚染を防ぐ

褥瘡《じょくそう》治療や皮膚トラブルの軽減、介護負担の軽減など。

尿道留置カテーテルの適応

絶対的適応	膀胱容量が50ml以下（萎縮膀胱）の場合
準絶対的適応	・100ml以上の残尿を認める場合 ・尿閉（自己導尿が困難な場合）
相対的適応	・夜間頻尿のため睡眠が障害される場合 ・尿失禁のため皮膚炎や褥瘡が悪化する場合

尿道留置カテーテルの管理支援

高齢者の長期カテーテル留置において、合併症はほぼ必発です。日常のケアでそのリスクを最小化するとともに、合併症の早期発見のための観察も重要となります。次のような内容を患者さん・ご家族と共有し、安全な管理ができるよう支援します。

日常のケア

①陰部の保清と皮膚の観察

定期的な陰部洗浄に加え、排便などにより陰部汚染がみられたときには、随時陰部洗浄を行う。

この際、尿漏れなどによる陰部の発赤やただれがないか、尿道口から排尿や出血、尿道口の損傷がないかなどを確認する。

カテーテル固定部の皮膚も合わせて観察する。固定位置はこまめに変えて、皮膚に負担がかからないように注意する。

②カテーテル・チューブの観察

カテーテルが屈曲や身体の圧迫などにより閉塞していないか。チューブ内に混濁や浮遊物が目立つ場合は閉塞のリスクが高いので要注意。ミルキングなどを行い経過をみるが、尿量が少ないにもかかわらず、尿漏れが多い場合には、カテーテル閉塞の可能性を考える。

頻度としては少ないが、固定用バルーン内の滅菌蒸留水が少なくなることがある（膀胱内へ移動する）。自然抜去や尿漏れのリスクとなるため、挿入時と同量であるかを適宜シリンジで確認し、減少している場合は追加する。

③体位変換

同一体位により、尿の流出が滞り、カテーテル閉塞や尿路感染症のリスクを高める。

体位変換に支援が必要な患者さんについては、体位の変化による尿流出状況などにも留意する。

④水分摂取

水分摂取が減れば、尿量は減少する。これは尿路感染症のリスクを高める。

水分摂取を促し、尿量を確保するように努める。

最低限必要な1日尿量は体重1キロあたり12ml程度だが、健康な状態を維持するためには、1日尿量が1000ml以上になるよう留意したい。ただし、心不全や腎不全などで飲水制限が行われている場合、終末期などはこの限りではない。

⑤カテーテルの定期交換

長期留置する場合、通常2〜4週間ごとに交換する。

カテーテル閉塞を起こしやすいケースなどでは、交換頻度を早めたり、膀胱洗浄を組み合わせたりすることがあるが、そうでないケースにおいては、これらは必ずしも合併症の予防にはならない。

流出障害や閉塞などが明らかな場合には、随時交換する。

⑥ウロバッグの管理（たまった尿の破棄）

定期的にウロバッグ内の尿を破棄する。バッグの排水口は細菌の侵入経路の1つ。尿破棄の際に排水口が不潔にならないように注意する。

またこのタイミングで尿の性状を観察するようにする。

長期にカテーテルを留置すると、尿の混濁や断続的な尿路出血が見られることが多いが、普段と異なる色調や混濁の悪化、臭気がある場合には、在宅医か訪問看護師に早めに相談する。

また尿量の変化にも留意する。水分や食事の摂取量が変化していないのに、尿量が急激に減少している場合は、カテーテルの閉塞の可能性もある。

⑦自己抜去のリスクの高い患者さんには

手が届かない位置にカテーテルを固定したり、ズボンの中を通すなどの工夫をする。

カテーテル留置による合併症

①カテーテル関連尿路感染（CAUTI）

もっとも頻度の高いのが尿路感染症。1カ月以上の留置で100％が細菌尿になると言われている。尿量が少ないケース、抵抗力の低い高齢者などでは容易に尿路感染症に移行するので注意が必要である。

下腹部の違和感、疼痛、発熱などが主たる症状だが、高齢者の場合にはこれらが目立たないことも多い。また放置すると腎盂腎炎・敗血症に進展することもあり注意が必要である。

カテーテル留置の必要性が低い場合は、カテーテルを抜去する。また、抗菌薬による治療を行う。

②尿路結石

カテーテル留置による慢性細菌尿による尿Ｐｈの変化などから、尿中の物質が結晶化しやすくなる。

高齢者の場合には根本的な治療が難しい。膀胱結石が原因でカテーテル閉塞をくり返す場合などには、膀胱洗浄などにて対応する。尿路感染の状況によっては抗菌薬の投与を選択することもある。

③陰部潰瘍・皮膚損傷

カテーテル留置による組織圧迫、テープ固定による皮膚のトラブルなどが生じる。

皮膚ケアやカテーテルの固定方向などを工夫する。

男性で尿道の裂傷が進行する場合には、膀胱瘻に切り替えることも検討する。

※紫色蓄尿バッグ症候群（PUBS）

カテーテル留置中にカテーテル・ウロバッグが紫色に着色することがある。食事由来のアミノ酸（トリプトファン）が細菌により青・赤色の色素に変化したもので、これらが混ざり紫色となることが原因。

尿路感染症に準ずるが、慢性的な場合には経過観察で対応する。

管理指針の共有

管理支援の内容は、在宅医と患者さん・ご家族のみならず、ケアマネジャーや訪問看護師など、関わる全職種と共有しておきます。その内容はカルテに記載し、できれば文書化し、多職種で共有するのが望ましいと思います。

尿道留置カテーテルの抜去

合併症を減らすための最大の介入は、カテーテルそのものの抜去です。

基礎疾患によっては抜去が困難なケースもありますが、病院や施設からの退院・退所の際に留置されているカテーテルについては、相対的適応で留置されているものが多く、この場合は抜去が可能です。

1カ月程度の短期間の留置であれば、そのまま抜去できることも少なくないですが、長期に留置されていたカテーテルの場合、膀胱が廃用性委縮（膀胱壁進展力の低下）を来していることがあります。

この場合、カテーテル抜去後に頻尿や尿閉を来すことになります。カテーテルを抜去する前に、ご家族や訪問看護師と連携し、膀胱訓練を実施するようにします。

例

原因疾患	重度の前立腺肥大に伴う排尿障害
材料	カテーテルは14Fr（フレンチ）、蒸留水10mlにて固定。固定水の量は訪問看護の際に確認。 ※3Fr＝約1.0mm
交換頻度	月に1回交換を実施（在宅医による） ※緊急対応用の予備のカテーテル・バッグ・交換材料を1セットテレビ台の下に配備しています。
注意点	カテーテル自己抜去のリスクが高いため、カテーテルは上方に腹壁固定後、ズボンの中を通して足の方向に出すようにしてください。腹壁の皮膚に負担がかかるので、こまめな観察をお願いします。 発熱や下腹部痛、尿性状に変化が見られた場合は早めにご連絡ください。

3-21 ②吸引療法

- 自力で排痰することが難しい方には、喀痰吸引による支援が必要になることがある。
- 吸引器は健康保険ではカバーできない。自費での購入・レンタルになるケースが多い。
- 介護職員による喀痰吸引には研修が必要。ご家族または訪問看護による対応が原則。

在宅における喀痰吸引

喀痰《かくたん》吸引は、自力で痰を喀出することが難しい患者さんの気道の安全を確保するために行います。

喀痰吸引の導入は、大きくわけると、肺炎や気管支炎などにより排痰量が増加し、一時的に吸引による支援が必要になるケース、脳梗塞などの疾患や老衰などによる嚥下筋群の機能低下により継続的に支援が必要なケースがあります。

喀痰吸引は、肺炎や気管支炎などの気道感染症の効果的な治療や、タン詰まりによる気道閉塞のリスクを低減するために非常に重要ですが、留置される医療機器と異なり、その都度、人による操作が必要になります。

対応できる人的リソースが不足してしまう場合には、在宅療養の継続が困難となる場合もあり、これが入院や入所の要因になってしまうケースも少なくありません。

介護職による喀痰吸引

喀痰の吸引（及び経管栄養）は医行為に該当し、医師法などにより医師・看護師等のみ実施可能となっています。これまでは厚生労働省の通知により、介護職員等によるたんの吸引等は、当面のやむを得ない措置として、一定の要件の下（本人の文書による同意、適切な医学的管理等）で認められてきました。（実質的違法性阻却）が、平成24年4月から介護職員等によるたんの吸引等が将来にわたってより安全に実施されるように、「社会福祉士及び介護福祉士法」が一部改正され、一定の研修を受けた介護職員は一定の条件のもとで喀痰吸引等の行為を実施できることとなりました。

しかし、実際に喀痰吸引に対応できる介護職はまだまだ少ないのが現状です。在宅医療、在宅看取りを望む多くの方の思いに応えるためにも、吸引に対応可能な介護職を増やしていくことは重要です。

喀痰吸引の導入

喀痰吸引の導入にあたっては、まず吸引器の手配を行います。

吸引器は福祉用具を提供する会社が販売およびリース・レンタルをしています。患者さんに直接手配していただく場合、在宅医療機関によってはクリニックからの貸し出しを行っているところもあります。

購入費用およびレンタル料は原則として全額患者さんの自己負担になりますが、疾病や自治体によっては補助が行われることもあります。

喀痰吸引が必要になる場合、通常は訪問診療や訪問看護だけでは十分な対応ができません。ご家族による喀痰吸引が必要になります。ご家族に対する吸引手技の指導は在宅医または訪問看護師から行います。

いざ喀痰吸引が必要になってから、急に上手に吸引ができるようになるわけではありません。吸引がいずれ必要になると予想されるケースでは、早めに導入し、少しずつ手技を覚えてもらうなどの工夫も必要です。

喀痰吸引に必要な衛生材料（吸引チューブなど）はクリニックから提供します。これらの材料のコストは在宅時医学総合管理料に包括されます。患者さんに個別に実費を請求することはありません。

介護職員による実施可能なたんの吸引

たんの吸引その他の日常生活を営むのに必要な行為であって、医師の指導のもとに行われるもの。たんの吸引は鼻腔内・口腔内・気管カテーテル内で行うもの。

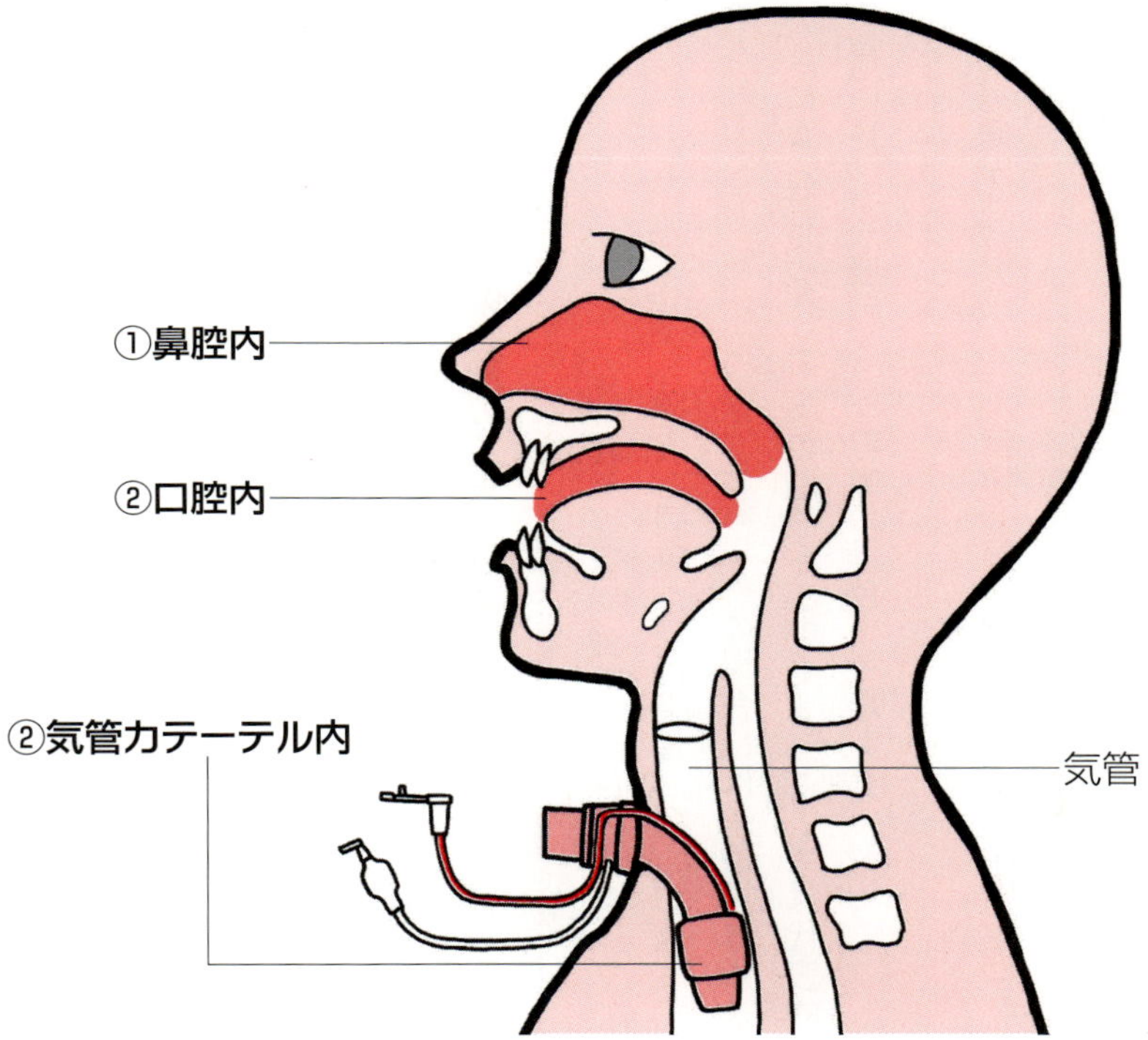

3-22 ③経管栄養

- 経管栄養はあくまで食事。薬の投薬のような厳格さを求めない。
- 処方が可能な栄養剤、管理料の算定が可能な栄養剤は必ずしも一致しない。
- 逆流、下痢、リークが三大合併症。栄養剤の工夫でリスクを軽減できる。

経管栄養のタイプ

経管栄養とは、その人による嚥下を経由せずに食事を消化管に届ける治療。胃瘻《いろう》と経鼻経管栄養の2つのタイプが一般的ですが、腸瘻《ちょうろう》や食道瘻《しょくどうろう》が造設されている方もいます。

昨今、胃瘻に対する悪いイメージから、経鼻経管栄養を選択される患者さんやご家族が多いですが、経管栄養をしているという意味で両者に違いはなく、合併症のリスクや日常生活の質を考えると、胃瘻のほうが利点は多いです。

経管栄養の開始

経鼻経管栄養であれば、チューブの挿入と同時に経管栄養が開始できますが、それ以外の場合には栄養投与ルートの造設が必要です。ここでは代表的な胃瘻の場合を考えます。

①胃瘻造設／胃瘻カテーテルの管理

経管栄養の導入が必要と判断したら、投与ルートを検討します。

短期的な栄養補給や投薬が目的であれば、経鼻経管栄養がより迅速に導入可能ですが、長期的・永続的な栄養管理が必要な場合は、胃瘻の造設を第一選択とします。

栄養投与ルートとして胃が使用できない場合は腸瘻を、消化管が使用できない場合は中心静脈栄養を検討します。

経管栄養のタイプ

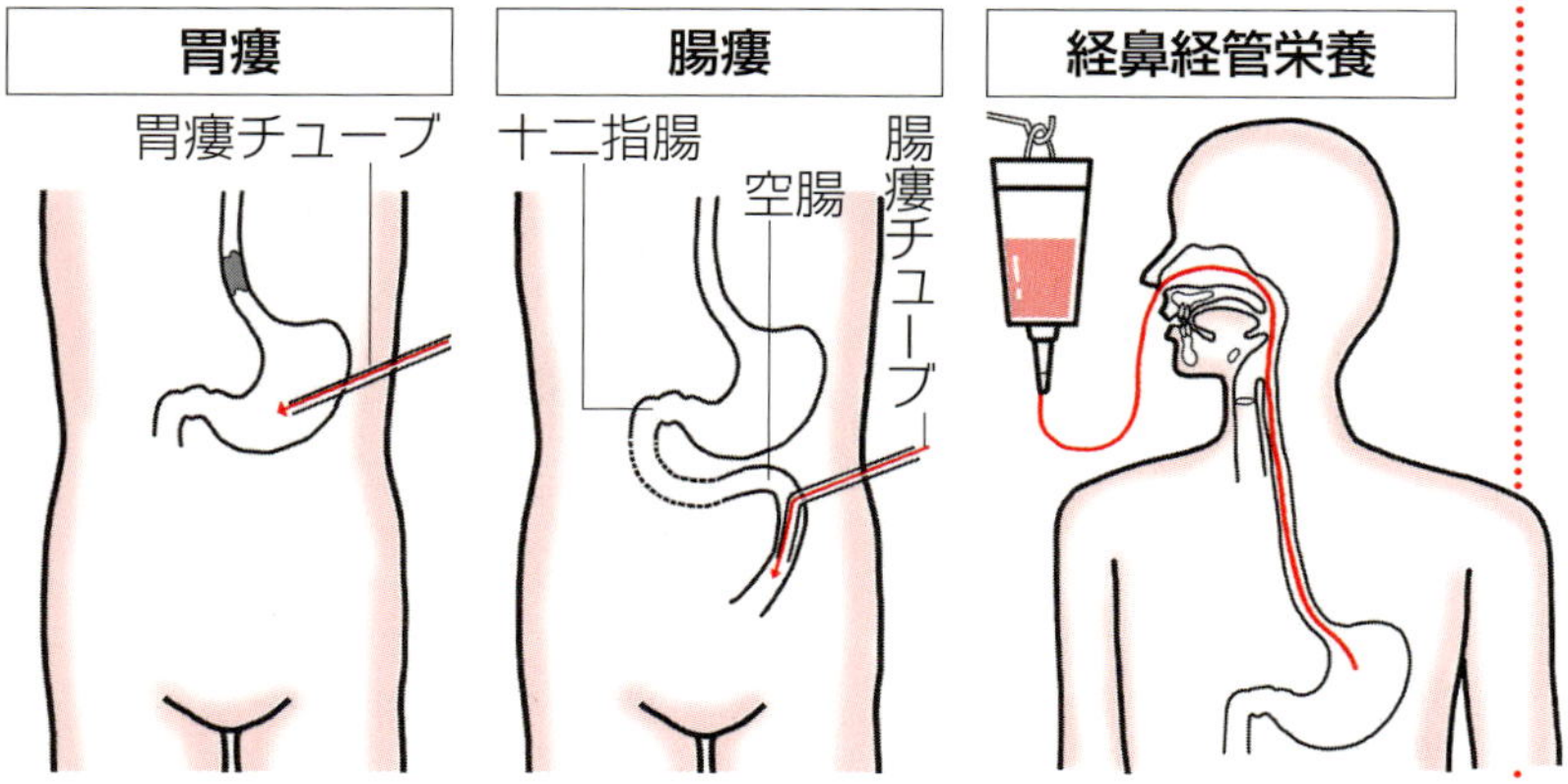

胃瘻は皮膚と胃の内腔をつなぐ人工の瘻孔《ろうこう》です。瘻孔が形成される前に胃瘻が抜去されてしまうと、腹膜炎など重大な事態が発生します。自己抜去《ばっきょ》などの事故には十分な注意が必要です。また、最初はバンパー型の抜去しにくいものが使用されます。

それぞれの長所・短所を検討し、患者さんにとって最適なものを選択します。

②胃瘻の交換

カテーテルの交換は、患者さんが通院困難な状況であることを考えると、可能な限り在宅で行えるのが理想です。

在宅では交換の容易さという面で、バルーンタイプを用いることが多いです。バンパータイプの交換は抵抗が強く、事故のリスクも若干高いので、病院で実施をお願いすることが多くなりますが、病院でバルーンタイプに変更してもらうことで、在宅での交換を容易にすることができます。

カテーテル交換の際には事故が起こる可能性がゼロではありません。肉芽《にくが》からの出血などは外用処置で経過を診ればよいですが、危険なのは「腹腔内誤挿入」です。

この状況で栄養剤が注入されると（腹腔内誤注入）、腹膜炎から死に至る

胃瘻カテーテルのタイプ

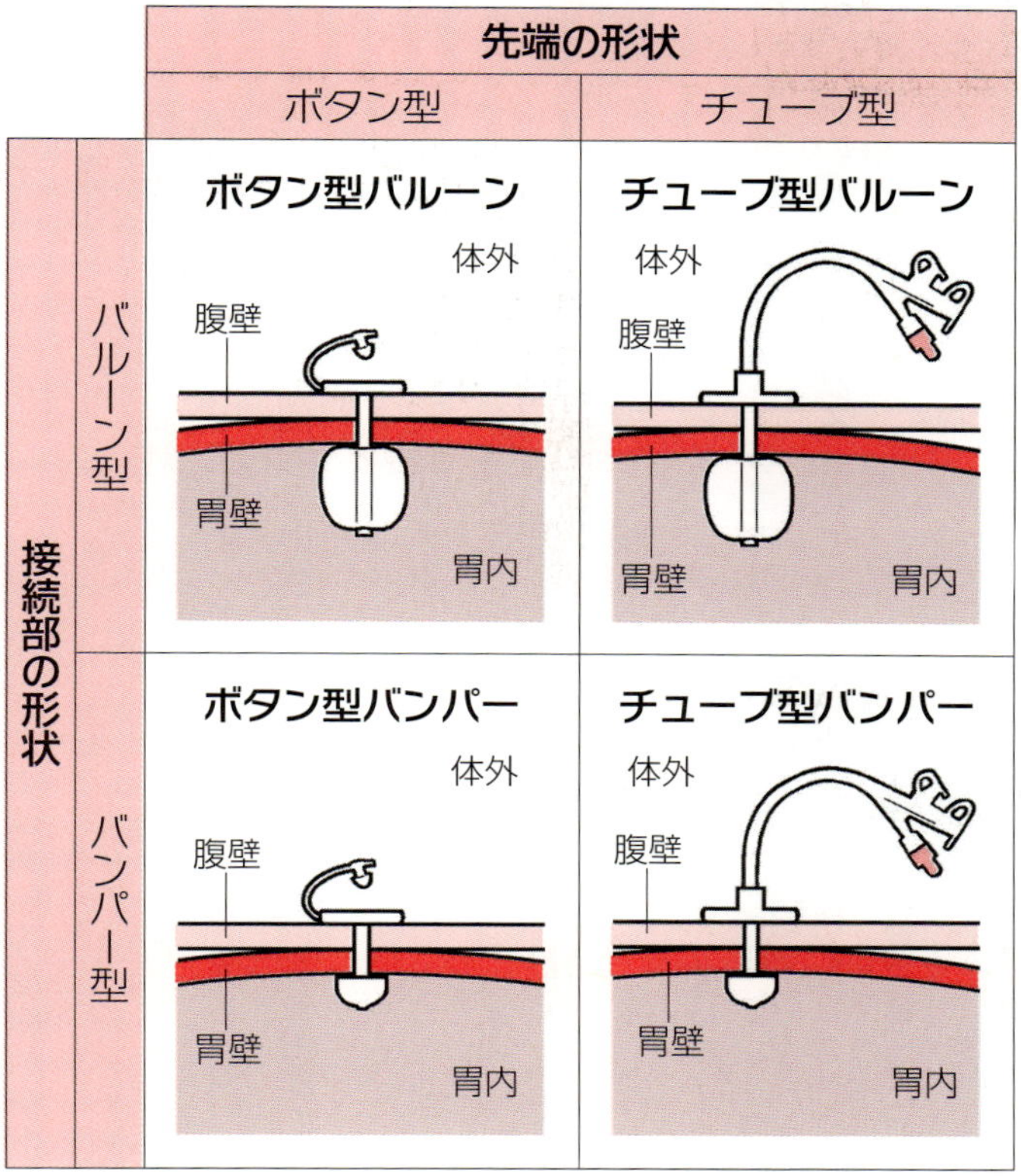

先端	バンパー型	バンパーと呼ばれる形状の樹脂で胃壁からの脱落を防ぐ。抜けにくく、抜去事故が少ないが、交換がやや難しい。 ・交換頻度が低い（半年から1年に1回の交換）。
	バルーン型	バルーンを蒸留水で膨らませてチューブを胃壁に固定する。交換が容易だが抜けやすい。 ・交換頻度は原則1カ月（実際には2～3ヵ月で交換されている方も）。
接続	ボタン型	目立たないが、手間が１つ多い（栄養の際には接続チューブをつなぐ必要がある）。抜去事故が少ない。
	チューブ型	直接栄養ボトルを接続できるが、腹壁に常時チューブが存在する。ボタン型よりも抜去事故が起こりやすい。

危険もあります。

実際には、瘻孔がしっかりしており、カテーテルの抜去も挿入も非常にスムーズに行えた場合には、ほぼ問題ないと考えられます。また、胃内容物の吸引ができればほぼ間違いないと思われますが、基本的には先端の確認が必要とされています。

病院ではエックス線検査を行うことが一般的ですが、在宅の環境では難しいため、経カテーテル内視鏡や色素液注入による確認、超音波による胃内バルーン拡張の確認などが試みられています。

③投与回数の決定

経管栄養には時間がかかります。逆流しやすい患者さんなどでは、投与に1時間、その後の安静に2時間など、1回の食事で3時間以上の拘束時間が発生する方もいます。1日3食の投与にすると、日中のほとんどすべてが栄養で終わってしまう恐れもあります。

まずは必要な栄養と水分の量をアセスメントし、それを1日何回に分けて投与するかを考えます。中にはある程度経口摂取が可能で、不足分を経管投与するケースなどもあります。

患者さんの状態や生活、療養環境に合わせた投与回数を設定します。

④栄養剤の選択

栄養剤の選択にあたっては、次の4つのポイントを意識します。

〔1〕保険適応

経管栄養剤は処方可能なものとそうでないもの（介護食として自費購入が必要）に分かれます。

長期的な栄養管理には処方可能なものを使用できれば、患者さんの自己負担は軽減されます。

病院と在宅では栄養・食事に関する算定が異なり、退院時には在宅管理の面で（特に経済的に）不利益な経管栄養剤が使用されていることが少なくありません。

〔2〕栄養と水分のパッケージ

患者さんの状態や投与の回数に応じて、1回あたりに割り当てられる栄養と水分の量は異なります。

既存の栄養剤でマッチするものがあればそれを使用します。

それがない場合には、経管栄養剤以外の食品を組み合わせるなどの工夫も必要です。経管栄養自体はあくまで「食事」ですから、既存の栄養製剤だけにこだわる必要は必ずしもありません。

患者さんのご家族からは、野菜ジュースや青汁、ヨーグルトなどを入れてあげたい、などの希望が聴かれることもあります。チューブを通るもの、ビタミンKとワーファリンなど医薬品との相性が悪いものでなければ、投与することを禁止する理由はありません。

〔3〕半消化態

経管栄養剤は、そのまま補助栄養食品として経口摂取ができるもの（エンシュア®・ラコール®など）と、経口摂取に適さないが吸収に適したものがあります。その人の消化吸収機能は1つの選択の要因になります。

経管栄養後に下痢や不消化便が続く場合などは、半消化態に変更することで状況が改善するケースもあります。

ちなみに経管栄養の管理料（在宅成分栄養経管栄養法指導管理料）が算定できるのはツインライン®とエレンタ

ール®の2種類の半消化態の栄養製剤だけです。

(4)形状(液体または半固形)

液体の経管栄養は投与に時間がかかります。また、逆流を予防するために栄養投与終了後、すぐに横になることができません。栄養剤を半固形化することで、逆流のリスクを減らし、経管栄養にかかる時間を短縮することができます。

半固形化は投与時間短縮、逆流リスク軽減のみならず、胃の進展を通じて消化吸収のカスケードのスイッチを入れ、下痢や瘻孔からのリークも軽減することができ、多くの患者さんに有益と考えられています。

これまで半固形化が必要なケースは、寒天やとろみ剤で既存の栄養剤を加工する必要がありましたが、現在、処方可能な半固形栄養剤(ラコールNF半固形®)が出ています。

胃瘻の抜去事故

管理支援の内容は、在宅医と患者さん・ご家族のみならず、ケアマネジャーや訪問看護師など、関わる全職種と共有しておきます。その内容はカルテに記載し、できれば文書化し、多職種で共有するのが望ましいと思います。

管理指針の共有

胃瘻が抜けてしまったら、ただちに対応が必要です。そのまま経過観察していると30分程度で瘻孔が閉鎖してしまうことが多いです。一度、瘻孔が閉鎖してしまったら、再造設が必要になってしまいます。

なるべく早めに緊急対応すれば再挿入が可能なことが多いですが、対応までに時間がかかる場合には、ご家族や訪問看護師に瘻孔が閉塞しないよう何かを代わりに挿入しておいてもらいます。(経管栄養をしている患者さんは喀痰吸引をしている方が多いので、吸引チューブを代わりに挿入しておいてもらうなど)瘻孔が少しでも開存していれば、在宅で再挿入できなくても、病院でブジー(管状臓器の内径を拡張する処置)すれば胃瘻を再び使用できるようになります。

抜去事故が起こったときにどのように対応するのか、あらかじめご家族や看護師と対応を決めておくとよいでしょう。

例

原因疾患	脳梗塞後遺症による摂食障害
栄養内容	朝：ツインライン400ml＋白湯200ml　昼：ツインライン400ml 夕：ツインライン400ml＋白湯200ml　トータル1200kcal／1600ml
胃瘻	24Fr×3.5cm／月に1回交換を実施(在宅医による) ※緊急対応用の予備の胃瘻チューブ・交換材料を1セット配備しています。
注意点	・経管栄養実施時は、ベッドを45度以上にギャッジアップ(背起こし)または車椅子。それぞれ1時間かけて投与。 ・経管栄養終了後、1時間程度は臥位にならないようにしてください。 ・抜去事故が起こったらただちにご連絡ください。

3-23

④中心静脈栄養

- 栄養管理に消化管を使用できないケースにおいては、中心静脈栄養法を検討する。
- 長期的な中心静脈栄養にはカテーテルアクセスポート造設が必要。
- 栄養製剤や輸液管理に必要な材料は処方せんで対応可能。

在宅での中心静脈栄養の管理

中心静脈栄養の導入は、消化管による栄養が難しいケースが対象となります。

しかし、中には介護上の理由（1日2〜3回の経管栄養ケアを行う介護力がない、など）で、患者さんの在宅生活を実現するために中心静脈栄養の導入を検討することもあります。

終末期で予後が短いことが予想されるケースを除き、在宅での中心静脈栄養の管理にはCVポート（カテーテルアクセスポート）の造設が必要です。カテーテル挿入部からの感染のリスクは高く、さらに2週間に1度のカテー

中心静脈栄養のしくみ

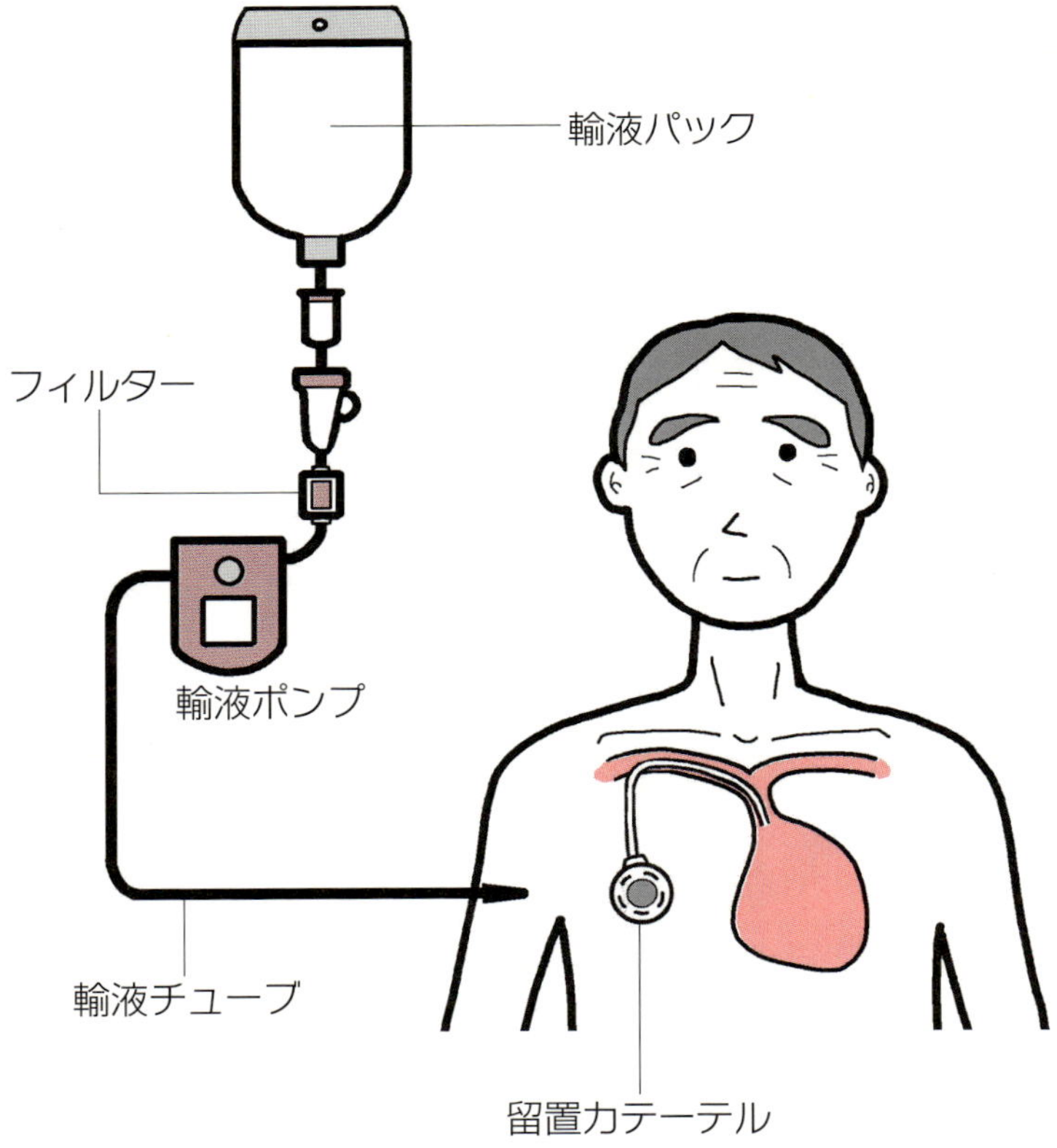

テル交換などは現実的ではありません。

在宅での中心静脈栄養管理は、1日1回の栄養バッグの交換と、週1回のルート交換が一般的です。ルート交換は訪問診療または訪問看護のいずれかで対応しますが、ご家族が対応するというケースもあります。

中心静脈栄養は、在宅で導入することはほとんどありません。

多くは病院で導入され、在宅で管理していくことになります。病院では栄養製剤のなかにさまざまな薬剤や栄養素を追加で注入されることが多いのですが、在宅ではこれらの管理は困難です。ビタミン・ミネラルのプレフィルド製剤を使用し、投与薬剤についてもその必要性をしっかりと再検討する必要があります。

また、療養経過に応じて心身の状態は変化していきます。その時々の状況に応じて投与する栄養の量や内容について調整が必要になるのは言うまでもありません。

特に高齢者は中心静脈栄養を契機に耐糖能異常が顕在化するケース、肝機能障害や極端な高中性脂肪血症を来すケースもあり、注意が必要です。またがんや慢性疾患により悪液質の状態にある方については、慎重な栄養処方が必要です。

在宅でもっとも多いトラブルはポート感染です。

この場合は病院でポート抜去・入れ替えが必要になります。

管理指針の共有

管理支援の内容は、在宅医と患者さん・ご家族のみならず、ケアマネジャーや訪問看護師など、関わる全職種と共有しておきます。その内容はカルテに記載し、できれば文書化し、多職種で共有するのが望ましいと思います。

例

原因疾患	S状結腸軸捻転術後・短腸症候群による消化吸収障害
栄養内容	エルネオパ2号1500ml（1230kcal）／日
使用材料	テルフュージョンポンプ用チューブセット（TS-P541F076） コアレスニードルセット（CFW-22G×5/8-450） ヘパリンＮａロック100U／ｍＬシリンジオーツカ10ml　1千U カフティポンプ（●●よりレンタル　緊急連絡先03-9999-9999） 2015年6月3日／左前胸部にCVポート造設（BARD　X-ポートisp）
注意点	CVポート穿刺・ルート交換は週1回（毎週木曜日／訪問診療時） ポート刺入部の発赤・腫脹、発熱などが出現した場合はただちに連絡を。

3-24

⑤在宅酸素療法

- 在宅酸素療養は比較的簡便に実施できる身近な治療法である。
- 在宅酸素療法の適切な使用は、入院リスクを軽減し、予後を改善し、ＱＯＬを高める。
- 在宅で安全に使用できる環境づくりと多職種と連携した管理支援体制をつくる。

在宅酸素療法は適切に実施すれば、患者さんのＱＯＬを大きく改善する、安全性の高い在宅医療の現場でも使用頻度の高い医療機器を用いる療法です。液体酸素を使用する場合と、酸素濃縮器を配置する場合がありますが、外出機会の少ない在宅高齢者には後者が使用されることが圧倒的に多いようです。管理は比較的容易ですが、適切な使用のための指導と、定期的なメンテナンスが必要です。

在宅酸素療法の対象疾患

主な対象疾患は、慢性呼吸不全と心不全です。その他、肺高血圧症とチアノーゼ型先天性心疾患も対象となります。

慢性呼吸不全の場合、動脈血酸素分圧（PaO2）が55Torr（mmHg）以下、およびPaO2 60Torr（mmHg）以下で睡眠時または運動負荷時に著しい低酸素血症を来し、医師が在宅酸素療法を必要であると認めた場合に保険適応となります。適応患者の判定にはパルスオキシメータによる酸素飽和度から推測しPaO2を用いることができます。

心不全の場合はＮＹＨＡⅢ度以上が対象です。

低酸素血症が重度の場合、慢性心不全により労作時に息切れなどが目立つケースでは、在宅酸素療法の導入を検討します。

在宅酸素療法の導入

医療機関が酸素濃縮器を手配する必要があります。

医療機関が酸素濃縮器を直接購入（またはリース）してもよいのですが、酸素濃縮器を取り扱っている医療機器管理会社からレンタルすることもできます。機器の故障対応やメンテナンスを考えると後者のほうが手軽かもしれません。

酸素濃縮器をレンタルする場合には、濃縮器の種類や酸素吸入の方法（マスクかカニューレか）、安静時・労作時・就寝時それぞれの酸素吸入量などを指定し、機器の配置を依頼します。合わせて携帯用・緊急用ボンベ、デマンドバルブ（患者の呼吸に合わせて酸素を供給するバルブ）の配置についても指示します。

在宅酸素療法をサポートしている会社の多くは、24時間対応で緊急事態に対応します。休日や夜間に急に在宅酸素療法の導入が必要になっても、都市部であれば2時間以内で対応してくれるところが多いようです。

酸素供給装置にはいくつかのタイプがありますが、自宅で生活する時間の長い在宅高齢者の場合には、酸素濃縮器がもっとも手軽です。

導入後の管理支援

安全に使用ができるよう訪問看護師らと連携しながら、患者さんご本人およびご家族に指導を行います。

酸素濃縮器の取り扱いは非常に簡便ですが、酸素濃縮器を使用しての酸素投与の開始・終了および酸素投与量の変更は医療行為となるため、介護職（ヘルパー）では対応できません。

患者本人、家族、医療職が対応する必要があります。

医師、看護師による指導のほか、機器の供給会社が定期的に酸素濃縮器や周辺機器・材料のメンテナンスのために訪問します。

例

原因疾患	慢性閉塞性肺疾患
指示内容	酸素濃縮器　5リットル機 吸入方法　鼻カニューレ 酸素投与量　安静時　1.0リットル 労作時　1.5リットル 就寝時　1.0リットル 携帯用ボンベ　有 デマンドバルブ　有
注意点	酸素濃縮器は日当たりのよいところは避け、火を使う場所からも2m以上離してください。 壁からも15cm程度離して設置してください。原則として禁煙すべきですが、やめられない場合でも、少なくとも酸素吸入中のタバコは禁止です。 息苦しさや息切れを感じたら、すぐに連絡してください。

3-25

施設での訪問診療

- 訪問診療に入れる施設とそうでない施設がある。
- 高齢者や集住している施設においては、診療の効率化を意識すべきである。
- 診療の効率化を実現するためには、多職種の連携・役割分担が重要になる。

患者さんの療養場所は自宅とは限らない

在宅患者の療養場所は、必ずしも住み慣れた自宅であるとは限らない。身体的・社会的な状況により、自宅での療養継続に課題が生じた場合、療養場所の変更を検討する必要があります。

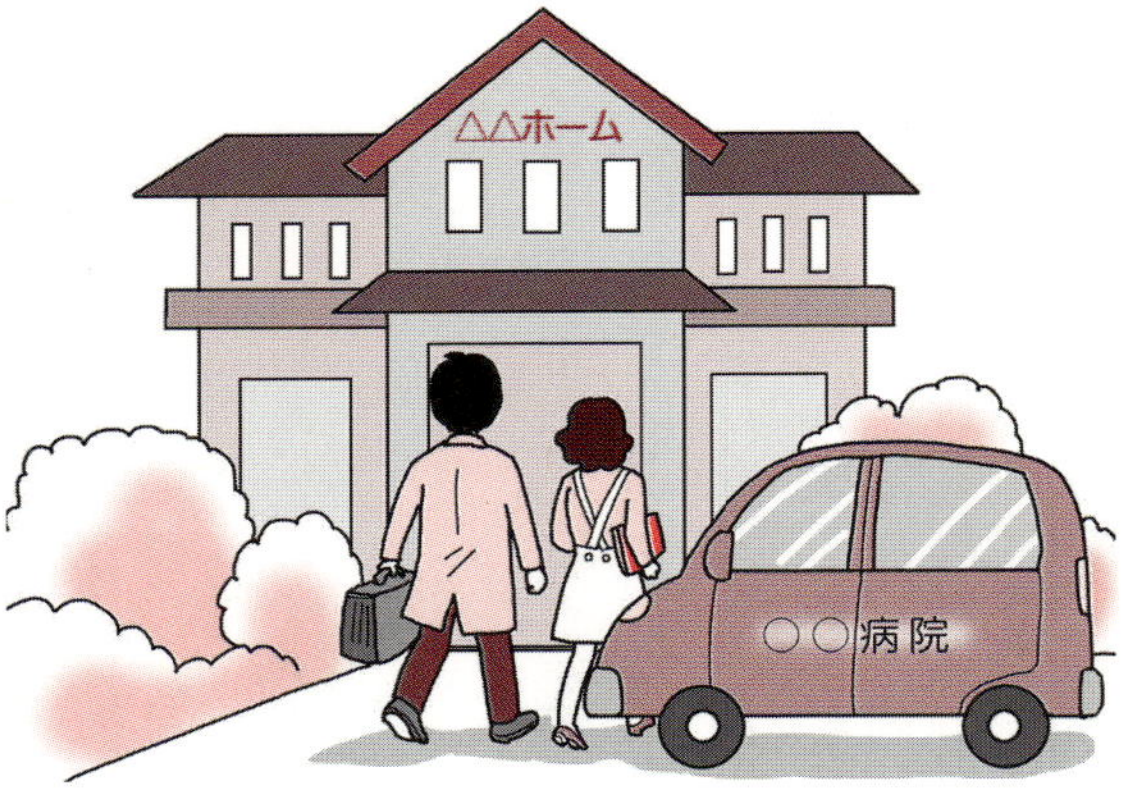

療養場所としては、緩和ケア病棟（ホスピス）、療養型病院、特別養護老人ホーム、介護付き有料老人ホーム（特定施設）、住宅型有料老人ホーム、サービス付き高齢者向け住宅（サ高住）、グループホームなどがあります。

病院を除けば、これらはいずれも地域における「すまい」の選択肢ですが、この項では、便宜上、施設と表記させていただきます。

ホスピスや療養型病院はもちろん、特別養護老人ホームは原則として訪問診療が入ることはできません（末期がんのみ例外）。また、日本においては、ホスピスにはがんと後天性免疫不全症候群（AIDS）の方以外は入院できません。

施設診療と居宅診療の違い

大きな違いは4つあります。

①患者さんが「集住」している

居宅診療では、1件1件個別に診療する必要がありますが、施設診療においては、患者さんが1つの建物にまとまって生活されています。それぞれ個室で生活はされていますが、居宅診療に比較して移動効率が非常によいのが特徴です。

通常は、入居されている患者さんを曜日と時間を決めてまとめて診察（集団診療）するのが一般的です。

②患者さんに関わる多職種のメンバーがほぼ固定されている

施設ごとにケアマネや相談員、ケアスタッフが固定されています。特定施設の場合には看護師が配置され、薬局や歯科、マッサージなどの事業者も少数の連携先に集約されています。居宅の場合は、患者さんごとに関わる多職種のメンバーも異なることが一般的ですが、施設では概ね「いつものチーム」で療養支援を行うことになります。

居宅診療では、訪問看護と訪問薬剤師が常に診療に同行する、などあり得ませんが、施設診療では、施設看護師、ケアスタッフ、薬剤師などの多職種が診療に同行し、それぞれの専門性と強みを生かした効果的な役割分担が容易です。

※サ高住の場合は、外部からのケアマネや訪問系サービスが入ることもあります。

③ご家族とのリレーション

居宅においては、日々の病状変化や方針決定について、患者さん本人に加え、ご家族ともダイレクトに連絡を取り合います。しかし、施設診療においては、患者さん本人の健康管理は主に施設スタッフが担当しており、ご家族への状況報告は施設を経由して行われることが多く、在宅医とご家族が直接連絡を取り合うことはあまりありません。

施設診療は1日あたりの診療件数が多くなるため、在宅医側でそれぞれご家族と個別に連絡を取り合うことも難しく、ここは施設との役割分担として理解してよいと思います。

しかし、コミュニケーション不足は、急変時や看取り支援時におけるトラブルの原因となります。入居時に家族面談しておく、重大な局面では在宅医から家族に直接説明をする、などの機会を確保することも重要です。

もちろん、施設に入居されていても、毎日訪問される、必ず診療に同席されるなど、熱心なご家族もいらっしゃいます。

④診療報酬

施設診療（集団診療）は居宅診療に比べて診療報酬が低く設定されています。

2014年4月の改定では、居宅診療とほぼ同等であった診療報酬が突然4分の1に減額され、在宅医療業界には衝撃が走りました。

その後、厚生労働省が激変緩和措置として集団診療とは異なる「個別診療」という形態を提案しました。

これは1施設につき1人の医師が1日に1人までの診察であれば、居宅と同様の診療報酬を認める、というものですが、これでは高齢者が集住しているという施設のメリットが失われてしまいますし、診療に同行する施設のケアマネや看護師、薬剤師の負担も非常に大きくなります。

施設は居宅に比べて、非常に移動効率がよいので、診療報酬を低く設定されること自体は合理的だと思いますが、現状、医療経営上、やむなく個別診療の形態を選択している医療機関が多いですが、今後の診療報酬改定において、適正化が図られていくものと思われます。

施設診療における連携医療機関の役割

施設には連携医療機関があります。連携医療機関には、施設に対して訪問診療を提供できる在宅医療機関、必要時に入院を受け入れられる後方支援病院があります。その使命は大きく3つあります。

①入居者の受け入れ判断

特に医療依存度の高い患者さんが入居される場合、在宅医療あるいは施設での対応力で受け入れ可能なのかを判断します。

在宅医療側としては、施設が受け入れ可能ならどんな患者でも診られる、というスタンスのドクターが多いのですが、施設で実際に受け入れが可能なのか、医療者でなければ判断が難しいケースが少なくありません。

看護師が24時間常駐していないところで気管切開の患者の療養支援は難しいですし、看護師がいない場所で家族の支援がなければ、1日複数回の経管栄養の管理はできません。

しかし、施設運営も事業として存続していかなければなりません。在宅医が自らのリスク（急変で呼ばれる頻度など）を恐れ、医療依存度が高いというだけで入居を断れば、施設の運営そのものが難しくなる可能性もあります。

患者さんの受け入れに応じて、在宅医と施設の連携の強化・対応力の強化を図っていかなければ、施設が終の棲家としての機能を果たすことができませんし、その機能を果たせない施設は地域包括ケアシステムの中で生き残っていくことが難しくなります。

在宅医は施設運営者と密にコミュニケーションを取りながら、施設で患者さんの受け入れがスムーズにできるよう、施設スタッフへの教育・研修も含めた包括的な連携を心がける必要があります。

②入居者（患者さん）への訪問診療

連携医療機関としての在宅医療クリニックの主たる業務は、入居している患者さんへの訪問診療です。

施設においては、入居者の健康管理が計画的に行われています。在宅医療は、患者さん本人の想いと心身機能のアセスメントから、療養目標を設定し、療養計画づくりにともに関わります。そして、施設の健康管理担当者および外部からの専門職と連携しながら、療養生活を支援します。

施設や連携事業者と相談しながら、定期的な訪問診療のスケジュールを決めます。診療には、施設の看護師やケアマネ、訪問薬剤師などに診療に同行をお願いします。

これにより前回からの病状変化や現

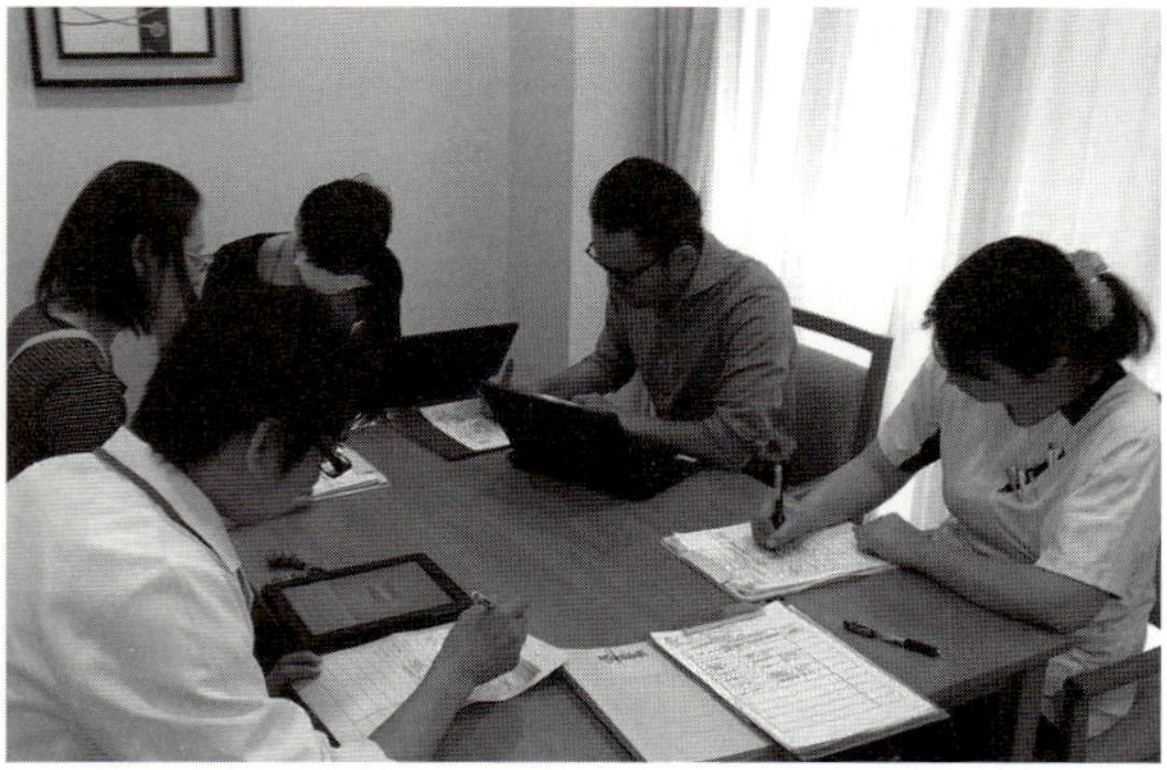

手前左側から、訪問薬剤師・施設看護師・診療アシスタント・在宅医・クリニック看護師

在の問題点、処方変更の判断やそれに対する迅速な対応などが可能になります。

訪問診療は月2回が一般的。診療前に施設看護師から、前回からの状況変化があった方を中心に申し送りをしていただきます。事前に解決すべき問題を解消してから、診察に臨みます。

また診察終了後に、療養支援方針や処方変更などの確認を行います。

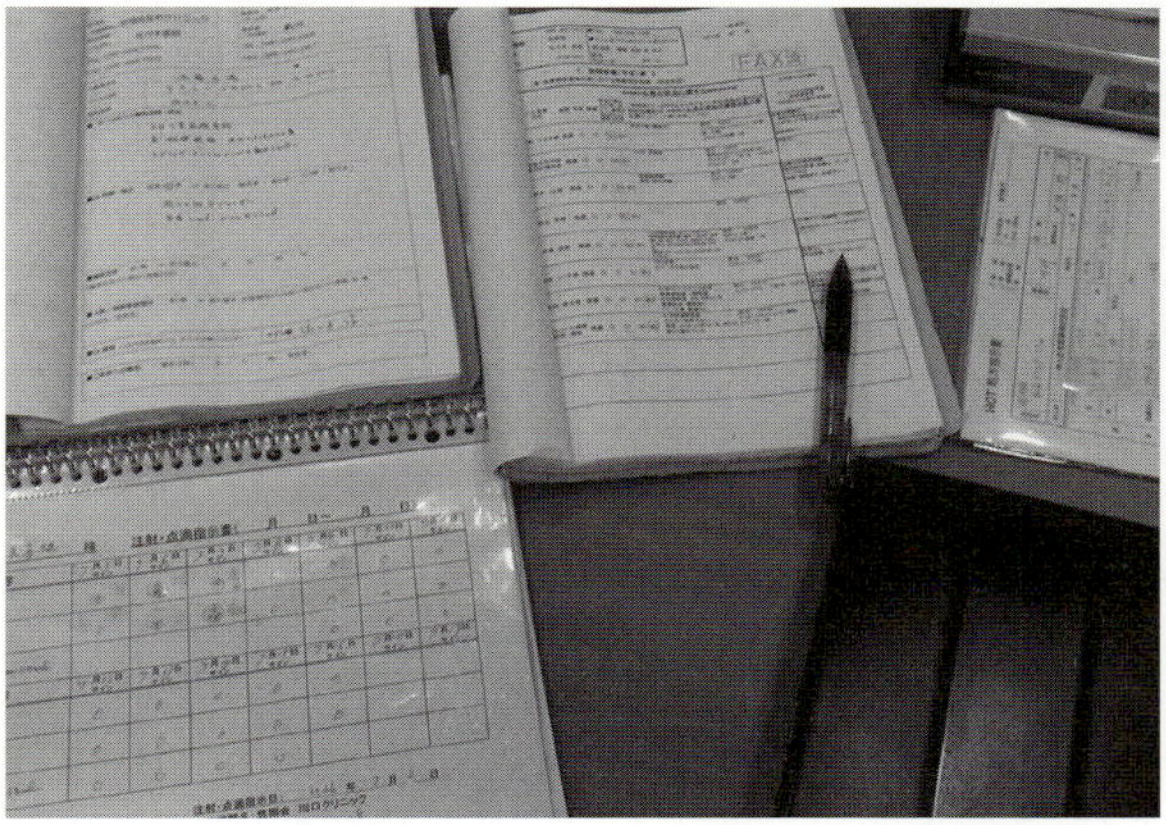
連携のための情報提供書

特定施設の診療の際には、連携のための情報提供書が準備されることが一般的です。これは施設側から医療連携の加算を取るために必要なものですが、これを事前にクリニックに送ってもらうことで、必要な処置材料・検査機器などを準備していくことができますし、外用薬の追加処方などをあらかじめ手配しておくこともできます。

その他、電話再診に基づくコールオーダーの内容確認、在宅酸素療法や経管栄養（在宅成分栄養）の管理指導内容の確認、点滴などの医療処置の指示確認などを行います。

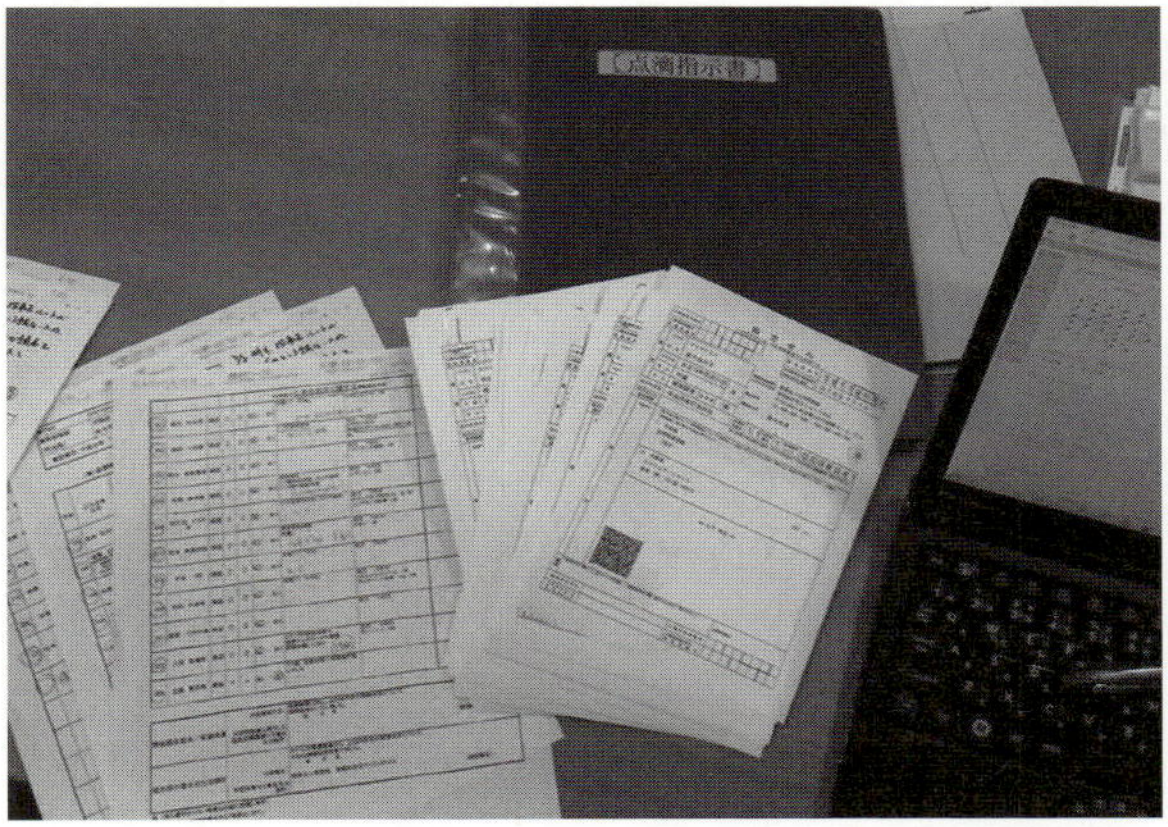
診療が終了したら処方箋を発行する

診療が終了したら処方箋を発行します。

処方箋はあらかじめ施設から提供された情報に基づきプリントアウトしていき、当日の変化に対しては手書きと訂正印で対応します。施設とクリニックの連携によっては、現地でプリンタで出力する、あるいは診療終了後にクリニックで出力する、などの方法を取ることもできます。

薬剤師が診療に同行することで、疑義照会を減らすことができますし、同効薬への変更、用法用量や剤型などについてその場で相談することもできます。

③認知症ケアの支援

施設では「集団生活」という名のもとに、認知症の人に対する精神科的投薬の要望が強いという傾向があります。

「大声を出されると他の人が不穏になるので、鎮静剤を処方してください」

このような施設スタッフの進言は、一見妥当なようですが、鵜呑みにすべきではありません。

なぜ「不穏」になるのかをアセスメントし、本人が平穏に過ごせるように環境を調整するのが本来ケアの使命であり、それが自宅でできないから施設に入居されているという方もいます。薬で黙らせるというのは「最終手段」であるべきです。

もちろん環境調整だけでBPSD（行動・心理症状）に対応できないこともあります。そのような場合においては薬を上手に使いこなせることも重要です。入居前から処方されている中核薬や鎮静剤が病状を修飾している場合もあり、注意を要します。

BPSDに対し、外部の精神科通院をさせる場合、将来的に処方の調整で苦労することがあります。外部の精神科を利用する場合は、それぞれの役割分担を最初に明確にしておいたほうがよいでしょう。

④緩和ケア・看取りの支援

施設に入居される方やご家族の多くは、人生の最終段階に対しある程度の意識をもっておられます。

できれば入居した時、あるいは主治医が変更になった段階で患者さんやご家族、施設のスタッフと、病状経過の見通しを共有し、終末期における支援方針を確認したり、急変時・増悪時の対応など、あらかじめ方向性を決めておきます。

病状の変化が生じた場合には、適宜ご家族と状況を共有し、対応方針を再確認していきます。

施設によっては、トラブル回避のために「看取り支援の承諾書」のような書類を準備しているところもありますが、書類にサインをしたからといって免責されるわけではありません。

病状経過の共有と方針の再確認というプロセスを丁寧に積み重ねていくことだけが、看取り支援におけるご本人とご家族の満足と納得につながります。

施設は、地域における「すまい」の選択肢として、そして終の棲家としての役割を求められています。看取りの支援は、在宅医のみならず施設にとっての使命でもあります。

看取りができる療養支援環境を作るために、連携医療機関として、訪問診療だけではなく、施設スタッフとの合同カンファレンス、教育や研修の機会づくりに積極的に協力すべきです。

⑤健康診断・予防接種

インフルエンザや肺炎球菌ワクチンの予防接種を行います。インフルエンザの予防接種については、職員に対する接種についても協力すべきです。

入居者の健康診断は施設内で実施できれば患者さんにとっては利便性が高いのですが、エックス線検査が必要であることから、在宅医で対応できないケースもあります。そのような場合は外部の健診機関と連携して実施します。

連携の形態によっては、施設職員に対する健康診断や産業医を合わせて担当することもあります。

施設に入居している患者さんの想い

施設に入居されている患者さんは、自ら新しい環境を求めて転居されてきた、という方もいますが、社会的事情から本人の意に反して転居を強いられた、という方も少なくありません。

望まぬ環境変化が抑うつやBPSDの原因となっているケースも少なくなく、在宅医としてやりきれない思いをすることもあると思います。とはいえ、自宅での療養継続は困難なケースが多いのも事実です。

「帰宅願望」などと表現されることもありますが、当人にとってみれば、自宅で過ごしたいというのは当然の要求です。帰りたいという想いを精神科治療の対象とするのではなく、新しい療養環境で、できるだけストレスなく過ごしてもらえるように工夫をしていくしかありません。

また、自宅である程度自立した生活をしていた人が、施設に入居することで、生活能力を発揮したり、社会に参加したりする機会を制限されてしまうケースがあります。

施設ケアの在り方については、施設運営者の方針に左右されるところが多いのですが、入居者にできるだけ充実した時間を過ごしてほしいというのは、医療と介護の共通の願いであるはずです。理想の施設ケアの在り方について、継続的に意見交換をしていくべきだと思います。

特別養護老人ホームへの診療協力を！

特別養護老人ホーム（特養）には、自宅での介護が困難になった方が入居されています。

それ以外の施設（たとえば特定施設やグループホーム、サ高住など）よりも重症度の高い方が多く生活されていますが、区分上は医療施設ということになるため、訪問診療が入ることは、末期がんの患者さんなどごく一部を除き、認められていません。

特養への医師の配置は週に半日程度。その中で、施設の看護職・介護職が中心となって行っている入居者の健康管理を医療面から支援し、人生の最終段階にある方々への緩和医療や看取り支援を行っていきます。

しかし、実際に週に半日だけの限定的な関わりでは、それ以外のタイミングで発生する急変や看取りに対応できません。

実際、多くの特養では急変時の救急搬送や病院での死亡診断が一般的になっています。しかし、配置医師が使命感を持って関わることで、救急搬送を減らし、施設での看取り支援を実現することができます。

在宅医療＝訪問診療ではありません。在宅医療とは、その人が、その人の「すまい」で最期まで生活ができるよう支援する医療です。在宅医は、訪問診療で培ったノウハウを特養に提供することで、その地域の特養が「最期まで生活できる場所」に変わります。在宅医は地域全体の在宅医療力・看取り力を高めるためにも、ぜひ特養での診療に積極的に協力していくべきだと思います。

3-26 緊急対応

- 不安な体調変化はいつ起こるかわからない。
- まずは電話で相談する。
- 電話だけでは十分な状況判断ができないとき、診察が必要な時は往診する。

在宅医療における緊急対応の重要性

在宅時医学総合管理料は、居宅・機能強化型（病床なし）の場合、月４６０００円です。このような高額な診療報酬が認められているのは、在宅医療が患者さんの医学管理を継続的に行うということ、そして24時間体制で体調変化に対応するという前提があるからです。

現在、救急搬送される患者さんの多くは高齢者です。救急治療により根本的な問題の解決は得られず、逆に入院治療によりサルコペニアが進行し、退院してもすぐに救急搬送されてくるという悪循環に陥っています。

在宅医療が機能すれば、高齢者の健康管理を通じて急な体調変化をある程度予防することができます。また、急変したとしても、電話指示や緊急往診で救急車の出動は避けられます。入院せずに在宅で対応することで、患者さんを適応障害や廃用症候群など、入院に伴うリスクから守ることができます。同時に入院ベッドの適正運用、高齢者医療費の過半を占める入院医療費の削減にも貢献できます。

緊急対応における重要な考え方

万が一の際に確実に緊急対応できることは非常に重要です。しかし、最も重要なことは、急変させないことです。

予期せぬ体調変化を予期することができれば、あらかじめその発生リスクを減らし（**一次予防**）、もし発生してしまった場合にも適切に対処できるよう準備しておく（**二次予防**）ことができます。早期発見・早期治療ができれば、入院を回避、あるいは最短期間での入院治療により、医原性サルコペニアの影響を最小化（**三次予防**）できます。

「予防」を意識することで、急変とそれに伴うリスクを減らすことができるのです。３６５日×24時間対応可能であることは、在宅療養支援診療所の要件の1つ。在宅医療の診療報酬（在宅時／特定施設入居時等医学総合管理料）を算定するための要件でもあります。24時間対応しないクリニックは在宅医療を標榜すべきではありません。

365日×24時間対応可能であること

365日×24時間対応可能であることは、在宅療養支援診療所の要件の1つ。

残念ながら、在宅医療を受けているのに、急変や看取りの際に、在宅医が対応せずに救急搬送されるケースがいまだにあります。

特に最期まで住み慣れた場所で過ごしたいと願っている患者さんにとっては、在宅医療を受ける意味が失われてしまいます。

緊急対応のフロー

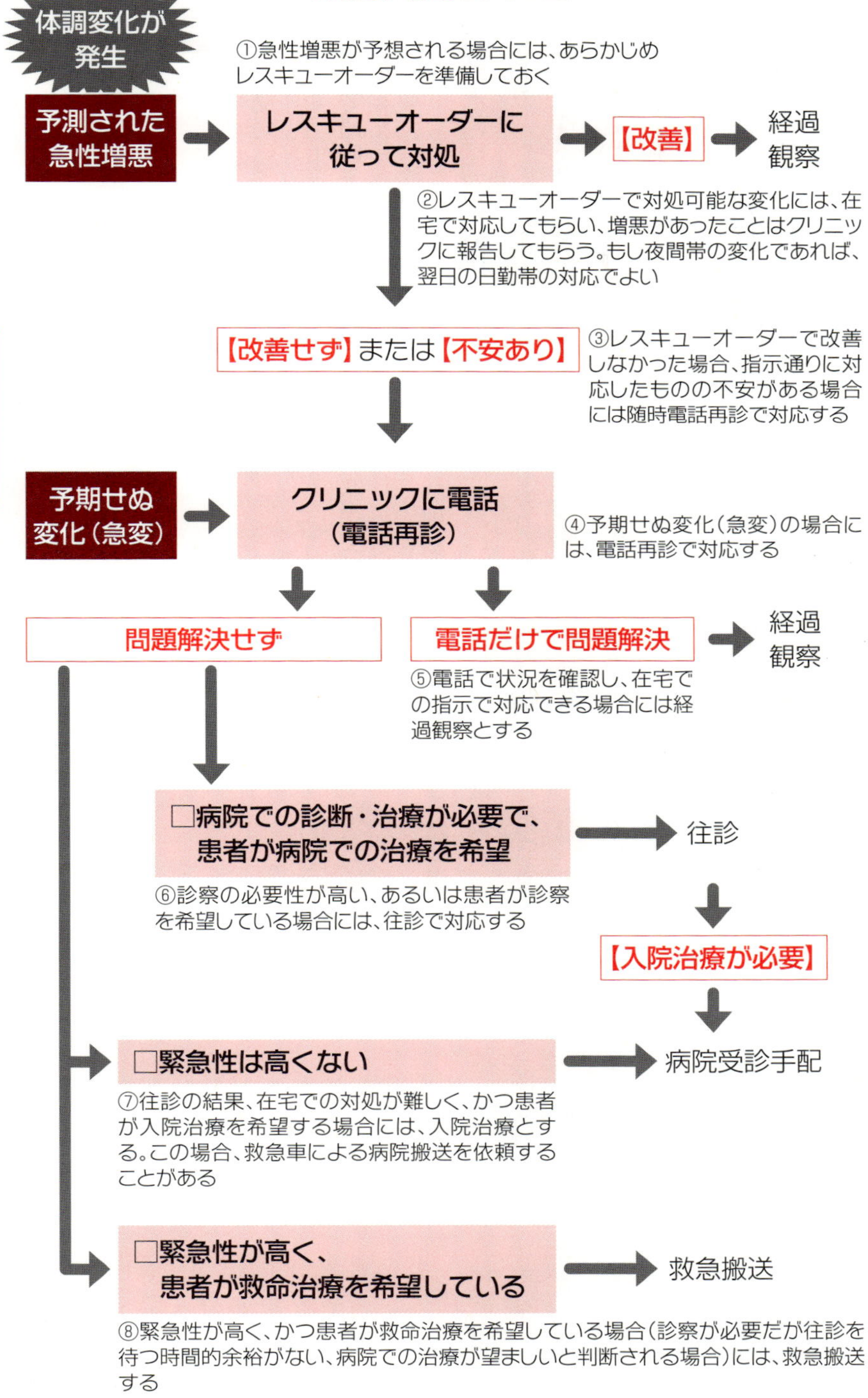

体調変化が発生
予測された急性増悪
①急性増悪が予想される場合には、あらかじめレスキューオーダーを準備しておく
レスキューオーダーに従って対処
【改善】
経過観察
②レスキューオーダーで対処可能な変化には、在宅で対応してもらい、増悪があったことはクリニックに報告してもらう。もし夜間帯の変化であれば、翌日の日勤帯の対応でよい
【改善せず】または【不安あり】
③レスキューオーダーで改善しなかった場合、指示通りに対応したものの不安がある場合には随時電話再診で対応する
予期せぬ変化（急変）
クリニックに電話（電話再診）
④予期せぬ変化（急変）の場合には、電話再診で対応する
問題解決せず
電話だけで問題解決
経過観察
⑤電話で状況を確認し、在宅での指示で対応できる場合には経過観察とする
□病院での診断・治療が必要で、患者が病院での治療を希望
往診
⑥診察の必要性が高い、あるいは患者が診察を希望している場合には、往診で対応する
【入院治療が必要】
□緊急性は高くない
病院受診手配
⑦往診の結果、在宅での対処が難しく、かつ患者が入院治療を希望する場合には、入院治療とする。この場合、救急車による病院搬送を依頼することがある
□緊急性が高く、患者が救命治療を希望している
救急搬送
⑧緊急性が高く、かつ患者が救命治療を希望している場合（診察が必要だが往診を待つ時間的余裕がない、病院での治療が望ましいと判断される場合）には、救急搬送する

3-27 電話再診

- 単なる電話対応ではなく、電話による診察である。
- お互いに相手の表情が見えないため、コミュニケーションは対面の診察よりも難しい。
- 電話だけで対応を終了する場合には、十分な説明と、患者・家族の安心・納得が重要。

電話再診と電話対応は違う

電話再診とは、患者さんまたはご家族・介護者などから電話などで治療上の意見を求められた場合に、必要な指示をすることです。

電話での対応に医療的な判断と指示を伴う場合、通常の電話対応ではなく、電話再診という扱いになります。当然、診療報酬も発生します。

聴覚障害のある方の場合には、ファクシミリまたは電子メールなどでも再診を行うことが認められています。この場合、受信後、速やかに対応する必要があります。電話再診の診療報酬は、1回720円。

診療時間以外の時間、休日または深夜において再診を行った場合は、それぞれ650円、1900円または4200円(6歳未満の乳幼児の場合においては、それぞれ1350円、2600円または5900円)を加算することになっています。特に深夜帯には、かなり高額な診療報酬が設定されています。

電話再診は対面での診察よりも難しい

電話では相手の表情は見えません。顔の見えない相手とスムーズにコミュニケーションするためには、「想像力」が必要です。

安定期の患者さんやご家族の多くは、落ち着いた電話対応ができます。

しかし、特に導入期・終末期の患者さんやご家族は、予期せぬ体調変化に不安がいっぱいです。「なぜ急変したんだ!」という怒りをぶつける人もいるかもしれません。こんなに具合が悪くなってしまって……と悲観してしまっている人もいるかもしれません。

電話対応する医師は、感情をぶつけられて不条理な思いをするかもしれませんが、相手の感情もアセスメントの対象です。売り言葉に買い言葉で、感情的に電話を切ることだけは絶対に避けなければなりません。

電話再診だけで緊急対応を終了する場合の留意点

留意点1 「経過観察」の内容をより具

体的に

往診をしない場合には経過観察を指示することになりますが、これは電話をかけてきた理由が解消するものではありません。経過観察を指示する場合は、

①経過観察することのリスクはどの程度なのか

②いつまで経過観察するのか

③観察期間中に何かが起こったときにはどうするのか

例

「①おそらく症状からはウィルス性の感冒です。それ以外の病気の可能性は非常に低いと思います。②診察は明後日の主治医の診察を待っていただいてよいと思います。感冒の場合には自然治癒を待つ以外の根本的な治療法がありません。熱や咳などが辛いようであれば、症状を抑える治療はできます。現在、高熱は出ていないようですが、**③38度を超えるような発熱、あるいは寒気が強い場合は、お渡ししてある「カロナール200」という薬を1つ飲んでみてください。もし、食事や水分が取れない、痰が増えてきた、などの症状が出てきたら、またご連絡ください」**

など、できるだけ具体的に指示を出すようにします。「とりあえず様子をみてください」では電話再診になりません。

留意点2　患者・家族は、電話再診による対応で納得しているか

患者さんまたはご家族が往診を希望するのは、電話再診の診断結果・説明内容に患者さんやご家族が納得できていないということです。この場合は原則として往診で対応しておくべきです。

その要因が不安であるのであれば、それは平時の説明不足に起因するかもしれません。また、導入期や終末期は患者さんやご家族の不安に対する閾値《いきち》が低くなっています。不安を解消するためには、病状経過の見通しに対する十分な説明と理解が必要ですが、それは互いの表情が見えない状況では困難です。その要因が医師の診断に対する不服であれば、患者さんまたはご家族はその病状が異なることを意味していると考える強い理由があるはずです。電話でそれをキャッチできないのであれば、診察をするしかありません。

【患者さんとご家族へ】

患者さんのことを熟知した主治医が電話対応する場合には、いちいちカルテを確認する必要はないかもしれません。しかし、電話再診を担当するのは必ずしも主治医ではありません。

患者さんから電話を受けたら、誰からの電話なのかを確認してから、カルテに記載された診療内容をチェックします。いつも主治医に話している内容を、電話の向こうの医師から再確認されることもあるかもしれません。

不安がいっぱいで電話をかけてきている患者さんやご家族には、この時間がとても長く、煩わしく感じるかもしれませんが、これは、より確実な電話再診を行うために必要不可欠なプロセスなのです。

3-28 往診・緊急往診

- 患者からの要請があれば、必要に応じて往診する。
- 往診は救急診療ではない。場合によっては2時間以上の待ち時間が発生することがある。
- 特に重大な変化が予想される場合には緊急往診を行う。

往診

往診は救急診療ではありません。往診の所要時間は平均30分～120分、時に2時間以上お待たせしてしまうこともあります。

待ち時間が長くなれば、往診を待つ患者さんは不安と焦燥にかられます。往診をすると判断した時点で、ご自宅に訪問するのが何時ぐらいになるのか、大まかな目安をお伝えしておくべきです。

待ち時間が長くなる場合は、ご自宅でも実施可能な対処法を指示します。往診に先行して、まずは訪問看護で対応してもらうなどの選択肢も検討します。

往診を待てないという場合には病院受診をすることになりますが、この場合は受診先の確保と診療情報提供書の作成を行います。

緊急往診

往診が必要と判断したケースの中でも、重大な状況が予測される場合には、できるだけ早く患者さんのご自宅に到着するために、予定された診療を中断して往診に向かうことになります。

このような場合を「**緊急往診**」といいます。

厳密には脳血管障害・急性冠症候群・急性腹症のいずれかに該当する場合を指すようですが、現実的には上記の運用がなされているようです。

クリニックの実績報告などを見てみると、クリニックによっては往診と緊急往診を区別していないケースもあるようですが、本来は違うものです。もちろん、緊急往診といっても道路交通法には従わなければなりません。救急車と同じようにすばやく到着できるわけではありません。

代診するときの注意点

往診は、必ずしも主治医が対応するとは限りません。

在宅医療を担当する医師が複数いる場合、主治医の不在時や診療状況によっては、チーム内の別の医師が往診を担当することがあります。

主治医の代わりに診察を行う場合、主治医の診療方針や判断を否定するような言動は厳に慎むべきです。

このような発言は、主治医か代診医のいずれかの信頼を確実に失墜させます。主治医の信頼が失われれば、そこから先の医師―患者関係に重大な影響を及ぼします。代診医の信頼が失われた場合、往診したことの意味が失われてしまいますし、何よりもチーム全体に対する信頼を大きく損なうことになります。

もし、診療方針に意見があれば、まずは主治医を含む診療チーム内でディスカッションします。診療計画にフィードバックすべきであるという判断であれば、主治医からそれを説明すべきです。

代診するときの心得

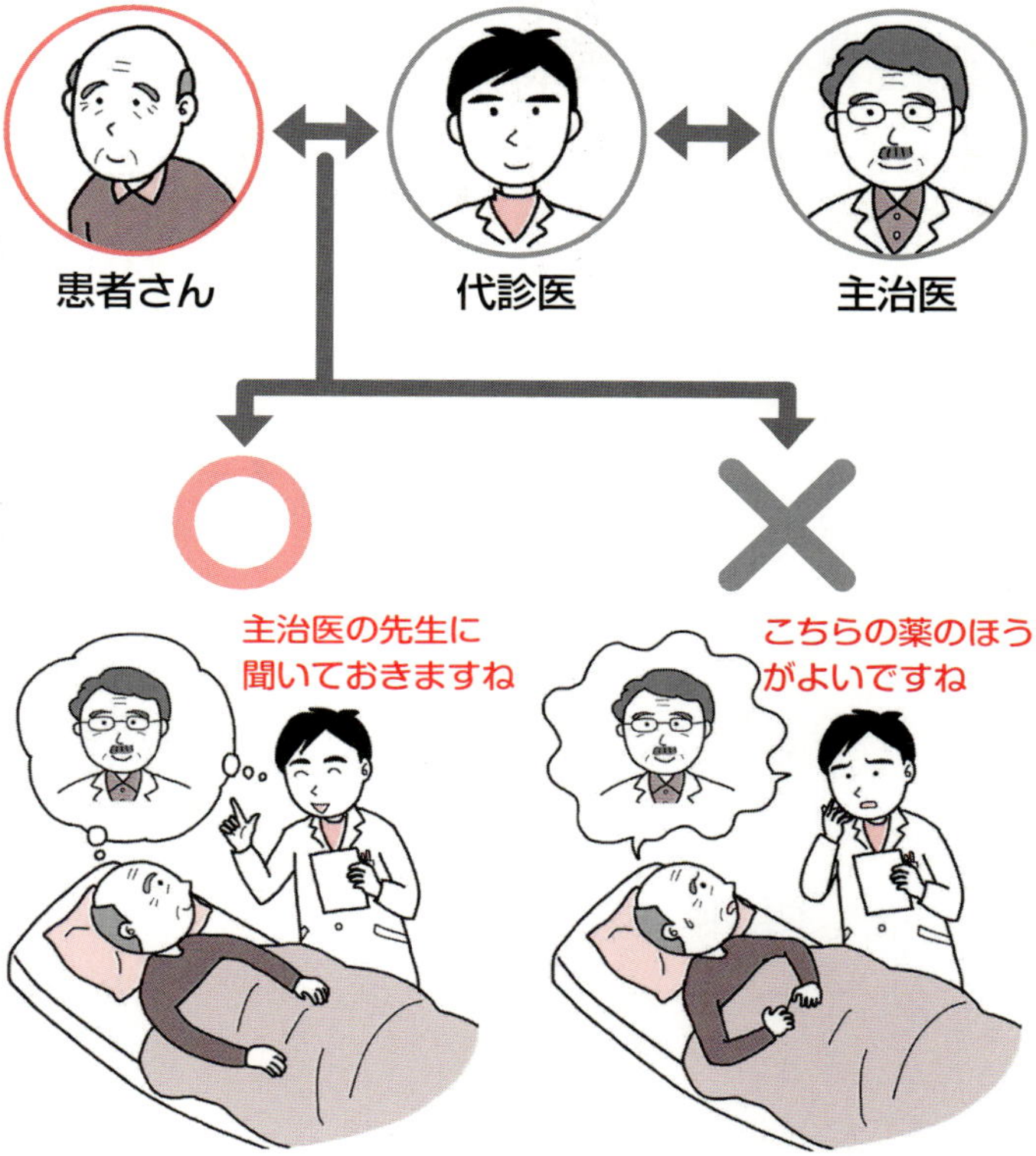
患者さん
代診医
主治医
○
×
主治医の先生に
聞いておきますね
こちらの薬のほう
がよいですね

診察方針に意見があれば、主治医を含む診察チーム内でディスカッションをして主治医から説明してもらいます。

主治医の診察方針や判断を否定するような言動は慎みましょう。

【患者さんとご家族へ】

往診車は救急車ではありません。救急車のように10分以内にかけつけることはできません。その他の患者さんの状況や、患者さんのご自宅の地理的条件によっては30分以内で到着できることもありますが、2時間以上かかることもあります。

往診までの時間を待たせることができないと医師が判断した場合には、電話再診の時点で病院受診（救急搬送）を指示します。

往診で対応するということは、自宅で往診を待つことができるという判断でもあります。

もし、往診予定時刻まで待てないということであれば、病院を受診してもらうことになります。

しかし、昨今、救急車を呼んで病院を受診しようとしても、三次救急を除けば、結局診察を受けるまでに2時間以上かかることは珍しくありません。

COLUMN

持続可能な在宅医療の実現のために

8割以上の方が病院で亡くなる

約7割の人が最期まで自宅で生活することを望んでいるにも関わらず、8割以上の方が病院で亡くなっている。これが日本の現状です。高齢化社会を乗り切るための最重要キーである在宅医療ですが、24時間対応というハードルの高さから普及が進んでいません。

また、在宅医療機関の中には24時間対応の難しさから看取りに対応できていないクリニックが約5割、在宅医療を撤退するクリニックも少なくありません。

在宅医療の24時間対応は、本来地域全体の課題であるはずです。医師個人に犠牲を強いるべきではありません。在宅医療の普及を促進し、その持続可能性を高め、「最期まで安心して暮らせる街づくり」・「看取れる地域づくり」を目指すためには、在宅医の負担軽減は避けて通れない課題です。

24時間対応を実現するために

24時間対応の負担を軽減するための1つの仕組みが「診診連携」です。同じ地域で在宅医療を提供する複数の医療機関が連携し、休日や夜間の24時間対応機能を共有することで、医師1人当たりの負担を軽減することができます。

連携の仕方には地域ごとにさまざまな形が試行錯誤されています。きちんと機能している連携もありますが、うまくいかずに立ち消えた連携もあります。連携はしているけれど、負担軽減につながっていないケースも少なくありません。

現在、東京・大阪・名古屋などの大都市圏を中心に、在宅医間の診診連携を推進し、24時間対応を地域でスムーズに役割分担するための仕組みづくりも始まっています。（一般社団法人 次世代在宅医療プラットフォーム http://www.next-platform.jp）

2040年、いまよりも亡くなる方が40万人増えると言われています。現在の在宅医療力では、これだけの死亡者の増加に対応することは到底できません。在宅医を増やし、在宅看取りを増やすためにも、24時間対応をどのように解決していくのか、在宅医の知恵が問われていると思います。

3-29 病院受診・救急搬送

- 可逆的な病態であり、在宅での十分な医療管理ができない状態であれば、病院での治療を検討する。
- 入院が必要になることが予想される場合には、あらかじめ受け入れ先病院を確保しておく。
- 在宅医は搬送先を確保し、診療情報提供書を作成する。

病院受診を選択する場合の留意点

電話再診や往診の結果、病院での治療が必要と判断することがあります。

この場合、2つの点に留意が必要です。

①可逆的な状況なのか、不可逆な状況なのか

急性疾患による一過性の増悪であり、在宅では十分な医療管理ができず、病院での集中的な医療の提供により回復の可能性が期待できる状況であれば、入院治療を積極的に検討することになります。

しかしながら、老衰や慢性疾患の進行が本態であれば、病院での治療は本質的な解決にならない可能性が高いばかりか、本人の人生の最終段階におけるQOLを大きく低下させる危険があります。

②入院治療によるメリットとデメリット

病院に受診を検討する状況の多くは、精密検査のための計画受診を除けば、入院の必要性が高い状態です。

入院すれば医療的な処置は在宅よりも確実に実施されますが、患者さんは療養環境の変化と、十分なケアが提供されない(医療よりもケアの優先順位が低い)という2つのダメージにさらされることになります。

病院での治療を選択する際には、上記のメリットとデメリットを十分に検討することが必要です。

受診先の確保および診療情報提供書の作成

病院受診が必要であると判断したら、受診先の確保を行います。

受診先の確保は在宅療養支援診療所の業務です。患者の病態や望む治療内容によっても受診すべき病院のカテゴリーは変わります。「救急車で病院に行ってください」などと言い捨てることはあってはなりません。

多くの場合、入院が必要になるため、入院受け入れが可能であることを確認する必要があります。また、明らかに

入院は必要でない場合は、この限りではありません。

受診先の確保にあたっては、患者の受診歴のある病院➡クリニックの連携医療機関➡地域のその他の病院と順次連絡をしていきます。これまで治療経緯から、患者さんが受診を避けたいと思っている病院もあるかもしれませんので、事前に確認をしておきます。

受診先が確保できたら、診療情報提供書を作成します。受け入れの判断のために診療情報提供書の提供を先に求められることもあります。いずれの場合も、診療情報提供書を事前に受け入れ病院にFAXしておくことで、受診をスムーズに進めることができます。

病院受診の方法

病院の受診には2通りの方法があります。緊急性や病態に応じて選択します。いずれも病院での受診手続きが必要になるため、家族または介護職の同行が必要になります。

①救急搬送

緊急性が高い場合、救急車以外の搬

病院受診までのフロー

(1) 電話再診（または電話再診後の往診）にて救急搬送が必要と判断

↓

(2) 急変時、救急搬送という方針でない場合には、患者・家族に救急搬送について提案

患者が搬送を希望しない場合は、想定される経過について改めて説明する。

急変時の方針未確定で患者本人が意思表示できず、患者家族と連絡が取れず、家族の意思も推測不可能な場合は、原則として救急搬送を選択する。

↓

(3) 119番通報

・患者の自宅（または施設）から行う。　・患者の氏名・年齢・病状を伝える。

↓

(4) 搬送先病院を確保する

①患者の後方医療機関　②在宅療養支援診療所の協定病院　③地域のその他の病院

①・②まであたって受け入れ先が確保できなかった場合は、救急隊とともに病院を探すことが効率的

※三次救急病院の受診が必要な場合は、救急ネットワークを活用することが多い。

↓

(5) 診療情報提供書を作成する

・病院が受け入れの判断に診療情報提供書を求めることもある。
・迅速に作成し、FAXにて問い合わせを行う。
・受け入れが決定したら、救急外来にFAXにて情報提供しておく。

送方法では安全な移送が難しいと判断される場合には救急搬送を選択します。

救急搬送を利用する場合には、患者さんの所在地から119番に電話をしてもらう必要があります。

救急車の利用は無料ですが、待機的な受診のための利用はできません。

②寝台車・介護タクシー

緊急性が低く、待機的な受診となる場合には、原則として寝台車や介護タクシーを手配して受診します。

施設入居者の場合、施設が管理する患者搬送車が利用できる場合があります。

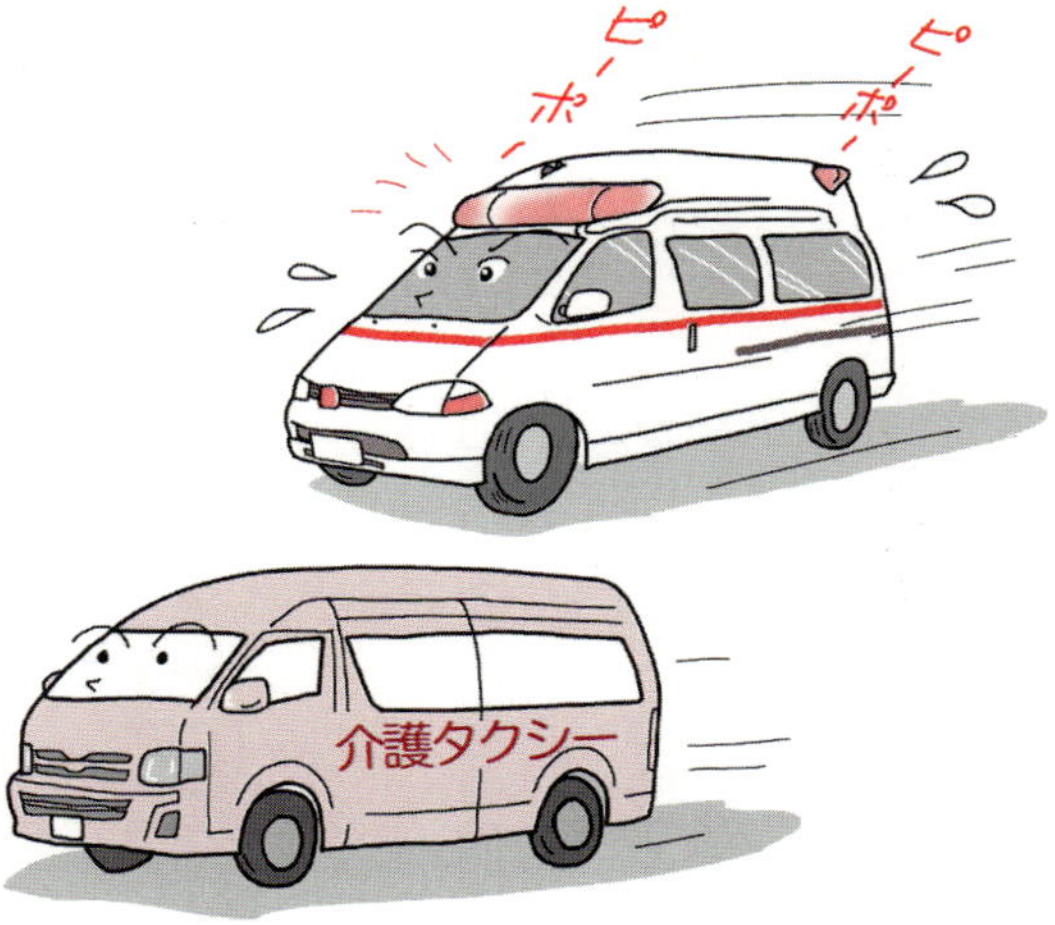

意思に反した救急搬送をなくすために

あらかじめ意思を確認しておくことがとても重要です。たとえ意思があったとしても、それを明らかにしておかなければ対応できません。

在宅療養中は、以下の3点について明らかにしておくことをお勧めしています。

衰弱が進行し、食事がとれなくなったとき	□ 経管栄養または中心静脈栄養を希望する
	□ 点滴を希望する
	□ 自然に経過を見守る
病状が急性増悪したとき	□ 病院での治療を希望する
	□ 在宅でできる範囲の治療を希望する
	□ 積極的な治療を希望しない
看取りについて	□ 自宅（または施設）での看取りを希望する
	□ 病院での看取りを希望する

これらの希望は、経過の見通しや支援体制によって変化する可能性があります。

一方的に意思表示を求めるのではなく、患者さんの本当の想いがどこにあるのかを考えながら、本音を言える状況をつくることを意識する必要があります。

3-30

入院・退院／病診連携の実際

- 高齢者は入院治療により心身の機能が低下するリスクが高い。
- 入院治療は漫然と行わず、できるだけ早期退院ができるよう環境調整を行う。
- 入院と在宅がシームレスに連携することで、目標を共有し、連続性のある診療が提供できる。

本当に入院すべきなのか？

入院は病気の治療のために行うものです。入院中は病気の治療が最優先され、自宅や施設にいるときのような十分な身体的なケアは期待できません。特に急性期病院は、患者が後期高齢者であってもフレイル（虚弱）であっても大きな配慮はありません。

入院治療による病気の治癒率は在宅よりも高いかもしれませんが、身体機能や認知機能のある程度の低下は避けられません。

優先順位はケースによって異なります。治療の確実性を優先するのか、ケアの質と在宅生活能力の維持を優先するのか。リスクは双方にあります。

在宅患者の入院治療のありかた

入院が必要と判断した場合、特に高齢者の入院管理には特別な配慮が必要です。

入院治療を行い、ようやく病状がコントロールできたと思ったら、心身の機能が低下したために元の療養環境に戻ることができなくなってしまった、というのはよくある話です。

①医原性フレイル、医原性サルコペニアに注意する

在宅高齢者が入院した場合、認知機能の低下、身体機能の低下がほぼ必発と考えるべきです。

入院中は疾病の治療が最優先されます。ベッド上安静、禁食などの指示が行われることもありますが、高齢者はもともとギリギリの身体機能や栄養状態で生活を維持している人が多く、１週間の臥床や禁食が、その後のＱＯＬに大きな悪影響を及ぼすことが少なくありません。

栄養サポートチームによる早期経口摂取の再開、早期離床・リハビリテーションの導入など、もちろん高齢者に対する配慮の厚い病院もあります。「その人の生活機能を維持する」という在宅医療の目標を、病院と共有することができれば、入院治療中のアプローチも

入院治療と在宅医療の特徴

	入院治療	在宅医療
治療体制	24時間管理の施設医療 ○	本人家族が主体の在宅医療 訪問診療・訪問看護による24時間対応 △
急変時の対応	24時間対応の救命救急処置が可能 ○	急変時には迅速な対応ができない可能性がある △
検査・治療	24時間対応で必要な検査や処置が実施可能 ○	実施できる検査は限定的・検査結果が判明するまでに時間を要することも。治療のために使用できる医療機器や処置は限定的 △
ケア体制	基本的にはベッド上での補助的ケアが中心。排泄や食事介助などに十分な時間が確保できないことも △	これまで通りの身体ケアと生活支援 ○
その他	療養環境の変化に伴うストレスあり、適応障害や不眠などの原因になることも ×	療養環境に変化はない ○

変わってくるかもしれません。

在宅医側からの積極的な働きかけも必要です。

②退院後を見据えた入院治療計画を立てる

病気がよくなっても、生活機能が低下して、もとの療養環境に戻ることができなければ、患者さんにとって有益な治療であるとは言えません。

より確実な成果を期待しての入院治療ですが、確実さにこだわり続けると、結果として入院生活が長引くことになります。

入院によるメリットを最大化し、ダメージを最小化するために、もっとも望ましいのは早期退院です。入院期間が長引けば長引くほど、機能低下のリスクは増大していきます。早期退院は廃用症候群の進行や合併症のリスクを最小化するためにも重要です。

在宅での療養環境がある程度整っているのであれば、急性期の治療をできるだけ早い段階で在宅でも実施可能な形に調整し、在宅に治療を引き継いでいく、ということも検討すべきかもしれません。

　入院する段階で、どこをゴールにするのか、そのゴールに到達できない場合はどうするのか、予め設定しておくことが大切です。

③退院後の身体機能の低下を見据えたケアプランで迎え撃つ

　残念ながら、高齢者の特性に十分配慮された入院治療をすべての病院に期待することはできません。

　入院治療で病気を克服し、自宅に帰ってきた患者さんに対して、在宅医療側ができることは、医原性フレイルや医原性サルコペニア（筋力の低下）に対し、できるだけ早期にリカバリーのための働きかけをしていくことです。

　栄養状態、**摂食機能**、**身体機能**の3点に対しては、入院前の状態との違いをしっかりアセスメントします。適切なアプローチを行えば、機能回復が期待できるケースが少なくありません。

　特に摂食機能については、病院での評価が必ずしも実態を反映していないこともあるので、病院からの報告を鵜呑みにするのではなく、自宅での患者さんの状態に応じて再評価を検討すべきです。

入院中の患者に対し在宅医ができることとすべきこと

　大切なことは、入院治療に何を期待しているのかをしっかりと診療情報提供書に明記することです。どこまでの治療を希望しているのか、在宅ではどのような生活をしているのか、守るべき機能を守るための配慮を依頼します。

　患者さんが入院したら、退院の連絡がくるまで放置しないように注意します。特に、想定される入院期間を超過しているときは病院に治療経過を確認するようにします。

　病院での治療や、事前の予想通りにいかない場合、患者や家族から相談の連絡が入ることがあります。

　このような場合は、患者・家族の話を鵜呑みにして、意見やアドバイスをする前に、直接、病院に病状経過の確認をしましょう。患者・家族が経過を正しく理解できていないだけという可能性もあります。

　また、在宅医側が患者・家族の認識が誤っている可能性を考慮せずに、意見やアドバイスをすることで、病院での治療の遂行に悪影響を及ぼす可能性もあります。

後方支援病院（連携病院）

　後方支援病院とは、何かあったときに緊急入院や検査などで助けてくれる病院です。

　患者さんごとにこれまでのかかりつけの病院を個別に後方支援病院として確保しておくことが一般的ですが、それとは別に、在宅療養支援診療所は連携している病院を複数持っていることが普通です。

　連携にはいくつかの種類があります。協定書を取り交わし、何かあったときに相互に支援する（病院はスムーズな入院の受け入れ、在支診はスムーズな退院のための支援）ことが一般的になりつつあります。

　協定書を交わすことで、病院も在宅患者を受け入れることの診療報酬上のメリットが生まれるようになっています。

もちろん、協定書を交わしているからといって、いつでも必ず入院できるわけではありません。満床の場合は他の病院を探さなければなりません。

後方支援病院とは協定書を交わして終わり、ではなく、意見交換を継続すべきです。在宅医療側からの期待を伝えるとともに、病院が在宅医療側に求めるものも理解して、病院と在宅で連続した医療が提供できる体制づくりを目指します。

退院前カンファレンスの主なメンバー

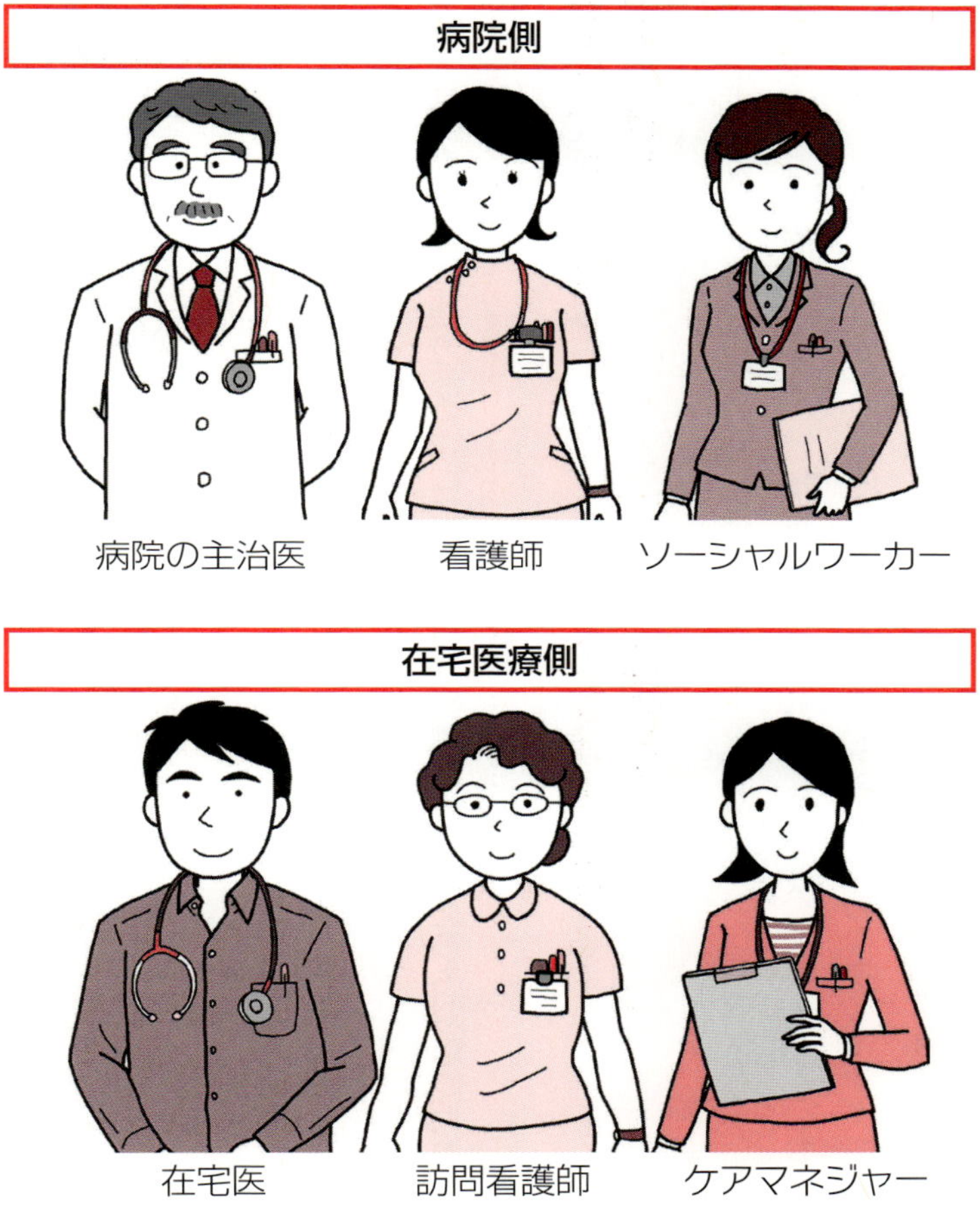
病院側
病院の主治医
看護師
ソーシャルワーカー
在宅医療側
在宅医
訪問看護師
ケアマネジャー

退院時共同指導（退院前カンファレンス）

退院時共同指導とは、入院中の患者に対して、患者の同意を得た上で、退院後の在宅での療養上必要な説明・指導を、病院の主治医や病棟看護師が在宅医や訪問看護ステーションの看護師などと共同して行うものです。ケアマネジャーや病院のソーシャルワーカーなども参加することが一般的です。

まずは本人や家族が退院後の生活をどのようにイメージしているのかを確認します。

病棟医や病棟看護師からは、入院中の治療経過や療養状況について、そして今後の見通しについての説明があります。

在宅医や訪問看護師、ケアマネジャーは、現在の入院環境をどうしたら患者・家族が望む在宅療養のイメージにスムーズにつないでいけるかを考えます。在宅での調整が難しい部分については、入院中に治療やケアの内容を在宅療養に適したものに調整してもらうよう依頼します。

また退院後の役割分担についても確認しておきます。基本的には在宅医療が主体となって健康管理を行っていくことになりますが、退院後の病院フォローの必要性、再増悪時の入院受け入れについて確認しておきます。

3-31

多職種連携の実際

- 在宅医の介入は短時間×低頻度。療養生活支援のメインプレイヤーは在宅医ではない。
- 多職種が連携するためにはまず「目的共有」が必要。
- それぞれの専門性を理解するとともに、全員が役割分担に耐えうる対応能力を身に付ける必要がある。

在宅療養支援の主役は在宅医ではない

在宅患者さんの病気や障害の多くは医療で根本的な治癒ができない状況にあります。

在宅医療の主たる使命は、病気や障害があっても、その場所での生活が継続できるように支援することです。しかし、医師の訪問は2週間に1度、1回あたり長くても30分程度です。その程度では患者さんに対して直接的な介入を行うことはできません。

患者さんやご家族の療養生活支援側の主役は、看護職や介護職を中心とした、実際に「支援する力」をもつ地域の多職種です。

多職種連携における在宅医の役割

一番の役割は、現在の病状および今後の経過の見通しのイメージを、わかりやすい言葉で適切なタイミングで説明し、本人・家族を含むチーム全体で共有することです。そして、それに基づき、必要な指示を行います。

多職種が在宅の場で活躍するためには、ケアマネジャーやヘルパーを除けば、医師または歯科医師の指示が必要です。適切に指示を出すためには、それぞれの職種がどのような専門性を持っているのかを理解していなければなりません。

医師は、薬物の専門家でも栄養の専門家でもリハビリや看護の専門家でもありません。どのように指示を出したらよいのかわからないときは、謙虚にそれぞれの職種に相談することをお勧めします。多職種とともに、その人にとってどのような支援が必要なのかを考えるプロセスを持つべきです。不適切な指示は患者さんを不幸にします。多職種からの信頼が失墜すれば、地域の連携ネットワークの中で仕事をしていくことができません。

在宅医が支援を抱え込みすぎると、多職種が力を発揮することができません。在宅医は自らの専門性と、専門外領域への限界を認識し、それぞれの専門職の力を有効に活用できることが重要です。

在宅療養における多職種の主な役割

職種	給付	主な役割
医師	医療保険・介護保険	在宅での疾病治療と健康管理、療養生活上の指導など
薬剤師	医療保険・介護保険	薬の配達、在宅での服薬指導・服薬管理など ※医師の指示が必要
看護師	医療保険・介護保険	在宅での健康管理・療養生活の包括的な支援など ※医師の指示が必要
理学療法士 作業療法士 言語聴覚士	医療保険・介護保険	・在宅でのリハビリテーションの実施と指導 ・身体機能／作業能力／摂食機能や会話のリハビリなど ※医師の指示が必要
ケアマネジャー	介護保険	ケアプランの作成、ケアサービスの調整
ソーシャルワーカー		在宅での療養生活支援、社会資源の活用アドバイスなど
歯科医師	医療保険・介護保険	在宅での歯科治療・口腔機能のケアや指導など
歯科衛生士	医療保険・介護保険	在宅での歯科治療支援・口腔機能のケアや指導など ※歯科医師の同意が必要
管理栄養士	医療保険・介護保険	栄養管理、食事や調理の指導など ※医師の同意が必要
鍼灸師 按摩マッサージ指圧師	医療保険	疼痛やしびれなど通常の医療で改善できない症状や疾病の治療、リハビリテーションの支援など ※医師の同意が必要
介護福祉士	介護保険	生活支援・身体面のケア
福祉用具 専門相談員	介護保険	器具による室内環境・生活環境の整備

在宅支援チームのあるべき姿

在宅医療は、病院のようなヒエラルキー型のチームでは機能しません。専門職が互いに相互補完し合えるフラットなチームであるべきです。チームが機能するためには、まずは目的意識や目標を共有できていることが重要です。その上で適宜情報を共有しながら、各職種がそれぞれの専門性をしっかりと発揮していくことが求められます。関わる全員が、役割分担に耐えうる対応能力を持っていなければチームは成立しません。

●チームの在り方

ケースごとにチームの在り方は異なります。患者さんやご家族によっては、多数のメンバーが関わることに安心を感じるケースもあれば、それを負担に感じるケースもあります。多職種の活動はその大部分に医療保険・介護保険が適用され、公費が投入されます。必要最小限の精鋭チームで支援に臨めるのがベストです。

●多職種と患者の密着性

在宅医は2週間に1回×20分程度の介入です。訪問看護師は週に2回×60分程度の介入とします。介護福祉士は週に12回×1回40分の介入とします。患者との接触時間は1：12：48となります。

患者さんの全体像を一番はっきり見えているのは、もしかすると医療の専門家ではないかもしれません。患者さんからの心理的距離についても、医師よりも看護師や介護福祉士のほうが圧倒的に近いというケースも少なくありません。

在宅医は、患者さんが自分以外の職種に、自分たちには見せない顔を見せているということを知ったほうがよいかもしれません。自分以外の職種の意見を謙虚に受け入れることで、患者さんの全体像をより立体的に把握することができます。

そのためには、チーム内で多職種が意見しやすい環境を作る必要があります。

●医療資源の適正配分を意識する

在宅医療の資源は有限です。必要なサービスをより必要なところに投入する、ということを考える必要があります。

在宅医は相対的に少なく、少数の患者をどっぷりと診療するというよりは、より多くの患者が診察できる方向性を検討すべきかもしれません。服薬管理や栄養指導、口腔ケア、緩和ケアなど、それぞれの専門職に委ねたほうが、より高品質なサービスがより低額の費用で提供することができます。

在宅医という資源の希少性とサービスのコストパフォーマンスを考慮すると、在宅医が仕事を抱え込まないほうが社会的にも有意義だと考えます。

サービス担当者会議

ケアプランの作成や見直しのために、本人・家族を中心に関わる多職種が集まり「**サービス担当者会議**」を開催することができます。通常、多職種は単独で支援を行っていますが、この会議を通じて、お互いに実際に顔を合わせることができます。

そのうえで、患者や家族についての情報交換や意見交換を行い、課題について解決の方法を話し合います。

サービス担当者会議の目的は、よりよい療養支援を行うための、ケアプランやサービス提供体制の検証です。

この会議を主催するのはケアマネジャーですが、主役はあくまで患者本人と家族です。まずは本人・家族の想いを確認し、サービス提供者側ではなく、利用者側の視点で、どのような支援が必要なのかを考えます。

また、異なる専門性を持った多職種によってケアプランが検討されることで、より複眼的視点で利用者のニーズを捉えることができ、より良い支援体制を整えることができます。逆にサービスの不備が明確化してくることもあります。

サービス担当者会議には、もう1つ重要な側面があります。それは、定期的に多職種が顔を合わせることで、それぞれの機能(事業内容)や対応能力について最新の情報を得ることができることです。

多職種連携のためには、お互いに何を具体的にできるかを把握しておくことが重要で、担当者会議はそのための情報収集の重要な機会でもあります。

在宅医は忙しいという理由で、サービス担当者会議に呼ばれない(書面での照会のみ)ことが多いですが、できるだけ積極的に参加するようにすべきです。また、主催はケアマネジャーですが、必要と判断すれば在宅医から開催を呼びかけることもできます。

サービス担当者会議の進め方

ケアマネジャーの議事進行に応じて、医師が病状説明し、それに対して各職種がどのようなサービスを提供するのか発表していく、という形式が多いですが、一番重要なのは、患者や家族が現在の療養生活についてどのように思っているか、今後、どのような生活を送りたいのか、という点です。医師は、断定的なものの言い方をしないように留意すべきです。他のメンバーが意見をしにくくなります。

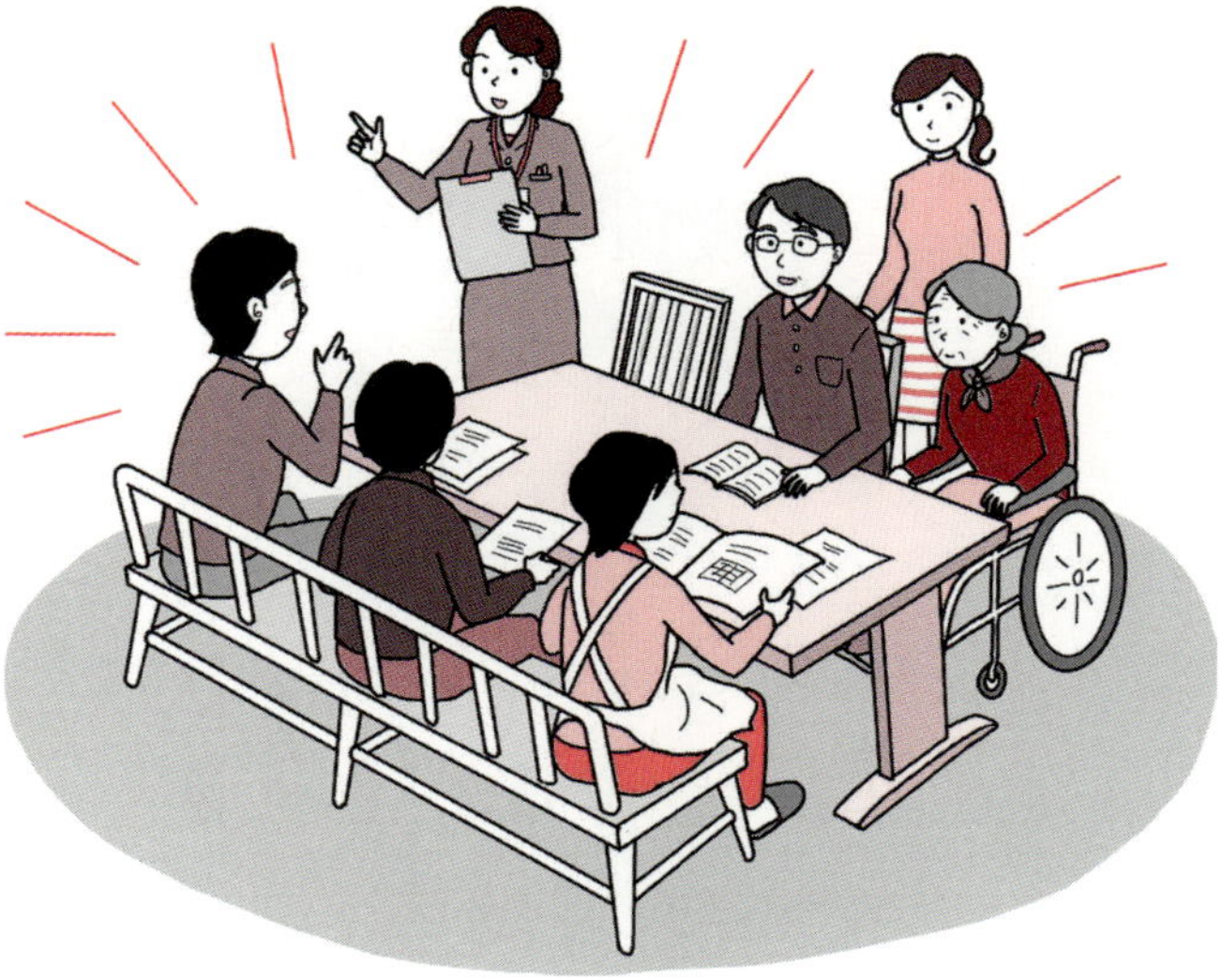

COLUMN

地域包括ケアシステムとは

医師 川島 実

被災地での経験
地域包括ケアって何でしょう?

ポイント●被災地の限られたリソースの中「地域包括ケアシステム」が自然に生まれ、機能した。

私は東日本大震災がきっかけで、三陸沿岸の医療過疎地で、地域の最後の砦のような小病院の院長を引き受けることになり、図らずして地域包括ケアという言葉を実感した経験があります。

当地では、医療資源が非常に乏しいので行政や介護、教育など、地域の関係諸機関との連携を取らざるを得なかったのです。地域連携に積極的な医師の集まりでは、「**被災地医療**」という言葉が使われました。

我々のいう被災地医療というのは、狭義には震災後の宮城県気仙沼市、南三陸町で実際に展開された地域医療です。元々乏しい資源の中で何とか回していた地域医療が、震災で大きな打撃を受け、一時的に立ち行かなくなりました。

例えば、私が勤めていた気仙沼市本吉地区では発災前の状態で1万1千人の人口に対し開業医ゼロ、唯一の医療機関である本吉病院の常勤医は2名、その内1名は仕事を休みがちで、当時の院長は週に5日の当直をこなしていたといいます。

余談になりますが、現在もたまに診療支援に来てくれる前々院長に、当時どれくらい当直に入っていたか尋ねると「365回」と返事が帰ってくるので驚きます。この、地域唯一の医療機関が津波で被害を受け、常勤医2名は退職、病棟機能は停止したのです。

こんな中、地域の保健・医療・介護従事者は懸命に働きました。1カ月以内に役場の保健師は、支援の手を借り町内を全戸訪問しています。

救護所となった、とある特別養護老人ホームではベッド稼働率が200%を超えていたものです。このような震災を生き抜いた地元スタッフのうち数名が震災から3年経った去年、自ら命を絶っていることを、我々は深く受け止めなければなりません。合掌。

日本中から集まった医療ボランティアも、地域で最低限の医療、生活を支えました。我々ボランティア出身の外来種と地元のスタッフ(在来種)がお互いの能力を計りながら協力し、得意な分野で力を発揮しつつ、足りないところを補いました。普段感じられる医局の壁や縦割り行政の壁、医療と介護の溝などの障壁が、大震災で崩壊したのです。

　私自身、役場や隣町にある基幹病院に頻繁に通い、学校保健委員会やケアマネジャーの定例会に参加しました。断酒会や認知症を介護する家族の懇話会、発達障害を持つ子たちのサポートに取り組みました。

　元々、私が家庭医として病院を出て地域で活動する性質があったことも、地域連携の形づくりに貢献したかもしれません。在宅診療では、老老介護や、自宅を津波に流されて仮説住宅と呼ばれるプレハブで過ごす家族の生活を目の当たりにしました。

　学校医として町内の学校に顔を出していると、養護教諭の問題意識に気づかされました。役場では保健師が町中の高齢者や障がい者の孤立を心配し、地域包括センターが積極的に支援の手を伸ばしていました。

「口から食べる」をサポート

ポイント●多職種協働の代表例「摂食・嚥下サポート」。被災地の「食べる」を支えた。

　このような地域ぐるみの取り組みの中で、特に印象に残っているのが、多職種による摂食・嚥下をサポートする体制作りです。発災直後から今日に至るまで山梨市立牧丘病院の古屋聡院長に主導されています。

　被災後、気仙沼では肺炎が増えていることが知られていました。発災後3カ月と発災前1年を人口あたりで比較すると、肺炎で入院する人は5倍、肺炎で亡くなった人は9倍に増えたという報告もあります。

　この原因として、お年寄りの口腔環境の悪化があると、古屋先生のグループは目をつけます。日本中から集まっていた医療系のボランティアを巻き込み、在宅で、避難所で、お年寄りの口をきれいにして、口から食べて、生きるサポートを始めるのです。

　ここに1枚の写真があります。気仙沼市内のO病院から退院することになった、寝たきりで胃瘻栄養の男性を、本吉の在宅で受け入れるために、O病院入院中の口から食べるための取り組みを申し送っている様子です。

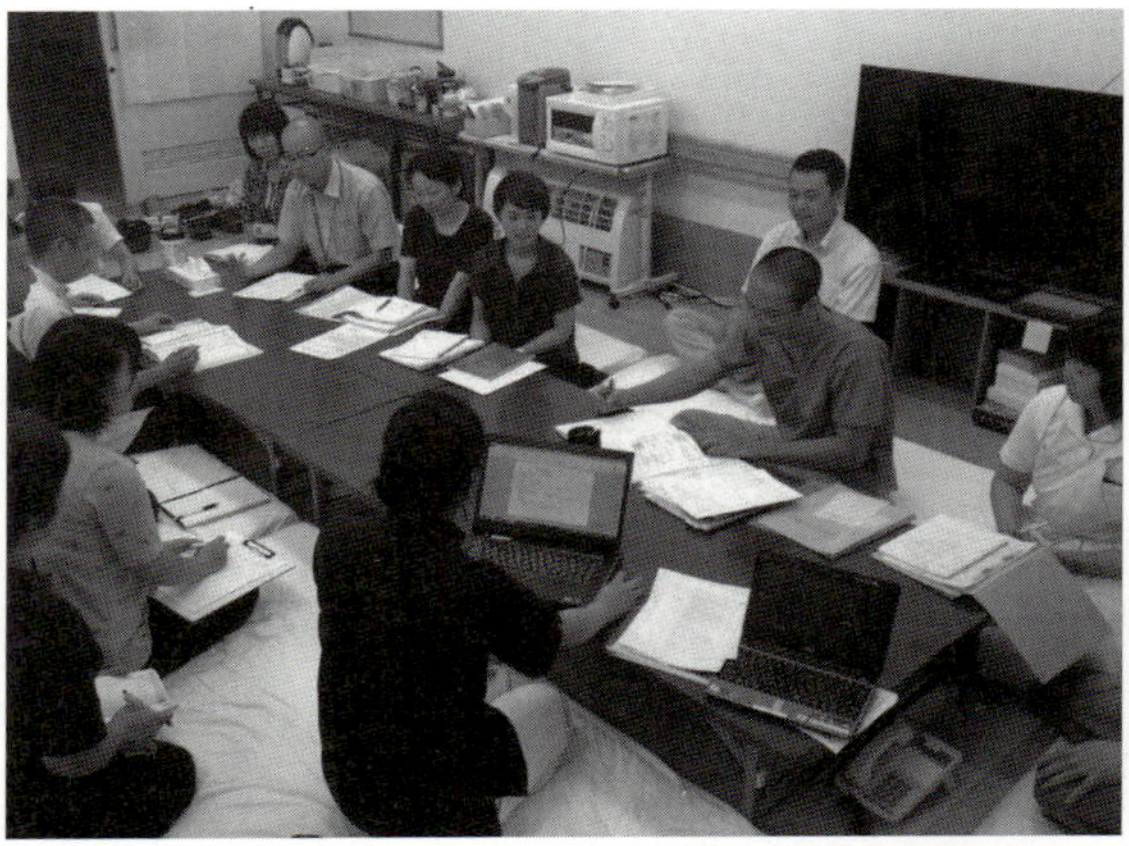

摂食・嚥下サポートの取り組みを通して地域連携が進んでいる気仙沼地域

当院は被災して復旧しないため会議室は使えず、被災を免れたリハビリ室で床にマットを敷いてのミーティングです。中央のこちら向きの女性がO病院で患者さんの経口摂取に中心的に取り組んだ理学療法士です。

その他のメンバーが在宅側の医療、介護のスタッフです。医師や看護師、理学療法士など医科のほか、ケアマネ、ヘルパー、デイケアの施設看護師や介護員、福祉用具専門相談員と、歯科医師、歯科で口腔ケアの勉強をしていた助産師も参加しています。

この歯科医師は、震災前はインプラント専門だったのが、被災地で働く中で摂食・嚥下サポートの大切さを痛感して勉強し、現在では気仙沼の**「口から食べる」**取り組みの中心的な存在になっています。

写真に見えない職種では、食形態の検討などの面で、管理栄養士の協力も重要です。また、当院の看護補助員たちが熱心に食事介助の勉強をするので頼もしく思ったものです。

このように、単独の施設、職種だけでは解決できないのが摂食・嚥下のサポートです。気仙沼地域では、摂食・嚥下サポートの取り組みをとおして、地域連携が進んでいます。これも1つの地域包括ケアではないでしょうか。

サッカーの喩《たと》え

> **ポイント●医療はゴールキーパー。FW（フォワード）、MF（ミッドフィルダー）、DF（ディフェンダー）との連携が重要。**

私は地域連携について話をするとき、よくサッカーの喩えを使います。地域の健康を守るための戦いを、サッカーの試合に例えるのです。

相手のゴールを脅かすフォワードは、ワクチンとか、予防とか、保健のような専門職です。

一番運動量の多い中盤のミッドフィルダーは、住民1人ひとりが毎日365日取り組む、所謂ヘルスプロモーションです。歩け歩けとか、歯磨きとか、早寝早起き、減塩などがこれに当たります。

介護とか福祉になると、もう随分終盤、ディフェンダーになります。そして、一番後ろ、エンドラインでゴールを守っているゴールキーパーが医療です。生活の中というよりは、生と死の間に立っているかもしれません。

病院で働いていると、日本人の死因の上位に肺炎が入っていることを

サッカーのポジション

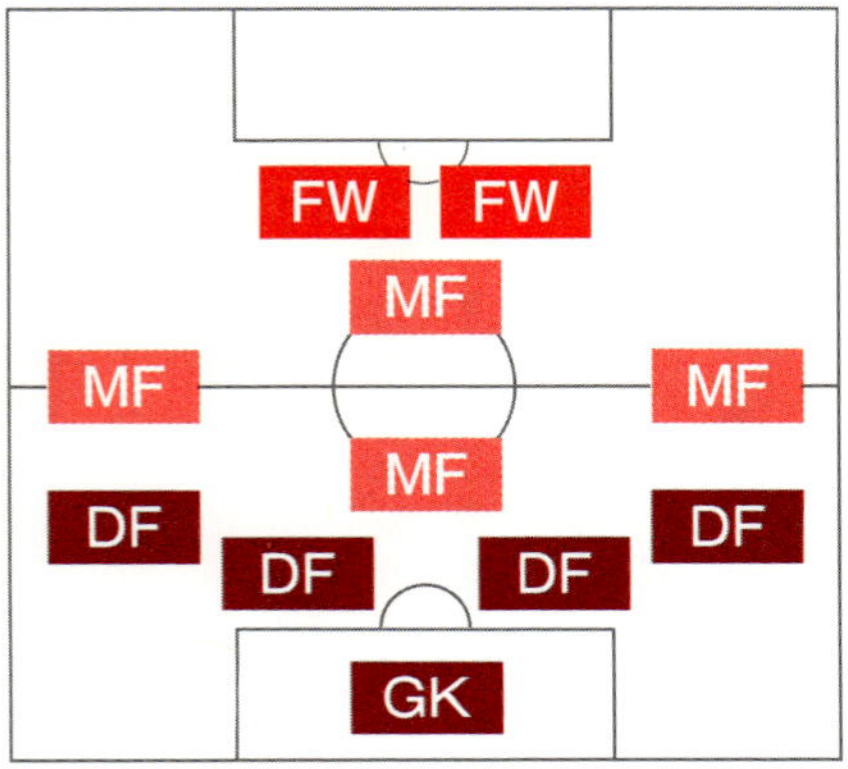

実感します。施設から誤嚥性肺炎でお年寄りが運ばれてくる。点滴で治療して施設に退院してもらうが、また運ばれてくる。キーパーとディフェンダーのバックパスの応酬です。

テレビでサッカーを観戦していると、ゴールキーパーが獅子奮迅の働きをしている試合はたいてい負け試合です。シュートを打たれるからキーパーが目立つのです。相手にボールを取られるから攻められるのです。

そうではなくて、こちらが中盤でボールをキープして、こちらの前衛がシュートを撃つ試合運びがしたい。キーパーは、たまに体勢を立て直すために回ってくるバックパスを、中盤に戻すくらいの働きが丁度いい。

せっかく見晴らしのいい一番後ろに陣取っているのだから、試合全体を見渡し各ポジションに指示を出す。攻められればどんなシュートにも立ち向かう。ひとたびシュートを止めれば、次の攻撃の基点になる。

医療は地域の最後の砦であると同時に、シュートを未然に防ぐために、地域連携のハブになるようです。

医師法第1条には「医師は医療及び保健指導を掌ることによって公衆衛生の向上及び増進に寄与し、もって国民の健康な生活を確保するものとする」とあります。

個人や家族、企業、医療や福祉、介護など地域の先発メンバーが、それぞれ単独で頑張るのではなく隣近所と連携し、点より線で、そしてもっと手を取り合って網（web）で包むように地域を支えられないか。これが私の地域包括ケアのイメージです。

自分の故郷で

今回、私は家庭の事情で関西の古巣に帰ってきました。地域の医療・介護の集まりでサッカーの喩えなどを使って被災地での経験を語ると、津波が来ない当地でどうやって連携すればいいのか？　どうやって変わればいいのか？　という声を聞きます。

医療資源に恵まれているように見える都市部でも、医療と介護との連携、医科と歯科の連携などは潤沢とは言えないようです。大きな災害がない古都でも、介護が必要な弱者を取り巻く環境は厳しいことが分かります。

災害はなくとも、お年寄りの人生の最終章は危機に瀕しているのではないか？　家族や病院の都合で住み慣れた家を追われ施設に収容される人が多いのではないか？　安静や安全の名の下に、寝たきりにされて口から食事を食べることさえできない人はいないか？

私も自らの故郷で親の行く末、それに寄り添いながら展開する自分の将来や、さらには最期を見据えながら医療をとおして地域の底辺を支える石になりたいと思っています。

3-32

看取り援助

- 人は死に方は選べない。選べるのは生き方だけ。
- 看取りとは自宅で死亡診断書を書くことではない。最期まで「生きる」ことを支援すること。
- 看取りは日々のケアの延長上にある。

看取りは在宅医療の使命の1つ

在宅での看取りの援助は、在宅医療の主たる使命の1つです。

看取りとは、自宅で死亡診断書を書くことではありません（それは単なる死亡診断です）。自宅で最期まで人生が全うできるよう、多職種で連携をしながら支援をすることです。

具体的に何をするのでしょうか。

人生の最終段階であるという認識を共有する

人生の最終段階（終末期）とは、最期が近いというその人の運命を医療によって変えることができない状態です。

看取り援助を行うためには、まずは、その人が人生の最終段階にあるのだ、ということを本人・家族、そして関わる多職種の間で共有することが重要です。

この認識の共有があって初めて看取り援助の体制づくりに入ることができます。

長い経過を共有していく中で、共通の認識は自然と醸成されていくことが多いのですが、一方で、関係者間で状況の認識に大きな隔たりが生じていることもあります。

一方的に「終末期です」と宣言するのではなく、関係者と対話を重ねながら、徐々に認識を共有していくというプロセスが大切です。

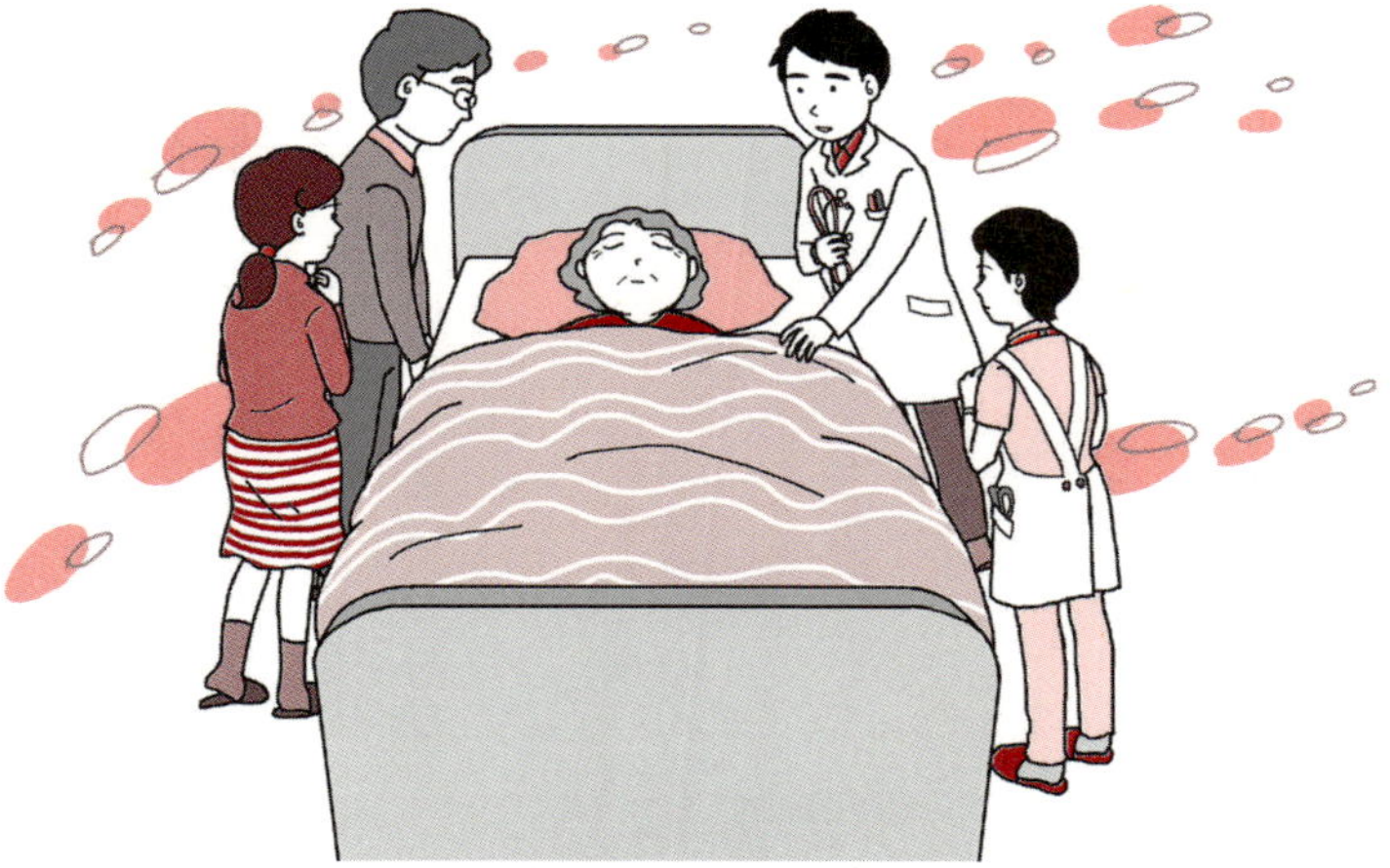

看取り支援における在宅医の役割

医療の主たる役割は苦痛の緩和に収束していきます。在宅医が「医療行為」を通じてできることは徐々に少なくなっていきますが、それでも伴走してくれている医師がいる、という事実は患者や家族にとっては大きなインパクトがあります。医師の一言が患者や家族を安心させ、時に不安にさせるのです。医師は自らの存在感の大きさを認識し、よい影響を及ぼすことができるよう意識しなければなりません。

医療によって運命が変えられない、ということは、そこから先は、その人の生きる力をみんなで見守っていくことになります。したがって、支援の主体として、これまで以上にケアの役割が大きくなっていきます。

食事が少なくなる、水分が摂れなくなる、発語が少なくなる、傾眠が強くなる、呼びかけても反応が弱い……心身の衰弱は徐々に進んでいくなかで、ケアの提供者は不安を感じることもあると思います。

在宅医は、経過の見通しを共有することで、家族や支援者が落ち着いてケアが継続できるよう支援することができます。

自宅で看取ることを目的化すべきではない

本人・家族が望む場所で生活ができるよう支援すること、その人のQOL（生活の質）／QOD（死の質）を高めることが在宅医療の目的です。

結果として、自宅で最期まで生活を続けることができれば、在宅看取りということになりますが、自宅で看取ることを目的化すべきではありません。

もちろん、在宅での看取りは在宅医の重要な使命ですし、「在宅看取り率」は、在宅医が指標とすべき1つの数字ですが、それは本人・家族が自宅で最期まで過ごしたい・看てあげたいと自然に思えるような支援ができていることに対するアウトカムです。

無理やり在宅で死亡診断に持ち込んでも、その人のQOL／QODは上がりません。

本人にとっても、家族にとっても無理のない看取り援助が、遺族として残される家族にとっても重要なことです。在宅医療者が自らの価値観を押し付けることがあってはなりません。

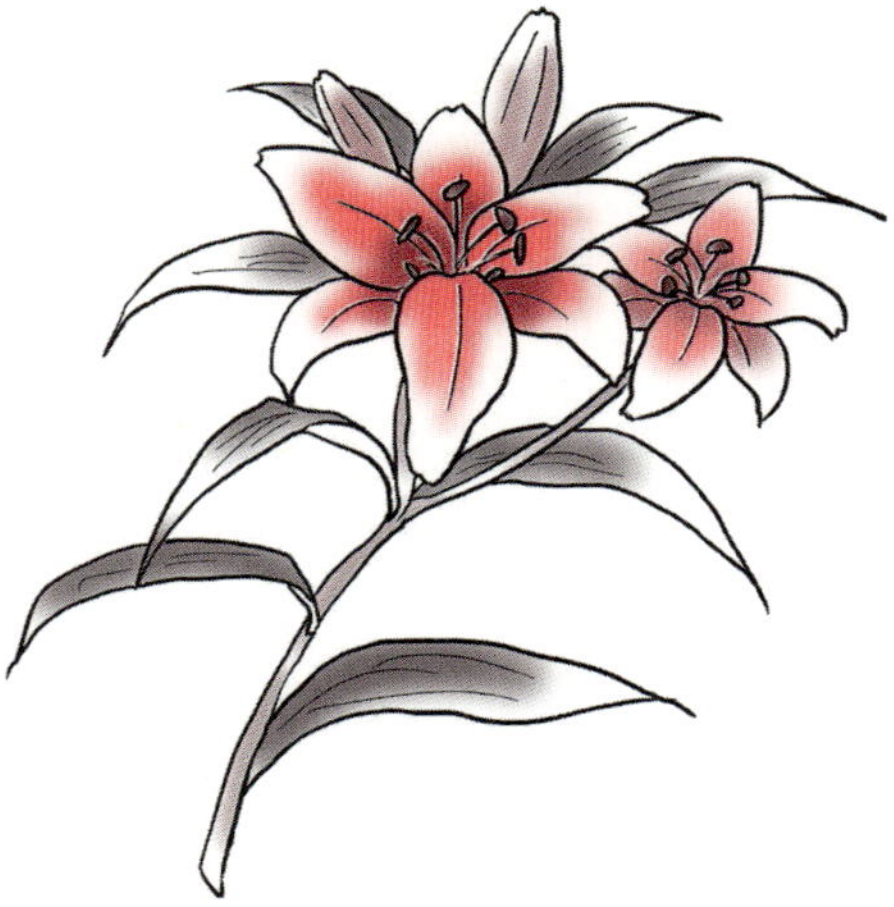

3-33 死亡診断

- 死亡診断は行政手続きである。予測された死は、緊急事態ではなく、緊急往診の対象にする必然性はない。
- 事前に十分な説明が行われ、家族の受け入れができていれば、亡くなる瞬間に医師が同席する必要はない。
- グリーフケア。死別の悲しみへの準備は、看取り支援の段階から意識していく必要がある。

死亡診断のポイント

ご自宅や施設等で死亡された場合(実際には呼吸停止をご家族や施設職員が確認した場合)、在宅医が死亡確認を行います。

亡くなられることが予想されている場合、死亡されたという現象自体に緊急性はありません。ご家族の受け入れができていれば、死亡確認を急ぐ必要は必ずしもありません。

しかし、死亡診断書がなければご遺体を動かすことができませんし、状況によってはご遺体のケアが開始しにくいということもあります。求められるタイミングで死亡診断ができるよう、配慮も必要です。

死が近い将来訪れる状況であると判断したら、それに向けて患者さんにどのような変化が起こるのかを十分に説明しておく必要があります。

ご家族は、その症状が患者の苦痛を意味しているものなのか、緊急対応によって緩和できる症状なのかなど、常に意識が張りつめた状態にあります。段階的に出現してくる症状と、その症状が意味するもの、本人が苦痛を感じていないこと、そして、呼吸が停止したら連絡をするようにあらかじめ説明しておきます。

●診察後24時間以内の死亡

医師が診察しなくても死亡診断してよいことになっています。

もちろん死亡診断書の作成は必要であり、患者さんのお宅を訪問しますが、医師の訪問を待たずにエンゼルケア(死後の処置)などを開始することができます。

●診察後24時間以降の死亡

医師が診察をしてから死亡診断します。24時間以内に診察をしていないと在宅（施設）では死亡診断ができないという誤った解釈がされているケースもありますが、医師が診察をすれば死亡診断は可能です(医師法20条但し書き)。

●予期せぬタイミングで亡くなられた場合

その死亡が、異状死なのか自然死なのかの判断が重要になります。

「異状」とは「普通とは異なる状態」を指す言葉です。医師法第21条には、「医師は、死体又は妊娠4カ月以上の死産児を検案して異状があると認めたときは、24時間以内に所轄警察署に届け出なければならない」とあります。

自然死（診療経過中の疾病で死亡した場合）は、死亡診断書が発行できます。しかし、異状死（普通とは異なる状態で死亡した場合）は、検視・検案を行い「死体検案書」を発行することになります。

診療継続中の在宅患者の死亡は、最終診療以後24時間以上経過していても遺体を診ることで診断書を発行できます。また、死亡時の情報から内因性の死因の診断のついた例も死亡診断書を発行できます。実際に遺体を検案し、これまでの診療情報や家族等からの話で死亡の原因が診療に係る傷病と関連したものと診断ができる場合は死亡診断書を発行してもよいということになります。

（詳細は東京都監察医務院のホームページ「異状死の届出の判断基準」参照）

●死体検案の方法

遺体から着衣を外し、下記の項目を確認します。

これらは記録として保存しておきます。必要に応じて図や写真を活用します。どんなに全身状態の悪い方でも、少なくとも頸部絞扼《こうやく》や打撲痕、刺創等の外傷の有無は確認しておく必要があります。

①全身の観察
②身長、骨格、栄養状態
③紫斑（出現部位、程度、色調）
④死後硬直
⑤体温（直腸温）
⑥頭部、顔面、頸部、前胸腹部、四肢、体背面
⑦頭髪
⑧眼球、眼瞼結膜、外耳道、鼻、口腔
⑨身体特徴
⑩損傷

エンゼルケア

亡くなった方に対し、医療保険や介護保険によるサービスは提供できません。したがってエンゼルケアは自費サービスとして提供されます。

エンゼルケアは、これまでお世話になった看護師さんにお願いしたいというご家族の要望から、訪問看護が提供することが多いですが、葬儀会社によっては家族による湯灌《ゆかん》などのサービスを提供しているところもあります。事前に情報収集し、どのような対応をするか決めておくとよいでしょう。

死亡診断後の流れ

心停止・呼吸停止・対光反射の消失を確認し、死亡を確認した医師が、死亡診断書を発行します。

病院に搬送され死亡が確認されたケース、警察で検視が行われたケースについては、それぞれ病院の医師・警察医が死亡診断書（死体検案書）を発行します。

死亡診断書を作成したら、ご家族に氏名と生年月日を確認し、死亡原因として記載された病名について経過の確認とともに説明します。氏名について

は稀に通用名と本名が異なる方がいらっしゃるので注意が必要です。

死亡診断書は死亡届とセットになっています。死亡届はご家族が記載し、7日以内に提出します。死亡届を提出しなければ火葬許可など葬儀のために必要なステップに進むことができませんので、実際には迅速に提出する必要があります。

提出先は、①死亡した人の本籍地、②届出人の現住所の市区町村役所、③死亡した場所の市区町村役所のいずれかの戸籍係です。

グリーフケア

大切な人との死別を経験すると、亡くなった方への想いから、さまざまな感情が沸き起こり、心が占領されていきます。一方で、大切な人が亡くなったという現実を受け入れ、立ち直るための努力をしなければならないという想いも出てきます。

この2つの気持ちが共存し、精神的にも身体的にも不安定な状態が生じます。この状態を「グリーフ：Grief」と言います。グリーフケアとは、このような状態にある人にそっと寄り添い、援助することです。

大切な人との死別は、残された人にとっては人生の節目になります。

グリーフケアを通じて、気持ちの混乱を整理し、亡くなった方の生きた意味、自分の生きる意味などに気づき、前向きに人生を捉えなおすことができるよう、ご遺族に対する支援体制が求められます。

亡くなられた後、ご遺族を訪問する、あるいは遺族会などの取り組みをしている在宅医療機関もあります。

悲しみを癒すためには、まずはグリーフにより起こることについて知識をもつこと。そして、充分に悲しみ、何らかの方法で悲しみを表出していくことが重要であると言われています。それを受け止めてくれる人の存在や、自ら悲しみを整理して行く作業が必要になるのです。

悲しみへの準備はできないという意見があります。

一方で、在宅での死亡は、多くの場合、突然の別れではありません。その瞬間が十分な準備期間をおいて、これまでの生活の延長上に自然に存在するものであれば、死別後のグリーフケアは必要ないという在宅医もいます。

在宅での看取りにおいて、残されるご家族のグリーフは在宅医療における最大の留意点の一つです。そのアプローチは亡くなってからのケアのみならず、「最期まで生きる」を支える段階から意識していくべきです。

執筆者一覧

東賢志（あずまけんじ）
医療法人社団悠翔会
悠翔会在宅クリニック北千住 院長

伊藤匠（いとうたくみ）
医療法人社団悠翔会
訪問リハビリテーション部 理学療法士

岩本貴（いわもとたかし）
楽患ナース株式会社代表取締役
ＮＰＯ法人楽患ねっと理事長

岩本ゆり（いわもとゆり）
楽患ナース訪問看護ステーション所長

内宮洋一郎（うちみやよういちろう）
医療法人大志 歯科訪問部長
東京歯科大学非常勤講師（摂食嚥下リハビリテーション研究室）歯学博士

小澤竹俊（おざわたけとし）
めぐみ在宅クリニック院長
エンドオブライフ・ケア協会 理事

加藤忠相（かとうただすけ）
株式会社あおいけあ 代表取締役
慶應義塾大学 非常勤講師
特定非営利活動法人ココロまち 代表理事

川口篤也（かわぐちあつや）
函館稜北病院 総合診療科科長

川口有美子（かわぐちゆみこ）
一般社団法人日本ＡＬＳ協会 理事
ＮＰＯ法人ＡＬＳ／ＭＮＤサポートセンターさくら会 理事

川島実（かわしまみのる）
気仙沼市立本吉病院 前院長
京都大学医学部 臨床講師

木村丈史（きむらたけし）
神戸大学医学部附属病院 薬剤部主任

木村武実（きむらたけみ）
国立病院機構菊池病院 院長

佐々木淳（ささきじゅん）
医療法人社団悠翔会 理事長・診療部長
一般社団法人次世代在宅医療プラットフォーム 事務局長

佐藤伸彦（さとうのぶひこ）
医療法人社団ナラティブホーム 理事長／ものがたり診療所所長
一般社団法人ナラティブ・ブック 理事長

佐藤雅彦（さとうまさひこ）
日本認知症ワーキンググループ共同代表

白土綾佳（しらどあやか）
笠間市立病院

高山義浩（たかやまよしひろ）
沖縄県立中部病院 感染症内科・地域ケア科医長
日本医師会総合政策研究機構 非常勤研究員

濱義人（はまよしひと）
医療法人社団悠翔会
悠翔会在宅クリニック新橋 院長

林裕子（はやしゆうこ）
医療法人社団悠翔会 在宅栄養部
管理栄養士

樋口直美（ひぐちなおみ）
『私の脳で起こったこと』（ブックマン社）著者
レビー小体病と生きる本人

平井みどり（ひらいみどり）
神戸大学医学部教授
神戸大学医学部附属病院薬剤部長

平山貴久（ひらやまたかひさ）
ひらやま脳神経外科 院長

廣橋猛（ひろはしたけし）
永寿総合病院 がん診療支援・緩和ケアセンター長

町亞聖（まちあせい）
フリーアナウンサー
在宅医療カレッジ学長

松嶋大（まつしまだい）
ものがたり診療所もりおか 所長
一般社団法人ことのは医療研究所 所長
一般社団法人もりおかナラティブ勉強会 代表理事

松野晋太郎（まつのしんたろう）
国保匝瑳市民病院 内科・認知症外来
市川フォレストクリニック院長

三浦康彦（みうらやすひこ）
東京慈恵会医科大学附属柏病院 総合診療部
診療部長・講師

宮崎詩子（みやざきうたこ）
介護生活コンサルタント
一般社団法人ダイアローグ・メソッド・アソシエーション 代表理事

森田千雅子（もりたちかこ）
医療法人社団悠翔会 在宅栄養部
訪問管理栄養士

山口昌子（やまぐちまさこ）
長浜赤十字病院 看護師
NPO法人快適な排尿をめざす全国ネットの会 理事
NPO法人認知症排泄支援の会 理事

山崎泰広（やまざきやすひろ）
株式会社アクセスインターナショナル代表取締役社長
順天堂大学医学部 整形外科学講座 非常勤講師

吉田貞夫（よしださだお）
沖縄メディカル病院 副院長 金城大学客員教授
インフェクションコントロールドクター
日本静脈経腸栄養学会 代議員 指導医

協力／株式会社耕事務所
カバーデザイン／高木義明
本文デザイン／石川妙子
本文イラスト／山下幸子

MEMO

MEMO

MEMO

MEMO

●監修者プロフィール

佐々木淳（ささき　じゅん）

1998年筑波大学卒業後、三井記念病院内科・消化器内科にて勤務。2003年東京大学大学院医学系研究科博士課程に入学。その後、地域医療機関の副院長職、在宅医療などを経験し、2006年東京都千代田区に在宅療養支援診療所（MRCビルクリニック）を開設。2008年法人化（現・医療法人社団悠翔会）理事長に就任。現在、首都圏で24時間対応の在宅総合診療を展開している。

●医療法人社団悠翔会

在宅医療に専門的に取り組んでいる医療機関。佐々木淳が中心となって2006年に立ち上げ、現在、9カ所の診療拠点、76人の医師、108名のコメディカルスタッフを擁する首都圏最大規模の在宅医療チームに成長。東京を中心に3000人の在宅患者さんに24時間対応の在宅総合診療を提供している。

医療法人社団悠翔会 法人本部
〒105-0042　東京都港区新橋5-14-10 新橋スクエアビル7F
TEL：03-3289-0606

在宅医療　多職種連携ハンドブック

2016年4月25日　第1刷発行

監修者	佐々木淳
発行者	東島俊一
発行所	株式会社 法研 東京都中央区銀座1-10-1（〒104-8104） 販売03（3562）7671／編集03（3562）7674 http://www.sociohealth.co.jp
印刷・製本	研友社印刷株式会社

0102

SOCIO HEALTH

小社は㈱法研を核に「SOCIO HEALTH GROUP」を構成し、相互のネットワークにより、"社会保障及び健康に関する情報の社会的価値創造"を事業領域としています。その一環としての小社の出版事業にご注目ください。

ISBN 978-4-86513-212-0 C2036　定価はカバーに表示してあります。